CLINIQUE

HOMŒOPATHIQUE.

PARIS. -- IMPRIMERIE DE COSSON,
9, rue Saint-Germain-des-Prés.

CLINIQUE HOMŒOPATHIQUE,

OU

RECUEIL

DE TOUTES LES OBSERVATIONS PRATIQUES

PUBLIÉES JUSQU'A CE JOUR,

PAR

LE DOCTEUR BEAUVAIS

(DE SAINT-GRATIEN).

> Il y en a plusieurs qui errent d'autant plus
> dangereusement, qu'ils prennent une vérité pour
> le principe de leur erreur. PASCAL.

TOME TROISIEME.

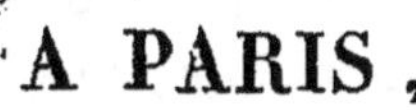

A PARIS,

J.-B. BAILLIÈRE,

LIBRAIRE DE L'ACADÉMIE ROYALE DE MÉDECINE,

RUE DE L'ÉCOLE DE MÉDECINE, Nº 13 BIS.

A LONDRES, MÊME MAISON, 219 REGENT-STREET.

—

1837.

AVERTISSEMENT.

—

Dans ce troisième volume de la Clinique, nous croyons
avoir répondu à toutes les exigences raisonnables. Plusieurs ouvrages qui nous manquaient lors de la publica-
tion des deux premiers, nous étant parvenus depuis, la
collection des histoires des maladies y est beaucoup plus
complette. Quant au très-petit nombre de brochures que
nous attendons encore, nous avons pris toutes les mesu-
res possibles pour les incorporer dans les volumes suivans.

Les matériaux nous ont été fournis par plus de
soixante forts volumes dont voici les titres :

Archives homœopathiques, 15 vol. et 1 cah. du 16ᵉ.
Archives homœopathiques de Paris, 5 vol.
Bibliothèque homœopathique de Genève, 8 vol.
Annales de la Clinique homœopathique, 4 vol.
Hygéa de Carlsruhe, 5 vol.
Communications pratiques de Thorer, 3 vol.
Gazette homœopathique universelle, 10 vol.
Annuaire de l'Institut homœopathique, 3 cahiers.
Gueyrard ; *Doctrine homœopathique*, 1 vol.
Bigel ; *Examen de l'homœopathie*, 3 vol.
Rau ; *sur la valeur de l'homœopathie*, 1 vol.
Rummel ; *sur les avantages de l'homœopathie*, 1 vol.
Romano ; *sur l'homœopathie*, 1 vol.

Schwartze ; *Guérisons homœopathiques*, 1 vol.

Caspary ; *mes expériences en homœopthie*, 1 vol.

Kopp ; *Expériences homœopathiques*, 1 vol.

Hartmann, *sur l'aconit, la bryone et le mercure*, 1 cah.

Attomyr, *Lettres sur l'homœopathie*, 3 cah.

Correspondances pratiques, 1826, 1827, 1828, 3 cah.

Nous répétons encore une fois que nous donnons les maladies telles que nous les trouvons, sans nous inquiéter si la diagnostique a été bien ou mal faite, si le médicament a été bien ou mal choisi, si la maladie a vraiment cédé au remède ou si elle n'a été vaincue que par la force de la nature. Tout cela est hors du cercle de nos recherches actuelles.

Reprocher à un artiste qui n'a l'intention de nous donner qu'une esquisse, de ne pas avoir assez soigné l'éclat des couleurs et le fini des détails, c'est une injustice, et sous ce rapport, la critique de notre honorable confrère le docteur Libert (1), quelque bienveillante qu'elle soit d'ailleurs, n'est pas juste.

Nous avons réuni, dans le premier volume, toutes les maladies mentales sous un même titre, comme nous rassemblons dans celui-ci toutes les affections chroniques du bas-ventre sous le titre d'entéropathie. Les auteurs ont presque tous désigné ces espèces de maladies sous ce nom collectif, et nous nous bornons à donner ce que nous trouvons. M. Libert nous reproche d'avoir mis parmi les cancers une chute de l'utérus (numéro 376) et un squirrhe (numéro 384). Que M. Libert veuille bien se donner la peine de lire le numéro 376, et il verra, à la ligne 13 de la page 486, que l'auteur désigne lui-même la maladie sous le nom de squirrhe. Quant à met-

____

(1) Archives, vol. VI, cah. d'avril.

tre les deux maladies intitulées squirrhes parmi les cancers, nous étions d'autant plus autorisés à le faire, que, selon l'illustre Laënnec, le nom de cancer est aujourd'hui spécialement réservé aux productions squirrheuses et encéphaloïdes. Dans le numéro 383, page 495, ligne 23, on verra également que l'auteur donne à l'ulcère l'épithète de cancéreux.

Nous persistons donc dans notre principe de montrer la vérité dans toute sa nudité, de donner sans choix tout ce que nous trouvons sur une forme de maladie quelconque; car c'est la seule voie pour arriver à un résultat positif. Connaissant tout ce qu'il y a de faux et d'inutile dans l'homœopathie, on verra paraître dans un éclat plus brillant les vérités renfermées dans cette doctrine.

Le quatrième volume sera livré à l'impression dans trois mois, et nous prenons l'engagement de publier le cinquième avant la fin de l'année.

Le prix du troisième, du quatrième et du cinquième volume est fixé à dix francs le volume; il sera porté à douze, dès que l'ouvrage sera terminé.

Saint-Gratien, 1er juin 1837.

CLINIQUE

HOMŒOPATHIQUE.

1072ᵉ OBSERVATION, PAR LE DOCTEUR BETHMANN (1).

Le 23 février 1831 , je reçus la lettre suivante :

« Avant-hier, je sortis de chez moi à quatre heures après midi
pour aller à la rencontre de mon frère. Le temps était triste et
sombre. Pendant une heure, je me promenai à l'attendre, m'arrêtant souvent, malgré le froid intérieur qui me faisait frisson-
ner, et enfin, ne le voyant pas venir, je m'en retournai désap-
pointé. Me sentant mal à l'aise dans la soirée, je me mis au lit à
dix heures.

» A onze, je me réveillai contre ma coutume, et je ressentis
une douleur sourde, mais profonde dans le bassin et le sacrum.
Tout le bas-ventre me paraissait douloureux, sans que le toucher pût m'indiquer la partie qui était le plus spécialement affectée. Je ne pus rester couché sur le côté droit comme j'en avais
l'habitude, parce que, dans cette position, les douleurs dans
le bassin augmentaient et prenaient un caractère spasmodique.

» Je ressentis en outre un frisson qui, partant du bas-ventre
ou des reins, monta rapidement dans le dos, et parcourut avec
la rapidité de l'éclair la poitrine et les extrémités. Il me fallait
à chaque instant changer de position, tantôt sur le côté gauche, tantôt sur le dos. Je passai ainsi cinq heures, jusqu'à ce
que je m'endormisse d'un sommeil paisible qui dura depuis quatre heures jusqu'à six. Je me levai alors sur mon séant, mais je

(1) Annales homœop., vol. II, pag. 213 ; 1831.

ne souffrais plus nulle part, je pouvais même rester couché sur le côté droit.

» Mais si mon corps ne présentait rien d'anormal, j'étais très-affecté moralement. Mon humeur était extraordinairement irritable, ma peau était toute pâle. Mon pouls donnait ordinairement soixante et quelques pulsations par minutes.

» Je passai quelques heures à écrire, et déjeûnai de quelques beurrées et d'un bouillon, qui n'eurent pas pour moi le même goût qu'à l'ordinaire.

» La selle ordinaire arriva trois heures plus tard.

» A dix heures du matin, j'allai me promener en plein air ; mais à onze heures, je fus attaqué, comme la veille à onze heures du soir, d'une violente douleur au fond du bas-ventre et dans les reins. Je dus revenir au logis, en me tenant plié en deux, et me jeter en arrivant sur un sopha. Au bout d'une demi-heure, je me sentis mieux, et je mangeai à midi un peu de bœuf et de chou. Quoique je trouvasse moins de plaisir à manger qu'à l'ordinaire, je ne dus cependant pas me faire violence, et rien ne me faisait supposer l'approche d'une maladie sérieuse.

» Pendant la digestion, la douleur du bas-ventre s'exacerba et parut aller tantôt d'un côté, tantôt de l'autre. Dans les reins, je ne sentais qu'une pression douloureuse sur une petite place. Quelques heures après, je me levai, et depuis quatre heures, je fus plus gai que pendant toute la journée.

» Cependant j'avais des frissons continuels et j'éternuais fréquemment.

» Mon urine était claire, jaune paille et nuageuse. La douleur dans le fond du bassin prenait de plus en plus le caractère de crampes ; souvent elle était sourde. Le toucher ne me faisait découvrir aucune place douloureuse. J'allai me coucher à dix heures ; mais à onze, l'exacerbation des douleurs me réveilla de nouveau.

» Elles étaient plus fortes que la veille. Il m'était impossible de me coucher sur le côté droit, et je ne pouvais rester sur le gauche ou sur le dos que quelques minutes. Les frissons se succédaient sans interruption. Chacun d'eux partait du bas-ventre ou des reins. Mon esprit était encore libre ; mais je ne pouvais cependant observer les symptômes avec toute la suite désirable,

» A minuit, ma tête s'embarrassa. Gargouillemens dans les intestins, sans émission de vents. Quelques éructations sans soulagement. Agitation générale. Affection générale de tout le système ganglionnaire. Dans ces circonstances, je pris un globule *nux vomic.* 3o. L'agitation diminua, et je dormis à quatre heures.

» Mais, en me réveillant, je me suis senti plus agité que jamais : sentiment d'angoisses, et, çà et là , élancemens causés par la chaleur, me forçant à me retourner à chaque instant dans mon lit. Douleurs de plus en plus vives. J'ai pris à deux heures du matin *cham.* 12 , qui m'a procuré quelque soulagement pendant une heure. Je souffrais aussi un peu moins en plaçant mon bras droit au dessus de ma tête. A trois heures, l'affluence des humeurs dans le bas-ventre a augmenté, sans que la douleur augmentât cependant au toucher. »

Son épouse avait ajouté le post-scriptum suivant :

« Cinq heures : Les muscles du ventre sont inactifs quand mon mari respire, la respiration ne s'opère que par ceux de la poitrine , elle est pénible, brève, gémissante. Bas-ventre contracté, et sensible au toucher vers le fond. Entre le nombril et l'ilion , sentiment d'une pression sourde continuelle. Pulsations dans tout le bas-ventre. En se soulevant, vertiges et embarras de la tête. Frissons et chaleurs se succédant rapidement. La bouche et le nez tout secs. Langue blanche sur les bords, très-rouge au milieu , lèvres sèches. Pas de soif. Face et mains très-pâles, flasques, mais froides comme de la glace , avec la peau plissée. Pouls petit, contracté, donnant 58 pulsations par minute. Urine d'un jaune foncé, formant au milieu des nuages. »

Je lui envoyai *aconit.* 3o, qu'il prit à six heures du matin.

J'allai le voir quelques heures après. Il me dit qu'une demiheure après, la respiration était devenue plus libre, sommeil réparateur de quelques instans. Au bout d'une heure, les muscles du ventre redevinrent actifs. Emission de vents qui le soulagea beaucoup. Cinq heures après, selle consistant en excrémens de forme globuleuse. Au bout de six heures, le malade put déjà rester couché un quart d'heure sur le côté gauche. Respiration libre. Gargouillement et grand remuement dans le bas-ventre. Esprit plus libre, plus tranquille. Huit heures après, deux petites selles liquides et léger saignement de nez. Pression sourde et pulsation dans le bas-ventre. Mains et pieds toujours froids. Pouls donnant 66 pulsations par minute. » Je répétai *aconit.* 1/30 à quatre heures de l'après-midi.

Urine d'un rouge foncé, brune comme de la bière, brûlante, fumante, formant au bout de quelques heures un dépôt d'un rouge bleuâtre.

Dans la nuit du 24, le malade dormit bien pendant huit heures. Le lendemain, il put se mettre sur le côté droit. Il se leva ; mais il éprouva de nouveau une pression sourde dans le bas-ventre, et le moindre mouvement lui causait une contraction et une douleur d'écorchure, surtout dans le côté droit. Urine encore plus foncée que la veille.

Je lui donnai *bellad.* 1/30. Il fut parfaitement guéri vingt-quatre heures après.

1073ᵉ OBSERVATION (1).

Jeanne-Willhelmine Gœthe, âgée de vingt-un ans, fut admise le 24 janvier. C'était une jeune fille d'une constituion assez robuste et d'une humeur douce. Dans son enfance, elle avait eu la variole naturelle et la scarlatine ; du reste, elle s'était toujours bien portée jusqu'à l'âge de trois ans, où elle avait été attaquée d'une péripneumonie violente qui avait duré près de six semaines. Les règles, quoique peu copieuses, arrivaient tous les mois. Elles venaient de cesser, lorsque, huit jours auparavant, elle avait été prise, à la suite d'un refroidissement, d'un rhume violent avec mal de tête le soir et abattement dans les membres. Elle n'en continua pas moins son service jusqu'au 21 janvier, où elle éprouva, dans l'après-midi, un violent frisson avec vertige auquel se joignirent des douleurs dans le bas-ventre alternant avec

____

(1) Annuaire de l'Institut homœop., vol. I, pag. 85 ; 1833.

des maux de gorge , des maux de tête plus violens ; elle dut se mettre au lit. Lorsqu'elle entra dans l'établissement, sa maladie présentait les symptômes suivans :

Battemens douloureux dans l'occiput. Pressions dans le front et les yeux. Tranchées dans le bas-ventre, revenant périodiquement, répondant quelquefois dans le dos et souvent si violentes que tout son corps se couvrait d'une sueur d'angoisse , que sa poitrine s'oppressait; ces tranchées laissaient après elles des cuissons dans la région de l'estomac. Bas-ventre douloureux au toucher. Quelquefois goût amer dans la bouche. Douleurs lancinantes dans le cou en avalant , d'autant plus vives que les douleurs dans le bas-ventre étaient moins fortes. Soif ardente. Manque d'appétit ; cependant elle mangeait quand on lui présentait quelque chose. Selles moins régulières qu'auparavant. Pouls un peu plein , sans être fréquent. Lassitude genérale dans les membres.

La malade avait pris, le 22 et le 23, *aconit.* et *pulsat.*, que lui avait administrés le médecin qui la traitait alors. On lui donna le soir *nux vomic.* 2/30. Les douleurs dans le bas-ventre augmentèrent de nouveau.

Bientôt après avoir pris le remède , elle sentit diminuer les douleurs du bas-ventre; cependant elle ne put pas dormir. Fréquentes épreintes. Maux de tête peu considérables. Appétit assez bon. On lui fit prendre *ignat.* 2/12.

Le soir, nouvelle exacerbation des douleurs du bas-ventre. Elles diminuèrent cependant bientôt après une selle dure , peu copieuse , mais elles reparurent tout aussi violentes au bout de quelque temps. Elancemens dans la gorge , modérés pendant toute la journée. Battemens douloureux dans l'occiput, embarras de la tête et vertiges. Transpiration abondante.

Peu de sommeil la nuit, sans qu'elle sût pourquoi elle ne pouvait dormir. Vers le matin , forte exacerbation des maux de ventre , mais l'accès fut de peu de durée. Maux de tête. Peau humide. Urine claire, orangée. Vers le soir, nouvelle exacerbation depuis quatre heures. Quelques éructations. Nouvelle selle. On lui administra *rhus* 2/30.

Le quatrième jour, pas de changement notable. Au contraire, le cinquième, les maux de bas-ventre avaient entièrement cessé, à l'exception de quelques élancemens dans le côté gauche. Sommeil paisible pendant quatre heures. Diminution de toutes les douleurs, seulement les élancemens dans le cou avaient augmenté, et il s'y était joint un sentiment d'âpreté qui lui causait des chatouillemens et de fréquens accès d'une toux sèche, âpre, forte. Ces symptômes ayant augmenté le soir, on lui donna *aconit.* 2/24.

Elle dormit bien la nuit; mais le lendemain la malade éprouvait les mêmes douleurs que la veille, à un moindre degré cependant, parce que la toux était accompagnée d'une légère expectoration. Elle se leva quelques heures; mais elle du rester assise à cause des vertiges et de la faiblesse.

Le septième jour, elle souffrait davantage de la toux à laquelle s'était joint un rhume peu considérable. Sommeil fréquemment troublé. On lui fit prendre le matin *dulcam.* 2/24. Elle se sentit assez bien le reste de la journée.

Le huitième jour, sommeil assez bon la nuit; mais le matin, transpiration générale, pouls un peu irrité, vertiges plus forts, maux de tête plus cruels, surtout dans le front. Douleurs catarrhales toujours au même point, expectoration plus copieuse, respiration un peu fréquente. Urine claire, d'un jaune pâle. Son état resta le même jusqu'au soir, où il y eut un léger amendement dans les maux de gorge et la toux. On lui administra donc *rhus* 2/30.

Le neuvième jour, elle se plaignit d'avoir peu dormi et d'avoir eu constamment froid. Appétit meilleur. Accès de toux plus rares et moins forts. Urine comme la veille. Pouls petit et un peu irrégulier. Le matin à neuf heures, chaleur plus forte à la face. Maux de tête plus violens. Bientôt après, transpiration générale, mais légère.

Les douleurs diminuèrent peu à peu jusqu'au quinzième jour, où la malade se plaignit d'avoir eu un sommeil agité, d'éprouver une grande faiblesse, de souffrir davantage de la tête et de sa toux. Vers le matin, cuissons dans le creux de l'estomac, suivies d'une selle diarrhéique. Elle ne put se lever comme les jours précédens. Ces symptômes se joignant à une grande irritabilité, on lui donna *pulsat.* 2/24. Son état s'améliora dès lors de jour en jour. Elle quitta l'établissement vingt-deux jours après y être entrée. Elle venait d'avoir ses règles, qui avaient duré quatre jours, et était parfaitement guérie.

1074ᵉ OBSERVATION (1).

Frédéric A., âgé de vingt-cinq ans et demi, s'était toujours bien porté, à l'exception de la fièvre et d'une gonorrhée qu'il avait eue trois ans auparavant. Il y avait quinze jours qu'il avait été attaqué de douleurs dans le côté droit du bas-ventre. Il se plaignait alors d'une douleur qui, partant de la région hypochondriaque gauche, se dirigeait vers la hanche droite et s'étendait jusque dans la cuisse. Il ressentait une douleur pareille dans les bras. La douleur dans le bas-ventre était continuelle et s'exacerbait par le mouvement. Pas de selle depuis trois jours, manque d'appétit, vomissemens assez fréquens la veille, grand abattement, pas de sommeil à cause des douleurs.

Une dose *pulsat.* fit disparaître presque entièrement en quatre jours la douleur du bas-ventre et fit cesser les autres symptômes. Appétit, sommeil et selles réguliers. Légers maux de tête. Neuf jours après, il continuait à se porter assez bien, seulement la douleur dans la région hypochondriaque reparaissait par intervalles. On répéta donc *pulsat.*

Au bout de quatre jours, plus de douleur dans le ventre ; mais, par contre, violens maux de tête depuis quelques jours, comme au commencement d'un rhume. On lui fit respirer *nux vom.* Quatre jours après, il était parfaitement guéri.

1075ᵉ OBSERVATION (2).

Frédéric Kellstrœm, âgé de quinze ans, apprenti imprimeur, se

(1) Annuaire de l'Instit. homœop., cah. 2, pag. 165 ; 1834.
(2) *Ibid.*, vol. II, pag. 135 ; 1834.

plaignait depuis dix jours de malaise, de manque d'appétit, de douleurs brûlantes dans le bas-ventre, et parfois dans la poitrine. Constipé auparavant, il avait la diarrhée. Il continuait cependant de travailler.

Une dose *arsenic.* fit cesser la diarrhée en trois jours; une constipation de trois jours lni succéda. Les douleurs brûlantes dans le ventre et la poitrine continuaient. Envies d'éructer sans résultat; on lui donna *nux vomic.*

Cinq jours après, son état était encore le même et avait même empiré, puisque la veille il avait vomi après avoir mangé; on lui fit prendre *bryon.*

Huit jours après, il s'était joint à ces symptômes des chaleurs, des frissons, de la soif, et par moment du malaise, des élance-mens douloureux dans la tête. Il continuait cependant à travail-ler; on lui fit prendre *verat. ralb.*

Au bout de dix jours, il fut pris, une après-dinée, de douleurs lancinantes], spasmodiques dans la région du nombril. Fré-quens vomissemens. Bas-ventre dur, rentré. Il gémissait, se repliait sur lui-même. Pouls petit, faible. Une dose *secale corn.* n'avait rien produit le lendemain matin; seulement les vomisse-mens avaient cessé. Les douleurs continuaient avec autant de violence. Bas-ventre enflé et douloureux au toucher. Malaise continuel. Deux doses *aconit.*, qu'il prit dans la matinée, n'opé-rèrent aucun changement. Pas de selle depuis la veille. Des clystères d'eau ressortirent sans excrémens. Les douleurs restè-rent les mêmes. L'après-midi, les extrémités devinrent froides, la face se décomposa; pouls à peine sensible. Vomissemens fré-quens. *Veratr.* fut administré, mais on appela un médecin allopa-the. Le malade mourut à six heures du soir.

Nous devons faire observer que *veratr.* fut troublé dans ses effets par les gouttes d'Hoffmann, l'infusion de camomille et les clystères qu'on lui fit prendre.

1076ᵉ **OBSERVATION** (1).

Marie-Sophie K. , de Conewitz, âgée de cinquante-six ans, avait eu un exanthème dans son enfance , la fièvre intermittente quatre ans auparavant, et était sujette à des douleurs de bas-ventre qui ne la forçaient pas néanmoins à garder le lit. Elle était mariée , et avait eu quatre enfans. Sa menstruation avait toujours été régulière , mais elle avait cessé depuis environ vingt ans.

Depuis huit jours, abattement dans tous les membres, en respirant , élancemens dans l'hypochondre gauche lui répondant dans le dos; toux modérée avec expectoration muqueuse blanche, surtout le matin; sentiment d'ivresse dans la tête, maux de tête, vertiges au moindre mouvement; il fallait qu'elle eût la tête haute au lit, et il lui était impossible de se coucher sur le côté gauche. Peu d'appétit ; goût nauséabonde dans la bouche; malaise, éructations ayant une mauvaise odeur; selles régulières, violente pression dans le creux de l'estomac, moins forte cependant qu'auparavant ; caractère bon, mais irritable et chagrin.

On lui donna *pulsat.* L'amélioration, peu sensible le quatrième jour, l'était davantage le huitième. La malade se plaignait surtout de lassitude dans les pieds, d'élancemens dans le côté gauche, de douleurs déchirantes , peu considérables , dans le front , de vertiges.

On lui fit prendre alors *nux vom.* Dix-huit jours après , son état s'était beaucoup amélioré, cependant elle éprouvait toujours quelques élancemens dans le côté gauche du bas-ventre. Une dose *bryon.* fit disparaître en huit jours ce reste de maladie.

1077ᵉ **OBSERVATION, PAR M. H.** (1).

Une dame enceinte fut attaquée d'une violente douleur lancinante , brûlante dans le côté gauche du ventre. La description qu'elle m'en fit ne me permet pas de décider si elle avait son

(1) Annuaire de l'Institut homœop., cah. 2 , p. 166; 1834.
(2) Gazette homœop., vol, IV , pag. 66 ; 1834.

siége dans une inflammation du psoas, des reins ou de la rate. L'inflammation était au premier degré. Pouls très-élevé. Après lui avoir administré sans résultat quelques médicamens homœopathiques, qui me paraissaient convenir, je lui donnai *colocynth*. 3o, qui enleva en quelques heures cette maladie excessivement aiguë.

1078ᵉ OBSERVATION, PAR LE DOCTEUR CONVERS (1).

La sage-femme Morel, du village de Chardorme, fut prise de douleurs excessives dans le ventre. Arrivé auprès de la malade, je reconnus une inflammation violente de la muqueuse intestinale ; le ventre était tellement douloureux qu'elle ne pouvait supporter aucune application ; elle restait découverte, le drap même était trop pesant. A toutes mes questions, elle ne répondit que par des gémissemens. Les envies de vomir étant très-fortes, je commençai par *antim. tart.*, qui répondit très-bien ; je laissai une dose *coloc.* qui fut administrée quatre heures après. Aussitôt la malade vit cesser ses douleurs, à la grande surprise des assistans.

1079ᵉ OBSERVATION, PAR LE DOCTEUR EMMERICH (2).

Anne-Marie Franz, âgée de trente ans, veuve depuis trois ans, avait eu trois enfans dont l'un était venu mort au monde et dont un autre était mort quelque temps après sa naissance. Sa menstruation paraissait ordinairement au milieu de violentes coliques. Le 22 septembre, elle était occupée dans les champs, lorsque ses règles arrivèrent avec violence. Elle n'en continua pas moins son travail; mais le 28, elle dut se mettre au lit, et me fit appeler le 3o. Je la trouvai dans l'état suivant :

Face pâle, défaite, contractée par la douleur, douleurs terribles dans le ventre et les reins, déchirantes, contractives, lui ébranlant tout le corps. Elle frappait des pieds et devait se tenir

(1) Bibliothèque homœop., vol. III, pag. 137; 1834.
(2) Archives homœop., vol. XV, cah. 2, pag. 117; 1835.

le ventre; les dents grinçaient, elle poussait les hauts cris, comme une femme en travail d'enfant. Son ventre n'était pas tendu, mais on n'osait le toucher, autrement la douleur la faisait crier. Il lui semblait qu'il était exulcéré, surtout au dessous du nombril vers la région inguinale gauche. Diarrhée continuelle, verdâtre d'abord, plus tard comme de l'eau de riz. Malaise, éructations, envies de vomir. Goût amer, mauvais dans la bouche. Langue chargée, jaunâtre, sèche. Frisson suivi d'une forte chaleur. Pouls plein, puis faible; contracté. Ses règles coulaient encore faiblement. Je lui donnai aussitôt *cham.* 2/12. Au bout d'une demi-heure, les douleurs s'apaisèrent, et la malade devint plus tranquille. Dans l'après-midi, fièvre et plusieurs selles liquides précédées de pincemens dans le ventre autour du nombril. Le 1er octobre, elle avait eu une bonne nuit, mais elle était d'une faiblesse extrême. A peine pouvait-elle s'asseoir au lit; tous ses membres tremblaient; tout tournait autour d'elle. Ventre encore très-sensible au toucher du côté gauche; selle encore un peu liquide. Je lui fis prendre deux nouveaux globules *chamom.* Les douleurs disparurent, le soir, elle eut une selle régulière, l'appétit lui revint, et le lendemain elle retourna à son travail.

1080e OBSERVATION, PAR LE DOCTEUR HARTMANN (1).

L'entérite ne guérit jamais sans l'administration de *aconit.* Je le faisais prendre quand la maladie présentait les symptômes suivans :

Douleurs vives, cuisantes, déchirantes le plus souvent dans la région du nombril, avec grande tension, chaleur, ballonnement et extrême sensibilité de tout le bas-ventre au plus léger toucher, et même au moindre contact de la couverture. Fièvre synochale violente. Constipation opiniâtre. Inquiétude, agitation, angoisses extrêmes souvent, comme dans l'agonie. Soif continuelle, sans que le malade ose boire à cause des cruelles

_____

(1) Sur l'Aconit, la Bryone et le Mercure, pag. 13, 1835.

douleurs qu'il éprouve en buvant. Insomnie d'autant plus complète, que l'exacerbation est plus forte le soir et dure jusqu'au matin.

Aucun soulagement ne se déclare-t-il après l'administration des globules, il faut donner *aconit.* sous la forme liquide, une demie ou une goutte 24, et souvent 18. Une nouvelle dose est nécessaire dès que la guérison semble rétrograder, c'est-à-dire lorsque les douleurs redeviennent plus vives.

1081ᵉ **OBSERVATION, PAR LE DOCTEUR SCHWARZE** (1).

Un étudiant de Leipzig fort, robuste, âgé de 22 ans, aux cheveux noirs, au teint brun, au cractère doux, était venu au mois de décembre 1834, pour voir ses vieux parens. Il n'avait jamais été indisposé, à l'exception de quelques coliques de vents. Pendant une promenade par un temps froid et humide, il fut attaqué d'une colique qu'il crut faire passer en buvant un verre de rhum. Une heure après, il prit dans la même intention, un bain plutôt froid que chaud, où il resta une demi-heure sans que les douleurs cessassent. Tout-à-coup elles devinrent si violentes, qu'il eut à peine la force de s'habiller. Bientôt il éprouva de violens frissons qui l'obligèrent à se mettre au lit, et qui durèrent près d'une heure; à ces frissons succédèrent des douleurs insupportables au dessous du nombril, accompagnées d'une chaleur sèche tout aussi forte. Elles se dirigèrent de plus en plus vers le côté en descendant, et le malade, agité, inquiet, éprouva une soif ardente.

Comme on regardait cette maladie comme la suite d'un refroidissement, on espéra le guérir en lui appliquant des linges chaud sur le bas-ventre et en lui faisant boire du thé; mais, loin de diminuer, elle augmenta d'heure en heure, et l'on me fit appeler à neuf heures du soir. Il souffrait ainsi depuis cinq heures. Je le trouvai dans une chambre chaude; les contractions de son visage indiquaient combien il souffrait. Je trouvai son bas-ventre

(1) Guérisons homœop., pag. 92; 1836.

brûlant et tendu ; la partie au dessous du nombril et le nombril lui-même, ne pouvaient supporter la moindre pression, qui exacerbait les tranchées et les cuissons. La couverture même lui semblait trop lourde, et augmentait ses douleurs dès qu'elle touchait son bas-ventre. Toute sa peau était sèche et brûlante, son pouls petit, inégal, plutôt dur, donnant cent cinq pulsations par minute. La langue sèche, très-rouge sur les bords, couverte au milieu d'un enduit blanc, peu épais. Soif vive, mais la boisson augmentait ses souffrances et lui causait un sentiment d'angoisse particulier dans la région du nombril. Respiration accélérée et courte. Agitation particulière dans tout le corps ; le forçant à changer souvent de position, ce qu'il ne pouvait faire sans que les douleurs augmentassent. Pas de selle depuis le matin ; pas d'évacuation d'urine depuis plusieurs heures.

Tous ces symptômes indiquaient une inflammation des intestins grêles et d'une partie de la surface intérieure du péritoine.

Je prescrivis 6 doses *aconit.* 18 gutt., une toutes les quatre heures, jusqu'à ce que les douleurs eussent cessé. Pour boisson, je permis du gruau d'avoine ou du lait d'amande chaud et peu épais.

A huit heures du matin, il avait pris trois doses d'aconit. Il me dit qu'il n'avait éprouvé quelque soulagement qu'à la troisième dose ; aussi n'avait-il pas dormi de toute la nuit et avait-il beaucoup bu. Le toucher augmentait encore les douleurs du bas-ventre, que trahissaient son agitation et les contractions de son visage. Température et tension du ventre comme la veille. Pouls donnant 98 pulsations. Langue dans le même état. Il avait évacué à peu près trois tasses d'une urine toute rouge.

Le mieux s'étant déclaré, je lui recommandai de laisser agir l'aconit aussi long-temps que le mieux se soutiendrait ; si son état empirait, on devait m'en avertir.

J'allai le revoir à trois heures. Il était moins bien que le matin, et je lui fis prendre la quatrième dose.

A neuf heures du soir, il était beaucoup mieux. Les douleurs avaient un peu diminué depuis sept heures, et son bas-ventre pouvait même supporter une légère pression, sans lui causer des soüffrances beaucoup plus fortes. La chaleur et la tension avaient diminué également en proportion. Il était tranquille, sa physionomie ne trahissait plus ses souffrances, et son pouls, quoiqu'aussi fréquent, n'était plus aussi tendu ni aussi dur; mais la soif était encore vive.

Je fis continuer *aconit*. Dès la nuit suivante, l'amélioration fut évidente, et trente heures après, l'inflammation avait disparu, à l'exception d'une pression dans le bas-ventre. Le malade avait pris sept doses du médicament.

Comme il n'avait pas encore eu de selle, je lui donnai *nux* 24 *gut.* 1., tant contre l'obstruction que contre la pression dans le bas-ventre. Dix heures après, il eut une évacuation dure, mais copieuse. Quant à la pression, elle était encore la même, à peu de chose près, le lendemain. C'était la seule chose dont se plaignît encore le malade, sans parler d'un peu d'abattement. Je lui administrai donc *bellad.* 8/3o; et deux jours après, ce remède n'ayant rien produit, *carbo veget.* 9 gutt. 1/2. En quatre jours, la pression diminua tellement qu'il ne l'éprouvait plus qu'en marchant. Une seconde dose acheva de le guérir.

1082ᵉ OBSERVATION, PAR LE DOCTEUR WURDA (1).

Une fille de 29 ans, forte et replète, avait été attaquée d'une entérite à la suite de la suppression de ses règles, causée par un refroidissement. Une saignée copieuse et deux sangsues ne produisirent aucun résultat; la maladie ne fit qu'augmenter. On m'appela. Deux doses *aconit.* 4/24, une toutes les six heures, firent cesser la fièvre et diminuèrent un peu l'inflammation locale. Une troisième dose n'ayant amené aucun changement dans l'état de la malade au bout de douze heures, je lui fis prendre *bryon.* 3/24. Deux heures après, la constipation opiniâtre disparut, ainsi que les douleurs.

(1) Gazette homœop., vol. IX, pag. 362; 1836.

1083e OBSERVATION , PAR LE DOCTEUR SCHROEN (1).

Bellad. est un excellent remède dans les entérites séreuses plus ou moins avancées ; cependant il ne faut pas manquer de l'administrer alternativement avec *aconit.*

Un homme de quarante-deux ans, autrefois bien portant, fut pris, vraisemblablement à la suite d'un refroidissement, de douleurs dans le bas-ventre qui ressemblaient d'abord à des déchiremens partant de l'ilion droit, mais plus tard, c'est-à-dire dès le lendemain matin où je vis le malade, à de terribles cuissons, à des tiraillemens douloureux qui s'étendaient depuis la place correspondante au cœcum sur tout le ventre. Le siége du mal était enflé; il ne pouvait supporter même la pression de sa chemise et devait rester couché nu, à peine y avait-il quelque rémission. La nuit il avait déjà vomi une fois des glaires, et ne cessait pas d'éructer fortement. Il se plaignait de douleurs déchirantes sur le devant de la tête; sa langue était rouge et assez pure, il n'avait pas eu de selle depuis la veille. Fièvre violente , froid et chaud alternativement. Peau rouge , brûlante , sèche. Pouls rapide , mais supprimé. Face portant l'empreinte de cruelles douleurs dans le bas-ventre. Gémissemens terribles. Soif ardente. Je reconnus bientôt à ces symptômes une entérite séreuse du cœcum. Je le guéris en douze jours; cependant le cœcum resta pendant des mois encore sensible à de certaines places et était douloureux quand le convalescent se donnait un violent mouvement. Mais depuis plus d'un an il est parfaitement guéri, sans avoir pris d'autre médicament. Je lui avais administré alternativement *aconit.* 3 et *bellad.* 12, une goutte toutes les heures. Je lui avais fait donner en outre tous les jours des lavemens d'eau tiède à cause de ses selles dures et presque carbonisées. Vers le septième jour, une crise s'étant déclarée par une sueur chaude et par un dépôt bien distinct que formait son urine ; mais, le cœcum étant toujours tendu et très-douloureux, je lui avais donné trois do-

(1) Hygea, vol. V , pag. 108 ; 1837.

ses *merc. solub.* 1 gut. 1 , à des intervalles de huit heures. La tension cessa, mais la douleur ne disparut que lentement.

Bellad. a guéri également des cas moins graves qui se rapprochaient de l'entérite séreuse, sans en avoir les symptômes pathognomoniques, à l'exception de la douleur et des vomissemens, et que l'on pouvait considérer par conséquent comme des crampes. Dans un de ces cas, l'accès était très-violent, durait depuis plusieurs jours déjà, et menaçait de dégénérer en une véritable entérite séreuse. Il est toujours d'autant plus à craindre qu'une maladie pareille ne devienne inflammatoire, que l'irritabilité est très-grande dans les maladies nerveuses, et qu'il n'y a qu'un pas de ce qu'on appelle colique à l'inflammation.

1084ᵉ OBSERVATION, PAR LE DOCTEUR WOLFSOHN (1).

La femme de Jacob Kohler d'Alzei, âgée de trente ans, d'une constitution délicate, sensible, pâle, maigre, obligée, malgré sa faiblesse, de travailler la plupart des nuits pour nourrir sa nombreuse famille, tomba malade le 26 janvier 1836. Violentes douleurs lancinantes dans le bas-ventre, au dessus et au dessous du nombril, s'étendant vers les deux hypochondres. Au moindre mouvement, exacerbation des douleurs ; grande anxiété et angoisses ; manque de respiration, en sorte qu'il fallait ouvrir les fenêtres. Les douleurs étaient souvent si violentes que la malade sautait hors du lit et se roulait par terre. Plusieurs fois, vomissemens de mucosité, et aussi de bile. Syncope. Violens maux de tête. Forts frissons alternant avec une grande chaleur. Soif ardente. Langue sèche, blanchâtre, muqueuse. Dégoût pour toute espèce d'alimens. Constipation. Grande faiblesse. Sueur d'angoisses continuelle. Pouls rapide, petit.

Je lui fis prendre *aconit.* 4/30, une dose toutes les demi-heures; à la cinquième, les douleurs devinrent moins violentes, les syncopes cessèrent, le ventre devint beaucoup moins sensible

(1) Hygea, vol. V, pag. 461; 1837.

au toucher. Seulement la malade vomit encore une fois , ee qui la soulagea beaucoup.

Je fis continuer *aconit.* toutes les six heures.

Le 27 , les douleurs avaient disparu. Le bas-ventre n'était presque plus douloureux au toucher ; mais la malade y éprouvait une sensation d'écorchure. Par contre, faiblesse extraordinaire, nouveaux accès de syncopes et de vomissemens. Frissons, chaleur, soif, etc. , tout avait disparu. Je lui donnai *nux vomic.* 4/30.

Dès le soir, plus d'accès de syncopes ni de vomissemes. A l'exception d'une grande faiblesse , la malade se trouvait très-bien. Elle pouvait marcher dans la chambre et même sortir, pourvu qu'on la soutînt. Pas de selle. Je répétai *nux vomic.*

Elle eut dans la nuit une selle dure , copieuse. Le lendemain, je la trouvai devant son cuvier occupée à laver ; mais elle était encore très-abattue.

1085ᵉ OBSERVATION, PAR LE DOCTEUR WOLFSOHN (1).

George Nees , meunier à Flamborn près d'Alzei , homme robuste de trente-six ans, n'avait jamais encore été malade; mais depuis quinze jours, il se sentait abattu , brisé. Appétit et sommeil moins bons qu'à l'ordinaire. On m'appela le 3 septembre 1836. Douleurs déchirantes et lancinantes dans la région du nombril, augmentant à la pression et au toucher , ainsi que par l'inspiration profonde. Alternatives de frisson et de chaleur. Pas de sommeil. Langue sèche , chargée , blanche. Soif. Selles peu copieuses, dures. Quelquefois légers maux de tête. Pouls rapide et un peu tendu. Urine très-rouge. Je lui donnai *aconit.* 6/6, quatre doses, une toutes les quatre heures.

Le 4, on me manda que les douleurs avaient beaucoup diminué, et que le malade se sentait très-soulagé. Je lui fis prendre *aconit.* 6/6, toutes les six heures. Les douleurs étaient encore plus faibles, la fièvre avait presque entièrement disparu. Le

(1) Hygea , vol. V, pag. 460 ; 1837.

malade ne se plaignait plus que de la dureté de ses selles. *Nux.*
6 *gutt.* 1. chaque soir l'ont bientôt guéri.

1086ᵉ OBSERVATION, PAR LE DOCTEUR WOLFSOHN (1).

La femme de Henri Russbach de Hangenweisheim près de
Alzei, âgée de cinquante-huit ans, d'une constitution robuste,
n'avait jamais été malade. Elle se plaignait depuis quatre jours
des douleurs suivantes :

Violentes douleurs lancinantes, resserrantes, au dessus de l'estomac, s'étendant sur le nombril, et augmentées par le moindre
mouvement, estomac très-douloureux au toucher ; nausées, vomissemens de glaires et de bile, frissons alternant avec des chaleurs, grande soif, pas d'appétit, pas de selle depuis quatre
jours.

Comme il m'était impossible de l'aller voir ce jour-là, je lui
envoyai six doses *aconit.* 4/30, à prendre une toutes les trois
heures, en recommandant de venir me donner de ses nouvelles
le lendemain. Personne ne vint, et je craignais déjà quelque
malheur, lorsqu'au bout de quelques jours, son mari vint m'annoncer que sa femme était guérie.

1087ᵉ OBSERVATION, PAR LE DOCTEUR WEBER (2).

Le peu d'entérites que j'ai eu à traiter, je les ai guéries
par *aconit.* 3/30, toutes les trois à quatre heures ; il en fallait de
vingt à trente doses. Si la guérison n'était pas encore complète,
bellad. ou *sulphur* l'achevait.

(1) Hygea, vol. V, pag. 460 ; 1837.
(2) Archives homœop., vol. 16, cah. I, pag. 84, 1837.

ENTÉROPATHIE CHRONIQUE.

1088ᵉ OBSERVATION, PAR LE DOCTEUR M. MULLER (1).

T...., femme d'une cinquantaine d'années, brune, vive, irritable, maigre, mariée et mère de douze enfans qu'elle avait presque tous nourris, connue de moi, son médecin, depuis dix ans, souffrait depuis treize ans d'attaques presque incessantes d'une espèce de goutte vague, ainsi que de douleurs très-vives, tant à l'intérieur qu'à l'extérieur, dans différentes parties musculeuses et membraneuses du corps. Toutes les prescriptions des médecins, les bains, les médicamens, rien n'avait pu la guérir, et la goutte la reprenait toujours au moindre changement de température. Elle se privait sévèrement de tout aliment nuisible, observait la diète la plus simple; mais tout cela ne faisait pas cesser les attaques, et ne les rendait que plus rares.

Depuis quatre ans que ses règles avaient cessé, à toutes ses douleurs s'en était venue joindre une autre non moins vive, qui paraissait souvent en compagnie des autres, et souvent aussi à leur suite. Si la nature, ou des influences extérieures, ou des remèdes la faisaient disparaître d'un côté, elle se représentait ailleurs sous une autre forme.

Cette douleur, la seule dont il soit question, offrait les symptômes suivans dans son paroxysme au moins, paroxysme qui durait plusieurs semaines et qui était revenu plusieurs fois en deux mois.

Le matin, la malade se levait bien portante. De suite avant dîner, fréquens grouillemens dans le bas-ventre. Aussitôt après avoir mangé, un frisson partant des bras, lui parcourait tout le

(1) Archives homœop.; vol. I, cah. 2, pag. 109; 1822.

corps. Ce frisson était suivi d'un besoin d'aller à la selle et d'u-
riner ; mais elle n'avait pas de déjection et lâchait à peine une
cuillerée d'une urine aussi claire que de l'eau. La pression n'en
continuait pas moins, mais elle ne pouvait rien faire. Ces accès
se renouvelaient tous les quarts d'heure jusqu'au soir, puis ils
devenaient plus rares et cessaient lorsqu'elle se mettait au lit.
Son sommeil était agité, et le lendemain, c'était à recommen-
cer. Peu d'appétit. Selles dures, comme du crotin, difficiles,
n'arrivant pas chaque jour ; tenesme. Le cautère qu'elle avait
au bras depuis des années, était alors plus sec qu'à l'ordinaire.
Elle n'avait ni pierre ou gravelle, ni hémorrhoïdes, ni leucorrhée, ni autres affections locales.

Tels étaient les symptômes que présentait sa maladie depuis
huit jours avant le Noël précédent. Elle m'assura, lorsque je
la vis pendant les fêtes, qu'elle n'avait pris pendant tout ce
temps que des soupes de plantes mucilagineuses, du cacao, de
l'eau bouillie et du pain blanc. Elle avait pris quelquefois de la
magnésie, parce qu'elle lui procurait une selle, qui ressemblait
alors à de la diarrhée. Quoique je ne soupçonnasse nullement
sa véracité, je voulus me convaincre cependant davantage de la
continuité du mal, et je lui prescrivis de continuer la diète
qu'elle suivait, pendant trois jours encore, en lui défendant
toutefois l'usage de la magnésie. Dans l'intervalle je la revis
tous les jours, et n'ayant observé aucun changement dans son
état, je lui donnai, le 29 décembre à huit heures du matin,
nux vomic. 2 gutt. 1.

Bientôt après, elle éprouva de grands vertiges qui durèrent
toute la journée. Dès la première heure elle eut une déjection
copieuse, moitié fluide, moitié dure. Les symptômes de la maladie ne parurent pas de tout le jour. Son urine était claire ; elle
la lâcha sans effort ; ce ne fut qu'après avoir uriné pour la dernière fois, un instant avant que de se mettre au lit, qu'elle
sentit une légère pression dans la vessie. Elle avait plus d'appétit, le cautère, lorsqu'on le pansa, rendait plus de pus, mais
du pus mêlé à du sang. La nuit elle dormit mieux qu'à l'ordinaire. Le lendemain matin elle eut une selle naturelle. Voilà ce

qu'elle m'apprit lorsque j'allai la voir à neuf heures. Elle se sentait comme si elle avait été secouée par une violente médecine, surtout dans la région de l'estomac; le bas-ventre lui faisait aussi mal que si elle venait d'accoucher.

Ce jour-là ni les jours suivans, on n'aperçut pas la moindre trace des symptômes que j'ai décrits; mais le 27 janvier de cette année, elle fut prise, je ne sais pourquoi, de violentes douleurs au coccyx et dans les muscles situés à côté de l'os ilium et du fémur. Quelques remèdes les firent disparaître, mais aussitôt son ancien mal lui revint. Pendant quelques jours elle ne prit aucun médicament pour s'en délivrer; mais enfin elle me pria de lui donner quelques gouttes de la médecine qui l'avait déjà guérie, ajoutant que je devais lui administrer à plus faible dose, parce que l'autre dose était trop forte et l'avait beaucoup fait souffrir. Je lui en fis donc prendre, le 23 février, une goutte 3.

La douleur disparut cette fois eucore; mais la dose, selon elle, avait été trop forte et avait agi sur elle avec plus de violence encore que la première. Au commencement de mars, elle eut un nouveau paroxysme et fut traitée cette fois d'une autre manière.

1089° **OBSERVATION, PAR LE DOCTEUR SCHUBERT** (1).

P., économe robuste de trente-huit ans, d'un tempérament colérique, qui n'avait pas éprouvé, pendant bien long-temps, la moindre incommodité, souffrait depuis quatre ans et demi d'une maladie cruelle contre laquelle différens médecins lui avaient fait prendre inutilement plusieurs espèces de remèdes. Les paroxysmes ne venaient d'abord que très-rarement, mais depuis quelque temps ils se suivaient de plus près. Dans les trois derniers mois, il y en avait eu un tous les quinze jours, puis tous les huit et enfin presque tous les quatre jours. Son moral n'était pas moins affecté que son corps; il craignait de mourir. Désespéré de se voir toujours dans le même état, malgré tous les remèdes

(1) Archives homœop., vol. II, cah. 2, pag. 126; 1823.

allopathiques, il se décida à recourir à l'homœopathie, et me consulta le 12 janvier 1821.

Au commencement du paroxysme, manque d'appétit, malaise dans l'estomac, pression périodique dans l'estomac, augmentant sans cesse à mesure que le paroxysme augmentait lui-même, et devenant violente enfin. Du reste, il éprouvait souvent cette pression quand son estomac était vide et toujours quelque temps après avoir mangé, mais jamais immédiatement après ou pendant ses repas. Sommeil léger; il se réveillait souvent et dormait au plus une demi-heure de suite.

Cet état durait ordinairement deux jours. Le troisième, il s'y joignait dans le dos, le plus souvent du côté droit, près de la colonne vertébrale, quelques pouces au dessous de l'omoplate, une sensation d'inquiétude avec pression sur l'estomac. Le quatrième, cette sensation se faisait sentir plus haut entre l'extrémité de l'omoplate et la colonne vertébrale, et bientôt elle se changeait en violentes cuissons, comme produites par des charbons ardens, que le moindre toucher augmentait encore et qui ne diminuaient qu'autant qu'il se donnait quelque mouvement, soit en balançant doucement la partie supérieure du corps, soit en se promenant lentement dans la chambre. Elles cessaient d'elles-mêmes la nuit, depuis minuit à peu près jusqu'au matin, au moins en partie. Son sommeil était mauvais néanmoins, agité, interrompu souvent. En dormant, fréquens soubresauts, et même tressaillemens quelquefois pendant sa sieste. Toute la région de l'hypochondre gauche jusqu'au dessus de l'estomac, presque entièrement insensible. Le matin en se levant, fréquens besoins d'aller à la selle. Jusqu'à midi, il devait y aller ordinairement de cinq à sept fois, et l'après-midi, de trois à quatre fois. Chaque évacuation était précédée de pincemens dans le bas-ventre, et accompagnée ou suivie de cuissons et d'un sentiment de brûlure et d'écorchure à l'anus. Les matières étaient d'abord jaunâtres et liquides, presque comme de l'eau ; mais elles devenaient ensuite plus glaireuses et extrêmement peu copieuses. Grand abattement. Découragement et tristesse.

Cet état durait deux jours entiers, c'est-à-dire le quatrième et le cinquième. Le sixième tous les symptômes diminuaient d'intensité par une progression rapide, et le septième, le malade n'éprouvait plus qu'un peu de faiblesse.

Il ne savait à quoi attribuer cette maladie, si ce n'est à un refroidissement. Quatre ans et demi auparavant, il s'était assis le soir sur une pierre devant sa maison, et le même soir, il avait ressenti des tiraillemens et une tension douloureuse dans les reins. Le lendemain il avait eu un accès, mais de peu d'importance.

Je lui fis prendre sur-le-champ la petite partie d'une goutte *arsenic*. 30.

Le lendemain déjà, il se sentit un peu soulagé. L'amélioration fit des progrès d'heure en heure. Il dormit très-bien dans la nuit du 13 au 14. En se levant, il était bien, à l'exception d'un peu de faiblesse. Il se trouvait donc le sixième jour dans le même état que les autres fois le septième.

Les paroxysmes ne reparurent que trois mois après, mais beaucoup plus faibles. Une dose plus faible encore d'*arsenic*. le guérit le même jour.

1090e OBSERVATION, PAR LE DOCTEUR LŒSCHER (1).

C. Neumann, de Leibben, militaire réformé à cause de douleurs chroniques du bas-ventre dont on l'avait long-temps traité sans succès, se soumit avec la plus grande patience au traitement d'un médecin civil d'un talent incontestable. Ce médecin lui fit prendre pendant neuf mois toutes sortes de remèdes, en se conformant d'abord exactement aux indications de l'ancienne école, puis, lorsqu'il s'aperçut que les symptômes restaient les mêmes, en suivant une méthode empirique. Mais, le mal étant resté tout aussi violent, il renonça enfin à le traiter. Comme je suis convaincu qu'il faut chercher la cause pour laquelle une maladie ne se guérit pas dans les imperfections de la médecine et dans la nature des choses plutôt que dans des défauts organiques individuels,

(1) Archives homœop., vol. III, cah. 1, pag. 70; 1824.

les maladies réputées incurables sont celles que je traite de préférence et je les cherche partout. Je commençais à étudier l'homœopathie, mais je la regardais plutôt comme un ancre en cas
de nécessité que comme un refuge assuré. Voulant essayer ce
qu'elle pourrait produire dans cette maladie opiniâtre, j'allai voir
Neumann ; je gagnai sa confiance, et il promit de suivre à la lettre mes prescriptions. Je trouvai les symptômes suivans :

Lorsqu'il était couché, son ventre enflait au dessus du nombril
dans la direction du colon transverse. On aurait cru sentir un
gros saucisson descendant dans le bas-ventre quand le malade
était assis ou marchait et se plaçant dans la région du pubis ; il
éprouvait alors une sensation comme si les intestins n'étaient pas
bien assujettis et comme s'ils allaient lui descendre dans les testicules. Ces accidens, qui lui coupaient la respiration, se faisaient
aussi sentir pendant les selles ou à la moindre pression; ils étaient
moins douloureux quand il soutenait ses testicules dans sa main.
Il ne pouvait rester long-temps levé, et aussitôt qu'il se recou-
chait, l'enflure reparaissait avec un sentiment de pincemens, de
tiraillemens, comme si quelqu'un lui tirait les intestins du corps.
Démangeaisons et gargouillemens dans l'enflure qui se gonflait
quelquefois comme par des vents, ce qui augmentait les douleurs.
S'il lâchait des vents, il se sentait soulagé, de même que s'il
soutenait ses testicules. Souvent il se formait un peu au dessus
de l'aîne une tumeur dure, de la longueur du doigt qui lui causait des douleurs et qui disparaissait au milieu de gargouillemens dans le ventre, si on la pressait. Quelquefois élancemens
dans les reins dominant par une forte pression. Les maux de
ventre étaient continuels, mais plus insupportables encore quand
il était couché sur le côté gauche, il lui tombait comme un corps
lourd d'un côté sur l'autre. Douleurs plus fortes la nuit que le
jour. Le plus souvent, l'enflure montait le soir ; cependant elle
restait parfois toute la journée en dessous. Outre les douleurs
ordinaires, il éprouvait quelquefois dans le ventre des élancemens, des secousses subites. Gargouillemens suivis d'un amendement. Lorsqu'il avait mangé, surtout des mets lourds, il lui
semblait que ses intestins allaient se déchirer, tant il éprouvait

de mouvemens dans le ventre. S'il mangeait des mets acides, liquides, il avait une diarrhée qui cessait dès qu'il reprenait des alimens solides. Avec la diarrhée, épreintes et tranchées, esprit tranquille, patient, indifférent au danger et à la douleur.

Je lui fis prendre *tr. bellad.* 3o. Comme il s'étonnait de la petite dose, j'y ajoutai quelques poudres de sucre de lait.

Je ne remarquai d'abord aucun changement pendant deux jours, mais une seconde dose administrée le troisième, rendit les douleurs beaucoup plus insupportables le lendemain. Cependant le cinquième jour déjà et le sixième surtout, les symptômes devinrent moins intenses. Le malade dormit pour la première fois d'un sommeil paisible. Le huitième, il put se lever, sans éprouver les violentes douleurs qu'il ressentait autrefois. Les accès étaient d'ailleurs moins forts et plus rares. Il avait faim. Le mieux se soutint malgré quelques écarts de diète qu'il se permit. Le sixième jour du traitement, la maladie présentait les symptômes suivans : Outre la sensibilité douloureuse du ventre qui avait presque disparu, il y avait encore enflure subite par places du ventre, gargouillemens et borborygmes dans les intestins, pressions avant les selles. Je lui donnai donc une dose *thuja,* que je répétai huit jours après. Le malade put rester levé sans éprouver de douleurs, et même s'occuper de légers travaux, moyennant un morceau de flanelle sur le ventre ; amélioration qui doit être attribuée, je pense, au remède. J'espérais déjà le voir bientôt parfaitement rétabli, lorsque le 3o⁰ jour, un refroidissement lui causa une rechute. Les douleurs furent cependant moins violentes. *Bellad.* le guérit promptement encore cette fois. Les accès cessèrent d'abord d'être douloureux, puis ils devinrent moins fréquens, et finalement ils ne reparurent plus. Depuis neuf mois, Neumann n'a pas cessé de se bien porter.

1091ᵉ OBSERVATION, PAR LE DOCTEUR GROSS (1).

Un homme d'une trentaine d'années, d'une constitution dé-

(1) Archives homœop., vol. VI, cah. 1, pag. 49; 1826.

licate, faible, irritable, d'un caractère assez sensible, se plaignait depuis quelque temps de nombreuses incommodités qui, sans le rendre précisément malade, ne laissaient pas que de le tourmenter. Il avait déjà consulté différens médecins et pris plusieurs espèces de remèdes, mais sans succès, lorsqu'il se décida à s'adresser à moi.

Toute la journée il se sentait paresseux et endormi. Sa tête était comme engourdie; il ne faisait rien qu'à contre-cœur. Les travaux de tête lui déplaisaient surtout. Humeur excessivement chagrine et irritable; la moindre bagatelle l'exaspérait, et les offenses qu'il croyait avoir reçues, restaient profondément gravées dans son cœur. Son esprit paraissait toujours en proie à une colère secrète qui faisait explosion à la première occasion.

Le soir, il se sentait bientôt le besoin de se coucher. Il s'endormait bientôt; mais son sommeil était agité. Des rêves terribles le tourmentaient. Soubresauts qui le réveillaient. Il restait des heures sans se rendormir, et s'il se rendormait, des rêves tout aussi effrayans ne tardaient pas à l'éveiller de nouveau. Nombreuses érections; éjection fréquente de sperme sans érection, l'affaiblissant singulièrement. Il ne pouvait se lever le matin et se sentait aussi fatigué que s'il venait de se mettre au lit. Maux de cœur le matin. Eructations, lui faisant monter une matière amère dans la bouche, ce qui lui arrivait souvent aussi la nuit. Goût putride ou amer, sans que les alimens ou les boissons y eussent part. Il lui semblait que son estomac était gâté à cause de la mauvaise odeur de son haleine. Après avoir mangé, pression dans le creux de l'estomac et tension du bas-ventre. Jamais il n'avait beaucoup d'appétit; cependant il mangeait assez, mais plutôt par habitude que par besoin. Selles tantôt dures, tantôt en diarrhée. Dans ce dernier cas, il n'était pas rare qu'il rendît les alimens à moitié digérés. Ses occupations le forçaient à travailler de tête plutôt que des bras. Il n'aimait pas à aller se promener en plein air. Son régime était simple, à ce qu'il disait. Il ne mangeait que des alimens purement nourrissans, mais il était habitué au café.

La constipation jouant ici le principal rôle, je lui fis prendre *tinct. nuc. vomic.* 1/12, gut. 1, dont les effets répondaient d'ailleurs aux symptômes secondaires, mais seulement huit jours après. Dans l'intervalle, je lui recommandai d'aller fréquemment se promener en plein air et de ne pas boire de café, en lui conseillant de le remplacer par de la bière ou du bouillon.

J'allai le voir huit jours après. Je m'attendais à le trouver gai et content, mais je fus bien trompé dans mon espoir.

La promenade lui avait fait mal, et il n'avait pu la continuer qu'avec peine. Il n'avait pu supporter la bière, et le bouillon même lui avait causé des éructations, tandis que le café avait fait toujours cesser les douleurs du matin. Le troisième jour, il lui avait bien semblé qu'il y avait quelque amélioration dans son état. La nuit s'était passée sans rêvasseries ni pollutions, et le lendemain matin, il s'était senti assez dispos. Le quatrième, il n'avait point éprouvé de douleurs et s'était trouvé plus gai, plus léger que jamais. Le cinquième, tout était bien allé encore, mais le sixième, les symptômes avaient déjà reparu en partie. Le septième, il s'y en était joint d'autres, et le huitième, il était tout aussi mal qu'auparavant. Je soupçonnais quelque écart de la diète, mais il m'assura qu'il l'avait observée.

Les symptômes étant les mêmes, je répétai le même médicament, mais à dose plus forte. Je lui en fis prendre une goutte 1/6. Les deux jours suivans, les symptômes augmentèrent d'intensité d'une manière remarquable ; mais du reste, le résultat fut le même que la première fois. Pendant quelques jours, il se porta bien, puis le mieux cessa peu à peu, et les douleurs reparurent aussi fortes qu'auparavant. Il y avait donc une cause de maladie qui agissait sans cesse ; le principal but à atteindre était dès lors de la faire cesser. Long-temps mes efforts échouèrent, jusqu'à ce qu'enfin le hasard me vint en aide.

Étant allé voir un jour mon malade à huit heures du soir, je le trouvai qui s'allait mettre à table. Il m'invita à partager son souper. J'acceptai, et bientôt je découvris la cause qui avait rendu vaine la cure. Nous étions à table depuis une demi-heure, lorsque s'engagea entre nous la conversation suivante :

— Vous paraissez avoir de l'appétit aujourd'hui, au moins vous ne mangez pas moins que moi, qui ne suis pas habitué à déjeûner ; je ne mange qu'à midi.

— C'est aussi mon principal repas ; car je n'ai jamais grand appétit à midi. Je mange fort peu à dîner. C'est autre chose le soir, et, quoique mon appétit soit loin d'être comparable à celui d'un homme bien portant, je mange davantage parce que j'y suis habitué depuis des années.

— Avez-vous coutume de manger toujours chaud le soir ? Votre nourriture est-elle plutôt solide que liquide, plutôt végétale qu'animale, comme aujourd'hui ?

— Sans doute, cette coutume me vient encore du temps où j'étudiais. J'étais obligé alors de vivre le plus sobrement possible ; il était rare que je pusse me donner un morceau de viande ou une bonne soupe. Du pain et des pommes de terre étaient ma nourriture de presque tous les jours. Avec le temps je m'y suis tellement habitué, que je les préfère maintenant à la viande.

— Vous portiez-vous bien alors ? Etiez-vous sujet à la constipation ?

— Je me souviens fort bien d'avoir souffert assez souvent d'incommodités qui offraient beaucoup d'analogie avec ma maladie actuelle ; mais je n'y faisais pas attention.

— Vous donniez-vous beaucoup de mouvement ?

— Je ne puis le dire. Le plus souvent je restais assis devant mes livres, et comme je devais pourvoir à mon entretien en donnant des leçons, j'avais trop peu de temps pour aller me promener. Ce n'était guère que les dimanches que je pouvais me permettre une promenade.

— Buviez-vous alors du café ?

— Oui, je ne m'en suis jamais privé.

— Aviez-vous alors l'habitude de souper ?

— J'ai toujours entendu dire qu'il est bon de manger à des heures réglées, et j'ai toujours soupé à huit heures.

— Et quand vous couchiez-vous ?

— A neuf heures régulièrement, parce qu'on m'a dit que veiller tard nuit à la santé.

Tout s'expliquait donc. La constipation provenait donc de l'habitude qu'il avait de mener une vie sédentaire et de ne se nourrir que de végétaux, surtout de végétaux d'une digestion difficile. Le café qui ne fait pas de mal à ceux qui se donnent beaucoup de mouvement en plein air, est toujours très-nuisible aux personnes qui ne sortent guère, et agit d'une manière funeste sur les organes digestifs principalement. Il avait donc dû favoriser le développement de la maladie. Les germes morbifiques qui avaient été déposés peu à peu dans son organisme pendant le temps de ses études, n'avaient pas été étouffés par la suite, puisque son genre de vie n'avait pas changé, et les fonctions de ses organes digestifs s'étaient troublées de plus en plus. Il mangeait beaucoup le soir et s'allait coucher une demi-heure après; de là l'agitation de ses nuits, ses rêves terribles, son engourdissement le matin, etc.

Je commençai donc par régler le genre de vie de mon malade.

Je lui recommandai de se lever à cinq ou six heures du matin, de travailler dans la matinée surtout, de déjeûner à huit heures de quelques tasses de bouillon avec du pain, de dîner d'une bonne soupe, d'un bon morceau de viande ou de rôti, surtout de gibier, et de ne prendre jamais que quelques cuillerées de légumes de digestion facile. Après dîner, il devait rester au moins une heure à ne rien faire, mais sans dormir cependant. Je lui défendis même de lire. A six heures du soir, je lui conseillai de ne manger que d'une soupe en été, ou un peu de lait en hiver, ou même un peu de pain, tout au plus devait-il y ajouter un morceau de viande froide. Il pouvait ensuite s'amuser jusqu'à neuf heures à lire quelque livre frivole, et devait ensuite se coucher. Quelques heures avant que de dîner ou de souper, il devait aller se promener en plein air autant que le temps le lui permettrait, ou bien s'occuper à fendre du bois, à piocher, à battre en grange, etc.

Quelques jours après, je lui administrai, à des intervalles convenables, deux petites doses *nux vomic.* 1/15, 1/30. Il fut bientôt parfaitement guéri.

1092ᵉ **OBSERVATION, PAR LE DOCTEUR SCHULER** (1).

Depuis quelques années je souffrais des hémorrhoïdes et d'hypochondrie. Ces affections de l'organisme se manifestaient une ou deux fois par an par une torpeur complète du bas-ventre, accompagnée d'obstructions et de flatulences. Mes forces s'épuisaient par trois ou quatre saignemens de nez chaque jour. Déjà tout penchement du corps en avant, tout effort pour chasser les excrémens m'occasionaient cette hémorrhagie, qui avait pour cause une disposition naturelle et l'usage quotidien du café. J'étais d'abord parvenu à me guérir, en quinze jours, au moyen d'une diète sévère et de *magnes. sulphur.*, drach. 1, dissous dans l'eau, chaque jour; mais plus tard il s'était déclaré des symptômes qui exigeaient un prompt remède. Je pris donc d'abord, pour essai, la sixième partie d'un grain de *charbon de hêtre* bien carbonisé, trituré pendant une demi-heure avec 99 grains de sucre de lait. Les gargouillemens du bas-ventre cessèrent une heure après. Une quantité de vents s'échappèrent sans effort. Le canal intestinal redevint libre. Ce que deux onces *magnes. sulphur.* opérait en quinze jours, *carb.* l'opéra en quelques heures, et d'une manière plus directe. Les saignemens de nez cessèrent également après que j'eus substitué à l'usage du café celui de grains de cacao légèrement torréfiés.

1093ᵉ **OBSERVATION, PAR M. TH. RUCKERT** (2).

M. S., âgé de vingt-neuf ans, né à Sarepta sur le Volga, d'une constitution robuste, d'un tempérament sanguino-colérique, avait joui d'une excellente santé jusqu'à l'âge de dix ans où il lui était venu sur les bras et les mains un exanthème qui lui causait de vives démangeaisons. Les habitans de ces contrées, surtout les Calmouks, sont très-sujets à ces espèces de maladies. Je ne sais si c'était la gale véritable; toujours est-il qu'il disparut

(1) Archives homœop., vol. VI, cah. 3, pag. 97; 1827.
(2) *Ibid.*, vol. VIII, cah. 3, pag. 124; 1829.

par l'usage intérieur d'eau minérale. Sa santé n'avait pas été altérée dès lors jusqu'en 1825, où, obligé de partir pour l'Allemagne, par un froid rigoureux, il fut pris à Varsovie d'une diarrhée qui dura quatre jours, malgré tous les remèdes allopathiques. Il se portait ordinairement assez bien; cependant il se sentait souvent tout affaibli. Ce qu'il y a de remarquable, c'est qu'il était enclin à la constipation auparavant.

En 1826, il tomba d'une voiture sur la tête. Depuis cette époque, il souffrait de maux de tête chroniques qui le gênaient beaucoup dans l'accomplissement de ses devoirs. Il était professeur de langue russe à Herrnhut.

Depuis le commencement de 1829, les douleurs du bas-ventre augmentèrent de plus en plus. Son corps fort et musculeux perdit visiblement en grosseur, et son enjouement disparut. Depuis quelques semaines il ne prenait pas de remèdes, lorsqu'il me consulta au mois d'avril. Je trouvai les symptômes suivans :

Vertiges en se baissant. Idées constamment troublées. Forte pression dans la région frontale, exacerbée par tout travail de tête et le mettant dans l'impossibilité de s'occuper. Forte chaleur à la tête et au visage.

Sa vue avait toujours été excellente; mais depuis 1825, yeux sans éclat; étincelles dans les yeux quand il voulait forcer sa vue. Peu d'appétit, dégoût de toute espèce de viande, surtout de la graisse. Soif ardente continuelle. Goût amer dans la bouche. Fréquens malaises, surtout après avoir mangé; quelquefois vomissemens verts, amers. Fréquentes pressions dans l'estomac après avoir mangé. Souvent dans le ventre sensations de froid intérieur. Douleurs excessivement violentes dans le bas-ventre, déchiremens comme produits par des couteaux et des pinces, s'étendant jusque dans la poitrine.

Les douleurs diminuaient un peu quand il se repliait sur lui-même. Il éprouvait alors un besoin d'aller à la selle, de violentes pressions. Les douleurs cessaient après l'évacuation ; mais il se sentait extrêmement faible. Selles tout aqueuses, jaunâtres. Il en avait six, sept, et même onze en vingt-quatre heures. Cuissons à l'anus. Abattement extrême; il ne pouvait marcher sou:

vent, quand il voulait aller se promener. Fréquens déchiremens dans les membres. Faiblesse particulière des articulations.

Il ne fermait d'abord pas l'œil , pour ainsi dire ; mais alors il se réveillait à temps et ne pouvait se rendormir. Les tranchées et la diarrhée troublaient aussi son sommeil la nuit.

Mauvaise humeur. Idées sombres. Il ne prenait plaisir à rien, s'inquiétait de l'avenir. Il avait été jadis très-gai et très-enjoué.

La longueur et l'opiniâtreté de cette maladie me firent soupçonner qu'elle avait pour cause la psore. Je lui administrai donc, le 11 avril, à jeûn, quelques globules *petrol.* 18.

Une heure après, le remède faisait déjà sentir ses effets favorables : pour la première fois depuis 1825, il eut une selle sans douleur, mais en diarrhée , il est vrai. La dernière qu'il avait eue lui avait encore causé de vives douleurs. Il en eut encore trois ou quatre pareilles dans la journée. Grande faiblesse. Embarras dans la tête.

Le soir il mangea avec appétit. Les genoux et les articulations des pieds lui faisaient très-mal. Sommeil agité la nuit. Le 12 avril, tête moins embarrassée en se levant, mais le mieux ne se soutint pas sous ce rapport. Dans la matinée, deux évacuations sans douleurs. Il n'en eut pas l'après-midi ni le soir. Quelquefois grand appétit; mais rien ne lui plaisait. L'après-midi, maux de tête alternativement plus ou moins forts. Le 13 , il avait eu une très-bonne nuit. A huit heures, selle en diarrhée sans douleurs. Maux de tête , forts bruissemens dans les oreilles, fortes douleurs dans les articulations , déchiremens dans les mains, les pieds et les tibias. Dans l'après-midi , émission de beaucoup de vents.

Le 14, bonne nuit. Le matin, douleur de poitrine, pressions; à midi, évacuation plus consistante; mais à trois heures, diarrhée avec quelques maux de ventre. Le soir, lassitude extraordinaire dans tous les membres. Violens maux de tête. Pression dans la région frontale.

Le 15, pas de selle ; mais le 16, diarrhée douloureuse. Pendant ces deux jours , douleurs et chaleurs dans la tête et dans les yeux. Grand abattement, agitation, dispositions à la mélan-

colie. Cette mélancolie augmenta jusqu'au 19. Il était si triste
qu'il se sentait des envies de se suicider. Dans la nuit du 16 et
dans celle du 17, fréquentes pollutions, ce qui ne lui était jamais arrivé. Chaque jour une selle sans douleur, épaisse, semblable aux selles naturelles. Peu d'appétit. Vers le soir, frissons,
chaleur de la tête, grande faiblesse.

Le 20, la nuit avait été fort agitée. Dans la matinée embarras
dans la tête, violens déchiremens dans les articulations des mains
et des pieds surtout. Humeur grondeuse, méchante jusque dans
l'après-midi, où une selle lui rendit un peu de sérénité. Vers le
soir, maux de tête, chaleur sèche très-forte, surtout à la face,
violente pression dans les yeux.

Du 21 au 24, nuits assez bonnes. Appétit tantôt plus, tantôt
moins fort. Selles naturelles. Le soir en se couchant, battement
de cœur et tressaillement dans le côté gauche. Chaleur à la tête
et au visage. Grande faiblesse, lassitude. Humeur plutôt triste
que gaie.

Du 25 au 27, enflure de la face, appétit bon, selles naturelles
consistantes, déchiremens dans les mains et les pieds, surtout
dans les articulations. Le 25 au matin, fortes pollutions.

Dans les derniers jours d'avril, une selle naturelle chaque
jour; mais le malade se plaignait souvent d'embarras dans la tête.
Déchiremens dans les articulations et lassitude, surtout après
une promenade.

Du 1ᵉʳ au 23 mai, une selle naturelle tous les jours. Appétit
ordinairement bon. Déchiremens dans les membres, principalement dans les articulations, tous les jours encore, mais moins
forts. Moins de faiblesse et de lassitude. Nuits plus tranquilles.
Sommeil bon; mais pollutions extraordinairement fréquentes. Le
plus souvent encore embarras dans la tête, auquel se joignit dans
les derniers jours une pression douloureuse dans l'occiput. Humeur plus gaie, plus vive, plus enjouée.

Le 24, bonne nuit. Humeur gaie le matin en se levant à cinq
heures. A six, grande agitation, puis somnolence. Dans la matinée, agitation extrême avec chaleur de la tête, violens déchiremens dans les mains et les pieds. A midi, peu d'appétit. Après

midi , lassitude , agitation. Le soir, angoisses et un peu de diarrhée , mais sans douleur. La nuit fut très-agitée , peu de sommeil après minuit, pollutions.

Le 25, il était mieux en général, mais se sentait très-abattu.
Petrol. avait évidemment cessé d'agir, après avoir guéri la maladie en grande partie. Il avait en quelque sorte surpassé mon
attente. La maladie paraissant vouloir s'exacerber, il était temps
de recourir à un autre médicament.

Le symptôme principal, les mauvaises digestions, avaient disparu, ainsi que le dégoût de la viande et de la graisse , le goût
amer, les vomissemens , la pression dans l'estomac , les coliques
dans le bas-ventre, les douleurs qui précédaient les évacuations,
la diarrhée , les cuissons à l'anus , les vertiges , les étincelles
devant les yeux. Le sommeil était moins agité , l'humeur moins
mélancolique. Les symptômes qui restaient, étaient les suivans :

Embarras dans la tête, l'empêchant souvent de travailler de
tête. Pression dans la région frontale et dans l'occiput n'allant
cependant jamais jusqu'à l'hébétement.

Fréquens déchiremens dans les articulations des mains et des
pieds, lassitude dans les membres, après avoir marché. Sommeil
ordinairement bon , quelquefois cependant encore agité. Pollutions plus fréquentes que dans les jours de santé.

Aucun remède ne me parut mieux convenir que *phosphor* ,
dont je lui fis prendre, le 26 mai, à jeûn, une dose 1/30.

Les jours suivans , embarras dans la tête , pression dans les
yeux en travaillant, surtout dans le gauche , avec scintillémens.
Moins d'appétit. Déchiremens dans les articulations.

Un baron russe l'ayant engagé à l'accompagner à Carlsbad ,
il partit avec lui le 6 juin , en me promettant de suivre le régime aussi long-temps qu'il serait nécessaire. Il se portait alors
assez bien.

Il vint me revoir le 1ᵉʳ juillet pour m'annoncer qu'il avait
continué à se bien porter , malgré de nombreux écarts de diète
et de fréquens refroidissemens. Il n'avait eu que deux ou trois
selles liquides sans douleurs par jour, et rarement encore. Le 3,
il mangea d'une salade de laitue. Bientôt après il fut pris de

violens vomissemens, dix fois par jour. Diarrhée avec de violentes tranchées. Le 4, abattement, peu d'appétit, cinq selles. Le 5 et même le 7, mêmes symptômes, violens maux de tête et de reins, cruelles tranchées. Bas-ventre tout froid.

Phosphor. avait été évidemment troublé dans ses effets par les écarts de diète qu'il s'était permis en voyage, auxquels s'était jointe encore la salade de laitue que le malade n'avait jamais pu supporter.

Je lui fis prendre sur-le-champ, le 6 à jeûn, *calc. carb.* 1/24. Toute la journée, grande faiblesse, peu d'appétit, ventre froid, tranchées, neuf selles en diarrhée. Déchiremens dans les articulations des mains et dans les genoux.

Le 7, sommeil meilleur que les nuits précédentes. Embarras dans la tête. Trois selles sans douleur. Grand abattement le soir.

Le 8, nuit bonne, appétit bon, une seule selle consistante, humeur gaie. Il se sentait bien.

Les symptômes s'affaiblirent dès lors de jour en jour, il recouvra peu à peu ses forces, put se remettre à travailler, avait bon appétit, supportait toute espèce d'alimens, avait tous les jours une selle normale, n'éprouvait plus de déchiremens dans les membres, dormait bien la nuit.

Le mieux se soutint et fit des progrès jusqu'en novembre, à l'exception de quelque pesanteur qu'il sentait dans ses membres de temps en temps, mais qui disparaissait bientôt. C'est ainsi que trois doses de remèdes antipsoriques guérirent une maladie de quatre ans qui avait défié tous les médicamens allopathiques.

1094e OBSERVATION, PAR LE DOCTEUR MSCHK (1).

A. M., d'une constitution délicate, souffrait depuis plusieurs années d'une maladie qu'on appelait hystérique, et pour laquelle plusieurs médecins l'avaient déjà traitée sans succès. Elle s'adressa à moi le 10 septembre 1836. Cette maladie présentait les symptômes suivans :

(1) Annales homœop., vol. I, pag. 88; 1830.

Fréquens vertiges, même en étant assise. Maux de tête si elle remuait les yeux ou fixait long-temps un objet. Bruissemens dans les oreilles. Teint pâle, terreux. Goût amer, cessant après qu'elle avait dîné. Manque d'appétit, et si elle mangeait, pression dans l'estomac. Tous les jours, quatre ou cinq heures après avoir dîné, des vents lui montaient dans les hypochondres ; puis elle éprouvait des pressions, de la plénitude ; des tiraillemens dans l'estomac, des pincemens dans le bas-ventre, et vomissait enfin une eau amère qui lui engourdissait les dents. Forte extension des membres, au point de lui arracher des larmes. Elle se sentait moins mal quand elle appuyait sa tête sur sa main ou se couchait. Fréquens malaises avec affaiblissement de la vue. Le matin, fréquentes éructations vides et sentiment de vide dans l'estomac, diminuant quand elle avait un peu mangé. Selles paresseuses, supprimées pendant plusieurs jours, et suivies chaque fois de cuissons à l'anus. Presque tous les jours, entre trois et quatre heures de l'après-midi, oppression de la poitrine, gênant la respiration. C'était alors qu'elle était le plus mal. Suppression des règles depuis trois mois. Pesanteur dans les pieds ; elle pouvait à peine les soulever. Elle avait toujours plutôt froid que chaud. Sommeil bon, mais beaucoup de rêves. Grande maigreur et faiblesse extrême ; il lui fallait cinq heures pour faire une lieue et demie, lorsqu'elle venait me voir. Elle se sentait mieux en plein air que dans la chambre. Dispositions à pleurer, inquiétude.

Je lui donnai une goutte *pulsat.* 9. Le 18 septembre, ses règles parurent. Les vertiges et les bruissemens dans les oreilles diminuèrent beaucoup ; les vomissemens amers devinrent plus rares. Le 20, elle vint me revoir. Il ne lui avait fallu que deux heures pour faire la route. Elle avait une meilleure mine qu'auparavant. Je lui donnai *nux vomic.* 30. Tous les symptômes, nommément ceux du bas-ventre, s'améliorèrent beaucoup. Le 10 octobre, je lui administrai *coccul.* 12. Le reste de la maladie disparut. Je l'ai revue un an plus tard, elle continuait à se bien porter.

1095ᵉ OBSERVATION, PAR LE DOCTEUR SCHWARZ (1).

C. N., homme gros et grand, de soixante-cinq ans, avait eu, trente ans environ auparavant, la gale qu'il avait fait disparaître au moyen d'un onguent de soufre. La guérison semblait complète; mais depuis cette époque, il lui venait régulièrement presque tous les printemps, aux mains et aux carpes, des boutons de gale qui ne se guérissaient pas : il souffrait pendant tout ce temps, et même pendant l'hiver, de différentes incommodités; de douleurs dans la tête, la poitrine et le bas-ventre, de congestions à la poitrine et à la tête, de fréquens vertiges, d'oppression de la poitrine, etc. Souvent ces douleurs affectaient tellement son moral, qu'il était hors d'état de travailler, et qu'il devait aller se promener plusieurs heures en plein air pour se procurer un peu de soulagement. Il avait recours au même remède quand il éprouvait des douleurs dans le bas-ventre, de la tension, de la pression dans l'hypochondre gauche. Depuis plus d'un an, il s'y était joint un sentiment de paralysie dans les muscles extérieurs de la cuisse gauche, s'étendant jusque dans le genou, et violent surtout quand il était debout. L'été passé, les boutons n'ayant pas paru, tous ces symptômes se manifestèrent à un haut degré, et aucun remède ne put les faire disparaître, comme les années précédentes. Je crus que *mercur. solub.* était le meilleur médicament dans ce cas; mais j'avoue qu'une dose 3 ne me parut pas trop forte. Combien je me trompais cependant! cette dose détermina, contre mon attente, une diarrhée qui dura cinq jours. Cinq ou six évacuations par jour. J'attendis huit jours que le remède eût produit son effet, et j'administrai une dose 12. Le quatrième jour, forte éruption de boutons aux mains et aux carpes. Tous les symptômes disparurent dès lors à l'exception du sentiment de paralysie dans la cuisse gauche. Au bout de quinze jours, l'exanthème fut guéri. Le malade jouit depuis cette époque d'une excellente santé.

(1) Annales homœop., vol. I, pag. 90; 1830.

Je lui donnai contre le sentiment de paralysie de la cuisse la petite partie d'une goutte *lycopod.* 10. Amélioration sensible au bout de 18 jours. Un mois après, je lui fis prendre encore la petite partie d'une goutte *acid. nitr.* 3o. Il fut guéri en cinq semaines.

1096ᵉ OBSERVATION, PAR LE DOCTEUR RUCKERT (1).

Monsieur P., de S., économe, âgé de quarante-deux ans, d'une petite taille, d'un tempérament colérique, était sujet, dès son enfance, à de pénibles digestions dans le bas-ventre. Il avait été obligé de renoncer à l'étude de la médecine et de se faire économe, dans l'espoir que le mouvement au grand air diminuerait ses souffrances et le guérirait peu à peu. Il avait employé d'ailleurs toutes sortes de remèdes allopathiques. Mais sa maladie, loin de diminuer, n'avait fait que se développer d'année en année, cause pour laquelle il ne s'était pas marié. Il suivait d'ailleurs le régime le plus sévère. Deux années de suite, il alla à Carlsbad, par le conseil de son médecin; mais ces bains, ce dernier refuge des allopathes quand leurs remèdes ne produisent rien, ne lui firent aucun bien.

Il s'adressa donc à moi le 29 octobre 1836. Je trouvai les symptômes suivans :

Peu d'appétit. Langue blanche, chargée de mucosité. Il ne pouvait supporter les alimens; malaise aussitôt après avoir mangé. Pression et plénitude dans l'estomac et le bas-ventre. Éructation avec le goût des alimens. Élancemens violens, se répétant souvent, dans le bas-ventre. Sensation comme s'il avait une pierre dans l'estomac; extension de l'estomac. Contractions spasmodiques et pressions dans le bas-ventre, qui était dur. Coliques périodiques, mais non tous les ans, accompagnées d'envies de vomir et de constipation opiniâtre, comme dans le cas d'empoisonnement par le plomb. Pendant les crampes dans

(1) Annales homœop., vol. I, pag. 91; 1830.

le bas-ventre, fréquens frissons lui parcourant tout le corps et alternant avec une chaleur croissante à la tête.

Du reste, il était gai et bien portant, dormait la nuit d'un sommeil assez tranquille, mais s'inquiétait beaucoup cependant, son humeur était sereine dès qu'il ne souffrait plus, ce qui ne lui arrivait que quelques heures dans la journée, avant qu'il ne mangeât. Il suivait un régime sévère, mais buvait du café et du vin.

Je commençai par lui défendre l'un et l'autre, en lui permettant de boire, au lieu de vin, une bière blanche dont il devait surveiller lui-même la cuisson ; je lui conseillai aussi de se marier aussitôt qu'il irait mieux, et je m'efforçai de lui ôter l'idée que le mariage le rendrait plus malade.

Je lui administrai ensuite, le 2 novembre, *nux vomic.* 2.

Le 21, il me manda qu'il n'avait observé aucun effet primitif violent du remède, mais que son état s'était déjà beaucoup amélioré ; qu'il mangeait avec plus d'appétit ; qu'il souffrait moins pendant la digestion ; que ses selles étaient régulières et moins dures. Je lui envoyai *conium macul.* 6, et dix jours après, *nux vomic.* 12.

Le 5 décembre, il allait beaucoup mieux encore. Selle tous les jours, quelquefois deux. Crampes dans le bas-ventre beaucoup moindres ; mais les élancemens étaient presque les mêmes.

Le 15, la guérison n'avait pas fait de progrès remarquables. Sommeil bon la nuit ; tous les jours il se réveillait à quatre heures avec de violentes érections. Je répétai *nux vomic.* 12.

Le 11 janvier 1827, pas de changement essentiel, quoiqu'il allait beaucoup mieux qu'auparavant ; mais les élancemens dans le ventre et les côtes duraient toujours, et étaient souvent violens. Je lui donnai *assa fœtid.* 3.

Le 6 février, plus d'élancemens. Le malade renaissait à l'espérance.

Pour détruire jusqu'aux dernières traces des symptômes spasmodiques dans le bas-ventre, je lui fis prendre *coccul.* 6.

Le 9 avril, le malade vint me voir et me dit que depuis le dernier remède, les tiraillemens douloureux dans le bas-ventre avaient diminué, il est vrai, mais que la constipation avait reparu et durait encore. Du reste, il se portait bien. Bonnes digestions. Plus de douleurs dans le bas-ventre. Je lui administrai *nux vomic.* 12, qui guérit bientôt la constipation.

Dans le dessein d'affermir sa santé, il s'avisa de céder aux conseils d'autres personnes, et but, à mon insu, des eaux de Carlsbad, au mois de juillet 1827. Ma surprise ne fut pas petite lorsque j'appris, le 12 août, que la plupart des symptômes avaient reparu. Je parvins cependant à le guérir d'une manière durable au moyen d'une nouvelle dose *nux vomic.* 12.

Quelques semaines après, il se maria. Il a des enfans et continue à jouir d'une bonne santé (février 1829).

1097ᵉ OBSERVATION, PAR LE DOCTEUR MSCHK (1).

Dans le dernier mois de sa grossesse, une femme fut prise de douleurs brûlantes si violentes dans le côté droit du bas-ventre, dans la région du fond de l'utérus, qu'elle fondait souvent en larmes et que sa gaîté avait disparu. La douleur diminuait un peu quand on pressait fortement la partie affectée, le corps étant tranquille ; mais elle s'exacerbait dès que la pression cessait ou que la malade se remuait. Je lui donnai une goutte *bryon.* 30. Deux heures après, les douleurs avaient presque entièrement cessé. Elle fut parfaitement guérie au bout de huit heures. Sa bonne humeur ne tarda pas à lui revenir.

1098ᵉ OBSERVATION, PAR LE DOCTEUR MARTINI (2).

N...d, d'un tempérament flegmatico-colérique, âgé de quarante ans, souffrait depuis cinq ans d'une affection opiniâtre du bas-ventre que plusieurs médecins avaient déjà traitée sans succès. Les résolutifs et les purgatifs qu'ils lui avaient administrés l'avaient bien soulagé momentanément ; mais la maladie n'en reparaissait qu'avec plus de violence.

(1) Annales homœop., vol. I, pag. 87 ; 1830.
(2) *Ibid.*, pag. 94.

Les eaux de Pyremont mêmes, loin de le guérir, n'avaient servi qu'à le rendre plus malade.

Lorsqu'il s'adressa à moi, je lui conseillai de se soumettre au traitement homœopathique, ne pensant pas que l'allopathie fût en état de le guérir. Il y consentit. Je lui prescrivis donc la diète convenable, et quelques jours après, je trouvai les symptômes suivans :

Sommeil agité, non réparateur, avec rêves pénibles. Humeur triste, chagrine. Angoisse. Pression sur le sommet de la tête et la région frontale. Pression sur la poitrine. Oppression. Sifflement dans le larynx. Expectoration de glaires, le matin. Tressaillement entre les épaules. Sentiment d'enflure de l'estomac. Eructations de vents. Il mangeait sans appétit. Après avoir mangé, plénitude dans la région de l'estomac. Renvoi des alimens. Goût putride. Sensation, comme si ses intestins étaient rétrécis. Bas-ventre enflé, dur. Selles difficiles, extrêmement rares, une au plus tous les trois ou quatre jours. Excrémens en morceaux solides, durs, couverts de mucosités. Démangeaisons et nodosités à l'anus. Maux de reins. Démangeaison de la peau. Sueur visqueuse générale.

Je lui fis prendre *nux vomic.* 16 gut. 1, le soir. Le lendemain le malade me dit qu'il ne croyait pas que l'homœopathie le guérirait, car depuis long-temps il n'avait pas eu une nuit aussi inquiète. Il n'aurait pas de selles non plus, vraisemblablement, puisque son bas-ventre était devenu aussi dur que de la pierre, que son anus était comme contracté, et que les cuissons qu'il y éprouvait étaient plus violentes que jamais. Cette exacerbation me convainquit que j'avais administré le bon remède, et je me crus en droit de lui promettre un heureux résultat.

Lorsque j'allai le revoir, il me raconta plein de joie que la veille il avait eu, de suite après ma visite, pour la première fois une selle copieuse, féculente ; qu'il avait dormi la nuit précédente d'un sommeil beaucoup plus tranquille et plus rafraîchissant, et qu'il se sentait fort soulagé. Je laissai le remède agir pendant huit jours. Dans l'intervalle, le malade eut tous les jours une ou deux selles féculentes, mêlées de beaucoup de

glaires , et d'une couleur naturelle. Il ne se plaignait plus que de
la pression sur la tête, que *nux vomic.* n'avait pas fait cesser.
Je lui administrai donc *merc. solub.* Il y eut d'abord exacerbation, vraisemblablement à cause de la grandeur de la dose 2 gr. 1.
Mais cette exacerbation ne dura que jusqu'au soir, et dès lors le
malade n'a plus éprouvé de pression sur la tête. Il se porta fort
bien pendant huit jours, après lesquels les selles redevinrent
paresseuses, accompagnées de pressions, et mêlées à de gros
morceaux de mucosités. Douleurs et nodosités à l'anus. Je lui fis
prendre une goutte *tr. pulsat.* 12. Il eut une selle copieuse, mais
quelques jours après, son état étant redevenu le même, et son
ventre étant dur, je lui donnai *tr. bryon.* 6 gut. 1, qui acheva de
le guérir. Huit jours après, je lui administrai, par précaution,
nux vomic. Il n'a pas eu de rechute depuis.

1099ᵉ OBSERVATION, PAR LE DOCTEUR SCHNIEBER (1).

La femme M..., de L..., âgée de cinquante-trois ans, était
malade depuis sept mois. Elle avait consulté plusieurs médecins,
plusieurs charlatans, avait pris un grand nombre de médicamens ;
mais son état était resté le même. Depuis quinze jours , la faiblesse
avait tellement augmenté qu'elle ne pouvait plus sortir du lit;
langue pure, goût bon, mais pas d'appétit; souvent elle ne
pouvait même pas supporter l'odeur des alimens. Fréquentes
éructations sans goût; afflux de salive dans la bouche. Plusieurs
fois par jour, douleurs dans le bas-ventre, qu'elle ne pouvait
décrire. Ventre tendu, douloureux au toucher dans la région
de l'estomac. Je ne découvris cependant aucun défaut organique.
Selles ordinairement dures, mais d'ailleurs naturelles. Tous les
matins , vers huit heures, forte transpiration qui l'affaiblissait
beaucoup. Pas de fièvre, mais pouls faible, petit.

Comme elle n'avait pas pris de remède depuis huit jours et
n'avait mangé que de la soupe et bu que de l'eau ; je lui fis prendre, le 29 mai 1825, *bryon.* 9. Le 6 juin, j'appris que depuis
qu'elle avait pris le remède , elle se portait beaucoup mieux et

(1) Annales homœop., vol. I, pag. 96; 1830.

pouvait se promener dans sa chambre. Le 10, elle vint me dire qu'elle était parfaitement guérie.

1100ᵉ OBSERVATION, PAR LE DOCTEUR KOPP (1).

C...l, âgé de cinquante-quatre ans, attrapa par suite de ses excès nombreux en vin et en rhum, de cruelles douleurs de bas-ventre qui le réveillèrent un matin, accompagnées de vomissemens, et qui ne cessèrent que vers onze heures. Il avait peu d'appétit. Tous ses membres tremblaient, le matin à jeûn. Son haleine avait une odeur acide. Cette maladie durait déjà depuis plusieurs années, et avait résisté à tous les remèdes à fortes doses. Il est vrai de dire que le malade n'avait nullement renoncé à la boisson. Mais enfin, les douleurs reve nnt tous les jours avec une violence croissante, il se soumit à une cure homœopathique, et promit de la suivre religieusement. Il observa effectivement une diète sévère, et ne but d'aucune liqueur spiritueuse pendant les six semaines qu'elle dura. Une dose *nux vomic.* 24 produisit déjà d'heureux effets. Il prit en outre *bryon. alb.* 24, *veratr. alb.* 9, etc. Il fut parfaitement guéri.

1101ᵉ OBSERVATION, PAR LE DOCTEUR KOPP (2).

W..., ouvrier de quarante ans, qui avait toujours mené une vie régulière, vint se plaindre à moi d'une douleur pressive, semblable à des coliques, au fond du bas-ventre. Selles régulières ; ni diarrhée, ni constipation. Il souffrait ainsi depuis huit jours. Je lui fis prendre, l'après-midi, *colocynth.* gut. 1, qu'il alla chercher simplement à la pharmacie, parce que je n'avais pas de dilution homœopathique.

Le soir, les douleurs furent encore très-violentes ; mais le lendemain elles avaient cessé, et n'ont point reparu depuis.

(1) Faits mémorables dans ma pratique médicale, vol. II, p. 365 ; 1832.
(2) *Ibid.*, pag. 366.

1102ᵉ OBSERVATION, PAR LE DOCTEUR KOPP (1).

Uu paysan était sujet depuis plusieurs années à des douleurs de bas-ventre, accompagnées de violentes et fortes éructations. Un médecin lui avait déjà fait prendre plusieurs remèdes, entre autres de la fleur de soufre à fortes doses. Il s'adressa à moi. *Nux vomic.* 18, *bryon.* 18 et *carbo* 2, n'opérèrent pas une amélioration sensible. Je lui donnai, le lendemain dans la soirée, *nux vomic.* 3, dans du sucre de lait. Après en avoir pris six doses, il m'assura qu'il se sentait extraordinairement soulagé.

1103ᵉ OBSERVATION, PAR LE DOCTEUR HARTLAUB (2).

M. W. L., âgé de trente ans, souffrait depuis 15 ans des incommodités suivantes, contre lesquelles il avait pris beaucoup de médicamens et surtout *d'assa fœtid.* A l'âge de 15 ans, il lui survint un gonflement de la région de l'estomac, qui, sous la pression de la main, rendait un gloussement. Les choses sont encore dans le même état.

Il croyait, il y a quelques années, plusieurs fois sentir un ver froid, qui lui montait dans le gosier en serpentant. Ce sentiment était accompagné de convulsions dans la mâchoire inférieure.

Il y a déjà quelque temps qu'il n'a pas éprouvé un semblable accès.

La partie gonflée est toujours très-douloureuse ; quelquefois c'est le sentiment d'une forte pression, quelquefois aussi la douleur est aiguë; elle s'étend ordinairement jusque dans les hypochondres, où le malade éprouve des points; penché en avant il se sent un peu soulagé, mais quand il se tient bien droit et plus encore quand il se cambre, il lui semble avoir une corde serrée autour de la ceinture. Quand il s'incline sur le côté droit, il souffre comme si l'estomac allait se faire passage à travers le flanc; la respiration lui cause le même sentiment.

(1) Faits mémorables dans ma pratique médicale, vol. 2, p. 367; 1832.
2) Annales homœop. vol. III, pag. 14; 1832.

La respiration, l'exercice et la digestion augmentent la douleur de l'estomac.

Dans le bas-ventre il éprouve toujours un sentiment de vacuité ; autrefois le bas-ventre était fortement resserré, ce qui n'arrive plus maintenant qu'à certaines époques, mais toujours après les selles.

Tout en ayant faim, il se sent toujours rassasié et plein, et et après les repas il se sent le ventre gonflé. Le fromage, la choucroute, et les fruits, surtout les poires, l'incommodent déjà depuis dix ans. La langue est chargée d'une matière blanche ; le matin sa bouche a un goût d'huile et de putréfaction. Il a souvent des rapports qui ont la saveur d'huile. Ses selles sont toujours irrégulières ; il est le plus souvent prédisposé à la constipation ; il a souvent mal à la tête, un sentiment de pression vers le front, accompagné d'une chaleur extérieure au front. A ces symptômes se joignent le dégoût du travail, la morosité, et une mémoire fugace ; souvent une idée lui échappe tout à coup, ce qui lui arrive aussi dans la conversation quand il a été interrompu inopinément. Son sommeil est ordinairement régulier.

Le malade reçut, le 9 mai 1830, *nux vom.* 15 *gutt. j.* Le 27 mai, *calcar. carb.* 2/30 Le 14 juillet, *lycop.* 1/30 Et le 17, *natr. mur.* 3/30.

La *nux. vom.* est de tous ces médicamens celui qui produisit le plus grand effet. Toutes les souffrances diminuèrent bientôt des quatre cinquièmes, excepté la sensation autour de la ceinture, qui l'empêchait de se pencher en arrière. Après *calc.*, le sentiment de vide dans le bas-ventre disparut ; mais il revint plus tard. Le malade se sentit de l'appétit pour le fromage et pour les fruits. Il les digérait bien ; après *lycopod.*, il ne restait plus qu'un gonflement de l'estomac, inconvénient qui devenait rare. Il restait encore le gloussement de l'estomac, quand on le pressait, et un léger sentiment de vide dans le bas-ventre. Après l'emploi du *natr. mur*, le malade crut pouvoir se passer de tout médicament ; il se sentit guéri et depuis cette époque jusqu'à présent, c'est-à-dire depuis 15 mois, il se porte bien, sauf ces petites incommodités passagères, suites naturelles des excès de diète.

1104ᵉ **OBSERVATION, PAR M. TIETZE** (1).

Joseph Hartmann R., âgé de quarante-trois ans, brun, aux yeux bruns, corpulent, d'un tempérament colérique, avait éprouvé les années précédentes, souvent pendant huit jours, de violens déchiremens dans les membres, pour lesquels il avait pris les bains de *Tœplitz* avec succès, à ce qu'il paraissait. Il y avait huit ans que ces douleurs avaient reparu et avaient cessé de nouveau après l'usage de plusieurs remèdes; mais à leur place, il avait été attaqué de douleurs dans le bas-ventre. Depuis cette époque, il éprouvait chaque printemps les maux suivans :

Toutes les cinq minutes, douleur déchirante violente, comme si on lui enfonçait un couteau dans le côté droit du bas-ventre, commençant près du nombril, s'étendant vers l'estomac, passant de là dans le côté gauche et se perdant enfin dans la région de la vessie. Cette douleur était accompagnée presque toujours d'une émission de vents ; sinon, elle était plus violente.

Douleur comme produite par un ulcère quand on lui posait la main sur la région du colon ascendant. Teint jaunâtre. Vertiges, même assis. Toutes sortes de figures lui passaient devant les yeux, comme des serpens de toute espèce, ce qui l'empêchait de voir et le forçait souvent à quitter son travail. Douleur d'écartement dans le front. Bruissemens et tintemens dans les oreilles. Langue chargée d'un blanc sale. Pendant l'accès, peu d'appétit. Le matin, goût amer dans la bouche. Jamais de soif. Pyrose après avoir mangé des acides ou fumé. Hoquets et éructations ayant le goût des alimens, après avoir mangé.

Quand les douleurs de bas-ventre étaient violentes, malaise, et même, auparavant, vomissemens de glaires et d'eau.

Après les repas, enflure du ventre, coliques et borborygmes. Une semaine déjà avant l'accès, enflure du bas-ventre. Disposition à la constipation, pas de selle souvent pendant quatre ou cinq jours. Pendant les selles, cuissons douloureuses à l'anus. En urinant, quelquefois douleur déchirante subite dans la région du

(1) Annales homœop., vol. III, pag. 176; 1832.

col de la vessie, durant quelque temps après avoir uriné. Dès que la douleur cessait, nouvelle excrétion d'urine. Contraction douloureuse dans la poitrine. Quelquefois maux de reins. Quelquefois dans les deux cuisses douleur passagère se terminant par des maux de ventre.

Quand il faisait des efforts ou travaillait long-temps, sentiment de pesanteur dans les articulations des bras et des pieds et serrement douloureux comme si elles étaient liées. Sommeil troublé par les douleurs et le malaise, souvent par des rêves pénibles et par l'agitation. Quelquefois le soir frisson lui parcourant tout le corps, suivi de chaleur et de transpiration. Même dans les jours de santé, transpiration ayant une forte odeur acide, le matin. Je lui donnai, le 17 juin 1831, *nux vomic.* 5/30, et le 29, *tr. sulphur.* 4/15.

Le 18 septembre, le malade se portait fort bien. De toute sa maladie il ne lui restait plus qu'une légère pression dans le front, des bruissemens dans les oreilles, des serremens douloureux dans les articulations, des rêves pénibles et un sommeil agité. Je lui administrai *silic.* 6/18.

Le 22 octobre, il vint me dire que depuis un mois il était parfaitement guéri et qu'il se portait mieux que jamais.

1105ᵉ OBSERVATION, PAR M. TIETZE (1).

François S...un R..., âgé de trente ans, brun aux yeux bleus, d'une taille moyenne, d'un tempérament flegmatique, d'une humeur paisible, nonchalant, fut attaqué, au printemps de 1831, d'une inflammation d'intestins qu'un médecin allopathe traita par les sangsues, les saignées, etc. Il se rétablit assez bien pour retourner à son travail.

Mais depuis cette époque, il souffrait du bas-ventre. Son médecin n'en tenant aucun compte, il s'adressa à moi. Je trouvai les symptômes suivans :

Après avoir mangé, pression autour du nombril, dans la ré-

____

(1) Annales homœop., vol. III, pag. 177; 1832.

gion des fausses côtes et dans celle de la vessie. Après ses repas, borborygmes, flatuosités et tranchées dans les intestins, cessant par l'émission des vents. Alternativement, constipation ou diarrhée ; la première à la suite du moindre refroidissement, la seconde, du plus léger écart de la diète. Pendant la diarrhée ; tranchées dans le bas-ventre, dans les intestins grêles et à l'anus, cessant après l'évacuation. Fréquentes selles diarrhéiques bilieuses, mêlées de sang, et éjection de morceaux de mucosité membraneuse. Fréquentes éructations et hoquets. Sommeil agité. En dormant, il se mettait sur son séant, parlait, et répondait même à ce qu'on lui demandait , sans s'éveiller; il ne se souvenait pas le matin de ce qu'il avait dit. Ronflemens en dormant. Pendant la constipation, pression horrible dans le bas-ventre. S'il faisait un faux pas, donleur dans le bas-ventre, comme produite par un corps dur.

Comme il continuait à manger des épices et du café, je lui donnai, le 24 avril 1831, *nux vomic.* 4/30. Le 2 mai, son état étant le même, je lui fis prendre *zinc.* 1/30.

Ce dernier remède opéra quelque amélioration. Il n'éprouva plus, nommément, de douleur dans le bas-ventre en faisant un faux pas, ni de pression après avoir mangé.

Je lui fis prendre , le 19 juin , *tr. sulphur.* 4/15.

Le 29 juillet, ce remède cessa d'agir.

La douleur dans le bas-ventre avait encore diminué. Le malade avait de l'appétit, n'éprouvait plus de douleur après avoir mangé. Selle normale. Sommeil plus tranquille. Mais il se montrait encore des flatuosités accompagnées de tranchées dans les intestins.

Je lui donnai *silic.* 4/18.

Ce remède fit faire de nouveaux progrès à la guérison, mais le malade ayant fait un voyage, pendant lequel il commit plusieurs imprudences qui en troublèrent les effets, je me vis forcé, à son retour, de lui administrer un nouveau médicament. Je lui donnai donc, le 16 août, *tr. sulphur.* 2/30.

Ce remède acheva de le guérir. Je le revis au mois de novembre, jamais il n'avait joui d'une meilleure santé.

1106ᵉ OBSERVATION, PAR LE DOCTEUR HARTLAUB (1).

Madame N...s, jeune femme mariée depuis peu, était heureusement accouchée depuis neuf semaines. Les couches s'étaient fort bien passées. Elle nourrissait. Un mois auparavant, elle avait été attaquée d'une douleur dans le bas-ventre qui se manifestait par des pressions, des cuissons, et qui avait résisté jusque-là à tous les remèdes allopathiques. Cette douleur n'était jamais très-vive ; mais elle augmentait le soir et le matin pendant une demi-heure, s'étendait dans tout le bas-ventre, surtout dans la région au-dessus de la crête iliaque gauche, et montait vers l'estomac, où elle causait un serrement qui lui enlevait l'appétit. Elle était accompagnée d'un sentiment de lassitude générale.

La malade se plaignait, en outre, d'un sentiment de faiblesse dans les reins, de somnolence pendant la journée, de manque d'appétit. Selles dures. Depuis quinze jours, tiraillemens douloureux dans les jambes, de haut en bas, même la nuit. Fleurs blanches ; elle y avait été sujette auparavant, chaque fois à l'approche de ses règles, et elles avaient reparu depuis que l'écoulement des lochies avait cessé. Fréquente transpiration, la nuit et en marchant.

Sepia 2/30 diminua les tiraillemens dans les jambes ; mais ce fut tout. *Bryon.* 21 gut. 1 fit faire, en cinq ou six jours, des progrès notables à la guérison. Quelques jours après, tous les symptômes avaient disparu.

1107ᵉ OBSERVATION, PAR M. RUCKERT (2).

Le 13 août 1828, V... de N... vint me consulter au sujet d'une fille de trente ans qui était malade déjà depuis sept à huit ans. Née de paysans sains, elle s'était constamment bien portée, à l'exception des maladies d'enfance, avait été réglée à dix-sept ans, et avait ordinairement des purgations mens-

(1) Annales homœop., vol. III, pag. 275 ; 1832.
(2) *Ibid.*

truelles abondantes. A l'âge de vingt ans environ, obligée de
gagner sa vie par son travail, elle prit un métier qui la forçait
à rester presque toujours assise, ce à quoi elle n'avait pas été
habituée chez ses parens. Bientôt elle se ressentit de ce changement dans son genre de vie. Elle éprouvait des douleurs dans le
bas-ventre, qui augmentèrent sans cesse depuis, en sorte qu'elle
s'adressa à un médecin allopathe qui ne put parvenir à la guérir. La maladie devint de plus en plus grave, et finit par lui enlever tout courage et tout amour de la vie.

Cette fille était petite de taille, replète; elle avait moins d'embonpoint qu'auparavant, des cheveux noirs, le teint brun, des
yeux noirs et vifs, un caractère vif, enjoué naturellement;
mais elle était alors découragée, désespérée, et ne croyait pas
qu'il fût possible de la guérir.

Sa maladie présentait les symptômes suivans :

Maux de tête et d'estomac, comme des rongemens; tiraillemens dans la nuque; appétit rarement bon; goût amer, glaireux; beaucoup d'éructations, le plus souvent d'air; malaise,
surtout pendant les maux d'estomac; elle ne pouvait se rassasier; fréquens vomissemens acides et glaireux auparavant, plus
rares alors; mauvais estomac; au milieu du ventre, au dessous
du nombril, rongement continuel, comme produit par quelque
être vivant; contractions continuelles dans le ventre. Quand
ces symptômes avaient atteint un haut degré, douleurs dans les
côtés, près des fausses côtes, indéfinissables, accompagnées
d'un sentiment de faiblesse; sensation particulière presque continuelle, comme si elle avait une pierre dans le ventre ou
comme si son ventre était suspendu à un filet, qu'elle dut le
soutenir quand cette douleur était forte; elle ne pouvait rien
supporter sur son ventre, pas même sa chemise. Exacerbation
des maux de ventre, après avoir mangé. Constipation. Selle
tous les jours, il est vrai, mais pénible. Excrémens durs, en
morceaux; souvent des besoins d'aller à la selle, sans résultat.
Règles en retard, écoulement de sang peu considérable; cependant mieux sensible pendant la menstruation. Sommeil mauvais,
les douleurs l'empêchaient de dormir. Quand elles étaient moins

fortes , elle dormait. Angoisse intérieure; pleurs fréquens.

Cette maladie si grave et si longue ne promettait pas de se
guérir promptement, si toutefois elle se guérissait. Depuis quelques semaines déjà , elle était retournée chez ses parens , mais
sans que son état se fût amélioré. Je lui conseillai cependant de
ne pas retourner encore à ses occupations, afin d'éviter de rester
trop long-temps assise , et je lui fis prendre *sepia* 1/30, le 25
août, à jeûn.

Le 9 septembre, on me manda qu'elle allait mal , qu'elle
avait eu nommément une mauvaise journée, le 30 août.

Le 29, elle vint me voir elle-même. L'amélioration avait fait
des progrès sensibles, malgré le trouble moral qui agissait constamment sur elle. Appétit meilleur. Goût pur. Moins de malaise et d'éructations. Elle pouvait se rassasier sans s'en ressentir. Les rongemens dans le bas-ventre ne se faisaient plus sentir
qu'après des refroidissemens. Les douleurs dans les côtes , et là
sensation comme si elle avait une pierre dans le ventre , avaient
presque entièrement cessé. Selle chaque jour , naturelle. Plus
d'angoisse. Moral plus tranquille , humeur plus gaie, sommeil
bon , quand son esprit était moins affecté. Ce qui l'inquiétait,
c'est qu'un ecclésiastique déjà âgé , du voisinage , la demandait
en mariage , et qu'elle ne pouvait se décider à l'épouser. Je laissai agir encore le remède ; mais une circonstance extérieure vint
en détruire les effets. Elle fut surprise, à son retour , par une
violente pluie qui la mouilla jusqu'aux os. Le refroidissement
qui en fut la suite, produisit bientôt une exacerbation qui ramena
tous les symptômes.

Lorsque j'en fus informé, le 9 octobre, je donnai aussitôt
nux vomic., qui fit diminuer un peu les douleurs jusqu'au 15
octobre. Je répétai ensuite *sepia* 2/30.

Le 30, on me manda que les douleurs dans le bas-ventre et
l'estomac la faisaient beaucoup souffrir. Constipation. Frisson
dans le ventre. Beaucoup d'éructations vides. Malaise. Tristesse.
Règles peu copieuses. Elle s'était décidée à se marier, mais elle
se montrait très-soucieuse, et voulait discontinuer la cure pour
quelque temps.

J'allai la voir, le 7 février 1829. Elle était mariée depuis quelques mois seulement. Son humeur était assez gaie, mais sa santé était aussi mauvaise que la première fois que je l'avais vue. Comme elle était décidée à reprendre la cure, je lui recommandai de suivre exactement la diète que je lui avais prescrite et qu'elle n'observait plus.

Je lui administrai donc *calcar. carb.* 3/3o, le 10 à jeûn.

Le 9 avril, je reçus la lettre suivante :

« Mon état est triste ; j'ai perdu de nouveau tout courage. La douleur principale est dans le bas-ventre, précisément au dessous du nombril, où j'éprouve jour et nuit des rongemens et des cuissons cruelles ; il me semble aussi qu'il y a un énorme poids. Je ressens également des douleurs pareilles dans l'estomac ; j'ai peu d'appétit, je ne trouve de goût à aucun aliment ; mon sommeil est agité, je m'éveille et je m'endors au milieu des douleurs. Ordinairement je dors quelques heures avant minuit. Tous les jours j'ai une selle qui, du reste, me soulage peu. Je n'ai pas de vomissemens, malgré d'assez fréquentes envies de vomir. Les éructations viennent toujours, mais le plus souvent vides et sans goût. Quant aux règles, elles sont peu copieuses comme d'ordinaire. Par contre, j'ai d'autant plus de fleurs blanches. »

Le 26, elle me fit dire seulement qu'elle était allée un jour assez bien, le lendemain plus mal. A tout prendre, la guérison avait fait peu de progrès encore.

Le 3 mars, elle me manda qu'un refroidissement lui avait donné un fort catarrhe ; toux violente avec envies de vomir, ventre très-douloureux ; cuissons dans le bas-ventre ; selle dure, sèche ; le cou et la poitrine douloureux par suite de la toux ; grand affaiblissement ; alternativement, des frissons et des chaleurs.

Je me vis forcé à lui administrer, le soir, *nux vomic.* 24.

Je la vis le 8 mai ; elle était délivrée de son catarrhe, mais sa maladie chronique était toujours au même point.

Je lui donnai *lycop.* 3/3o, le 10 à jeûn.

Le 25, le remède avait fortement agi de certains jours ; exacerbation des symptômes ordinaires. Elle était mieux cependant depuis quelques jours.

Le 9 juin, je reçus la lettre suivante :

.« J'éprouve quelquefois des tiraillemens dans la nuque. Les rongemens ont cessé ; appétit bon , éructations d'air plus fréquentes , malaises rares , pas de vomissemens. Rongemens très-violens dans la région ombilicale, comme des cuissons et des contractions , quelquefois encore des douleurs dans le côté. J'éprouve encore une sensation de pesanteur dans le ventre, ainsi que de violentes pressions sur le bas-ventre. Selles peu copieuses. Règles faibles. Sommeil de quelques heures assez bon, interrompu par des douleurs, quelquefois sans cause. Grande angoisse. Je me donne beaucoup de mouvement dans mon ménage, et j'observe la diète que vous m'avez prescrite. »

Je lui donnai, le 10, *sepia* 4/30.

Le 24, une sœur qu'elle aimait tendrement étant morte, le chagrin qu'elle en éprouva , troubla l'effet du remède, qui augmenta les douleurs du bas-ventre, mais qui n'opéra pas d'amélioration subséquente.

Le 10 juillet, on me fit dire que la malade était atteinte d'une inflammation de gorge. Je lui fis prendre *bellad.* 3o, qui agit efficacement non seulement sur le mal de gorge , mais sur tous les autres symptômes.

Le 26, je reçus cette lettre :

« Je me suis assez bien portée pendant quelque temps ; mais la guérison ne veut plus marcher, et je ressens de nouveau des douleurs dans le bas-ventre. Mes selles étaient assez régulières , mon appétit meilleur depuis quelques jours. J'ai eu hier de violentes éructations , et j'éprouve aujourd'hui, dans la région du nombril, des contractions auxquelles se joignent de nouveau des angoisses. Les maux de tête ne me font plus souffrir, et les autres symptômes continuent à ne se manifester que quand j'ai des douleurs dans le bas-ventre. Je continue à me donner beaucoup de mouvement , ne cessant de m'occuper dans mon ménage que quand les forces me manquent. J'ai souvent une soif ardente et des accès de chaleur. »

Je lui donnai, le 27, à jeûn, *silic.* 4/30.

Le 22 août, je reçus une nouvelle lettre :

« Je me porte assez bien, quoique j'éprouve encore des angoisses et des douleurs dans le bas-ventre. J'ai quelquefois des éructations, et, cette nuit, j'ai ressenti de nouveau des douleurs accompagnées d'angoisses. Cependant je suis heureuse du mieux qui s'est déjà manifesté, et je vous en remercie. »

Je lui fis différentes questions auxquelles elle répondit dès le lendemain, ainsi qu'il suit :

1° Les maux de tête sont supportables, cependant ils me prennent en même temps que les autres douleurs, et sont d'autant plus sensibles. 2° J'ai peu d'appétit, mais quelquefois une faim vorace. 3° J'ai souvent des éructations, mais vides, avant et après manger. 4° J'ai éprouvé quelquefois des malaises avec des envies de vomir sans résultat ; je n'ai pu vomir. 5° Les douleurs du bas-ventre sont extrêmement violentes. J'éprouve des cuissons terribles à la place que vous savez. Il me semble qu'il y a un poids énorme, en sorte que je ne puis souvent pas respirer. 6° J'ai ressenti des douleurs dans le côté, accompagnées d'une grande faiblesse, ainsi qu'un grand embarras dans le creux de l'estomac. 7° Tous les jours j'ai une selle, mais sans soulagement remarquable. Il s'y joint toujours des angoisses. 8° Mon sommeil est agité avant minuit, et si je me réveille après minuit, les douleurs dans le ventre reparaissent, et les cuissons deviennent presque insupportables. 9° Mes règles sont peu copieuses, mais les fleurs blanches coulent avec d'autant plus d'abondance, même hors de l'époque. »

Cette exacerbation ne pouvait être l'effet de *silic.* Je me crus donc autorisé à lui donner *arsenic.* 30.

Le 12 septembre, elle me manda qu'après avoir pris le remède, elle avait éprouvé des douleurs plus violentes pendant les deux premières nuits ; mais qu'ensuite son état s'était en général un peu amélioré. Elle avait toujours des angoisses, des cuissons et des rongemens dans le ventre, comme produits par un être vivant, des éructations, etc.

Je lui donnai *graphit.* 3/30, à prendre le matin à jeûn.

Le 15 octobre, *graphit.*, seul remède efficace depuis la première dose *sepia*, avait agi de la manière la plus favorable. Tous les symptômes existaient encore, il est vrai; mais ils étaient beaucoup plus faibles. Selles tous les jours ; mais règles toujours peu copieuses et en retard. Sommeil meilleur.

Je laissai agir le remède jusqu'au 1ᵉʳ novembre, où je reçus une lettre vraiment désespérante. Tous les symptômes avaient reparu à la suite d'un refroidissement et d'une indigestion, et cela avec tant de violence qu'une nuit elle s'était crue sur le point de mourir. Ce qui la tourmentait le plus, c'étaient les rongemens dans le ventre, ainsi que le poids qu'elle y sentait. Fréquens vomissemens. Grande faiblesse. Elle désespérait de se guérir jamais, et moi-même, je n'avais guère meilleure espérance. Je lui donnai *zinc.* 30.

Le 3 décembre, je reçus une lettre dont voici quelques passages :

« Je sens que je ne vais pas mieux et que je ne guérirai ja-
» mais. Mon état a été supportable pendant mes règles. Je ne
» suis pas un instant sans souffrir. Chaque fois que je respire , je
» sens un poids comme si j'avais une pierre dans le ventre, et
» j'éprouve en même temps une sensation comme s'il y avait
» quelque chose de vivant. »

Tout faisait supposer qu'il y avait une dureté , et cependant on n'en découvrait aucune.

Quoiqu'on eût abusé du soufre, lors du traitement allopathique qu'on lui avait fait suivre, je lui administrai une goutte *sp it. vini sulphur.*

Le 20 décembre , j'appris que de fréquens maux de tête l'avaient souvent obligée de garder le lit ; les autres symptômes étaient tantôt plus, tantôt moins intenses. Appétit mauvais, mais faim vorace pour certains mets. Règles en retard, souvent lassitude et pesanteur dans les membres, au point qu'elle devait se coucher. Je laissai agir *sulphur.*

Le 6 février, j'allai voir la malade. Depuis le 26 décembre , elle avait été très-mal , mais elle paraissait aller un peu mieux. Malaise continuel , fréquens vomissemens de bile. Fréquens maux de tête, violens, jusque dans la soirée, comme si sa tête allait éclater. Selle dure, comme de crottes de mouton. Entre les accès, elle se sentait assez bien ; mais elle ne pouvait pas quitter le lit, pour ainsi dire.

Je lui avais fait prendre , le 15 janvier, *stan. fol.* 6 ; le 23 , *bryon.* 18 ; le 1ᵉʳ février, *ipecac.* 3 ; le 5 , *veratr.* 12 , sans le moindre succès. Sa maladie présentait alors les symptômes suivans:

Maux de tête augmentant au moindre bruit. Malaise. Goût amer des alimens ; faim, mais rien ne lui plaisait ; envies de vomir sans résultat ; plus de vomissemens des alimens. (Ces envies de vomir ne la prenaient que quand elle se levait.) Douleur dans le bas-ventre toujours la même. Selle moins dure. Suppression des règles depuis neuf semaines , par suite d'une peur. Depuis ce temps, goût de sang dans la bouche.

Je crus que le remède le plus convenable était *pulsat.* 12. Je n'en reçus pas de nouvelles jusqu'au 30 mars, où j'eus l'occasion de la voir.

Sa maladie offrait les symptômes suivans :

Plus de maux de tête depuis long-temps. Appétit. Envies de vomir subites et vomissemens , après quoi elle se lève , s'occupe de son ménage et recommence souvent à manger. Selle encore dure. Douleurs dans le bas-ventre moins fortes et un peu diffé-rentes. Plus de cuissons. Bas-ventre plus gros. Pas de menstrues. Seins commençant à se gonfler. Tout indiquait donc une gros-sesse. Elle refusa de rien prendre.

Je la revis le 20 mai. Elle s'était très-bien portée jusqu'à la mi-avril; mais, son père étant mort, la fatigue et le chagrin l'a-vaient de nouveau rendue malade. Presque plus d'appétit. Fré-quentes envies de vomir. Presque tous les anciens symptômes commençaient à reparaître. Grossesse incontestable. Je lui fis prendre *conium macul.* 2/30. Mieux sensible, humeur plus gaie, plus de courage , plus de forces. On n'apercevait presque plus aucune trace de son ancienne maladie.

Le 23 août , j'eus l'occasion de la revoir. Elle était pleine de courage et attendait avec impatience l'instant où elle accouche-rait. Je renouvelai toutes mes recommandations pour le temps de ses couches, et comme j'habitais trop loin pour pouvoir l'accoucher, je lui conseillai de ne prendre du thé ou autres choses pareilles qu'en cas de nécessité.

Dès le lendemain, elle accoucha heureusement, bien qu'on eût dû recourir au forceps, d'une petite fille bien portante et forte. Les couches se passèrent le mieux du monde. Les selles arrivèrent en temps utile. Elle reprit assez de forces pour pouvoir nourrir son enfant, et ne souffrait plus d'ailleurs.

Le 10 octobre, elle me fit consulter de nouveau. Ses mamelons étaient tout en chair vive et elle éprouvait par tout le corps des picotemens comme d'épingles, et des cuissons. Aucun remède ne convenant mieux que *sulphur*, je lui en envoyai une demi-goutte 30.

J'allai la voir le 7 avril 1831. Elle était gaie, forte, robuste; son air respirait la santé. Pas la moindre trace de ses anciennes douleurs du bas-ventre. La constipation avait cessé après l'administration de *sulphur*. Elle s'occupait avec plaisir des travaux de son ménage. La petite fille venait d'être sevrée. Elle était forte et bien portante.

1108ᵉ OBSERVATION, PAR LE DOCTEUR HARTLAUB (1).

La femme Z.; âgée de trente ans, bien portante jadis, qui avait accouché vingt-sept semaines auparavant et nourrissait son enfant, éprouva, au mois d'avril 1830, des serremens dans l'estomac avec manque d'appétit. Elle s'adressa à un médecin du voisinage dont les remèdes eurent d'heureux effets sur l'estomac; mais ses jambes et son bas-ventre enflèrent. Elle prit encore quelques médicamens, mais sans succès.

Son mari vint me consulter le 3 juillet. Dans l'impossibilité où j'étais d'aller voir la malade, je dus m'en rapporter à ce qu'il me dit. La suite sembla cependant me prouver que la maladie pouvait bien avoir pour cause quelque dérangement organique important dans le bas-ventre.

Tout son ventre était aussi gros que si elle eût été enceinte,

____

(1) Annales homœop., vol. III, pag. 285; 1832.

tendu, dur; ses jambes, depuis les pieds , aussi grosses que celles
d'une hydropique. Aussi ne pouvait-elle presque se remuer de
dessus sa chaise. Peau des jambes rouge; celle du ventre, de couleur naturelle. Au milieu du ventre , place douloureuse au toucher. Du reste, pas de douleur. Urine normale quant à la quantité,
mais prenant bientôt une couleur blanchâtre sâle. Quelques selles
diarrhéiques chaque jour. Appétit, soif et sommeil naturels. Sécrétion du lait normale. Toux grasse le matin. Pas de fièvre.
Je lui donnai *digit.* 2 *gut.* 1 , le 3 juillet.

Le 11 , et plus encore le 18 , le ventre était déjà beaucoup
moins gros et plus mou ; l'enflure des jambes avait aussi un peu
diminué , en sorte que la malade pouvait au moins sortir seule
du lit, quoiqu'elle ne pût pas encore marcher. Urine claire, mais
devenant bientôt trouble. Diarrhée beaucoup plus fréquente les
premiers jours.

Helleb. 10 *gutt.* 1, que je lui administrai le 18, diminua encore un peu l'enflure. *Bryon.* 10/30, *digit.* 2 *gutt.* 1, et *china* 6
gutt. 1, ne produisirent aucun effet ; au contraire, l'enflure augmenta et devint plus dure.

Je lui donnai donc , le 24 août , *sepia* 2/30. Bientôt après ,
excrétion d'urine. Diarrhée plus fréquente. Diminution de l'enflure. Mais quatre jours après, nouvelle exacerbation. J'attendis
cependant jusqu'au 10 septembre , où je lui donnai *sepia* 2/18,
dose que je répétai le 20.

.. Le 27 , l'enflure était restée la même; mais, à compter de ce
jour jusqu'au 21 octobre, elle diminua considérablement. Peut-
être aurais-je dû attendre. Je ne le fis pas et je lui donnai *arsenic.* 30, trois doses de suite à de longs intervalles.

L'enflure des jambes diminua de plus en plus , elle ne montait
plus que jusqu'aux mollets, et la malade pouvait un peu marcher. Celle du ventre, au contraire, augmentait ou diminuait alternativement. Je ferai remarquer cependant que, dans l'intervalle, elle avait formé de grosses masses isolées , proéminentes,
entre lesquelles on pouvait poser la main. Il s'était aussi formé
près du nombril , moins enflé d'abord que le reste du ventre ,
une grosseur élastique, bleuâtre, de la grosseur d'une noix, dou-

loureuse au toucher, qui annonçait une hernie ombilicale formelle. Du reste, la malade continuait à se bien porter. La diarrhée avait cessé.

Je lui administrai, le 24 février 1831, *calcar. carb.* 5/24, dose que je répétai le 4 avril. Le ventre diminua de grosseur plus qu'il ne l'avait encore fait, sans que les excrétions d'urine devinssent toutefois beaucoup plus abondantes. Les jambes étaient encore un peu grosses. La hernie ombilicale resta la même, si ce n'est qu'elle perdit sa couleur bleue.

Je lui donnai, le 4 mai, *silic.* 2/30, qui acheva de là guérir. L'enflure des jambes diminua peu à peu, ainsi que celle du ventre, dont les espèces de masses devinrent de plus en plus sensibles. A la fin de mai, elle rendit par l'anus pendant trois jours et trois nuits de suite, presque sans interruption, sans le sentir, pour ainsi dire, et par conséquent involontairement, au milieu de coliques continuelles, une matière claire, jaune, purulente, sans odeur particulière. L'enflure du ventre diminua dès lors rapidement; la hernie ombilicale rentra peu à peu et disparut. Au commencement d'août, la malade fit à pied une route de plusieurs milles pour venir me voir. On ne remarquait plus en elle aucun symptôme de sa maladie; seulement ses parties génitales étaient entièrement dégarnies de poils ainsi qu'une grande partie de sa tête de cheveux.

Elle se porte encore aujourd'hui parfaitement bien (juin 1832); son enfant n'a pas cessé de téter pendant toute la maladie. Depuis qu'elle l'a sevré, ses règles sont revenues.

1109e OBSERVATION, PAR M. SEIDEL (1).

J'ai administré avec succès *carb. veget.* contre une maladie du bas-ventre chez un vieillard de soixante ans qui avait beaucoup travaillé autrefois en plein air et qui menait alors une vie sédentaire. Les symptômes principaux étaient :

Forte sensation de plénitude et gonflement du bas-ventre,

____

(1) Archives homœop., vol. XII, cah. 3, pag. 143; 1833.

souvent avec un sentiment comme si le ventre allait éclater.
Oppression de la poitrine. Éructation d'air. Afflux d'eau dans la
bouche. Douleur de tête pressive. Fréquentes chaleurs à la face.
Selles paresseuses. Pas d'appétit. S'il mangeait un peu, exacerbation des douleurs. Frisson au dos. Humeur hypochondriaque.

1110ᵉ OBSERVATION, PAR M. RUCKERT (1).

A. G., demoiselle de trente ans, d'une constitution forte et
robuste en apparence, quoique délicate dans le fait, s'était toujours bien portée dans sa jeunesse, avait fait toutes les maladies
d'enfance sans accident funeste, mais souffrait depuis quelques
années de différentes incommodités qui ne laissaient pas que d'avoir
de l'influence sur son moral. Elle avait d'abord eu de mauvaises
digestions, du dérangement dans la menstruation, et il s'y était
joint ensuite d'autres symptômes. Elle avait suivi déjà divers
traitemens, mais sans résultat. Enfin elle s'adressa à moi au
mois de mai 1830. Je trouvai les symptômes suivans :

Maux de tête périodiques, surtout à l'époque de ses règles,
consistant en une violente douleur au dessus des yeux, dans le
front, en pression comme si les yeux allaient lui sortir de la
tête, en contractions au dessus des yeux. Les yeux paraissaient
rétrécis. La douleur lui répondait jusque derrière l'oreille et
dans la nuque. Fonctions digestives troublées au plus haut degré, son estomac ne pouvait supporter aucune espèce d'alimens,
pas même du pain. Souvent elle éprouvait une faim si grande,
qu'elle se trouvait mal si elle ne mangeait pas sur-le-champ.
Pressions dans l'estomac après avoir mangé. Malaise, vomissemens rares, nommément pendant les règles, mais toujours accompagnés de maux de tête. Éructations fréquentes, vides,
presque spasmodiques, sans goût, maladie héréditaire dans sa
famille. Empâtement de la bouche et du cou. Elle devait cracher beaucoup, sans tousser cependant. Constipation presque
continuelle. Menstruation toutes les trois semaines, quelquefois

(1) Annales homœop., vol. IV, pag. 53; 1833.

plus tôt ou plus tard, très-irrégulière, très-abondante. Elle perdait beaucoup de sang, ce qui l'affaiblissait beaucoup. Règles toujours accompagnées de maux de tête et de malaise. Elle se refroidissait très-facilement, ne pouvait supporter le moindre courant d'air et ne sortait pas même par une forte chaleur sans une palatine. Elle avait pris dans les derniers temps de la teinture de fer.

Je lui donnai, le 20 dans la soirée, *nux vomic.* 3/30, en lui prescrivant la diète convenable.

11 juin. Dans les premiers jours, le remède agit avec assez d'énergie.

La malade se sentait mieux les jours suivans ; mais, ses règles étant revenues au bout de trois semaines, et ayant coulé avec assez d'abondance, la plupart des symptômes reparurent, mais moins intenses et sans vomissemens.

La malade se plaignait que sa mémoire s'affaiblissait depuis quelque temps.

Afin d'agir plus efficacement sur la maladie proprement dite, je lui fis prendre, le 12, *spirit. vini sulphur.* 4/30.

Le 12 juillet, on me manda que la malade se trouvait beaucoup mieux en général, qu'elle ne redoutait plus autant, nommément, le contact de l'air froid. Elle avait bien encore des accès de malaise, mais ce n'étaient que des accès passagers. Quelquefois elle éprouvait de violens maux de reins, ce qui n'avait jamais encore été le cas. Vomissemens et forte diarrhée parfois. Déchiremens dans les membres, mais par intervalles. Somnolence et engourdissement continuels, ne cessant que rarement l'après-midi. Pas de sommeil, grande agitation la nuit, à peu d'exceptions près. Accès de maux de tête très-violens, mais jamais de longue durée.

Je lui fis respirer des globules *chamom.*

Plus de malaise général à l'approche de la menstruation. Règles un peu en retard et moins copieuses ; cependant les douleurs l'obligèrent à se mettre parfois au lit pendant quelques heures.

État de l'estomac meilleur qu'auparavant. A tout prendre, malgré ces symptômes, elle allait incontestablement mieux.

Je laissai agir encore le soufre. Elle me manda, le 24 août, ce qui suit :

« Mon état laisse beaucoup encore à désirer. Mon estomac est presque aussi mauvais qu'il l'était. J'éprouve sur-le-champ des pressions accompagnées d'éructations, si j'ai mangé à mon second déjeûner autre chose que de la soupe. Je mange peu maintenant, parce que je suis vite rassasiée. Je n'éprouve plus que rarement une faim extrême. Si je prends, le soir, autre chose que de la soupe, je dors peu. Les déchiremens dans la tête sont aussi violens qu'autrefois, mais moins fréquens ; cependant j'en ai eu plusieurs accès, dernièrement encore le soir pendant une diarrhée. Je ressens une lassitude extrême qui m'est pénible. Souvent dans la journée, je suis tout engourdie et transpire facilement. Je me porte beaucoup mieux pendant mes règles, qui durent deux jours de moins et ne sont plus aussi copieuses. »

Une de ses amies avait ajouté en post-scriptum, que la malade n'avait pas dépeint les symptômes dans toute leur intensité, qu'elle était quelquefois excessivement faible. Cependant l'amélioration était incontestable, et le soufre avait produit tout ce que j'en attendais. Je lui envoyai donc *calcar. carb.* 3/30.

Le 26 septembre, je reçus une nouvelle lettre :

« J'ai pris la poudre le 27 août au matin. Dans l'après-midi, je me suis sentie très-abattue et j'ai un peu dormi ; mais en me réveillant, je me suis trouvée encore plus mal. Toutes mes idées étaient brouillées. J'ai cru qu'une promenade me ferait du bien, mais il n'en fut rien. J'étais tellement malade de corps et d'esprit, que je me hâtai de rentrer et que je fondis en larmes, ce qui ne m'était jamais arrivé. Mon sommeil a été très-agité. »

Le second jour, elle se sentit très-lasse. Après avoir mangé, plénitude extraordinaire. Nerfs moins attaqués cependant.

Le troisième, forte pression dans les yeux, surtout dans la paupière supérieure de l'œil droit. Tête embarrassée, douleur momentanée dans la tempe droite.

Le quatrième, douleurs dans les reins et le dos, qui s'exacerbèrent le soir, et l'empêchaient de s'asseoir ou de marcher.

Le cinquième et le sixième, tranchées et contractions dans le bas-ventre.

Le septième, apparition des règles. Tête et estomac non douloureux, mais maux de reins violens.

Le huitième, nuit agitée, coliques. Maux de tête avec frisson et chaleur alternativement. Idées confuses. Goût acide, symptôme qu'elle avait déjà remarqué plusieurs fois. Espèce de déchirement derrière les oreilles. Vertiges, disposition à tomber en faiblesse. Maux de tête, malaise.

Le neuvième et le dixième, vertiges par moment.

Depuis le onzième jusqu'au dix-huitième, maux de tête de la même espèce qu'ordinairement. Embarras dans la tête ; elle portait même dans la chambre un mouchoir autour des oreilles. Chaleurs à la tête dans l'après-midi. Appétit continuel ; dès qu'elle mangeait, pression dans l'estomac, et après dîner, sentiment de vide dans l'estomac, et bruit perceptible dès qu'elle se remuait. Elle supportait mieux le lait qu'auparavant. Mucosité plus abondante dans la bouche et le cou. Règles durant huit jours, ce qui ne l'affaiblit pas trop cependant. Vertiges, le dix-septième jour, après avoir bu du café, violentes éructations, sommeil agité. Depuis huit jours, mauvaises digestions, bruit fort et désagréable dans l'estomac avec un sentiment de vide qui la forçait à manger malgré le malaise qu'elle éprouvait ensuite. Depuis quelques jours, élancemens dans l'épaule droite, dans la région de l'estomac et entre les côtes, lui causant une oppression et troublant son sommeil. Douleurs de poitrine, enrouement durant quelques jours.

Je laissai agir le remède dont les effets étaient si évidens.

Le 16 octobre, j'appris que la malade allait beaucoup mieux. Elle se sentait bien et était très-gaie.

Le 3 novembre, la maladie présentait les symptômes suivans :

Malaise après avoir mangé des acides et de la pâtisserie. Pendant les règles, violens maux de reins et fréquens accès de coliques. Déchiremens dans le bras, troublant son sommeil ; faiblesse des yeux, qui ne pouvaient quelquefois supporter la lumière.

En général, elle se trouvait beaucoup mieux qu'au commencement de la cure.

Je lui prescrivis *lycopod.* 3/30, le 12 novembre.

Le 30 décembre, on me manda que depuis *lycopod.*, les accès de faim dévorante n'avaient point reparu. Pas de malaise ni de vomissemens pendant la menstruation, mais éructations continuelles. Maux de tête et d'yeux plus rares, mucosité toujours aussi abondante dans la bouche, quelquefois constipation. Après l'administration de *lycopod.*, on avait observé les phénomènes suivans :

Le second jour, malaise général, maux de tête momentanés, vide dans l'estomac et faim dévorante; le soir, fièvre et horreur de la lumière; plus tard, sentiment comme si l'estomac était gâté.

Le troisième jour, après déjeûner, malaise et bouillonnement du sang.

Le quatrième, malaise comme le second jour. Maux de tête sur l'œil gauche et la tempe. Faim extrême. Vers le soir, mieux général.

Jusqu'au quatorzième, maux de tête et d'yeux, tête très-entreprise. Enflure extérieure du cou, dure comme de la pierre; douloureuse en avalant. Estomac plus faible qu'auparavant, ne pouvant supporter aucun aliment sec, faim moins grande. Pieds froids. Sommeil agité. Cuisson et démangeaisons sur la peau, comme produite par un exanthème. Fréquens accès de malaise.

Le quinzième jour, apparition des règles. Froid, démangeaisons dans la paume des mains.

Le seizième, violens maux de tête et d'yeux.

Du dix-septième au dix-neuvième, la malade se trouva bien.

Le vingtième, violens maux de tête et d'yeux, faim dévorante, malaise et fièvre, suites d'un refroidissement léger.

Le vingt-troisième, douleur dans l'œil gauche, il lui vint tout à coup une espèce de boutons comme produits par des piqûres de mouches, qui disparurent à l'approche de maux de tête.

Le vingt-quatrième, les mêmes boutons lui vinrent sur le menton, accompagnés d'une forte chaleur à la tête. Ils formèrent une grosseur blanche et disparurent au bout de quelques heures.

Du vingt-cinquième au trentième, pas d'amélioration réelle. Elle souffrait tantôt d'une chose, tantôt d'une autre; son estomac surtout ne supportait rien. Eructations continuelles, sans avoir mangé. Mais, dès-lors, son état s'améliora, mais elle fut loin cependant de se porter aussi bien que dans les dernières semaines pendant lesquelles *calcar.* agit. Les symptômes reparaissaient constamment, surtout les déchiremens dans l'œil gauche et les bras. Il lui vint de nouveau des boutons sur le front, lesquels lui causèrent de vives démangeaisons. Faiblesse d'estomac; mais tous ces accidens ne duraient pas long-temps.

Le 31 décembre, je lui donnai *silic.* 2/30.

La malade vint me voir elle-même au commencement de janvier. Elle se sentait très-bien, avait un air de santé, et paraissait avoir recouvré des forces. Elle avait eu ses règles, mais non pas sans douleurs.

Jusqu'au 9 février, elle se porta tantôt bien, tantôt plus mal. Peu d'appétit. Tous les alimens, autres que de la viande, lui causaient de violentes éructations qui lui faisaient mal à la poitrine. Selles, un jour en diarrhée, le lendemain dures. En général, elle se sentait abattue et épuisée.

Je ne crus pas cependant devoir lui rien faire prendre.

Je la revis le 10 mars. Elle me dit qu'elle s'était trouvée mieux pendant les dernières semaines de février; mais elle se plaignait alors de faiblesse d'estomac et de tête, et surtout d'une grande difficulté à rassembler ses pensées.

Je lui fis prendre *phosphor.* 2/30, qui ne parut pas agir d'une manière favorable sur son organisme. Le 22 mai, la maladie présentait les symptômes suivans :

Vésicules blanches sur le front, au menton. Douleur dans l'œil droit, qui était plus petit, rouge, enflé, en sorte qu'elle ne pouvait pas bien l'ouvrir, horreur de la lumière avec pression dans l'œil. Pleurs dans l'œil. Sensation mordicante dans l'estomac. Absence d'idées. Rires et pleurs involontaires. Forte effervescence du sang.

Je lui fis prendre sur-le-champ *aconit.* 24, et vingt-quatre heures après, *bellad.* 30.

22 juin. L'état de l'œil n'avait pas tardé à s'améliorer. Les règles avaient paru accompagnées des mêmes douleurs qu'à l'ordinaire, mais moins fortes, et un jour seulement trop tôt. Constipation. Enrouement, toux sèche et oppression de la poitrine.

Les boutons continuaient à se montrer ; il s'y en était même joint d'autres sur d'autres parties du corps.

J'administrai *nux vomic.* 30.

Son état s'améliora peu à peu, et lorsque je la revis quelques mois après, je la trouvai très-bien portante. Elle n'a pas éprouvé de rechute depuis, à l'exception de légères incommodités.

Elle ne se refroidit plus aussi facilement. Les douleurs de la tête et des yeux à l'approche des règles sont moins fortes, l'écoulement est moins copieux, et la menstruation est presque régulière.

Les digestions sont beaucoup meilleures ; seulement la malade doit choisir avec soin ses alimens.

IIII° OBSERVATION, PAR LE DOCTEUR HARTLAUB (1).

H , femme de soixante-quatorze ans, maladive depuis long-temps, ne pouvait plus quitter le lit depuis le mois de novembre 1832. Tous les remèdes qu'elle avait pris jusque-là n'ayant servi de rien, on s'adressa à moi le 2 juin 1833.

Quelques mois auparavant, elle avait éprouvé dans les bras et les jambes des douleurs et de la raideur au point qu'elle pouvait à peine changer de place.

Elle se plaignait alors des douleurs suivantes : cuisson horrible dans le ventre avec angoisses mortelles, presque continuelle et ne diminuant un instant que pour faire place à des frissons ; chaque après-dinée jusqu'au soir, chaleur sèche intérieure et extérieure avec froid des mains et des pieds ; soif inextinguible, continuelle ; urine brune ; selles amenées seulement par des pil-

____

(1) Annales homœop., vol. IV, pag. 316 ; 1833.

lules et des clystères, dures, difficiles ; elle n'en avait pas eu
depuis trois jours ; élancemens et cuissons dans la tête, plus
violens depuis midi et durant toute la nuit ; bouche pleine de
salive ; quelquefois ces douleurs lancinantes lui faisaient pousser
des cris ; oppression et plénitude de la poitrine ; elle ne pouvait
amener les glaires ; peu d'appétit ; presque pas de sommeil,
encore, si elle dormait, faisait-elle des rêves pénibles, angoisses qui la réveillaient ; impatience ; grande agitation ; elle voulait
changer de place à chaque instant ; grande sensibilité pour les
odeurs : elle était dans cet état depuis six à huit semaines.

Nux vomic. 10/30 ne produisit rien ; *china* 10/12 diminua
l'agitation nocturne ; *arsenic.* , *opium*, *sulphur* , *plumb.* , *bryon.*,
staphys. , *calcar. sulphur.* , restèrent sans résultat ; *carbo veget.*
rendit pâle et claire l'urine auparavant rouge et trouble ; mais
elle n'en continua pas moins à sortir en quantité très-petite ; une
seconde dose rendit les excrétions plus copieuses ; après *phosphor.*,
appétit meilleur ; après avoir mangé, elle avait faim ; *sepia* et
une seconde dose *sulphur* ne produisirent rien. Constipation
opiniâtre et rebelle même aux clystères. Elle restait quatre jours
et même une fois quinze jours avant que d'avoir une selle dure.

Le 12 juillet, je lui fis respirer *silic.* 1/30, et bientôt après,
un clystère amena une selle, ce qui n'avait pas eu lieu depuis
plusieurs jours. Dès lors chaque clystère lui procura une évacuation ; mais elle n'allait jamais à la selle sans lavement. On put
dès lors apercevoir un léger amendement dans les symptômes.

Le 18, je lui fis respirer *sulphur* 1/30. Les symptômes continuèrent à diminuer d'intensité. La malade recouvra assez de
force pour pouvoir se lever et marcher par la maison, et
même pour monter les escaliers.

Le 27, je lui fis prendre *baryt. c.* 4/18. Ce remède opéra
avec plus d'efficacité encore.

Le 6 août, la malade eut pour la première fois une selle sans
clystère, et cela continua tous les jours, quoique les évacuations
fussent peu copieuses et ne se fissent pas sans efforts. Les autres
symptômes, nommément les cuissons dans le ventre, diminuèrent visiblement.

Le 8, le 31 août, le 10 septembre, je répétai *baryt.* à la même dose. Son état s'améliora de plus en plus, en sorte qu'à la fin de septembre, tous les symptômes avaient disparu, à l'exception d'un peu de faiblesse qui ne l'empêchait pas cependant de se livrer à ses occupations domestiques. Elle avait une selle chaque jour, sans effort et en quantité suffisante.

1112ᵉ OBSERVATION, PAR LE DOCTEUR HARTLAUB (1).

B., homme débile de trente ans, qui avait eu la gale onze ans auparavant, et plus tard avait été sujet à l'ortiaire, souffrait depuis son enfance (jusqu'à l'âge de quatorze ans, il avait été à peine deux jours sans ressentir des douleurs qui étaient devenues un peu plus rares par la suite), des douleurs périodiques suivantes, qui depuis des années, ne l'avaient plus quitté un seul instant : douleur dans tout le bas-ventre, pincement, sensation comme s'il y avait un corps étranger en mouvement dans son ventre ; les accès le prenaient plusieurs fois par jour, mais ne duraient pas long-temps ; ces douleurs alternaient avec d'autres dans le creux de l'estomac, comme si l'on y frottait deux pierres l'une contre l'autre ; dans les courtes intermissions, il lui semblait avoir une lourde pierre dans le bas-ventre ; s'il s'accroupissait, il se sentait soulagé. Les douleurs arrivaient dès qu'il mangeait des carottes ou des choses douces ; pyrose plusieurs fois par jour ; souvent dans la poitrine une douleur comme si on enlevait quelque chose de bas en haut ; abattement général et surtout paralysie dans les jambes ; appétit assez bon, le malade éprouvait en outre tous les trois-six mois, une attaque de l'espèce suivante : les doigts de ses pieds devenaient raides et lui faisaient mal ; crampes dans les mollets, si violentes qu'il s'y formait de profonds sillons ; il lui semblait sentir une araignée lui courir depuis les lèvres et le bout des doigts par tout le corps ; ses bras et ses doigts se recourbaient aux articulations ; cet accès durait environ cinq minutes. Il éprouvait ensuite les coliques

(1) Annales homœop., vol. IV, pag. 464 ; 1833.

dont nous avons parlé, et était pris d'une diarrhée qui l'obligeait à aller à la selle de six à huit fois en 24 heures, puis l'accès cessait ; le dernier avait eu lieu six semaines auparavant, mais la diarrhée continuait ; il avait une évacuation claire, brune, tantôt toutes les heures, tantôt toutes les trois ou quatre heures seulement, le jour comme la nuit.

Colocynth. ne produisit aucun effet.

Veratr. 1/9 fit cesser la diarrhée en trois jours. Les autres symptômes restèrent les mêmes.

Cuprum et *stannum* n'apportèrent aucune amélioration dans son état. La diarrhée reparut même.

Spirit. sulphur. 2/3, produisit au contraire les changemens les plus favorables. Au bout de quelques jours, le mieux était déjà sensible, et il fit dès lors de tels progrès, que la diarrhée disparut, et que tous les symptômes diminuèrent d'une manière frappante. Ils ne tardèrent pas à disparaître également, excepté la pyrose. Trois semaines après avoir pris *sulphur*, le malade eut un léger accès de crampes dans les membres ; mais il passa sans laisser de traces.

J'ai eu l'occasion de le revoir il y a deux mois ; il était parfaitement guéri.

1113ᵉ OBSERVATION (1).

Gottlob Dietrich, âgé de trente-trois ans, souffrait depuis six mois de douleurs lancinantes dans l'hypochondre droit en marchant ou en se donnant un violent mouvement. Ces douleurs lui répondaient quelquefois dans la cuisse droite et y causaient une tension qui lui faisait venir dans l'aine de petites nodosités semblables à des glandes durcies.

On lui donna *bryon.* Sept jours après, son dos se couvrit de petits boutons cuisans ; mais les douleurs dans l'hypochondre restèrent les mêmes ; seulement les glandes inguinales disparurent. Une dose *sulphur.* n'opéra rien ; sept jours après, son état était

<hr>

(1) Annuaire de l'Institut homœopathique, cah. I, pag. 195 ; 1833.

encore le même. Cependant les lobes du foie paraissaient au toucher être un peu enflés et pendant trois nuits de suite le malade avait eu une abondante transpiration.

On lui administra donc *china*. La semaine suivante, il se sentit plus mal. Vomissemens les premiers jours ; le soir, frisson et chaleur, abondante expectoration de glaires et manque d'appétit. Douleurs de foie moins fortes, selles dures, boutons sur le dos moins cuisans.

On lui fit prendre *nux vomic*. Son état s'améliora la semaine suivante. Plus de fièvre. Douleurs plutôt cuisantes dans la région du foie. Exanthème autour de la bouche. Une dose *bellad*. fit cesser presque entièrement ; la semaine suivante, les douleurs de bas-ventre. Toux enrouée, sèche avec tension dans la poitrine. Fréquens maux de tête ; un peu de lassitude dans les jambes. L'exanthème autour de la bouche était guéri.

Une dose. *caust*. fit faire de nouveaux progrès à la guérison dans le courant de la semaine suivante. Les premiers jours, évacuation d'urine presque toutes les deux heures ; cuissons dans l'urètre. Toux encore forte, mais plus de tension dans la poitrine.

La guérison fit des progrès de jour en jour. Un mois après, c'est-à-dire neuf semaines après le commencement de la cure, il put quitter l'établissement. Il était guéri sans avoir pris d'autre remède.

1114ᵉ OBSERVATION (1).

Dorothée Z., âgée de trente-deux ans, entra dans l'établissement le 26 avril. Dans son enfance elle avait eu la variole, la rougeole et la fièvre scarlatine, puis la gale, qu'on avait fait disparaître par des remèdes extérieurs, et enfin une fièvre intermittente de sept semaines. Ses menstrues avaient paru à 17 ans ; depuis cette époque, ses g esrevenai ent to us les mois, mais peu copieuses, sans l'incommoder d'ailleurs. Deux ans auparavant,

____

(1) Annuaire de l'Institut homœopathique, cah. II, pag. 88 ; 1834.

elles n'avaient point paru pendant quelques mois, mais les remèdes du docteur M. les avaient rappelées. Elle avait attrapé
pendant les fêtes de Noël un refroidissement à la suite duquel
elles avaient cessé de nouveau. La malade se sentait abattue,
mal à son aise, ce qui ne l'empêcha pas de se livrer à ses rudes
travaux jusque quinze jours avant Pâques, où elle fut attaquée
de douleurs dans la vessie et le bas-ventre, de battemens de
cœur et d'angoisses. Un médecin allopathe lui fit appliquer des
sangsues, des sinapismes, etc. Son état s'améliora; les battemens
de cœur cessèrent; mais, les autres symptômes étant restés les
mêmes et une grande faiblesse s'y étant jointe, on cessa le traitement. Elle reprit son service. Mais, les souffrances devenant de
plus en plus cruelles, elle dut s'adresser à un autre médecin, qui
lui fit prendre une poudre jaune contre une diarrhée de plusieurs
jours. La diarrhée cessa à l'instant; mais à la place se déclarèrent les plus violentes douleurs dans le bas-ventre avec un sentiment comme si elle avait un corps étranger dans le côté gauche.
Constipation pendant quatre jours. Sentiment de paralysie dans
toute la partie droite du corps. Ces symptômes ne subirent aucun changement important pendant le traitement. On n'en déclara pas moins la malade guérie. Une bonne nourriture et un
peu de vin suffiraient pour la rétablir entièrement. Elle voulut
reprendre son service; mais cela lui fut impossible, et elle dut
entrer dans l'établissement. Sa maladie présentait alors les symptômes suivans :

Saignement de nez le jour même ; sang un peu en grumeaux,
angoisses dans la poitrine; elle ne pouvait rester en repos.

Contractions douloureuses périodiques dans le bas-ventre, surtout dans la région du nombril. Après avoir uriné, violentes douleurs dans le bas-ventre, avec pression sur les parties génitales.

Cinq selles claires dans la journée après avoir pris des pilules
de Meissner, qu'on lui avait administrées avant son entrée dans
l'établissement. Elle était constipée auparavant. Après ces évacuations, le sentiment comme si elle avait quelque corps étranger dans le bas-ventre, avait cessé.

Léger engourdissement du bas-ventre. Pieds froids. Éructations d'air très-fréquentes, diminuant les douleurs de bas-ventre. Malaise, eau lui venant dans la bouche, quelquefois vomissemens, peu d'appétit. Fréquentes transpirations diminuant les autres douleurs. Tiraillemens et élancemens douloureux dans le dos. Peu de sommeil troublé ordinairement entre minuit et une heure par un besoin d'aller à la selle. Les douleurs de bas-ventre diminuaient quand elle se tenait repliée sur elle-même dans le lit. Fréquens besoins d'uriner avec grande angoisse, et auparavant aussi besoin d'aller à la selle. Pouls dur, peu rapide. Humeur inquiète, dispositions à pleurer. Nous prescrivîmes *nux vomic.*

Vers minuit, la malade éprouva, après avoir uriné, un accès de crampes dans le bas-ventre; mais le matin, elle urina sans douleur. Elle se plaignait de pesanteur dans la région de la tempe gauche; pas encore de selle; du reste, sommeil assez bon, et légère transpiration.

Le second et le troisième jour, son état fut supportable; mais dans l'après-midi, elle transpira beaucoup, vomit quelques glaires, eut une selle, et éprouva quelques élancemens dans l'omoplate gauche. Plus d'accès de crampes. Evacuation d'urine sans douleur. Vers une heure et demie du matin, le quatrième jour, elle eut une selle dure suivie de tension dans le bas-ventre et d'anxiété qui la privèrent de sommeil. Elle se replia sur elle-même, transpira, et ces douleurs cessèrent. Borborygmes. On lui donna *pulsat.*

Son état s'améliora. Sommeil bon. Selles et excrétions d'urine sans douleurs. Seulement, en étant levée, elle se sentait mal à son aise quand elle avait froid aux pieds, et éprouvait des maux de ventre. Le sixième jour, la malade ayant peu dormi et beaucoup transpiré, on lui administra *chamom.*

Le huitième jour, borborygmes et tension dans le bas-ventre; la nuit, quatre selles diarrhéiques, forte transpiration. Du reste, elle se sentit assez bien pour rester levée plusieurs heures. On lui fit prendre *china.*

Pendant quelques jours, elle alla assez bien, elle put même aller un jour se promener en plein air. Les gargouillemens et la tension du bas-ventre seuls revenaient presque chaque mois et lui causaient de l'agitation, de l'insomnie. Selles naturelles, une tous les jours, transpiration nocturne.

Le douzième jour, elle avait dormi tantôt bien tantôt mal la nuit précédente. Forte transpiration. Peu de douleurs dans le bas-ventre. Selle dure. On prescrivit *ignat.*, qu'on répéta le lendemain à cause d'un accès d'agitation, de borborygmes et d'angoisse dans le creux de l'estomac, suivi de deux selles. Le lendemain elle se trouva assez bien pour aller se promener quelque temps en plein air. Mais la nuit suivante, entre minuit et une heure, elle eut un accès de crampes dans le bas-ventre avec besoin d'aller à la selle, sans résultat. Du reste, elle dormit assez bien et sua beaucoup ; mais elle éprouva de nouveau des besoins d'uriner avec évacuation peu copieuse d'urine et crampes dans le bas-ventre.

Le quinzième jour, elle avait ressenti la veille dans l'après-midi à plusieurs reprises des douleurs spasmodiques dans le ventre. Le soir, violentes tranchées. Pincemens dans la région du nombril jusqu'au creux de l'estomac. Transpiration abondante. Sommeil par intervalles. Urine peu copieuse. Pouls rapide. Goût très-amer après avoir mangé. On prescrivit *nux vomic.*

Ces symptômes reparaissaient par momens, surtout la nuit et après une selle ou une évacuation d'urine. Urine toujours peu copieuse. Transpiration nocturne ; mais en général les douleurs étaient moins vives et n'empêchaient plus la malade de dormir ; aussi était-elle fort peu abattue.

Le vingtième jour, sommeil assez bon la nuit, transpiration moins abondante ; mais les autres symptômes étaient encore les mêmes. Depuis la veille, deux selles claires. On lui administra *arsenic.* Le lendemain, elle se plaignit de douleurs déchirantes qui l'avaient empêchée de dormir et qui augmentaient sans cesse. Bas-ventre enflé. Quatre selles la nuit. On lui donna, le vingt-troisième jour, *chamom.*

Le lendemain, elle avait peu dormi à cause de douleurs dans le côté gauche du bas-ventre, s'étendant jusque dans le dos. Creux de l'estomac moins douloureux. Selle naturelle. Elle prit *aconit.*

Elle alla assez bien pendant quelques jours. Sommeil bon.

Presque plus de douleurs dans la région du nombril, mais pression plus forte, par contre, dans le creux de l'estomac; urine peu
copieuse. Le vingt-sixième jour, on lui donna *bellad.*

Elle dormit assez bien la nuit suivante, et ne se plaignait plus
le lendemain que d'une violente pression dans le creux de l'estomac après avoir uriné. On administra *sulphur.*

Les douleurs cessaient par momens; mais elles revenaient toujours. Les battemens de cœur reparurent. Ventre dur, tendu,
enflé. La région de l'estomac douloureuse au toucher. Pesanteur
dans la tête. Quelquefois saignement de nez. Selles dures. Evacuation de vents lui procurant du soulagement. Pouls dur, irrité.
Le trentième jour, dans la matinée, vomissemens de glaires amères qui la soulagèrent pour toute la journée. Douleurs moins
fortes. Urine plus copieuse. Elle prit *coffea.*

Le trente-et-unième jour, elle avait eu une bonne nuit; mais
les douleurs et l'anxiété après avoir uriné, augmentèrent. Maux
de tête. On lui donna *pulsat.*

Ces douleurs alternèrent jusqu'au trente-troisième jour, où
elle eut de nouveau des vomissemens de mucosité amère avec
douleur plus forte dans le creux de l'estomac ; goût amer, angoisse, agitation, élancemens entre les épaules, etc. On lui fit
prendre *chamom.*

Le trente-cinquième jour, nuit assez bonne. Symptômes toujours les mêmes à peu de différence près. On administra *ipecac.*

Ce remède n'ayant opéré aucun changement dans son état,
on lui fit prendre le lendemain *carbo veget.*

Le malaise continua, ainsi que les battemens de cœur et les
autres douleurs. Soif ardente. Pouls petit, rapide. Douleurs dans
l'hypochondre gauche et le creux de l'estomac s'étendant jusqu'entre les épaules et lui gênant la respiration. Douleurs du bas-
ventre diminuant par suite d'émission de vents et d'évacuation
d'un peu de mucosité. La malade nous ayant dit qu'elle avait
rendu déjà plusieurs fois de petits morceaux de ver solitaire,
ainsi que sa sœur, nous lui donnâmes, le trente-neuvième jour,
filix. mas.

Ce remède n'opéra aucun changement notable; elle eut même

une nouvelle et violente attaque de crampes qui cessa cependant bientôt. Nous lui fîmes respirer, le quarante-deuxième jour, *bellad.*

Le quarante-quatrième, elle avait eu une nuit assez bonne, avait beaucoup transpiré; mais elle éprouvait toujours par momens les mêmes douleurs. Grande amertume dans la bouche sans vomissemens. Pouls modéré, soif ardente. On lui donna *secale cornut.* 3o.

Les douleurs diminuèrent peu à peu. Ventre enflé; enflure diminuant par des émissions de vents. Plus de transpiration nocturne ni d'amertume dans la bouche. Evacuation d'urine plus normale.

Le quarante-neuvième jour, elle avait éprouvé la veille dans l'après-midi une exacerbation. Violentes douleurs la nuit; cuissons, pas de sommeil. Elles diminuèrent un peu le matin après qu'elle eut mangé sa soupe. Elle resta levée quelque temps. Peu d'appétit. Sueur répandant depuis quelques jours une odeur fétide. Amaigrissement. Pouls toujours irrité. On répéta *secale cornut.*

Dès lors les douleurs cessèrent par intervalles; mais elles revinrent chaque fois et souvent avec une violence extrême, accompagnées quelquefois d'élancemens dans le côté gauche du bas-ventre, d'éructations d'air, de pressions sur les parties génitales. Deux fois elle eut des vomissemens. Elle était fort affaiblie. Elle alla ainsi, tantôt assez bien, tantôt plus mal, jusqu'au cinquante-sixième jour, où toutes les douleurs avaient disparu même au toucher. Urine abondante. Mais elle avait toujours la bouche amère.

Le cinquante-huitième jour, après s'être assez bien portée la veille et le jour même, elle fut prise d'un nouvel accès après une selle. Cependant les douleurs furent modérées et l'amertume de la bouche même beaucoup moindre. Soif ardente. On répéta *secale cornut.*

Les accès devinrent de plus en plus supportables. La malade pouvait rester levée plus long-temps, ne se plaignait plus que parfois de maux de tête et de pressions sur les parties génitales, avait plus d'appétit, dormait bien. Tout portait donc à croire qu'elle serait bientôt parfaitement guérie de ce mal opiniâtre, si elle ne commettait pas d'imprudence. Ce ne fut pas le cas; elle se permit des écarts de la diète qui, se renouvelant sans cesse, nous engagèrent à la renvoyer le soixante-cinquième jour.

1115ᵉ OBSERVATION (1).

Charles K., cordonnier de trente-deux ans, d'un tempérament colérique, avait eu seize ans auparavant la gale, et souffrait depuis quelques années déjà de douleurs de bas-ventre; fréquens vomissemens des alimens et de bile, de couleur verte et d'un goût amer, ordinairement avant qu'il eût mangé; il se trouvait mieux dès qu'il avait pris quelque chose de chaud; pression dans la région de l'estomac; plénitude dans l'épigastre; quelquefois diarrhée; fréquens crachemens d'une salive amère; langue chargée, jaunâtre.

On lui fit prendre en deux mois *nux vomic.*, *chamom.*, *nux vomic.*, *sulphur.*, *pulsat.*, *ferrum*, *nux vomic.*, avec plus ou moins de succès; mais aucun de ces remèdes n'opéra une guérison durable.

Lycop. se montra plus efficace: accès plus rares et plus faibles. On répéta la dose trois semaines après. Les symptômes disparurent peu à peu, et un mois après, le malade était guéri.

1116ᵉ OBSERVATION (2).

F. Guillaume G., âgé de trente-neuf ans, imprimeur, se plaignait depuis long-temps d'éprouver, lorsqu'il était couché sur le côté gauche, une douleur d'écorchure dans l'hypochondre gauche, et au contraire, quand il se couchait sur le droit, une douleur sourde mêlée d'élancemens douloureux, depuis les hypochondres jusque dans les reins; sentiment d'oppression et quel-

(1) Annuaire de l'Institut homœop., cah. 2, p. 167; 1834.
(2) *Ibid.*

quefois plénitude dans le creux de l'estomac, surtout en respirant; peu de toux; par momens, violens battemens de cœur sans cause; pression douloureuse dans le front, surtout après midi; presbyopie; quelquefois tintemens d'oreilles; odorat très-faible; pas d'appétit; constipation ordinairement; urine ayant pour lui une odeur particulière; parfois tressaillement involontaire des muscles.

Nux vomic. produisit une exacerbation légère qui fut suivie dès le lendemain d'une amélioration de plusieurs jours.

Six jours après, on lui donna *sulphur.* Ce remède n'ayant apporté aucun changement essentiel dans son état, on lui administra, au bout de huit jours, *carbo veget.*

Dix jours après, les douleurs du bas-ventre avaient disparu; mais la poitrine était plus oppressée, et il s'était déclaré une douleur d'écorchure dans le creux de l'estomac.

Le malade prit alors *mur. magnes.* Un fort catarrhe vint diminuer toutes les autres douleurs; mais, ce catarrhe augmentant, ainsi que les maux de poitrine, on lui donna, dix-huit jours après, *prun. lauroceras.*, qui fut répété au bout de quinze jours. Amélioration importante dès la première dose.

La seconde, au contraire, exacerba les douleurs de poitrine et la toux, qui était moins forte la nuit quand le malade était couché; douleurs de foie seulement pendant les accès de toux.

Nux vomic. n'opéra rien, non plus que *bryon. Arsenic.* fit bientôt cesser les douleurs de poitrine, et diminua sensiblement la toux. Le malade ne toussait plus que le matin et expectorait beaucoup de glaires.

Au bout de vingt-un jours, on répéta *nux vomic.* L'amélioration continua. Un mois après, légère exacerbation, sentiment d'angoisses et pesanteur dans la poitrine, avec douleur sourde dans la région du foie. *Nux vomic.* acheva de le guérir, après cinq mois de traitement.

1117ᵉ **OBSERVATION** (1).

Éléonore Charlotte S., âgée de vingt-trois ans, fut reçue dans l'établissement le 23 mai.

Dans son enfance, elle avait eu la teigne et des dispositions au rachitisme ; quoique vaccinée, elle avait eu la petite-vérole naturelle. Réglée depuis l'âge de vingt-un ans seulement, ses menstrues étaient peu copieuses et irrégulières, tantôt en avance, tantôt en retard de quinze jours et même plus. Aussi souffrait-elle depuis plusieurs années, de différentes douleurs spasmodiques dans le bas-ventre et de vertiges, ce qui ne l'empêchait pas cependant de faire son service. Mais, ses souffrances ayant augmenté depuis trois semaines, et de nouveaux symptômes s'y étant joints, elle dut s'adresser à la médecine. Nous trouvâmes les symptômes suivans : contraction douloureuse dans le front ; vertiges, tension ; embarras dans la tête ; toutes les fois qu'elle avait bu ou mangé, malaise, puis picotemens dans le creux de l'estomac, suivis de vomissemens des alimens et de quelques glaires sans goût ; voile devant les yeux ; idées troubles ; elle devait s'asseoir ; tranchées et coliques lui répondant dans le dos et les reins, éructation d'air avant de vomir ; selle dure, la seule depuis quatre jours ; elle avait eu ses règles six semaines auparavant ; lassitude dans tous les membres ; haleine courte ; langue couverte d'un enduit d'un blanc jaunâtre ; teint jaune ; amaigrissement.

Nous prescrivîmes *nux vomic.*

Pas de sommeil la nuit suivante. Le matin, embarras dans la tête, mais pas de vomissemens. Douleur dans le creux de l'estomac plus forte.

Le troisième jour, la malade se plaignait de ne pas dormir ; chaleur intérieur ; élancemens dans le creux de l'estomac ; pas de selle depuis trois jours ; ni malaise ; ni vomissemens ; abondante transpiration la nuit. *Chamom.*

Fréquens accès d'angoisses et d'agitation, comme si elle avait commis une grande faute ; sommeil de minuit à deux heures ;

(1) Annuaire de l'Institut homœop.; cah. 3, pag. 20; 1834.

puis violens déchiremens dans les dents, avec un sentiment comme si toutes ses dents étaient mobiles; pas de selle encore; toujours une douleur dans le creux de l'estomac, s'étendant parfois jusque dans les reins et le dos.

Le cinquième jour, orgasme vers la poitrine; quelquefois goût douceâtre dans la bouche; sentiment d'angoisses; peu de sommeil; tiraillemens douloureux dans la tête; maux de dents moins forts, ainsi que la douleur dans le creux de l'estomac; transpiration abondante; pas encore de selle. *Aconit.*

Le soir, elle eut une selle; dormit bien; mais du reste, les symptômes restèrent les mêmes. *Pulsat.*

Le neuvième jour, la malade avait ressenti pendant deux jours de violentes douleurs déchirantes dans les dents, lui répondant dans le visage et la tête; obstruction; étincelles devant les yeux; diplopie; tiraillemens douloureux dans la tête, etc. *Fil. mas.*

Les accidens restèrent les mêmes. Bas-ventre un peu tendu et enflé; au bout de plusieurs jours, selle peu copieuse. Nous prescrivîmes, le douzième jour, *valerian.*

La nuit suivante, la malade dormit assez bien; son cou lui semblait rude; elle se plaignait d'éprouver de la difficulté à avaler, des douleurs dans le creux de l'estomac; angoisses moins fortes, mais par contre, fréquens accès de défaillance. On lui donna, le quatorzième jour, *bellad.*

Le dix-septième, peu de sommeil, et forte transpiration la nuit; grandes angoisses, battemens de cœur et tranchées; la veille, selle peu copieuse; grande faiblesse; tous les membres comme brisés. *Secal. cornut.* 3o.

Son état resta le même. On répéta donc *secale*, le vingtième et le vingt-quatrième jour, mais à la dose 18.

Enchifrènement; sensation de rudesse dans le cou en avalant; du reste, son état était très-variable; tantôt un symptôme, tantôt l'autre prédominait. On administra *pulsat.* le vingt-sixième jour, et *bellad.* le vingt-neuvième jour, à cause de violens maux de dents, et des douleurs du cou.

Le trente-deuxième jour, douleur dans le creux de l'estomac, comme produite par un furoncle ; ventre toujours tendu et douloureux ; maux de gorge moins violens.

Il ne se déclarait aucun changement essentiel, les douleurs ne cessaient pas, et la constipation durait toujours ; flatuosités douloureuses. Quelques jours après, les règles parurent et coulèrent deux jours avec assez d'abondance. Le trente-huitième, on découvrit une enflure au cou, douloureuse au toucher, et on lui administra *nux*.

Les douleurs disparurent bientôt ; mais elles ne tardèrent pas à revenir, la constipation surtout était si opiniâtre, qu'il fallut plusieurs clystères pour lui procurer une selle.

Le quarante-deuxième jour, maux de ventre ; oppression de poitrine ; angoisse ; battemens de cœur ; insomnie. *Platina.*

L'enflure du cou était devenue très-douloureuse ; rudesse dans la gorge ; du reste, les symptômes étaient les mêmes. On répéta donc *platina*, le quarante-quatrième jour.

Ce remède n'ayant rien produit, la constipation durant toujours et les douleurs ayant même augmenté, on donna à la malade, le quarante-septième jour, *nux*, le quarante-neuvième, *conium mac.*, et le cinquante-deuxième, *opium* 18, contre la constipation, l'amblyopie et la diplopie.

Ces symptômes diminuèrent ; selle dure, peu copieuse. Les anciens accidens restèrent les mêmes. Nous prescrivîmes donc, le cinquante-troisième jour, *plumb. acet.*

Ce remède n'eut aucun effet, les symptômes restèrent les mêmes, et nous le répétâmes le soixante-troisième jour, parce que c'était le médicament qui y répondait encore le mieux.

Le lendemain parurent les règles, qui durèrent quatre jours. Selle après un clystère.

Le soixante-huitième jour, élancemens dans la tempe gauche, toute la tête douloureuse, la malade ne savait où la poser. Envies de vomir, malaise, angoisse, maux de ventre, douleurs dans le creux de l'estomac, sécheresse dans la bouche sans soif ; exacerbation après avoir mangé. Il lui était impossible de rester levée. Pouls petit, lent. Langue chargée, blanchâtre. Nous lui fîmes respirer *nux vomic.* Le lendemain, vomissemens après avoir mangé sa soupe ; du reste, pas d'amélioration sensible. On lui fit respirer *nux* une seconde fois.

Les symptômes restèrent les mêmes. Grande angoisse. Battemens de cœur. *Aconit.*

Pas d'amélioration. Insomnie. Violens soubresauts. Pression dans le creux de l'estomac. Constipation. Nous lui fîmes prendre deux doses *ignat.*, en deux jours.

Son état parut un peu s'améliorer. Selle dure. Moins de douleurs dans le ventre.

Le soixante-quatorzième jour, la malade se plaignait toujours des mêmes douleurs. Elle avait eu la veille un accès de défaillance. *Veratr.*

Un mieux léger se déclara, mais pour peu de temps. Maux de tête, embarras dans la tête, vertiges en étant debout, élancemens dans la région temporale gauche, etc., très-pénibles surtout. Constipation durant de six à huit jours. Selles toujours dures. Ventre douloureux au toucher. Il lui semblait que ses jambes enflaient. Ces symptômes, et surtout les envies de vomir et le malaise, nous déterminèrent à répéter *veratr.* le soixante-dix-neuvième jour.

Le quatre-vingt-sixième jour, après quelques jours de mieux pendant lesquels la malade avait pu au moins rester levée plus long-temps, elle était retombée dans le même état qu'auparavant. *Carbo veget.*

Les besoins d'uriner qu'elle avait déjà éprouvés, reparurent, et, quoique les douleurs n'eussent pas cessé, elle se sentait cependant plus forte et pouvait rester levée, toute la journée, et même aller se promener en plein air. Sommeil et appétit meilleurs.

Le quatre-vingt-treizième jour, pas de selle depuis huit jours ; du reste, les autres symptômes étaient les mêmes. *Opium.*

Ce remède ne produisit rien, la constipation continua. Les règles parurent peu copieuses, sans apporter aucun changement dans son état. Nous prescrivîmes, le quatre-vingt-seizième jour, *pulsat.* contre la menstruation trop peu copieuse.

Son état resta le même. Les règles durèrent quatre jours,

plus faibles qu'à l'ordinaire. Si elle avait une selle au bout de huit à douze jours, elle était toujours dure et en petite quantité. Du reste, elle continuait à se plaindre de pression et d'élancemens dans le creux de l'estomac, d'envies de vomir, augmentés par la marche.

N'espérant plus la guérir de ce mal opiniâtre, nous la renvoyâmes de l'établissement le quatre-vingt-dix-neuvième jour.

1118ᵉ OBSERVATION (1).

Gottlob S..., paysan de quarante-deux ans, entra dans l'établissement le 18 juin. Enfant, il avait eu la teigne, avait souffert d'une enflure des glandes du cou, avait eu la petite-vérole naturelle, et à quatorze ans, un exanthème aux jambes qui lui avait duré six mois, puis avait disparu, mais pour revenir bientôt. Un onguent mercuriel l'avait fait disparaître de nouveau dans le même espace de temps. Soldat en 1815, il avait eu la gale, et en 1821, la fièvre intermittente pendant quatre mois. Depuis la Saint-Michel, il éprouvait par momens, en étant tranquillement assis, dans le côté gauche du bas-ventre, des borborygmes qui lui répondaient dans le creux de l'estomac, lui causaient du malaise et des angoisses, et cessaient dès qu'il se donnait du mouvement. Au mois de février, il reçut un coup dans la région de l'hypochondre droit. Un cataplasme fit disparaître la douleur; mais les angoisses, les chaleurs et les coliques dans le bas-ventre en augmentèrent tellement qu'il dut garder le lit pendant un mois et transpira fortement. Un médecin voisin fit cesser (par les sangsues, les saignées, etc.) la constipation, à la place de laquelle se déclara un flux de sang qui augmenta plutôt qu'il ne diminua les douleurs du bas-ventre. Le malade s'adressa à un autre médecin dont le traitement n'apporta aucune amélioration dans son état. Depuis six semaines, les gouttes stomacales de Ballhaus seules lui procuraient quelquefois une selle le soir. La maladie, du reste, présentait les symptômes suivans :

(1) Annuaire de l'Institut homœop., cah. III, pag. 30; 1834.

Pressions douloureuses dans la tête en avant, exacerbées souvent par un tiraillement partant de la nuque. Par momens, bourdonnemens dans la tête et les oreilles. Faiblesse des yeux, surtout du droit, dont la lentille était terne depuis sa jeunesse ; le gauche un peu enflammé depuis quelque temps, surtout les paupières, qui se collaient la nuit et lui causaient de légères cuissons. Petite tache sur la cornée, au dessous de la pupille. Goût glaireux. Langue jaunâtre, chargée. Par intervalles, tiraillemens et pressions partant du côté gauche de la poitrine et répondant dans le cou et le larynx. Sentiment d'inquiétude, pressions, pulsations, dans le bas-ventre, et douleurs au toucher en quelques autres endroits, surtout au dessous du creux de l'estomac et du nombril. Le bas-ventre lui-même plutôt rentré qu'enflé. S'il mangeait beaucoup, les douleurs augmentaient. Quelques éructations d'air. Pulsations fréquentes dans le côté gauche du bas-ventre. Constipation fréquente, durant plusieurs jours, avec pression continuelle sur l'anus. Appétit bon ; il aurait toujours voulu manger. Par intervalles, grande oppression de poitrine, surtout quand il était couché la tête basse ; aussi ne pouvait-il presque pas supporter cette position. L'oppression augmentait également s'il se couchait sur le dos. Le mouvement en plein air lui faisait du bien. Son état empirait le soir ; quand il se mettait au lit, les pulsations devenaient plus violentes. Le côté gauche du corps était le plus attaqué. Aspect souffrant. Humeur inquiète, triste, taciturne. Ses pieds se refroidissaient facilement. Pouls irrité et petit.

Nous lui administrâmes *china* à la plus basse dilution.

Quatrième jour. La veille, dans l'après-midi, exacerbation des douleurs de bas-ventre. Sommeil bon. Beaucoup de rêves. Le matin il se sentait fort soulagé. Besoin d'aller à la selle sans résultat. *Nux.*

Septième jour. Il était assez bien. Poitrine plus libre; mais maux de tête et de reins encore violens. OEil gauche plus fortement enflammé. Pouls plus plein et plus rapide. Selle dure après un clystère. *Nux.*

Neuvième jour. Le malade se plaignait de nouveau d'augoisses et de pression dans le bas-ventre et la poitrine. Peu de sommeil. La veille dans la matinée, une selle consistant en quelques excrémens et en matières liquides. Etranglement et pression avec malaise dans le creux de l'estomac. Pouls plus plein et plus rapide. Grand abattement. Ce jour-là il se sentait mieux. *Sulphur.*

Son état s'améliora dès-lors. Accès plus rares et moins violens; mais selles toujours irrégulières, amenées le plus souvent par des clystères.

Quinzième jour. Bourdonnemens dans la téte. Les douleurs du bas-ventre continuaient. Pouls très-irrité. Langue blanche, chargée. Selle consistant en excrémens durs, après un clystère, et de violentes pressions. Presque pas de sommeil. *Sulphur.*

Les douleurs disparaissaient successivement; le malade se rétablissait, les selles même étaient régulières. Il quitta l'établissement.

Il revint quelquefois nous dire qu'il éprouvait encore des accès de temps en temps, mais beaucoup moins douloureux. Il prit donc, à de longs intervalles, trois doses *sulphur.* et une *bellad.* Comme il n'est pas revenu depuis long-temps, il est vraisemblable qu'il est guéri.

1119ᵉ OBSERVATION (1).

Christiane Eléonore F..., servante de trente-deux ans, entra dans l'établissement le 18 juillet.

C'était une femme replète, aux cheveux rouges, la face couverte de taches de rousseur. Née de parens sains, elle n'avait jamais été malade, à l'exception de la variole et de la rougeole qu'elle avait eues dans son enfance. Les règles n'avaient pas paru depuis quelque temps, lorsqu'à Noël, elle se donna un coup au bas-ventre. Bientôt elle éprouva des douleurs dans cette partie. Il s'y joignit des maux de tête, surtout après avoir mangé, et de la constipation. Ses règles n'étaient pas revenues

(1) Annuaire de l'Institut homœop., cah. III, pag. 48; 1834.

depuis. A Pâques, elle fut atteinte d'une fièvre intermittente, tantôt quotidienne, tantôt tierce, qui consistait principalement en chaleurs, en maux de tête, en sueurs froides, et qui dura trois semaines. On l'avait traitée allopathiquement. Lorsque la fièvre fut guérie, la malade se sentit de jour en jour plus faible, plus abattue ; elle éprouvait par intervalles des douleurs dans le bas-ventre, et ne pouvait plus faire son service comme auparavant.

Le 14, le docteur H. lui fit prendre une dose *arnica*, qu'il répéta le 16. Le 18, sa maladie présentait les symptômes suivans :

Par intervalles, battemens douloureux dans la tête, surtout dans le front. Vertiges, quelquefois accompagnés de malaise. Les alimens n'avaient pour elle aucun goût ; peu d'appétit ; teint jaune, éructations de ce qu'elle avait mangé. A trois heures après midi, sentiment de plénitude dans le ventre, il lui semblait qu'il allait éclater. Coliques, tranchées, quelquefois jusqu'à dix heures du soir. Ventre dur, tendu, enflé. Selle tous les deux ou trois jours au milieu de violentes pressions et d'épreintes. Sommeil souvent mauvais ; beaucoup de rêves. Fréquens frissons. Humeur douce, mais plus triste qu'à l'ordinaire. Lassitude et pesanteur dans les jambes.

Nous lui donnâmes *nux* 30.

Le sixième jour, les symptômes avaient diminué ; la malade se plaignait surtout de battemens, de déchiremens et de chaleurs dans la tête, d'insomnie. *Pulsat.*

Les symptômes restèrent les mêmes, tantôt plus, tantôt moins intenses. Ecoulement de mucosité par le vagin, durant cinq jours. En général, son état s'améliorait de jour en jour ; seulement son sommeil était encore troublé. Nous lui donnâmes *nux*, le treizième jour.

Le mieux devint encore plus sensible. Sa grossesse, qu'elle avait toujours niée, mais qui était évidente alors, pouvait y avoir contribué beaucoup, quoique le coup qu'elle s'était donné eût pu avoir des suites funestes dans sa position. Plus de maux de ventre. Mieux général. Elle quitta l'établissement le dix-neuvième jour.

1120ᵉ **OBSERVATION** (1).

Charles Samuel Voigt, âgé de cinquante-neuf ans, qui n'avait jamais eu d'exanthème, à ce qu'il prétendait, et qui s'était toujours bien porté, à l'exception d'une fièvre nerveuse, souffrait de la maladie suivante, sur l'origine de laquelle il ne pouvait donner aucun renseignement : toux avec expectoration d'un blanc jaunâtre, et d'un goût putride ; trois jours auparavant, crachement d'une grande quantité de sang clair d'un goût très-désagréable ; toux pénible la nuit surtout ; dans la région de l'estomac, élancemens douloureux au toucher, et dureté de la grosseur de la main ; il ne pouvait manger ; la moitié d'un petit pain lui causait de cruelles pressions dans la région de l'estomac ; il ne digérait pas bien, sans vomir cependant ; mais il avait des rapports d'un goût putride, aigre ; goût le plus souvent amer ; froid intérieur continuel ; voile devant les yeux, et vertiges en marchant ; transpiration vers le matin, très-abondante la nuit.

On lui donna *arsenic.*

La semaine suivante, son état s'était un peu amélioré. Plus de crachemens de sang, mais plusieurs fois, vomissement des alimens ; douleur dans le creux de l'estomac moins forte, expectoration moins abondante ; fréquens frissons ; vertiges et goût amer. La semaine suivante, son état était encore le même ; seulement son abattement était plus grand : on répéta *arsenic.* Pas de changement la semaine suivante, moins d'appétit ; selles plus paresseuses. On lui donna, huit jours après, *nux vomic.*

Ce remède n'opéra non plus aucun changement ; vertiges et abattemens plus violens de jour en jour ; maux de tête plus cruels ; vomissemens de tout de qu'il mangeait. On lui donna au bout de quatre jours, *lycopod.* Six jours après, il était mort.

1121ᵉ **OBSERVATION, PAR LE DOCTEUR SCHULER** (2).

Un homme de quarante ans, célibataire, qui n'aimait ni le

(1) Annuaire de l'Institut homœop., cah. 3, pag. 105 ; 1834.

(2) Archives homœop., vol. XIV, cah. 3, pag. 118 ; 1834.

vin ni les liqueurs spiritueuses , qui ne commettait jamais d'excès en amour , mais qui était un amateur passionné du café , souffrait depuis six ans d'affections douloureuses du bas–ventre, avec constipation , vomissemens , maux de tête , etc. Il avait déjà pris, sans succès , une foule de remèdes. Enfin, voulant essayer de l'homœopathie , il s'adressa à moi au mois de juin 1830.

Je lui donnai une goutte *tinct. nux vomic.* 6 dans du sucre de lait, à prendre le soir ; mais il la prit à jeûn le matin à huit heures. Deux heures après , il me fit demander ce qu'il devait faire. Les douleurs étaient plus fortes que jamais. Je lui conseillai de prendre une cuillerée de vin. Les douleurs diminuèrent , et le soir il fut parfaitement guéri.

1122e OBSERVATION , PAR LE DOCTEUR KNORRE (1).

Une femme de quarante-cinq ans , non mariée , maladive dès sa jeunesse, et sujette à toutes sortes de maux , tels que menstruation douloureuse , irrégulière ; leucorrhée ; hémorrhoïdes ; induration du foie ; crampes d'estomac ; constipation alternant avec la diarrhée ; douleurs arthritiques déchirantes , surtout dans la tête , etc. , contre lesquels elle avait pris différens remèdes drastiques, comme aloès, etc. , fut attaquée subitement, au printemps de 1830 , de violentes douleurs accompagnées de fièvre. Ces douleurs avaient principalement leur siége dans le creux de l'estomac , dans la région du foie , de l'hypogastre et des reins ; du reste , tout le ventre était douloureux ; vomissemens continuels ; soif ardente ; anxiété et agitation inexprimables ; dès que les vomissemens et les douleurs dans le creux de l'estomac et la région du foie avaient cessé , elles augmentaient dans les régions hypogastrique , sacrée et iliaque. C'étaient des douleurs brûlantes et sécatives. L'hypogastre supportait à peine le plus léger attouchement ; il était enflé , dur , tendu , brûlant ; élancemens à l'anus ; cuissons dans les nœuds hémorrhoïdaux qui étaient enflés ; fréquens besoins d'uriner , avec émission d'une

(1) Gazette homœop., vol. V , pag. 33 ; 1834.

urine peu copieuse, foncée, et cuissons dans l'urètre ; selles liquides avec épreintes ; douleurs sécatives, brûlantes, surtout
dans le fond du bassin ; fièvre ; sécheresse de la bouche ; envies
de vomir ; soif ; insomnie ; anxiété ; agitation ; battemens de
cœur. *Arsenic.* 40, trois doses, agit à l'instant. Il se déclara
une exacerbation homœopathique, mais sans amélioration subséquente ; ce qui s'expliqua quelques jours après par la cessation
subite des douleurs, et par la sortie de plusieurs chopines d'un
pus épais avec les selles, pendant six ou huit jours. La malade
guérit bientôt.

1123ᵉ OBSERVATION, PAR LE DOCTEUR KNORRE (1).

J'ai administré avec succès *chamom.* dans les maladies de bas-
ventre des enfans à la mamelle, lorsqu'elles se manifestaient par
les symptômes suivans : pendant des heures, cris que rien ne
pouvait apaiser ; corps plié en deux ; agitation anxieuse extrême
des enfans dans les bras de leur mère ; chaleur ; sueur d'angoisses au visage ; quelquefois diarrhée, émission de vents, etc.

J'ai vu quelquefois un pareil accès se déclarer après le café
qu'on avait donné aux enfans pour les apaiser.

1124ᵉ OBSERVATION, PAR M. TIETZE (2).

Un jeune homme, attaqué d'une affection de bas-ventre chronique, voyait son état empirer de jour en jour malgré les soins de
trois médecins, dont un professeur de médecine. L'hydropisie
commençait à se déclarer à ses jambes, au scrotum, etc. Les
médecins qui le soignaient l'ayant déclaré perdu, il eut recours à
l'homœopathie. Je lui fis prendre *arsenic.* 2/30, qui ne produisit
qu'une légère exacerbation homœopathique. Je répétai donc la
dose de deux jours en deux jours, jusqu'à ce qu'il en eût pris
quatre. Le remède fit sentir ses effets primitifs le douzième jour,

<hr>

(1) Gazette homœop., vol. V, pag. 86 ; 1834.
(2) Communications pratiques de Thorer, vol. I, p. 30 ; 1834.

et bientôt le mieux se déclara. La diarrhée diminua, les éjections d'urine devinrent moins copieuses, etc.

1125ᵉ OBSERVATION, PAR M. TIETZE (1).

Une jeune femme souffrait depuis plusieurs années d'une affection chronique du bas-ventre. Je lui donnai *silic.* 2/30, dont la première dose ne produisit rien ; la seconde, administrée sept jours après, n'opéra pas davantage. Ce ne fut qu'à la quatorzième dose qu'il se déclara une exacerbation homœopathique, suivie bientôt d'un mieux sensible.

1126ᵉ OBSERVATION, PAR LE DOCTEUR KRAMER (2).

Une dame souffrait depuis cinq ans de douleurs lancinantes presque journalières dans la région inférieure droite du bas-ventre, qui s'étendaient jusqu'aux reins et au dos ; hémorrhoïdes, fréquens ténesmes ; constipation ; vents ; gonflement du ventre ; enflure des jambes et des pieds, douleurs dans ces parties ; froid aux mains et aux pieds ; caractère susceptible, morne et triste. *Sulphur, nux, colocynth., phosphor. nux,* et de nouveau *phosphor.,* furent les moyens qui la rétablirent en trois mois.

1127ᵉ OBSERVATION, PAR LE DOCTEUR GRIESSELICH (3).

Une femme de trente ans, brune, avait eu sept ans auparavant cinq entérites de suite, et avait de nombreux chagrins domestiques. Depuis cette époque, elle souffrait d'une diarrhée continuelle, qui ne s'arrêtait parfois que quelques jours, et alors elle n'avait pas de selle. La diarrhée se déclara de nouveau sans cause connue, accompagnée de violentes épreintes. Elle était le plus cruelle le soir et le matin, mais aussi la nuit depuis trois mois. Elle rendait les alimens non digérés, quelquefois mêlés à du sang, et alors, les épreintes étaient horribles, sans cela ce

(1) Communications pratiques de Thorer, vol. I, pag. 31 ; 1834.
(2) Hygea, vol. I, pag. 30 ; 1834.
(3) *Ibid.*, pag. 371.

III.

n'était que de l'eau et de la mucosité ; maux de ventre continuels, cessant souvent, brûlans ; gonflemens de la région de l'estomac ; oppression de la poitrine, et grande anxiété, comme si elle allait suffoquer ; grande faiblesse ; cependant l'aspect n'était pas misérable ; soif continuelle ; si elle buvait, la diarrhée augmentait ; le lait froid la faisait diminuer ; menstruation très-irrégulière, tantôt tous les huit jours, tantôt toutes les cinq semaines, selon la quantité du sang qu'elle rendait par les selles ; légère irritation dans la gorge, provoquant la toux ; toux augmentant les douleurs de bas-ventre ; forte sueur la nuit sur tout le corps ; douleur de paralysie dans le bras droit ; vertiges à tomber par terre depuis sept ans, par suite d'une frayeur, deux ou trois fois par semaine, ou seulement aussi toutes les deux ou trois semaines, mais plus forts dans ce dernier cas ; paralysie de la langue et des organes de la parole, précédant un peu l'accès ; si l'accès la prenait, elle ne pouvait appeler au secours ; elle éprouvait en même temps sur la langue une sensation comme d'enflure et de fourmillemens ; vomissemens avant l'accès.

Après *phosphor.* 3o, elle fut tranquille pendant plusieurs nuits, mais des affections morales violentes en troublèrent les effets. *Arsenic.* 3o fit faire quelques progrès à la guérison, mais la même cause vint troubler ce nouveau remède. *Petrol.* ne produisit rien. *Calcar.* parut améliorer son état ; mais ce ne fut pas pour long-temps. Le traitement durait depuis trois mois, sans avoir produit de mieux sensible.

On m'a dit que la malade avait été guérie plus tard par l'usage d'eau salée.

1128e OBSERVATION, PAR LE DOCTEUR RUMMEL (1).

K. F., de S., jeune homme de vingt-neuf ans, d'une constitution délicate et d'un tempérament flegmatique, à ce qu'il paraissait, souffrait depuis son enfance de différentes incommodités. Comme il avait perdu de bonne heure ses parens et qu'il était

(1) Gazette homœop., vol. VI, pag. 157 ; 1835.

sans fortune, il manquait souvent du nécessaire et ne pouvait se faire traiter. Sa nourriture ne consistait ordinairement qu'en alimens grossiers, indigestes, dont il mangeait quelquefois à l'excès, tandis que d'autres jours il n'en avait pas assez pour se rassasier. Il s'était d'abord livré à des travaux manuels; mais, ses forces s'étant affaiblies, il s'était mis tisserand et restait assis presque toute la journée. Du plus loin qu'il se rappelât, il avait été sujet à des maux de ventre périodiques et surtout à une douleur lancinante dans le côté gauche, qui, après avoir duré souvent longtemps, cessait et ne reparaissait qu'après de longs intervalles. Il avait eu recours dans les derniers temps à toutes sortes de remèdes domestiques et avait consulté plusieurs médecins. Les uns avaient regardé sa maladie comme une colique de vents, d'autres comme une entozoaire; car plusieurs années auparavant il avait rendu plusieurs morceaux de ver solitaire. Depuis quelques semaines, les douleurs étaient beaucoup plus fortes et ne lui avaient presque pas permis de quitter le lit. Je trouvai les symptômes suivans :

Il était au lit, avait le teint terreux, pâle, les yeux profondément enfoncés, le nez effilé, était très-maigre ; sa face portait l'expression de la douleur; ses traits étaient presque décomposés. Souvent vertiges en se baissant. Devant les yeux, surtout devant le gauche, l'après-midi, mais plus encore le soir, comme une toile d'araignée, c'était moins le cas le matin. Souvent dans l'oreille gauche, bruit comme produit par une montre, en chambre ou en plein air. Léger saignement quelquefois par la narine gauche, d'autres fois par la droite; alors la tête lui semblait plus légère, quoiqu'elle ne lui eût pas paru lourde et qu'il n'y eût pas éprouvé de douleur auparavant. Appétit très-grand autrefois, nul alors. Pas de soif; il allait quelquefois une semaine sans boire. La nuit, lorsqu'il était couché sur le côté droit, afflux d'eau dans la bouche d'un goût acide, pénétrant, mordicant, nausées jusqu'à vomir. Ces accidens ne se manifestaient pas s'il était couché sur le dos ou sur le côté gauche, mais la même chose se renouvelait toutes les fois qu'il se couchait sur le flanc droit. Creux de l'estomac enflé, pression dans l'estomac. Epigastre tendu et dur. Dans le côté gauche au dessus des côtes, douleur lancinante, palpitations, supportables le jour, augmentant lorsqu'il appuyait la main sur la place. Toutes les nuits à trois heures, il était réveillé par une douleur lancinante qui durait quelques heures et le forçait à se tortiller comme un ver. S'il se couchait sur le ventre ou sur le dos, il se sentait soulagé à l'instant. Cette douleur diminuait peu à peu et cessait vers cinq heures par un violent élancement dans le côté droit. Élancemens dans les reins en se baissant. Selles paresseuses, tous les deux ou trois jours, dures, grumeleuses, ne sortant qu'au milieu de pressions. Respiration très-pénible. Tremblement en marchant, en courant. Respiration très-courte en montant les escaliers. Quelquefois, lorsque la douleur dans le côté gauche était très-violente, fourmillement comme produit par l'engourdissement des mains et des pieds, mais cessant bientôt. Abattement, faiblesse; il ne pouvait travailler, le moindre effort l'épuisait. Si la douleur dans le côté gauche le prenait le jour, ce qui n'arrivait que rarement, elle s'annonçait par une forte chaleur, à la tête, sans sueur, puis il éprouvait des frissons surtout et la douleur ne tardait pas à se faire sentir. Frissons pendant toute la journée; il avait plutôt froid que chaud, et ne pouvait ôter son habit même en travaillant sans être pris de violens frissons. Humeur morose, triste, sans désespérer cependant de se guérir. Indifférence ou flegme, si l'on veut.

Nux vomic. répondant à la plupart de ces symptômes, je lui en fis prendre, le 17 septembre, une dose 3/19, après lui avoir prescrit une diète convenable. Le 24, il vint me voir. Son état s'était beaucoup amélioré; les douleurs nocturnes, nommément, avaient disparu en grande partie, et il pouvait mieux dormir. Cependant il se plaignait d'avoir des frissons pendant toute la journée, de ne pouvoir se réchauffer. Les autres symptômes, s'ils n'avaient pas disparu, étaient au moins beaucoup moins intenses. Je lui donnai *pulsat.* 3/30.

Le 1er octobre, la sensation de froi était infiniment moins sensible; il ne l'éprouvait plus guère qu'en plein air; mais les maux de ventre périodiques nocturnes étaient redevenus plus violens. Violent afflux d'eau dans la bouche la nuit. Il devait sans cesse cracher, ce qui l'empêchait de dormir. Je lui fis prendre *mercur. solub.* 3 gr. 1/8.

Le 12, il allait beaucoup mieux. L'eau ne lui venait plus dans la bouche, les douleurs du bas-ventre avaient disparu, il dormait bien et croyait qu'il serait guéri s'il n'éprouvait plus de maux de reins et s'il pouvait avoir une selle régulière. Quoiqu'il ne se souvînt pas d'avoir jamais eu d'exanthème, de dartres, de teigne, je crus néanmoins devoir lui administrer un antipsorique, et je lui donnai *sulphur* 1 gr. 1/8.

Le 16 novembre, il vint me dire que, depuis la dernière poudre, ses selles étaient régulières, ses maux de reins avaient cessé, l'appétit lui était revenu, il se portait aussi bien que jamais.

1129ᵉ OBSERVATION, PAR LE DOCTEUR FIELITZ (1).

Le lieutenant W. de H., âgé de quarante ans, d'une constitution robuste et d'un caractère vif, avait eu dans son enfance une fièvre scarlatine, suivie de tendance au marasme. Pendant sa jeunesse le sang lui portait souvent à la tête, et il était sujet aux syncopes. Plus tard, sa santé se raffermit; en 1813, il fit la guerre, contracta le typhus, et souffrit pendant toute la campagne d'une diarrhée chronique fort épuisante. En 1814, il contracta la gale, qui reparut encore l'année suivante, et fut traitée fort long-temps par les frictions soufrées et mercurielles. Après la campagne, le malade éprouva de fréquens catarrhes et fut assailli par une série de malheurs et d'affections pénibles. Le résultat en fut, pendant plusieurs années, une constipation habituelle, accompagnée d'anxiété et d'insomnie. Beaucoup de remèdes allopathiques avaient été employés, lorsque tout-à-coup les maux ordinaires firent place à la diarrhée; celle-ci, rebelle à tous les moyens, durait depuis quinze mois, au grand préjudice des forces, lorsque je fus consulté; je constatai l'état suivant:

Le matin, il avait des borborygmes dans le ventre, lequel

(1) *Gazette homœop.*, vol. VII, pag. 65; 1835.

éprouvait la même gêne que s'il était serré par un lien. Puis avaient lieu, à de courts intervalles, deux évacuations de matières liquides et mucilagineuses qui brûlaient au passage. Rarement la déjection se répétait encore dans l'après-midi, mais elle avait ordinairement lieu quand le malade avait pris quelque boisson spiritueuse. (Pendant l'évacuation elle-même, il ressentait une douleur tractive au front, précisément au dessus du nez. Il avait en même temps la tête embarrassée et sentait des pulsations au vertex. Poitrine serrée des deux cotés, ce qui lui coupait la respiration. Battemens de cœur ; il lui semblait que tout son sang se refoulait vers l'intérieur, et le pouls se faisait à peine sentir. Bas-ventre froid au toucher et couvert de sueur; sueur froide aussi pendant les selles, en même temps qu'une pression du haut en bas qui descendait jusque dans les jambes. Le malade était toujours très-fatigué ensuite. Appétit très-variable. Goût muqueux, surtout le matin. Langue chargée d'une espèce de mucus. Estomac très-faible ; il ne pouvait supporter ni lait ni légumes verts, et, aussitôt après en avoir mangé, les accidens indiqués plus haut se manifestaient. Anxiété et difficulté de respirer avant et après le dîner. Le sang se portait à la poitrine. En urinant, ardeur dans la vessie et l'urètre; fréquentes pollutions, auxquelles il était déjà sujet autrefois. Sentiment de brisure dans les reins et des deux côtés, surtout le matin. Traction dans les extrémités inférieures. Les pieds suaient fréquemment. Quand la sueur était troublée, le malade s'en ressentait toujours. Il apparaissait souvent des sudamina sur le dos et à la face. A la jambe existait une contusion qui s'était ouverte jadis une fois. L'oppression de la poitrine lui permettait difficilement de s'endormir. Disposition à l'inquiétude ; le malade n'aimait pas à rester seul ; il était irritable, maussade ; violent, état qui alternait avec le sérieux et la mélancolie. Il buvait volontiers un verre de vin ; mais cette liqueur ne lui réussissait pas, en sorte que depuis long-temps déjà il l'évitait. Il ne pouvait presque pas supporter la bierre.

Je lui prescrivis des viandes légères, l'abstinence du lait, des légumes verts, des fruits, du vin et de la bierre. Pour boisson, du petit-lait. Des lotions froides par tout le corps ; et le mouvement au grand air.

Le 16 août, je lui donnai trois doses *phosphor.* 3/30 , dont il devait prendre une tous les quatre jours.

Le 29, il m'écrivit que les premières poudres avaient déterminé de fortes déjections en partie très-marronées , et accompagnées de vents fétides. Les borborygmes désagréables dans le ventre avaient presque entièrement cessé, et le malade se trouvait sensiblement mieux, n'éprouvant que des accès passagers de faiblesse, des maux de tête , et un tiraillement spasmodique qui semblait siéger principalement dans les parties musculeuses de la tête et de la poitrine. Les selles n'étaient pas encore tout-à-fait régulières; un jour se passait sans qu'il en eût; et le lendemain , il en avait plusieurs. Somnolence insurmontable dans la journée, surtout avant midi , et que le mouvement pouvait à peine dissiper; le malade dormait presque debout. La nuit, surtout avant minuit , peu de sommeil encore , mal de tête et rêves extrêmement vifs.

Le 15 septembre , vertiges , surtout en se baissant. Quinze jours auparavant, une seule fois, deux heures après avoir mangé, spasmes d'estomac , avec afflux à la bouche d'eau limpide et de goût acide, sans cause connue. Borborygmes dans le bas-ventre , avec la même sensation que si quelque chose grattait dans les intestins , surtout après avoir pris des alimens. Le matin , deux ou trois évacuations en bouillie , mêlées de petits flocons puriformes jaunes. Les maux de reins plus forts. Tension douloureuse et craquement dans les articulations lorsqu'il se penchait en avant et se redressait ensuite. Tiraillemens tantôt dans une partie du corps et tantôt dans une autre. Sommeil meilleur , mais troublé. Le malade s'endormait plus facilement. Spasmes beaucoup moindres et bien plus rares. Respiration plus libre , même en montant.

Le 20 novembre , moral mieux disposé. Bien-être général , appétit modéré , mais uniforme. Gargouillemens rares dans le ventre. Une selle régulière chaque jour , comme dans l'état de santé. Emission de l'urine sans difficulté. Rarement des vertiges .

Ce qui le tourmentait le plus, c'étaient des douleurs de luxation, tantôt dans le dos, tantôt dans la poitrine, au sacrum, au dessus des hanches, surtout quand il se baissait. Pression sur les os de la poitrine. Douleur tractive dans le tibia, telle qu'elle se faisait souvent sentir avant la maladie, mais passagère seulement alors. Dans les derniers quinze jours, nuits sans sommeil avec spasmes d'estomac. Au réveil, pendant la nuit, causé par une pollution, mal de tête. Jusqu'au 3o octobre, amélioration progressive. Ce jour-là, le malade éprouva un refroidissement, but quelques verres de vin, et s'attira une angine qui céda promptement à *nux vomic*.

Le 3o octobre, quelquefois encore gargouillemens dans le ventre après avoir mangé, et une sorte de grattement dans les intestins. Les selles trop molles encore de temps en temps, avec tenesme et élancemens passagers à l'anus ; du reste, elles étaient parfaitement régulières. Douleurs de luxation dans les coudes et les poignets, puis de temps en temps mal de reins et oppression de poitrine. Après s'être lavé à l'eau froide, picotemens à la peau et prurit insupportable aux bras, avec exanthème très-fin. Le soir, en s'endormant, un peu d'anxiété encore, suivie de pandiculations. Le matin en s'éveillant, sentiment de bien-être par tout le corps ; esprit plus serein. Je lui donnai *sulphur* 3/3o, quatre doses, une tous les quatre jours.

Tous les maux allèrent en diminuant ; il ne resta plus que des douleurs à la poitrine, entre les épaules et dans les reins. Les selles se régularisaient de plus en plus ; cependant elles étaient encore parfois marronées, et toujours accompagnées d'une grande quantité de vents.

Le malade reçut deux doses *sulphur* 2/3o, à prendre à huit jours d'intervalle.

Le 3 décembre, mieux sous tous les rapports. Après avoir bu de la bierre, une selle liquide. Toujours un peu de mal dans les reins et d'oppression de poitrine. L'éruption cutanée avait disparu. Le moral était bon, il y avait encore de temps en temps un peu d'anxiété.

Le 11 janvier, les changemens de temps et notamment l'ap-

proche des orages, avaient une influence évidente sur l'état du
malade. Il était pris d'oppression, d'anxiété, et souvent il ne savait pas lui-même ce qui lui manquait. Les maux de tête dont
il avait été atteint jusqu'alors, reparaissaient à tous les changemens de temps, mais à un degré bien moins élevé. Il buvait
alors du vin avec modération. Je lui prescrivis *phosphor.* 2/30,
quatre doses, une tous les huit jours.

Le 6 février, il y avait quatre jours que le malade s'était permis un léger excès. Le soir, il s'était couché et s'était endormi
avec beaucoup de borborygmes dans le ventre. Au bout de deux
heures, il s'était réveillé, s'était retourné sur le côté gauche et
avait ressenti au même instant, dans la région inguinale gauche,
un élancement rapide d'une telle violence qu'il avait perdu subitement ses sens et qu'il était tombé en syncope complète. Au
bout de quelque temps, il avait repris connaissance, ayant tout
le corps couvert d'une sueur froide. Des mouvemens spasmodiques le décidèrent à se lever, après quoi il se trouva mieux. Il
se rendormit et le lendemain matin, il ne sentait plus rien.

A cause du petit excès qu'il avait commis, je prescrivis encore
une dose *phosphor.* 2/30.

Le malade se sentait presque en pleine santé, comparative-
ment à ses souffrances antérieures; du moins avoua-t-il ne s'être
jamais trouvé aussi bien depuis dix ans. La seule chose qu'il remarquât encore, c'était un peu de gargouillemens dans le ventre.

Le 22 mars, la grippe, qui régnait épidémiquement, l'avait attaqué aussi. Une dose de *mercur. solub.* ne tarda pas à écarter
cette maladie, après quoi, le malade se sentit parfaitement rétabli. Je lui fis suivre encore le régime pendant un mois; puis je le
déclarai guéri.

1130ᵉ OBSERVATION, PAR LE DOCTEUR HIRSCH (1).

Thérèse B., femme de quarante-huit ans, d'une constitution
délicate, nerveuse, qui n'avait plus ses règles depuis trois ans,

(1) Gazette homœop., vol. VII, pag. 129; 1835.

était malade depuis dix-huit mois. Malgré tous les remèdes allopathiques dont elle faisait usage, elle sentait sa maladie croître de jour en jour, et elle désespérait de se guérir jamais. Ce
ne fut pas sans peine que ses parens parvinrent à la décider à
recourir à l'homœopathie. Sa maladie présentait les caractères
suivans :

Grande maigreur de tout le corps, teint pâle, maladif, yeux
profondément enfoncés, entourés de cercles bleus. Vertiges
tournoyans extrêmement violens avec voile devant les yeux et
perte complète de connaissance. Ces accès avaient lieu le jour
comme la nuit ; il suffisait qu'elle se remuât, qu'elle se levât
avec précipitation de sa chaise, qu'elle se baissât, pour en avoir
un. Depuis six mois, ils se renouvelaient si fréquemment et avec
tant de violence, que la malade n'osait marcher toute seule,
parce que, pendant un accès pareil, elle était tombée dans la
chambre et s'était meurtri l'œil. Les autres symptômes étaient les
suivans : Fréquentes congestions du sang à la tête ; bourdonnement et bruissement dans les oreilles, pression douloureuse et
sentiment de plénitude dans la partie frontale, chute abondante
des cheveux depuis six mois ; goût mauvais, glaireux ; éructations très-fréquentes, surtout après avoir mangé, avec le goût
des alimens ; avant d'éructer, gonflement et pression dans la région de l'estomac, oppression anxieuse de la poitrine, la région
épigastrique ordinairement tendue, douloureuse au toucher ; peu
d'appétit, selle tous les jours, en bouillie, mêlée de mucosité ;
pression, coliques et pincemens dans les profondeurs de l'hypogastre, la précédant ordinairement ; sensation générale de brisure et de lassitude presque après chaque évacuation. Poitrine
libre, à l'exception de l'haleine un peu courte, surtout après
le dîner, mais qui cessait par de fréquentes éructations. Dans les
extrémités inférieures, mais plus encore dans les supérieures,
fréquemment faiblesse et sentiment de paralysie avec tremblement, en sorte que, depuis long-temps elle ne pouvait plus
employer ses mains à des ouvrages délicats. La nuit, elle ne
s'endormait que tard, et son sommeil était souvent troublé par
des rêves inquiétans, par des accès de vertiges ; elle s'éveillait

alors avec un sentiment d'angoisse indicible. Moral très-affecté; sensibilité extrême. Des choses qui peuvent mettre un peu en colère, lui causaient un sentiment pénible d'anxiété, une agitation intérieure, des accès de vertiges plus violens et plus fréquens, et enfin une tristesse extrême.

Je lui donnai *phosphor.* 1/30.

Après une exacerbation de trois jours, surtout relativement aux accès de vertiges, la malade se sentit beaucoup soulagée sous tous les rapports. L'amélioration faisait des progrès visibles de cinq en cinq jours, époques auxquelles elle venait me voir. Le vingtième jour, elle put venir toute seule. Il se passait des journées où elle ne ressentait pas la moindre trace de vertiges. Son appétit et ses digestions étaient meilleurs; ses selles, quoiqu'encore en bouillie, avaient lieu sans douleur, et son sommeil était beaucoup plus tranquille.

Huit jours après, c'est-à-dire le vingt-huitième jour depuis la prise de *phosphor.*, la malade vint me revoir. Elle se trouvait très-bien en général; seulement la tête lui tournait un peu quelquefois en marchant; appétit assez normal, à l'exception de quelque répugnance pour la viande; cependant elle remarquait depuis quelques jours derrière ses oreilles et au dessous des genoux des places humides qui lui causaient un prurit violent. Ayant égard à la propriété du *phosphor.* de produire des maladies de peau dartreuses, je pensai que ces nouveaux symptômes disparaîtraient bientôt, et j'attendis six jours; mais, les douleurs n'ayant pas cessé, je lui donnai *petrol.* 1/30. Les premiers jours, la malade remarqua une légère aggravation dans les symptômes tant anciens que nouveaux; mais il ne tarda pas à se déclarer une amélioration satisfaisante sous tous les rapports. Le mieux ne se soutint cependant que six jours. Une nouvelle dose *petrol.* 1/30 ne produisit rien; les prodromes des vertiges se manifestèrent de nouveau, au contraire, surtout quand la malade levait les yeux ou se donnait beaucoup de mouvement. Nouvelles congestions à la tête, fréquentes démangeaisons derrière et dans les oreilles, insupportables; la place pruritante n'était plus humide, il est vrai, mais couverte d'une dartre furfuracée, sèche, surtout par derrière. Les dartres du genou avaient presque entièrement disparu. La pression dans l'estomac, la sensibilité et la tension dans le creux de l'estomac, avaient de nouveau augmenté. Souvent des journées se passaient sans selle. La selle elle-même n'avait lieu qu'avec effort, et était dure, insuffisante. Ecoulement de mucosité claire, corrosive par le vagin, causant de violentes demangeaisons et des écorchures entre les cuisses, surtout en marchant. Sommeil de nouveau troublé par des rêves inquiétans et de fréquens sursauts. Je choisis *silic.* 1/30.

Dès le lendemain, la malade se sentit mieux relativement aux maux de tête; son sommeil était plus tranquille. Les jours suivans, les démangeaisons diminuèrent beaucoup et la mucosité parut devenir moins âcre. Le cinquième, en s'éveillant, la malade éprouva des nausées et vomit une matière muqueuse d'un goût amer, après quoi elle se sentit très-bien. Ne pouvant attribuer ces accidens qu'à *silic.*, je ne lui fis rien prendre.

L'amélioration fit des progrès, sous ce rapport, jusqu'au dix-huitième jour; mais le dix-neuvième, reparurent les douleurs de tête, les démangeaisons aux oreilles et aux parties génitales. Je lui fis donc prendre le lendemain matin une seconde dose *silic.* 1/30; sa santé se rétablit promptement. Pendant quinze jours, elle n'éprouva aucune douleur. Cependant, au bout de ce temps, l'écoulement de mucosité claire, jaunâtre, par le vagin, se montra de nouveau un peu. Il n'existait plus de traces, d'ailleurs, ni des maux de tête, ni des dartres aux oreilles et aux genoux. Deux doses *sepia* 1/30, à dix jours d'intervalle, firent disparaître ce reste de maladie, et depuis cinq mois et demi, cette femme n'a pas cessé de se bien porter.

1131e OBSERVATION, PAR LE DOCTEUR HEICHELHEIM (1).

Une demoiselle de cinquante-quatre ans, réglée depuis l'âge de quatorze ans, l'avait été régulièrement jusqu'à l'âge de cinquante, époque à laquelle le flux menstruel s'arrêta chez elle.

(1) Hygea, vol. II, pag. 2; 1835.

Elle n'avait jamais eu d'enfant. Elle se souvenait d'avoir, dans son enfance, contracté la gale, dont l'usage interne et externe du soufre la débarrassa promptement. Une seconde infection, datant de dix-huit ans, céda rapidement aussi aux mêmes moyens. Depuis quatre ans, elle souffrait, sans cause connue, de plusieurs affections, telles que céphalalgie chronique, douleurs terribles dans l'estomac, le bas-ventre et le dos, globe hystérique dans la gorge, mauvais appétit, constipation, etc. Elle maigrissait beaucoup et prenait un air malade. Tous les moyens allopathiques, internes et externes, avaient été sans effet, ou suivis seulement d'un soulagement passager. Depuis un an, faiblesse de la vue et commencement de myopie.

Le 29 janvier 1834, je fus appelé auprès de la malade. Je la trouvai dans l'état suivant : Plus d'anamnésie qu'à l'ordinaire ; pâleur de la face, tremblement des paupières, chaleur brûlante dans les deux yeux, sentiment de sécheresse, diminution de la faculté visuelle, une sorte de gaze devant les yeux (ces deux derniers symptômes diminuaient quand l'œil était noyé de larmes) ; de temps en temps, chaleur et rougeur au visage ; quelques démangeaisons sur le cuir chevelu, dartres furfuracées, chute abondante des cheveux, émission abondante et fréquente de vents par le haut ; peu d'appétit, peu de soif ; langue couverte d'un enduit blanchâtre ; soda ; parfois vomissemens de saveur aigre ; douleurs attractives au creux de l'estomac, faisant place à des douleurs en travers du dos, et s'étendant de même vers le bas-ventre et la poitrine. Ces douleurs revenaient par accès, très-violentes, de sorte que la malade était obligée de se tortiller comme un ver, et qu'elle n'en était jamais complétement débarrassée ; gargouillemens et borborygmes dans le ven - tre, avec douleurs ; rarement, tous les trois ou quatre jours, selle dure, marronée, entourée de mucus ; diminution de l'émission d'urine ; éternuemens fréquens ; beaucoup de bâillemens et de pandiculations, surtout pendant les spasmes ; sentiment de quelque chose qui remontait dans la gorge et causait une toux spasmodique fatigante ; grande faiblesse et lassitude dans les membres ; maigreur ; fréquens spasmes aux mollets dans le lit, facilité à suer, soit dans la chambre, soit la nuit, dans le lit, étant peu couverte ; chaleurs fugaces par le corps ; sommeil agité ; assez souvent insomnie ; beaucoup de rêves effrayans ; mauvaise humeur, morosité, inquiétudes, propension à pleurer.

Après plusieurs jours d'un régime homœopathique sévère, la malade prit, le 31 janvier, à jeûn, *coccul.* 4/12.

Le 3 février, elle s'aperçut d'un peu d'amélioration sous le rapport des spasmes abdominaux ; les douleurs ne durèrent point aussi long-temps que par le passé. Du reste, son état ne subit aucun changement. Je répétai *coccul.*

Le 5, cette dose n'avait produit aucun changement favorable bien prononcé. Je prescrivis donc *phosphor.* 3/30 , qui s'accordait tant avec le mal d'yeux qu'avec l'affection abdominale.

Le 6, après la prise de *phosphor.*, il survint pendant deux jours de suite des spasmes abdominaux très-violens, surpassant de beaucoup tous les accès antérieurs. Je considérai ce phénomène comme une crise homœopathique. En effet, il s'ensuivit une amélioration notable. Les douleurs et les spasmes cessèrent, les forces augmentèrent, l'appétit revint. Les selles, quoique encore très-dures et douloureuses, eurent lieu tous les jours, accompagnées d'un peu de sang vermeil. Le mal d'yeux seul resta sans changement. Cette amélioration persista jusqu'au 13 ; mais alors les spasmes de bas-ventre et d'estomac reparurent avec plus d'intensité, de sorte que la maladie était devenue insupportable. La douleur se calmait par l'application de linges chauds. Je répétai la dose de *phosphor*, mais sans le moindre résultat. Deux doses *nux* 4/30 , n'eurent également aucun effet curatif.

Le *stramon.* me parut alors convenir ; mais il ne remplit pas non plus mon attente.

Le 28 février, après avoir examiné de nouveau tous les symptômes, je me décidai pour *caustic.* 3/30. Dès le lendemain, diminution des violentes douleurs au creux de l'estomac et amélioration générale. Tous les symptômes disparurent peu à peu. Au bout de six jours, il n'existait plus aucune trace de douleurs ; appétit très-bon, selles régulières et journalières, sommeil excellent, esprit très-serein.

Le mal d'yeux était resté le même. Je prescrivis plus tard *cal-car. carb.*, *bellad.* et *pulsat.* à doses répétées; mais il ne subit aucun changement.

Ainsi une seule dose de *caustic.* suffit pour guérir, d'une manière complète et durable, l'opiniâtre affection du bas-ventre. Encore aujourd'hui, cette femme jouit d'une bonne santé.

1132ᵉ OBSERVATION, PAR LE DOCTEUR REICHELHEIM (1).

Une femme agée de cinquante-six ans avait eu une rougeole très-bénigne dans son enfance. Réglée pour la première fois à dix-sept ans, elle l'avait toujours été depuis d'une manière régulière. Elle avait eu sept enfans, dont six vivent encore. A cinquante ans, ses règles étaient devenues irrégulières, et depuis un an elles avaient totalement disparu. La malade ne se souvenait pas d'avoir jamais eu aucun exanthème. Elle n'avait jamais éprouvé que quelques légers et insignifians érysipèles.

En novembre 1833, après avoir soulevé un pesant fardeau, elle ressentit subitement dans le bas-ventre une violente douleur qui persista malgré tous les remèdes allopathiques mis en usage, et qui, dans le courant du dernier hiver, augmenta au point d'envahir le bas-ventre entier; elle se faisait surtout sentir avec force à la région ombilicale et au creux de l'estomac. Lors-qu'elle était arrivée au maximum, elle s'étendait comme par éclairs, vers le dos, la poitrine et le bas-ventre. La malade était obligée de garder le lit, elle ne supportait plus aucun aliment et maigrissait beaucoup.

Le 13 février 1834, je la trouvai dans l'état suivant : parfois vertige tournoyant; ardeur dans les yeux et quelquefois rougeur du blanc de l'œil; pâleur de la face; mal de dents au côté gau-che; quinze jours auparavant, tiraillemens dans la joue gauche; goût pâteux; pas d'appétit; langue blanche et très-chargée; assez souvent une forte soif; violentes éructations avec gar-gouillemens; borborygmes dans le ventre; douleurs térébrantes à

(1) Hygea, vol. II, pag. 6; 1835.

la région ombilicale ; pincemens et prurit en cet endroit. Au plus haut degré de l'affection , les douleurs s'étendaient jusqu'au creux de l'estomac , et en arrière, dans le dos, jusqu'à la poitrine ; le ventre était mou pourtant , seulement un peu gonflé par des vents ; à la région inguinale, on aperçevait un léger gonflement glandulaire : les glandes étaient grosses comme des haricots ; selles très-dures , marronées et rares , tous les trois ou quatre jours ; urine tantôt claire , tantôt trouble, ou brunâtre , ou aqueuse ; fréquentes envies d'uriner , avec émission peu abondante de liquide ; propension au coryza ; beaucoup d'éternuemens ; bâillemens fréquens et fatigans ; tiraillemens dans les membres , aux extrémités inférieures surtout ; frisson et froid à des époques indéterminées ; la nuit , sueur, grande lassitude et faiblesse , qui ne lui permettaient pas de rester levée ; sommeil tranquille ; rêves de cadavres ; disposition de l'esprit au calme.

Je commençai par deux doses *nux* 4/30 , pour calmer les douleurs du bas-ventre , et diminuer la constipation.

Dès le 15 février , à ma seconde visite , je trouvai une amélioration extraordinaire. Les douleurs du bas-ventre avaient disparu comme par enchantement ; la femme se sentait très-bien , et disait qu'elle serait guérie si elle pouvait aller à la selle. Je prescrivis un lavement d'eau tiède, avec une cuillerée d'huile de lin.

Le 16 février , je fus appelé auprès de la malade que la maladie soudaine de son fils avait mise dans une agitation extraordinaire. Celui-ci , à la suite d'un grand froid, était pris d'une violente péripneumonie, que je traitai aussi homœopathiquement. La mère ne voulut entendre parler de rien pour elle-même, jusqu'à ce que tout danger fût dissipé. Je me bornai donc à régler le régime et à prescrire quelques cuillerées à café d'électuaire lénitif dissous dans l'eau.

Quoique ce léger purgatif eût procuré quelques selles , les spasmes du bas-ventre reparurent au bout de quelques jours , et bientôt ils eurent atteint leur ancienne gravité.

Le 21 février , le fils étant en pleine convalescence, au point de pouvoir se lever , je repris le traitement de la mère.

D'abord je prescrivis deux nouvelles doses *nux* 4/30 ; mais cette fois sous le moindre changement. Le 25 février, une dose *sepia* 3/30 demeura également sans résultat bien prononcé.

Le 6 mars, je fis prendre une dose *caustic.* 3/30, et le 10, je revis la malade. Quel fut mon étonnement de la trouver se livrant aux travaux du ménage, complétement débarrassée de toutes ses sensations douloureuses dans le bas-ventre. La guérison fit alors de rapides progrès; l'appétit revint; les selles se régularisèrent; les forces s'accrurent; au bout d'un mois, la santé était parfaite, elle ne s'est pas démentie depuis.

1133ᵉ OBSERVATION, PAR LE DOCTEUR HEICHELHEIM (1).

Une femme de quarante-deux ans, de complexion délicate, mais bien portante, qui avait été réglée pour la première fois à dix-neuf ans, et avait toujours eu des règles abondantes et régulières, s'était mariée à vingt ans, et avait eu trois enfans et trois fausses couches. Après la première couche, elle avait éprouvé des douleurs dans le bas-ventre, dont l'usage de nombreux médicamens énergiques l'avaient délivrée. Il y avait six ans, deux années après la dernière couche, qu'elle avait avorté à trois mois. État continuel de malaise et de faiblesse; au bout d'un mois, très-violente hémorrhagie utérine qui avait résisté à tous les moyens, et l'avait mise à deux doigts du tombeau. Cependant le sang avait fini par s'arrêter, et les forces étaient revenues avec beaucoup de lenteur. Depuis lors, elle n'avait jamais été bien portante; elle était demeurée faible et valétudinaire. Il lui était survenu des maux de tête et des affections hystériques du bas-ventre, en sorte que depuis trois ans elle ne pouvait s'occuper de son ménage.

Après un grand refroidissement, il y avait deux ans, l'affection avait pris la forme de spasmes abdominaux très-douloureux. Au bout de quelques jours, ces spasmes s'étaient étendus à tout le ventre jusqu'à l'estomac, étaient montés à la gorge et avaient excité une toux spasmodique fatigante. Les selles ne pouvaient

(1) Hygea, vol. II, pag. 11; 1835.

plus avoir lieu qu'à la faveur des laxatifs. En même temps, grande faiblesse et abattement, avec amaigrissement, de sorte que la malade ne pouvait plus quitter le lit. Tous les remèdes allopathiques, internes et externes, loin de lui procurer aucun soulagement, n'avaient servi qu'à détruire les facultés digestives, au point que l'estomac ne pouvait plus supporter aucun aliment solide.

Le 3 juillet 1834, je trouvai les symptômes suivans : mal de tête au front, violent surtout le matin ; vertige allant jusqu'à tomber à la renverse ; pâleur de la face ; sentiment de froid au visage ; goût pâteux ; langue chargée d'un jaune blanchâtre ; pas d'appétit ; beaucoup de soif ; les alimens causaient sur-le-champ des pesanteurs et des spasmes d'estomac ; sensation d'un globe remontant de l'estomac dans la gorge ; beaucoup de vents, surtout avec bruit par le haut, après avoir causé de la pression dans la gorge ; assez souvent des accès de douleurs violentes au creux de l'estomac, qui s'étendaient dans tout le bas-ventre, jusqu'en travers dans le dos et la poitrine, avec parfois des élancemens isolés, comme des éclairs, dans les os du bassin ; quelquefois, le soir, mouvemens de fièvre lente ; bouffées de chaleur sèche ; fortes sueurs nocturnes qui brisaient les forces ; fréquens battemens de cœur ; amaigrissement, avec grande faiblesse ; sommeil calme ; moral triste ; souvent beaucoup de sensibilité.

Je débutai par deux doses *nux* 4/30. La première dose fut suivie immédiatement d'une aggravation extraordinaire ; la malade se crut sur le point de mourir. Cette aggravation dura depuis huit heures du soir jusque vers une heure du matin, époque à laquelle survint un sommeil bienfaisant. La malade s'éveilla le lendemain beaucoup plus gaie et soulagée de ses douleurs d'estomac. La seconde dose ne provoqua pas d'aggravation visible, mais elle assura en être très-vivement affectée ; je la laissai agir jusqu'au 10 juin. Le changement de l'état se trouva pour lors bien sensible ; les spasmes abdominaux étaient beaucoup moins violens ; la malade avait un peu d'appétit, elle supportait mieux les alimens, et les selles n'étaient plus ni si difficiles ni si dures ;

Elle ne se plaignait plus que du globe hystérique, qui continuait toujours à la gêner beaucoup. Je prescrivis une dose *ignat.* 3/12, que je répétai au bout de deux jours, le 12 juillet.

Le 15., l'amélioration avait fait encore des progrès ; l'appétit était meilleur ; l'estomac supportait les alimens sans souffrir ; les selles avaient lieu régulièrement tous les jours ; le globe hystérique avait disparu ; seulement les spasmes abdominaux reparaissaient de temps en temps.

Je prescrivis une dose *caustic.* 3/30. Elle fut répétée le 20 août, mais sans nécessité et par précaution ; car la première avait enlevé complétement le reste d'une affection qui paraissait si opiniâtre.

1134e OBSERVATION, PAR M. SCHULZ (1).

W. de G., femme de 48 ans, d'un tempérament tranquille, patient, souffrait depuis longues années de douleurs dans le bas-ventre, et de dispositions d'esprit inquiètes.

Elle me consulta, le 21 juin 1833. Sa maladie présentait les caractères suivans : froid des pieds ; tiraillemens spasmodiques depuis les pieds jusque dans le bas-ventre et la poitrine ; haleine courte ; contraction spasmodique partant du bas-ventre et lui répondant dans le cou ; puis embarras et pesanteur de la tête, accompagnés d'une grande anxiété ; secousses à la faire trembler de tous ses membres à chaque aspiration ; fréquentes congestions du sang à la poitrine, avec violens battemens de cœur ; humeur larmoyante ; elle ne trouvait aucun plaisir à vivre ; faiblesse de mémoire, elle ne pouvait réfléchir, oubliait ce qu'elle venait de dire, et ce qu'elle avait fait la veille, il lui semblait l'avoir fait il y avait des années ; elle n'avait de goût pour rien ; tout lui était indifférent ; insensibilité au froid et à la chaleur ; elle s'exposait à l'air froid, presque nue, sans en ressentir les effets, la chaleur de la chambre n'agissait pas davantage sur elle ; goût dépravé, comme putride ; pas d'envie de manger ; cependant elle

(1) Communications pratiques de Thorer, vol. II, pag. 190 ; 1835.

mangeait aux repas, mais sans se rassasier ; elle quittait la table quand les autres la quittaient ; quelquefois pression dans la région de l'estomac ; soif fréquente, mais les boissons lui répugnant, elle ne pouvait pas boire ; selles normales ; règles en retard de deux, quatre, huit semaines ; du reste, n'offrant pas de changement particulier ; sommeil agité ; rêves inquiétans. Cette maladie provenait d'un grand chagrin.

Je lui fis prendre, le 26 et le 30 juin, *ignat. amar.* 4/12, qui opéra quelque amélioration dans son état. Jusqu'au 18 août, elle prit *nux vomic.* 4/30, *veratr. alb.* 4/30, *pulsat.* 4/12, *aur. fol.* 3/12, *rhus* 6/30. Mieux important ; froid des pieds, insensibilité, faiblesse de mémoire, abattement, tristesse, afflux du sang vers la poitrine, étaient cependant restés les mêmes.

Je lui administrai donc *sepia* 2/30, et sept jours après, *sepia* 1/30. Ces remèdes ayant agi avec énergie et opéré une amélioration notable, j'attendis jusqu'au 4 octobre, avant que de lui rien faire prendre. Les secousses et le tremblement des membres avaient entièrement cessé ; battemens de cœur rares et beaucoup moins violens ; moral beaucoup plus satisfaisant ; par contre, il s'était déclaré de violentes démangeaisons sur la peau, et le froid des pieds existait toujours.

Je lui fis prendre jusqu'au 17 novembre, quatre doses *sulphur* 2/30, à des intervalles de sept jours. Le froid des pieds et les démangaisons de la peau cessèrent presque entièrement ; les règles, supprimées depuis deux mois, parurent sans douleurs ; grande lassitude dans les membres ; faiblesse de mémoire comme auparavant ; embarras de la tête ; somnolence ; pesanteur pressive dans l'occiput, et constriction du bas-ventre ; selles régulières. Je lui donnai, le 13, *caustic.* 2/30, et sept jours après, *caustic.* 1/30.

Le mieux se soutint jusqu'au 29 décembre ; mais, la malade ayant commis un écart de la diète le jour de Noël, éprouva de nouveau quelques douleurs, par exemple, de la pression et une sensation d'enflure dans la région de l'estomac, de la pesanteur dans la tête et le front, de la faiblesse de mémoire. Les autres symptômes avaient disparu.

Je lui administrai donc, le 2 janvier 1834, *natr. mur.* 2/30, et sept jours après, *natr. mur.* 1/30. Les maux de tête cessèrent, la mémoire s'améliora. Le mieux ne se soutint pas cependant. De temps à autre, froid des pieds, rongement dans l'estomac et plénitude.

Le 12 février, je lui fis prendre *lycopod.* 3/30, qui produisit d'heureux effets sur tous les symptômes, excepté la faiblesse de mémoire.

Psorin. 2/30, administré le 4 avril, n'agit pas avec moins d'efficacité; seulement la faiblesse de mémoire existait toujours.

Je répétai donc *psorin.* 2/30, le 24 avril et le 23 mai. L'esprit de la malade recouvra des forces. Elle ne sentait plus d'ailleurs aucune douleur.

Le 29 juillet, elle éprouva une douleur resserrante, partant du bas-ventre, dans la région de l'estomac, augmentant à la plus légère pression. *Gratiol.* 4/12 enleva cette douleur en peu de jours. Elle n'a pas cessé de se bien porter depuis.

1135ᵉ OBSERVATION, PAR M. SCHULZ (1).

L... de St..., âgé de trente et quelques années, souffrait depuis cinq ans du bas-ventre et de l'estomac. Tous les remèdes allopathiques qu'il avait pris jusque-là n'avait aucunement amélioré son état.

Le 3 novembre 1833, je trouvai les symptômes suivans :

Congestion du sang à la tête; vertiges; rougeur de la face; douleur tiraillante et déchirante dans toute la tête; tension, enflure et bruyans borborygmes dans le bas-ventre; tenesme; tous les deux jours seulement, évacuation d'un peu de mucosité blanche et rougeâtre, puis épreintes spasmodiques comme si l'anus se contractait. Pieds froids, inondés d'une sueur froide. Sommeil aussi profond que la mort, beaucoup de rêvasseries la nuit. Le matin, lassitude et brisure comme s'il n'avait pas dormi. Appétit bon, mais il mangeait peu, et éprouvait aussitôt de la

______

(1) Communications pratiques de Thorer, vol. II, p. 192; 1835.

pression dans l'estomac et du gonflement dans le bas-ventre. Le matin, légère expectoration de glaires. Grattement dans le cou et respiration courte.

Du 3 novembre au 15 janvier 1834, je lui fis prendre sans grand succès *nux* 6/24, *capsic.* 6/9, *bellad.* 3/30, *nux* 4/30, *argilla* 3/30; jusqu'au 16 juin, *aconit.* 3/24, deux doses, *nux* 4/30, *sulphur.* 2/30, *arsenic.* 2/30, trois doses. Amélioration durant au plus quelques jours. Tête plus libre, mais épreintes avec tranchées du bas-ventre se dirigeant vers l'anus, plus violentes, tenesme, évacuation de mucosité blanche.

A compter du 17 juin, je lui administrai, tous les soirs, *sulphur* 30 *gut.* 1, *cum aq. distill.* ℥ ij, une cuillerée à thé.

Le 7 juillet, amélioration importante. Amendement de tous les symptômes, mais non disparition. Pendant quelques jours, selles légèrement diarrhéiques, le soulageant.

Le 8, je lui donnai *sulphur* 6/30 *in aq. dist.* ℥ ij, à prendre de la même manière.

Le 30, il allait bien ; plus de crampes à l'anus ni d'épreintes ; constipation depuis quelques jours, mais sans douleur.

Nux vomic. 4/30, et huit jours après *gratiol.* 4/12, acheva de le guérir.

Je lui fis prendre, par précaution, une dose encore de *sulphur* 6/30 *in aq. dist.* ℥ ij. Il n'a pas cessé de jouir depuis d'une parfaite santé.

1136ᵉ OBSERVATION, PAR M. SCHELLING (1).

Madame. Sh.., de L..., mère de huit enfans, d'une complexion délicate, d'un caractère paisible, sérieux, mais très-active, qui avait souffert plusieurs fois depuis sa jeunesse de maux d'estomac, de pyrose, d'éructations, de mauvaises digestions, ne se porta pas bien pendant tout l'automne de 1832. Elle n'avait pas, il est vrai, à se plaindre particulièrement de l'estomac ; mais, aussitôt après avoir mangé, elle y éprouvait de la pesan-

(1) Hygea, vol. IV, pag. 40 ; 1836.

teur, de l'anxiété, et son ventre se gonflait. Ses forces diminuaient, ses membres s'appesantissaient, s'affaiblissaient de semaine en semaine, et finirent par devenir douloureux. Depuis plusieurs semaines déjà, elle se plaignait d'une douleur terrible dans la poitrine et l'épigastre, qui, lui traversant toute la poitrine, s'étendait jusque dans le dos. C'était tantôt toute la poitrine, le creux de l'estomac et la région de l'estomac qui lui faisaient mal et qui étaient douloureux même au toucher ; tantôt c'était une contraction douloureuse, spasmodique dans la poitrine et l'épigastre, lui répondant dans le dos et les reins. Enflure du ventre ; enflure partielle des intestins par des vents, tantôt du côté droit, tantôt du gauche, pénétrant quelquefois jusque dans les aines, comme si une hernie allait se déclarer. Selles tantôt sèches, tantôt liquides ; souvent besoin d'aller à la selle et évacuation presque nulle. Ces accidens se manifestaient ordinairement à midi ou après le dîner et augmentaient jusqu'au soir à un tel degré que la malade ne pouvait plus rester levée à cause des douleurs de brisure qu'elle éprouvait dans les membres et de son extrême abattement. Elle devait donc se coucher de bonne heure. La nuit, son sommeil était troublé. Chaleur à la tête, face brûlante, en feu, gorge sèche, ainsi que la bouche, avec pieds froids comme de la glace. Le matin, elle était engourdie, brisée ; ses membres étaient raides, au point qu'elle ne pouvait se remuer sans effort. Elle se plaignait, en outre, d'une sensation douloureuse dans toute la tête, de vertiges, de faiblesse de la vue, de picotemens dans ses dents cassées, de pression dans le front, de cuissons sur la poitrine, d'élancemens dans la poitrine, au dessus des côtes jusque dans le dos. Douleurs pruriteuses et mordicantes dans les bras et les jambes. Fréquens frissons dans la journée, froid intérieur, malaise, surtout après un effort. La dépendance de ces symptômes d'une maladie psorique antérieure, l'éruption de boutons aux bras et aux jambes, le prurit cruel, me décidèrent à lui faire prendre *sulphur*, dont je lui donnai, le 16 novembre 1832, une dose 3/40.

Le 25, après quelques jours de mieux, les douleurs avaient

reparu avec une nouvelle violence, régulièrement depuis midi jusqu'au soir. Je prescrivis *sulphur* 3/3o.

Un chagrin que la malade éprouva le 26, exacerba les douleurs, qui atteignirent un tel degré qu'elles ne lui permettaient plus de dormir. Grande faiblesse. Cette exacerbation durait encore le 2 décembre. Les douleurs violentes et la fièvre qui la prenaient chaque jour, la désespéraient. Cependant les douleurs et la fièvre diminuèrent un peu, et elle se trouva bien jusqu'au 10, où elle eut encore quelques forts accès de fièvre, mais moins violens cependant. Dès lors ils parurent perdre peu à peu de leur intensité.

Cependant cette amélioration ne fut pas non plus de longue durée, et la maladie reparut tout aussi intense vers le nouvel an.

Le relâchement qui s'était manifesté après chaque dose, me décida à répéter *sulphur* 3o *gut.* 1 *in aq. font.* ℥ j, dont je lui fis prendre la moitié le 1ᵉʳ janvier 1833, et l'autre le lendemain matin à jeûn.

Le 6, diminution des douleurs. Accès de fièvre arrivant plus tard. Nuits un peu plus tranquilles. Mais les douleurs de la tête étaient toujours les mêmes.

Le 10, maux de tête et élancemens dans le côté ; mais pas de fièvre. Le mal parut vouloir s'amender pendant quelques semaines ; mais les douleurs ne cessèrent point et elles reparaissaient toujours à l'heure fixe. Peu à peu la fièvre reprit toute sa violence, et je perdis l'espoir de guérir cette maladie par *sulphur*.

J'administrai donc à la malade, le 13 février, *calcar. carb.* 3/2o, deux doses, une le matin et l'autre le soir. Dès les premiers jours, il se déclara un changement favorable. Tous les accidens et les douleurs diminuèrent, l'équilibre se rétablit dans la circulation, les pieds devinrent chauds, les congestions cessèrent, et à la fin du mois, la malade se sentit non seulement délivrée de toutes ses douleurs et de la fièvre, mais même plus gaie et mieux portante que jamais. Il n'y a pas eu de rechute.

1137ᵉ OBSERVATION, PAR LE DOCTEUR GRIESSELICH (1).

Je donnai *sulphur,* teinture-mère, à une dame attaquée de douleurs très-compliquées de bas-ventre. Elle prit pendant quelque temps, chaque matin, deux gouttes d'une mixtion composée de 5 gouttes *spirit. sulphur.* et d'une drachme d'esprit-de-vin. Bientôt se déclarèrent de terribles démangeaisons sur le ventre, en sorte que la malade n'osait aller en société parce qu'elle ne faisait que se gratter. Il lui vint ensuite sur cette partie quelques vésicules. Besoins plus fréquens d'uriner avec émission d'urine peu copieuse. La maladie primitive diminua beaucoup d'intensité.

1138ᵉ OBSERVATION, PAR LE DOCTEUR HEICHELHEIM (2).

Dans plusieurs cas d'entérites chroniques où la maladie provenait de la cessation d'activité du système de la veine-porte et particulièrement du foie, *bryon.* a rendu des services; mais la guérison n'était parfaite que par l'administration des antipsoriques. Un cas m'a surtout frappé. Un paysan de Bensheim, âgé de vingt-six ans, souffrait depuis six mois d'élancemens dans la région du foie, de douleurs dans les jambes, de constipation opiniâtre. L'attouchement faisait sentir une dureté invisible dans la région douloureuse. Plusieurs doses *bryon.* 30 gut. 1, firent cesser les douleurs dans la région du foie. Le malade évacua par le bas une quantité extraordinaire de matières muqueuses, ce qui le soulagea beaucoup. Il fut bientôt parfaitement guéri.

(1) Hygea, vol. IV, pag. 131; 1836.
(2) *Ibid.,* vol. V, pag. 215, 1837.

ENTOZOAIRES.

1139ᵉ OBSERVATION, PAR M. MSCHK (1).

G., femme de trente-huit ans, me fit appeler le 26 août 1827 dans la matinée. Elle se plaignait de douleurs dans le ventre, surtout au toucher. Ventre enflé. Chaleur sans soif. Frissons dès qu'elle se découvrait. Selle dure la veille dans l'après-midi. Goût glaireux. Envies de vomir. Elle changeait souvent de position dans le lit. Abattement général. Morosité. Pouls petit et rapide.

Je lui donnai une goutte *pulsat.* 12. On me fit appeler de nouveau à six heures du soir. Douleurs dans le bas-ventre plus violentes. Elle ne pouvait se remuer. Le moindre attouchement lui faisait mal. Soif plus vive. Bas-ventre plus enflé après avoir bu. Pas encore de selle. Plusieurs fois vomissemens de l'eau qu'elle avait bue. Douleur pressive à l'occiput. Abattement. Tout l'affectait beaucoup. Agitation, inquiétude. On n'osait ni parler ni bouger ; la parole des autres lui était insupportable. Je lui administrai donc une demi-goutte *nux vomic.* 30.

Le 27, son état s'était déjà beaucoup amélioré. Elle marchait par la chambre et voulait s'occuper des travaux de son ménage. Elle avait eu une selle, en partie dure, en morceaux, et en partie molle, liquide, qui contenait plusieurs milliers d'ascarides. Elle se rétablit si promptement que, le 2 septembre, elle était parfaitement guérie.

(1) Annales homœop.; vol. I, p. 354; 1830.

1140ᵉ **OBSERVATION, PAR LE DOCTEUR GASPARY** (1).

Ottilie P., petite fille de trois ans, jadis gaie, bien portante, qui n'avait jamais fait de maladie grave, mais qui avait déjà rendu plusieurs fois des vers, était malade depuis cinq jours.

Je la trouvai au lit, en proie à une fièvre violente. Grande agitation. Jectation. Elle ne voulait pas rester couverte, avait un violent délire, demandait tantôt une chose tantôt une autre, disait souvent des paroles inintelligibles, sans suite. Face pâle et froide, d'autres fois rouge et brûlante. Pupilles très-dilatées. Elle se grattait continuellement le bout du nez, ne pouvait bien respirer par le nez, et avait toujours la bouche ouverte. Langue humide couverte d'une mucosité blanche, visqueuse. Respiration courte, souvent interrompue par une toux sèche. Ventre brûlant, enflé. Pas de selle depuis deux jours. Urine blanche, trouble, séreuse. Peu de sommeil. Cris souvent en dormant. Soubresauts comme si elle était effrayée. Pouls petit, dur, fréquent.

Un médecin lui avait fait prendre cinq jours auparavant un vomitif qui lui avait causé des vomissemens et la diarrhée. Elle avait vomi un ver vivant. On l'avait crue guérie ; mais le lendemain la maladie avait reparu avec plus de violence, au dire des parens. Le médecin avait donc prescrit *mercur. dulc.* ; mais l'enfant qui depuis le vomitif avait horreur de toute espèce de médicamens, refusa de prendre la dose et même de boire, dans la crainte qu'on ne lui donnât pas de l'eau pure.

On m'appela. La petite entêtée ne voulant pas prendre la poudre homœopathique, je laissai tomber sur un morceau de sucre que je lui présentai, une goute *ir. cinœ.* Elle eut une bonne nuit. Le lendemain elle se leva, et se rétablit promptement.

Ses parens ne la croyaient pas guérie, parce qu'elle n'avait plus rendu de vers ; elle n'a pas eu de rechute cependant.

(1) Annales homœop., vol. III, pag. 407 ; 1832.

1141° **OBSERVATION, PAR LE DOCTEUR BETHMANN** (1).

Une petite fille de trois ans, pâle, au gros ventre, souffrait depuis long-temps déjà , au dire de sa mère , d'une ataxie des organes digestifs.

Quelquefois il était impossible de la rassasier , d'autres fois elle était des semaines sans avoir d'appétit ; tous les mets lui répugnaient.

Elle avait constamment les doigts dans le nez. Fréquentes coliques dans le bas-ventre. Maux de ventre. Souvent diarrhée et chaque jour, sortie de plusieurs ascarides, même sans selle.

L'enfant était malade depuis huit jours lorsque sa mère vint me consulter. Chaleur ardente, soif et sueur. Langue d'un blanc jaunâtre, sale. Pouls modérément plein, à cent pulsations. Maux de ventre. Selles molles. Sommeil assez bon , mais souvent engourdissement soporeux avec les yeux ternes, à moitié ouverts.

Une dose *aconit.* 2/30 n'eut que peu d'influence. A peine s'aperçut-on d'une légère diminution de la fièvre. *Bellad.* se montra plus efficace. Au bout de quarante-huit heures, elle avait opéré une amélioration sensible. Mais le troisième jour la mère revint avec de tristes nouvelles.

La petite malade avait mangé des mets peu convenables et s'était refroidie. Ces deux causes avaient occasioné une rechute pire que la maladie. Au dire de la mère, sa fille était couchée sans mouvement, dans un engourdissement profond , les yeux à moitié ouverts , lui roulant dans la tête. Je lui donnai la petite partie d'une goutte *opium* 6. La sopeur diminua bientôt. Trois selles putrides.

J'allai voir la malade. Je lui trouvai la face pâle avec le front brûlant, le nez sec ; coliques dans le ventre, pouls tremblant , petit, aride. Je lui administrai seize heures après *opium, hyosc.* 2/15, qui dégagea le front , rendit le sommeil plus naturel et le

(1) Annales homœop., vol. III , pag. 408; 1832.

nez humide. Le mieux se soutint pendant deux jours, après les-quels je lui fis prendre *cina* 2/18, remède que je lui aurais déjà administré si les symptômes avaient été moins graves.

En peu de jours, la maladie disparut entièrement ; humeur gaie, patiente, joyeuse. Plus de maux de ventre. Appétit régulier. Elle n'avait jamais eu la psore, à ce que me dit sa mère.

1142ᵉ OBSERVATION, PAR LE DOCTEUR HARTMANN (1).

Un chirurgien-major avait préparé l'été passé une teinture des racines de *Lepidium filix mas*. Sa femme ayant été atta-quée, au mois de janvier dernier, de coliques terribles, et ayant rendu déjà quatre morceaux de ténia, il pensa avec raison que cette maladie n'était qu'une colique de vers, et il lui donna une goutte de sa teinture. Au bout de quelques heures, les douleurs cessèrent, mais pour reparaître huit jours après. L'accès fut su-bit, mais moins violent. La malade rendit vingt-cinq aunes de ténia. Elle se porte bien depuis.

1143ᵉ OBSERVATION, PAR LE DOCTEUR WEIGEL (2).

Cina 3/9 m'a rendu des services dans des maladies de vers chez des enfans, caractérisées surtout par des vomissemens, des nausées, des accès de maux de ventre, des éructations, le manque d'appétit, la pesanteur des membres, des accès passagers d'hé-bètement.

1144ᵉ OBSERVATION, PAR LES DOCTEURS GUEYRARD ET DAVET (3).

Mˡˡᵉ Flora Aubert, galerie Véro-Dodat, à Paris, dix-neuf ans, fraîche, colorée, grasse, tombe malade le 12 février 1833, et présente le tableau suivant : face gonflée, pupille extrêmement

(1) Gazette homœop., vol. II, pag. 67 ; 1833.
(2) Gazette homœop., vol. IV, pag. 280 ; 1834.
(3) Bibliothèque homœop., vol. II, pag. 135 ; 1833.

dilatée, douleur frontale, prurit extrêmement incommode, langue blanchâtre, picotée de rouge, odeur acide, renvois aigres ,
fièvre ardente, pouls plein, dur, à 130 pulsations, abdomen
tendu, chaud, douloureux ; prostration, cris, pleurs, gémissemens, palpitations, toux vive, revenant par quintes, réveils en
sursaut, frayeur, urines rares. Ce jour-là, *aconit.* 30. Deux heures après, aggravation de tous les symptômes, bientôt suivie
d'une grande rémission.

Le 13 au matin, presque pas de fièvre, mais persistance de
presque tous les autres symptômes. La toux, surtout, ressemble
à un commencement de coqueluche. *Bellad.* 30.

Le 14, peu de changement. Cependant la pupille s'est resserrée, les quintes de toux sont moins fortes, la nuit a été meilleure.
Constipation, tension douloureuse du ventre, plus de fièvre.

Le 15 et le 16, même état. *Cina* 9.

Le 17, tout a changé; langue nette, face naturelle, la toux a
disparu, ainsi que la demangeaison du nez.

Le 18, selle naturelle. On ignore s'il s'y trouvait des vers.

Le 20, retour de la toux avec caractère convulsif. *Drosera* 30.

Le 21, mieux.

Le 22, état normal.

1145e OBSERVATION, PAR LES DOCTEURS GUEYRARD ET DAVET (1).

L'enfant B., trois ans, fort, bien constitué, sujet aux vers,
est saisi, le 25 janvier 1833, d'un malaise général, accuse avoir
mal au ventre, pleure, crie, gémit, prend des mouvemens convulsifs ; sa face alternativement pâlit et rougit, la fièvre se dé-
veloppe et je suis appelé. La peau était chaude, la fièvre assez
intense, l'enfant très-abattu; je ne pus voir sa langue. Ce même
jour, *aconit.* 30.

Le 26 au matin, pouls presque normal, meilleur état en général. On répète *aconit.* 30. Dans la journée, le petit malade a une
selle qui contient un énorme paquet de lombrics vivans.

Le 27, le malade était guéri.

(1) Biblioth. homœop. vol. II, pag. 136 ; 1833.

1146ᵉ **OBSERVATION , PAR LE DOCTEUR BONNAIRE** (1).

Le 24 juillet 1834, le nommé Babin , fabricant d'huile, âgé de vingt-neuf ans, vint me consulter , me priant en grâce de le débarrasser d'un mal contre lequel avaient échoué depuis trois ans et le talent des médecins et la puissance des remèdes. Cet homme, d'une constitution assez robuste , aux cheveux noirs, mais lisses, avait le teint pâle et plombé, les yeux ternes, enfoncés sous l'orbite et cerclés par une teinte rougeâtre. Il maigrit de jour en jour, mange souvent avec un appétit vorace une assez grande quantité d'alimens ; d'autres fois un seul repas très-léger suffit pour la journée et lui occasione des malaises. De temps à autre, le ventre se gonfle en plusieurs points, des coliques se font sentir dans la région ombilicale ; il survient des vomissemens ; la faiblesse est grande, le sommeil agité, troublé par des douleurs instantanées et des pincemens vers l'ombilic , auxquels succède bientôt une sueur abondante et aigrelette. Rarement le malade goûte un jour ou deux de repos, et c'est ordinairement à la suite des repas que se renouvellent ses souffrances.

Après avoir relevé fidèlement les symptômes , j'appris sans surprise qu'en 1817, le malade, infecté de la gale, n'avait subi aucun traitement pendant plus de quinze mois. Un charlatan le *guérit* avec deux paquets d'une poudre qu'il vendait contre les vers, la migraine, la gale et les maux de dents.

Ne doutant point de la présence de la psore , j'administrai à l'instant trois globules *sulphur.* à la quatrième puissance , recommandant au malade la plus stricte observation du régime.

Le 25, la nuit a été mauvaise; des coliques atroces ont empêché le sommeil, élancemens dans la tête, éructation, tenesme fréquent, fatigue , abattement. Pour boisson, lait coupé, sirop de gomme, diète.

Le 26 , sommeil, le matin depuis cinq heures jusqu'à neuf; sueur abondante sans aigreur; mais fréquentes et copieuses , pas de dépôt. Appétit : un potage , une sole frite.

(1) Journal de la médecine homœop.; pàg. 162 ; 1834.

Le 27, nuit bonne. Gonflement de l'épigastre, indolent à la pression; trois ou quatre piquées dans les flancs; deux selles faciles. *Fil. mas*, trois globules 3.

Le 28, la nuit a été bonne, le gonflement de la veille a disparu. Le malade a mangé avec appétit et se trouve bien portant. Dans quelques jours, je dois le revoir; pendant ce temps, il prendra *sulphur.* 3/4.

Le 1ᵉʳ août. Le 29 au matin, le malade a rendu avec une selle molle, un ver d'une longueur énorme; la première partie, la plus considérable, a été jetée par mégarde; la seconde, conservée dans un verre d'eau-de-vie, m'a été remise. C'est une partie de tænia, longue de dix à douze pieds.

J'ai revu le malade, il se porte à merveille, a recouvré sa gaîté et reprend de l'embonpoint et de la vigueur.

1147ᵉ OBSERVATION, PAR UN ANONYME (1).

Une violente fièvre de vers chez une petite fille de six ans, blonde, délicate, fut guérie par quelques doses *china* 5/30. En trois jours, elle rendit seize grands ascarides dont le dernier était tout sanglant. Elle jouit depuis de la santé la plus florissante.

1148ᵉ OBSERVATION, PAR LE DOCTEUR FIELITZ (2).

Un jeune homme de seize ans, pléthorique, avait le ver solitaire. Teint très-rouge. Migraine avec tiraillemens jusque dans les épaules. Mouvemens convulsifs de côté et rotations involontaires du bras. *Sabadil.* 30 fit cesser en peu de jours les tiraillemens et les maux de tête. Je répétai plusieurs fois le remède, et le malade fit en quelques semaines de gros pelotons du tænia. Il n'en resta plus de vestige. Santé parfaite.

(1) Gazette homœop., vol. VII, pag. 327; 1835.

(2) Gazette homœop., vol. IX, pag. 8; 1836.

1149ᵉ OBSERVATION, PAR LE DOCTEUR ALTMULLER (1).

Stannum a fait cesser des crampes produites par les vers chez des enfans qui en rendirent promptement des quantités considérables.

1150ᵉ OBSERVATION, PAR LE DOCTEUR WEIGEL (2).

Le prince H. de Reuss, enfant de six ans, souffrait depuis quelques jours de toutes les incommodités causées par les vers ; manque d'appétit, mauvais goût dans la bouche et mauvaise haleine, langue chargée, blanche ; maux de ventre fréquens, surtout dans la région ombilicale, ventre enflé, pupilles dilatées, sommeil agité et grincemens de dents en dormant. Sa vivacité avait disparu.

Je lui fis prendre *cina* 2/9. Deux jours après, aucune amélioration ne s'étant déclarée, je répétai la dose. Il se sentit bientôt mieux et fut entièrement guéri en quatre jours.

1151ᵉ OBSERVATION, PAR LE DOCTEUR WEIGEL (3).

G. G. de H., âgé de quatorze ans, se plaignait depuis six jours de fréquens malaises. Il avait vomi une fois et éprouvait par intervalles des coliques. Eructations, manque d'appétit, pesanteur dans les membres, accès passager de rougeur à la face. Il avait souvent souffert des vers depuis son enfance.

Je lui fis prendre, le 22 juin 1833, *cina* 2/9, le matin.

Le 25, les symptômes avaient beaucoup diminué. Je lui prescrivis une nouvelle dose *cina* 2/9, à prendre également le matin.

Le 3o, il était parfaitement guéri.

(1) Gazette homœop., vol. X, pag. 46 ; 1836.
(2) Communications pratiques de Thorer, vol. III, pag. 75 ; 1836.
(3) *Ibid.*, pag. 78.

1152ᵉ **OBSERVATION, PAR LE DOCTEUR FIELITZ** (1).

Un jeune homme de seize ans, sanguin, avait le ver solitaire. Teint très-rouge, douleurs dans la moitié de la tête avec tiraillemens jusque dans les épaules, mouvemens convulsifs d'un côté, rotation involontaire du bras du même côté. *Sabadilla* 30 guérit eu peu de jours les convulsions et les maux de tête. Quelques nouvelles doses lui firent rendre en quelques semaines des pelotons entiers de ver solitaire. Dès lors on n'en aperçut plus de traces, et le jeune homme se porte parfaitement bien.

ÉPILEPSIE.

1153ᵉ **OBSERVATION, PAR LE DOCTEUR GROSS** (2).

St., garçon de douze ans, d'ailleurs bien portant et robuste, avait deux fois par jour des attaques d'épilepsie, par suite d'une frayeur subite qu'il avait éprouvée dans son enfance. On s'adressa à moi le 4 avril 1819, et l'on me raconta toutes les circonstances de cette maladie.

L'enfant, sans que rien l'en avertît, tombait tout à coup à terre en poussant des cris, frappait convulsivement des pieds et des mains, fermait les poings, le pouce en dedans.

(1) Gazette homœop.; vol. IX, pag. 8; 1836.

(2) Archives homœop.; vol. I, cah. 2, pág. 53; 1822.

Sa face était bleuâtre, enflée. Les yeux lui sortaient étincelans de la tête et étaient agités de mouvemens convulsifs. Il lâchait involontairement son urine.

Écume autour de la bouche, dents serrées. Respiration lente, râlante.

L'accès durait un quart d'heure et se terminait par un sommeil profond et ronflant. Après l'accès, faiblesse et oubli de tout ce qui s'était passé; en général, mémoire très-faible.

Dans ces circonstances, le remède le plus convenable me parut être la *ju quiame*, et le même jour encore je lui en fis prendre, après son second accès dans l'après-midi, *une goutte* 9. Je ne trouvai rien à changer au régime qu'il avait suivi jusque-là.

Le lendemain on vint me dire que la veille au soir il avait eu une nouvelle attaque, plus violente encore que les précédentes, mais que ce jour-là il n'en avait plus eu, et qu'il se sentait bien, à l'exception d'un peu de faiblesse.

Depuis il n'a plus éprouvé de paroxysme, et continue à jouir d'une bonne santé.

1154ᵉ **OBSERVATION, PAR LE DOCTEUR GROSS** (1).

Un enfant de la campagne, âgé de neuf mois, était venu au monde gros et bien portant; mais depuis trois mois il avait été attaqué, sans cause connue, de convulsions épileptiques. De temps à autre on lui avait fait prendre des remèdes de bonne femme, mais sans succès ; au contraire, les accès n'en étaient devenus que plus fréquens et l'enfant plus chétif. Depuis plusieurs semaines on n'avait plus rien fait contre la maladie, lorsque ses parens eurent enfin recours à moi, le 10 décembre 1818. Je trouvai les symptômes suivans :

L'enfant s'étendait et s'allongeait, puis se recourbait en arrière et tout à coup devenait tout raide, les pouces serrés contre la

____

(1) Archives homœp., vol. I, cah. 1, pag. 103; 1822.

paume de la main, râlant comme s'il eût étouffé, la respiration accélérée, la face rouge et gonflée, l'écume autour de la bouche, tous les membres agités de mouvemens convulsifs, même le globe de l'œil et les paupières, les lèvres et tous les muscles du visage.

L'accès durait environ un quart d'heure et revenait plusieurs fois par jour.

Lorsqu'il était passé, l'enfant paraissait anéanti et plongé dans une profonde léthargie.

Quelquefois pendant l'accès sa langue s'agitait convulsivement dans sa bouche, quelquefois aussi il avait les dents serrées.

Ordinairement le front et la tête étaient couverts d'une sueur brûlante, visqueuse.

Lors des accès, l'enfant était pâle, flétri; il devenait chaque jour plus maigre.

Les fonctions de son corps étaient à l'état normal.

Lors même que les principaux symptômes n'auraient pas eu de ressemblance avec les effets primitifs de la *camomille des champs*, je n'en aurais pas moins choisi ce remède parce que l'expérience m'avait appris que, plus que tout autre, il a la propriété d'exciter des convulsions, surtout chez les enfans, et par conséquent de les guérir. J'en fis donc prendre au petit malade le soir même une dose 12. Je n'eus besoin de prescrire aucun régime, puisque l'enfant tétait encore ; je me bornai à défendre à la mère de manger des choses nuisibles, excitantes, et de lui recommander en tout la modération.

Quinze jours après, le père vint me dire plein de joie que l'enfant avait eu encore un accès dans la nuit du 10 au 11, mais moins fort que les précédens et que depuis il n'y en avait plus paru. Son fils paraissait plus gai et commençait à courir. Six mois après, je me convainquis par mes propres yeux qu'il était parfaitement bien portant.

1155ᵉ **OBSERVATION, PAR LE DOCTEUR CASPARI** (1).

Un enfant éprouva, pendant la dentition, une attaque d'é-
pilepsie. Il pâlit subitement, grinça des dents, ferma les mains et
emprisonna les pouces convulsivemeht; tressaillement des mains,
le corps rejeté fortement en arrière, rotation des yeux, perte de
la connaissance, yeux fermés, jusqu'à la fin de l'accès.

Je lui fis prendre, aussitôt après l'accès, *stannum* 6. Il
n'eut plus d'accès, quoique la dentition eût continué encore
plusieurs jours.

1156ᵉ **OBSERVATION, PAR ROMANI** (2).

Mademoiselle Thérèse Caponazza, de Pouzzolles, d'un tempérament bilieux, entra, à l'âge de quatorze ans, dans le couvent
de Saint-Celse, où elle resta trois ans, et où elle avait éprouvé
toutes sortes d'incommodités. Une vieille religieuse étant morte,
elle se chargea avec ses compagnes de l'ensevelir, œuvre de piété
qui lui inspira une secrète peur. Quelques mois après, elle se réveilla avec un pressant besoin d'aller à la selle; mais, l'image de
la défunte s'étant présentée à son ardente imagination, des idées
lugubres et terribles lui passèrent par la tête, et elle n'osa pas se
lever, malgré les cruelles douleurs qu'elle éprouvait dans le bas-
ventre. La même chose lui arriva plusieurs fois encore, et elle
s'abstint souvent de satisfaire à ses besoins soit par ce motif, soit
par d'autres. De retour dans la maison paternelle, elle éprouva
encore bien d'autres frayeurs capables de troubler la santé non
seulement d'une timide jeune fille adonnée à des exercices de
piété, mais même d'une valeureuse héroïne. Ses souffrances augmentèrent donc de jour en jour. Je la trouvai dans l'état suivant, lors de ma première visite, le 10 mai 1827.

Pâleur de la face. Fréquens maux de tête, un peu plus tôt, un
peu plus tard, après avoir mangé, vomissemens des alimens. Six,

(1) Mes Expériences en homœop., pag. 185, 1823.
(2) Discours sur l'Homœopathie, pag. 263; 1828.

fois par jour et même plus souvent, terribles convulsions durant vingt, quarante, soixante, cent minutes. Elle s'arrachait les cheveux, déchirait les draps, se mordait les mains. Elle se roulait dans son lit. Dès que les convulsions s'apaisaient, venaient les hoquets. Ecume autour de la bouche. Grande inappétence. Douleurs atroces par momens dans l'estomac, comme si on le traversait d'une épée, l'empêchant de manger. Grande faiblesse ; elle pouvait à peine se soutenir et devait rester couchée. Règles d'abord abondantes, plus faibles ensuite, alors supprimées. Premiers symptômes de cardialgie. Constipation que ne pouvaient vaincre les lavemens, ni les purgatifs. Paralysie des membres inférieurs, qui avaient perdu le mouvement, mais non le sentiment. Il y avait trois mois déjà que ces accidens étaient survenus. Très-peu de sommeil. Songes effrayans; elle appelait au secours, et n'avait pas le courage de rester seule ni le jour ni la nuit.

Je lui envoyai *nux vomic.* 31 gutt. Ce remède agit comme par enchantement. Les vomissemens des alimens cessèrent ; les douleurs cardialgiques s'apaisèrent ; sommeil long, tranquille et continu. Au bout de quarante ou cinquante heures seulement, léger fourmillement sur la peau des membres inférieurs, puis léger accès de convulsions momentané pendant que la malade dormait, lequel distendit les jambes qui revinrent bientôt à leur position primitive. La constipation cessa. Appétit vorace.

J'allai la voir le 19. Elle était encore immobile. Je ne pus m'empêcher de l'engager à étendre les jambes. Je commençais à me douter avec raison que la paralysie pourrait être domptée puisque les membres inférieurs s'étaient distendus une fois déjà par l'effet des convulsions. Elle les étendit donc graduellement; et les jambes qui faisaient un angle droit avec les cuisses, s'allongèrent parfaitement. Qu'on conçoive et sa joie et celle de sa famille. Je retournai à Naples et lui envoyai *bellad.* 30 gutt. 1/2.

Je la revis le 25. Je l'encourageai à se lever et à faire quelques pas dans la chambre soutenue par sa mère et sa sœur, ce qui lui réussit. Je quittai donc la malade en lui recommandant de ne passer au lit que la nuit, et de se promener peu, mais souvent. Elle recouvra bientôt une santé parfaite. Le vingt-cinquième

jour depuis le commencement de la cure, les règles parurent en
quantité normale. Cependant je crus opportun de lui administrer
de huit en huit jours une dose de *coccul.*, et enfin une nouvelle dose *nux* au mois d'octobre.

1157ᵉ OBSERVATION, PAR M. S. (1).

Charles Wendt, drapier de profession, âgé de dix-huit ans,
grand et robuste, d'un tempérament sanguin, n'avait jamais fait
de maladies graves, à l'exception des maladies ordinaires de
l'enfance et de la petite-vérole naturelle, qu'il avait eue deux ans
auparavant seulement, à un assez haut degré, mais sans qu'il s'en
ressentît du reste. On me fit appeler auprès de lui au mois d'a-
vril 1827. Il avait été triste, morose la veille, n'avait pas mangé
avec son appétit ordinaire et avait eu une attaque subite d'épilepsie.

Je le trouvai respirant profondément, ses yeux étaient renversés, sa face était pâle et couverte d'une sueur froide, ses
lèvres bleues, entre lesquelles sortait une mucosité écumante.
Mâchoires fortement serrées, emprisonnement des pouces. Tressaillemens isolés des membres et des muscles du visage. Il était
couché sans connaissance sur le canapé. Du reste, je ne trouvai
rien d'anormal, à l'exception de la fréquence et de la dureté du
pouls, ainsi que de violens battemens de cœur. Ses parens me dirent que l'attaque n'avait été annoncée par rien. Il se promenait
par la chambre et était tombé tout à coup sans connaisssance,
sa respiration était extraordinairement accélérée, profonde ; il
gesticulait des mains et des pieds. La seule cause à laquelle je
pus attribuer cette attaque d'épilepsie, était une dispute que le
malade avait eue la veille avec ses camarades, et cela d'autant
plus qu'il n'avait pas laissé éclater sa colère, mais l'avait con-
centrée en lui-même. Les tressaillemens et les battemens de cœur
cessèrent peu à peu, ses joues rougirent, le corps devint chaud,
et il recouvra sa connaissance environ un quart d'heure après. Il

(1) Annales homœop., vol. I, pag. 137 ; 1830.

se plaignit alors de fortes nausées, de violentes pressions dans la tête procédant du dedans au dehors, augmentant quand il se soulevait ou se remuait et lui causant des vertiges, d'abattement par tout le corps, d'engourdissement. Il ne tarda pas à s'endormir. Pendant son sommeil, fréquens soubresauts, chaleur sèche, générale sur tout le corps. Ce sommeil dura deux heures et fut plein de rêves inquiétans. Il se réveilla de mauvaise humeur, se plaignit de nausées, d'un goût amer. Maux de tête surtout dans le front. Douleur au fond de la gorge, en avalant et sans avaler. Il n'avait de plaisir ni à parler ni à s'occuper. Langue fortement chargée, jaune. Pouls encore petit et dur.

Ses parens me demandèrent avec instance de lui donner un vomitif. Rien ne s'y opposant et tout me prouvant au contraire que le mal provenait d'une excitation anormale de la bile, je lui administrai *tart. stib. gr.* 2, *pulv. rad. ipecac. gr.* 10, *aq. dest.* ℥ij.

Il n'eut besoin que d'en prendre quelques cuillerées pour vomir plusieurs fois des matières bilieuses, glaireuses, d'un goût acide, et pour avoir deux selles en bouillie. Les nausées cessèrent, mais non les maux de tête ni la morosité. Voulant attendre les effets subséquens du vomitif, je me bornai à lui recommander le repos et la tranquilité.

La nuit suivante se passa au milieu de rêves terribles. A déjeûner, nouvel accès beaucoup plus violent et plus long, ainsi que le soir. Convulsions violentes durant près de dix minutes. Corps raide et immobile pendant tout ce temps.

N'ayant plus rien à attendre du vomitif, je fis prendre au malade *ignat.*, qui répondait le mieux à son état moral et physique, à la dose 9 gutt. 1. Il la prit le lendemain matin. Les attaques ne se renouvelèrent pas. Depuis deux ans, le malade, qui est devenu aussi gai qu'il était triste pendant sa maladie, n'a pas éprouvé de rechute.

1158ᵉ OBSERVATION, PAR LE DOCTEUR RUCKERT (1).

S. de S., femme de 47 ans, à l'air bien portant, ayant encore des règles abondantes tous les mois, souffrait depuis trois ans des incommodités suivantes, pour lesquelles elle me consulta le 3 juillet 1828.

Environ toutes les 12, 16 ou 18 semaines, espèce d'attaque de spasmes qui lui faisait perdre sur-le-champ connaissance. Elle tombait à terre, restait tranquillement couchée quelque temps, revenait à elle, et se sentait très-abattue, mais sans rien savoir de ce qui s'était passé. Le dernier accès s'était changé cependant en véritable épilepsie. Crampes par tout le corps. Emprisonnement des pouces. Ecume autour de la bouche.

A l'approche de l'accès, tournoiement dans la tête, surtout en se baissant, sentiment de faim et rongement dans le creux de l'estomac. Après l'accès, elle était long-temps abattue, au point de pouvoir à peine marcher. Les accès venaient toujours dans la journée. Depuis le dernier, c'est-à-dire depuis quelques jours, constipation, épreintes avant la selle, qui ne sortait qu'à l'aide de fortes pressions. Indépendamment des crampes, fréquens déchiremens et battemens dans l'œil droit, comme si on l'arrachait ; cet œil pleurait beaucoup, était très-proéminent, mais sans être inflammé. Narine droite bouchée. Vingt ans auparavant, elle avait eu la gale, qui lui avait duré assez long-temps et qu'elle avait combattue par des onguens. Du reste, elle se portait fort bien.

Le principe de cette maladie était évidemment la psore, qui, latente d'abord, avait fini par se manifester par les symptômes morbides de l'œil droit et l'obstruction de la narine droite, et qui, n'étant pas combattue, avait pris la forme des crampes dont nous avons parlé.

Persuadé à peu près que *hyose.* ne guérirait pas un mal aussi enraciné, quoiqu'il fasse souvent des merveilles, je crus néanmoins convenable de l'administrer d'abord à la dose 6.

(1) Annales homœop., vol I, pag. 312; 1830.

Le 19 juillet, la malade vint me revoir. Elle n'avait pas eu de nouvel accès de crampes, mais son œil était toujours dans le même état. Je lui donnai donc la petite partie d'une goutte *calcar.* 18, à prendre le 20 le matin.

Je la revis le 11 août. Le mal d'yeux avait paru plus souvent qu'à l'ordinaire ; du reste, pas de trace de crampes.

Elle revint le 9 septembre. Elle se disait parfaitement guérie, son œil s'était parfaitement amélioré, le nez n'était plus obstrué, les selles étaient régulières, les crampes n'avaient point reparu. Je lui persuadai de prendre encore un médicament pour être tranquille à l'avenir, et je lui donnai, le 10, *lycopod.* 1/30.

Elle me fit dire, au mois de mai 1829, qu'elle continuait à se bien porter.

1159ᵉ OBSERVATION, PAR LE DOCTEUR MSCHK (1).

Le 20 juin 1829, je reçus de mon fils la lettre suivante :

» Le 22 mai, j'éprouvai, en soulevant l'avant-bras gauche, » des secousses passagères, sans douleur, qui cessaient dès que je » serrais fortement le bras contre le corps. J'avais déjà ressenti dans » l'omoplate gauche une sensation comme si elle allait se détacher » des côtes, ce qui me causait une douleur pressive que la pression » extérieure faisait diminuer. J'avais aussi éprouvé plusieurs fois » des palpitations sans douleurs dans le biceps et les muscles de » l'omoplate et sous l'aisselle jusque dans le grand muscle péc— » toral. Le 24, j'eus à neuf heures du matin des mouvemens con— » vulsifs dans ce même bras, si violens que je croyais qu'il se » déboîtait ; je ne souffrais pas cependant. Le bras s'agita » convulsivement d'une manière tout aussi forte. J'eus des ver— » tiges. Tout tournait autour de moi. Je perdis connaissance, je » dus fermer les yeux, mais sans cesser d'entendre pendant » quelque temps encore. Ces accès sont revenus plusieurs fois » depuis, s'annonçant toujours par une chaleur et un fourmille— » ment autour de l'articulation de l'épaule jusqu'au muscle del—

(1) Annales homœop., vol. I, pag. 314; 1830.

» toïde , ainsi que par une sensation comme si ces parties étaient
» trop grosses ; elles sont d'ailleurs tout-à-fait insensibles. Ces
» sensations descendent rapidement de l'épaule au bout des
» doigts. Un pareil accès dure en tout à peu près une demi-heure,
» après quoi je me sens bien , si ce n'est que j'éprouve pendant
» encore une demi-heure sur la poitrine une espèce de pesanteur
» comme s'il y avait un lourd fardeau. Il y a un an et neuf mois
» que j'ai eu pour la première fois trois accès pareils en trois
» jours, seulement la poitrine ne m'avait pas fait souffrir alors.

» Ma face est d'un rouge bleu, enflée , tant que durent les
» convulsions du bras; mon teint est maladif, mes yeux et ma
» bouche s'agitent convulsivement , une écume rougeâtre me sort
» de la bouche, ma tête et tout le haut de mon corps se rejettent
» en arrière , j'ai tout le corps raide, les pouces emprisonnés ;
» j'expire avec violence. »

Je lui donnai, le 29, *bellad.* 1/36. Le 31 juillet, il me manda
ce qui suit :

» J'ai remarqué , pour la première fois, le 24 novembre, un
» tressaillement dans le doigt du milieu de la main gauche qui
» est tout contourné. Cela se répéta plusieurs fois dans la journée
» et les jours suivans. Je remarquai, en outre , qu'en dormant, je
» tressaillais à me réveiller. Tantôt un pied, tantôt l'autre , ou
» les bras tressaillaient également. Il me semblait que mes deux
» avant-bras s'étaient tout à coup paralysés dans la région de
» l'articulation. J'éprouvais des douleurs dans l'omoplate , ainsi
» qu'un tiraillement dans le dos entre les deux épaules. J'éprou-
» vai aussi un soir une chaleur dans le bras droit qui n'était pas
» malade , laquelle s'étendit en peu de temps dans tout le corps.
» Deux fois déjà en m'endormant, il m'avait semblé que ma tête
» se jetait de côté et d'autre ; j'avais senti aussi dans la mâchoire
» inférieure un resserrement qui m'avait réveillé. Tous ces ac-
» cidens se sont manifestés pendant deux jours. Maintenant je
» suis de nouveau tranquille. »

Depuis la prise de belladonne, il n'y avait donc pas eu de nouvel accès proprement dit , et jusqu'à présent, mon fils n'a pas
cessé de se bien porter.

1160ᵉ OBSERVATION, PAR M. TIETZE (1).

Jeanne-Elisabeth S.-R., de E., âgée de vingt-deux ans, brune, d'un tempérament colérique, bien faite, corpulente, avait eu plusieurs fois dans sa jeunesse des boutons sur tout le corps et avait été de tout temps sujette à des inflammations de gorge. Il y avait sept ans qu'elle avait été infectée, ainsi que ses frères et sœurs, de la gale qu'on avait fait disparaître par un onguent composé de mercuriale vivace, de soufre, d'hellébore et de graisse. Mais à la place il s'était déclaré des fleurs blanches et des coliques menstruales, et depuis un an environ elle était sujette à des attaques d'épilepsie la nuit. Elle avait en vain eu recours à toutes sortes de remèdes, et finit par s'adresser à moi.

Avant l'accès, vertiges dans la tête au point de ne savoir où elle était. Oubli, elle ne pouvait souvent se rappeler des choses qu'elle savait parfaitement. Après l'accès, pressions douloureuses dans le front, quelquefois enflure des glandes du cou. Avant l'accès, lorsque les vertiges arrivaient, parole difficile. Goût d'argile dans la bouche, continuel, avec bon appétit. Langue blanche, chargée. Faim dévorante. Eructation avec un goût amer dans la bouche. Fréquens hoquets. Après l'accès, malaise avec vomissemens d'eau verte, amère. Règles très-faibles, de couleur foncée. Fleurs blanches presque continuellement ; quelquefois au milieu de pincemens dans l'hypogastre, excrétion de mucus gélatineux. Disposition à s'enrhumer. Grande lassitude dans les jambes. L'accès lui-même avait les caractères suivans : elle se couchait joyeuse. Pendant la nuit, forts ronflemens dans le cou durant un quart d'heure. Face pale. Perte de la connaissance. Frémissement des extrémités ; après quoi, sommeil profond. En s'éveillant, elle sentait ordinairement qu'elle s'était mordue la langue. L'accès arrivait tous les mois ou toutes les six semaines, au plus tard tons les deux ou trois mois. Après l'accès ordinairement suppression des règles. Presque constamment beaucoup de rêves pénibles. Tressaillement des membres en s'endormant. Ho-

(1) Annales homœop., vol. I, pag. 315 ; 1830.

ripilation avec peau de poule , presque tous les jours. Propen—
sion à suer. Sueur forte, puante aux aisselles et aux pieds. Après
l'accès et quand elle travaillait long-temps , battemens de cœur
avec anxiété. Humeur agitée, inquiète. Tremblement des membres en travaillant. Je lui donnai, le 13 décembre 1828, *silic.* 30,
la petite partie d'une goutte.

Le 25 janvier, je trouvai les symptômes suivans :

Bruissement dans les oreilles, le lendemain de la cessation des
règles, surtout le soir. Douleur pressive au dessus des yeux.
Goût glaireux. Langue chargée, blanche. Hoquet. Règles faibles
et en retard , durant huit jours, très—foncées. Fleurs blanches.
Tremblement des membres. Grande lassitude dans les jambes et
les bras après les règles. Rêves pénibles. Tressaillemens des
membres. Battemens de cœur. Humeur agitée , inquiète. Je lui
donnai , le 25 janvier , *calcar.* 3/24.

Le 11 février, nouvel accès le matin au lit, encore plus violent
qu'à l'ordinaire.

Le 17, jour où les règles devaient venir, elles ne parurent pas.

Le 16 mars , menstruation , mais faible.

Le 25 , je lui fis prendre *lycopod.* 2/30.

Dès lors, humeur très—gaie. A compter du mois d'avril , elle
ne revint plus. En novembre, je parlai à son frère, qui me dit
qu'elle continuait à se bien porter.

Le 15 novembre, elle revint. Je trouvai encore les symptômes
suivans :

Règles faibles , mais en temps convenable. Lassitude dans
les bras et les jambes, à l'époque de la menstruation. Tressaille—
mens dans les membres en dormant. Quelquefois faim dévorante.

Je lui administrai encore *graphit.* 1/30. Au commencemnt de
1830, ces derniers restes de sa maladie avaient disparu.

1161ᵉ OBSERVATION , PAR M. TIETZE (1).

Hoffmann , mâçon , âgé de trente ans , aux cheveux blonds ,

(1) Annales homœop., vol. II, pag. 314; 1831.

aux yeux noirs, à la stature petite et replète, au tempérament flegmatique, avait eu dans sa jeunesse la teigne, plus tard des scrofules dont il s'était guéri, mais à la place desquelles s'était déclarée une incontinence d'urine, jointe à des selles involontaires, jusqu'à l'âge de douze ans. Elle avait cessé après qu'il eut pris une foule de remèdes. Trois ans auparavant, il lui était venu une irruption miliaire qui n'avait duré que quelques jours. Elle lui avait causé un prurit violent, mais ne contenait rein de liquide. Depuis long-temps il souffrait de la maladie suivante :

Pression, plénitude après avoir mangé, sur l'estomac. Tous les jours, selle sans douleur, mais dure. Pression sur la vessie en urinant. Ejection d'une petite quantité d'urine, souvent une seule fois par jour. Depuis plus d'un an, douleur cuisante dans les reins ; il ne pouvait se coucher sur le dos sans l'éprouver aussitôt. Bâillemens violens et continuels sans motif, suivis d'un accès de chaleur qui lui montait du bas-ventre dans la poitrine, puis dans la tête. Perte de la connaissance. Il tombait à la renverse. Secousses et tressaillemens dans les bras d'abord, où ils étaient extraordinairement violens, puis dans les jambes. Les derniers accès avaient été si violens qu'il faisait des bonds sur son lit. Pendant et après l'accès, violente sueur, peau brûlante, face bleu-rouge. Après l'accès, face pâle. Souvent, aussitôt après l'accès, émission abondante d'urine d'ailleurs peu copieuse. Presque pendant dix minutes, sifflement comme du vent, à ses oreilles, puis abattement et lassitude dans les jambes après l'accès. Goût toujours amer dans la bouche, bouche sèche. Soif plus grande. Peu d'appétit. Pouls paresseux, plein, dur. Ces accès le prenaient tous les huit, tous les quinze jours, quelquefois plus souvent, à des époques indéterminées, et duraient quelques minutes. Cependant le dernier avait duré depuis dix heures du soir jusqu'à six heures du matin.

Je lui administrai, le 17 août 1828, *silic.* 30, la très-petite partie d'une goutte.

Les accès devinrent plus rares et plus faibles.

Le 14 octobre, je lui donnai *sepia* 30.

Le 5 décembre, *sulphur.* 3.

Son cuir chevelu se couvrit de boutons pruriteux qui disparurent à la fin du mois.

Depuis le 8 octobre, il n'avait plus eu d'accès. Le reste des
symptômes céda à *graphit*. 30 gutt. 1/8. Il fut parfaitement guéri
dans le mois de janvier 1829, et n'a pas eu de rechute depuis
(14 septembre 1830). Il est vrai que le 6 septembre, il lui vint
de nouveau quelques boutons à la tête, mais *carbo ligni* 3 les fit
disparaître.

1162ᵉ OBSERVATION, PAR M. TIETZE (1).

Christiana Dressler, de C..., âgée de quinze ans, brune, d'une
humeur gaie, très-développée déjà pour son âge, forte, grosse
et nubile, à laquelle en aurait donné l'âge de dix-sept ou dix-
huit ans, avait eu, plusieurs années auparavant, une gale très-
violente qu'on avait fait disparaître promptement au moyen
d'un onguent acheté à un charlatan. Mais bientôt après, elle avait
été attaquée d'épilepsie. Les accès revenaient irrégulièrement,
souvent jusqu'à huit ou douze fois par jour, mais souvent aussi
elle était une ou deux semaines sans en éprouver. Réglée depuis un an, elle avait ordinairement une attaque à l'approche de
ses règles. Avant l'accès, elle n'éprouvait aucune incommodité.
Elle tombait tout à coup, la connaissance disparaissait avec la
rapidité de l'éclair, ses extrémités s'agitaient avec violence, sa
tête se jetait de côté et d'autre; sa face devenait bleue, sa bouche
se couvrait d'écume, elle se mordait le plus souvent la langue,
ses poings se serraient fortement. Ces accès duraient quelques
minutes, mais souvent aussi une ou deux heures sans interruption. Après l'accès, elle tombait dans un sommeil profond dont
on ne pouvait la tirer. A son réveil, elle se plaignait de maux
de tête et des douleurs que lui causait la langue. Les maux de
tête, après l'accès, prenaient la région de la tempe gauche et
descendaient dans le cou, comme du feu. Après l'accès, dysécie
de l'oreille gauche pendant plusieurs jours. Elle se plaignait,
en outre, de ne pas avoir de goût. Tout ce qu'elle mangeait avait

(1) Annales homœop., vol. II; pag. 316; 1831.

lè goût de bois. Douleurs de gorge en avalant. Pupilles rétrécies. Teint variable, tantôt tout pâle, un instant après, très-rouge. Lors des accès, appétit bon, mais désir de choses extraordinaires. Menstruation régulière accompagnée de douleurs constrictives, pressives vers le pubis. Ordinairement avec l'accès, toux avec expectoration de glaires d'un blanc bleu. Après l'accès, lassitude pénible et pesanteur dans les jambes pendant quelques jours.

Les jours où elle n'avait pas d'attaque, elle se plaignait d'une grande somnolence le jour, de fréquentes horripilations en plein air, de frissons, de bouffées de chaleur à la face. Sensation continuelle de froid aux mains et aux pieds, avec diminution réelle de chaleur dans ces parties. Pouls petit, dur, fréquent.

La mère de cette jeune fille, pauvre veuve sans fortune, avait consulté tous les médecins à la ronde, mais aucun n'avait pu soulager la malade. Persuadée qu'on ne pourrait guérir sa fille, elle avait cessé depuis trois mois de lui rien faire prendre. Comme elle venait souvent chez moi, je lui avais déjà donné moi-même divers médicamens, entre autres *radix artemisiæ*, mais sans le moindre succès. Dès que j'eus appris à connaître l'homœopathie, je lui conseillai de faire traiter sa fille d'après cette méthode; mais je ne parvins pas de suite à vaincre sa répugnance. Cependant, les accès devenant de plus en plus violens et se renouvelant presque toutes les heures, elle se décida.

Je lui donnai donc, le 4 décembre 1829, *calcar. carbon.* 2/24.

Pendant les quinze premiers jours, les accès furent plus fréquens et plus longs, puis ils devinrent plus rares. Le 23 janvier 1830, la malade en eut un qui présenta de nouveaux phénomènes. Quelques jours avant l'accès, pression dans le bas-ventre, douleurs brûlantes dans la tête, du côté droit. L'accès la prit le soir au lit. Elle perdit l'usage de la parole, l'oppression de la poitrine lui coupa la respiration ; il lui semblait que sa poitrine était comprimée. Bouche ouverte. Rotation des yeux. Respiration saccadée, souvent interrompue. Tressaillemens convulsifs des extrémités, peu considérables. L'accès dura, avec de légers intervalles pendant lesquels la malade ne recouvra pas ses sens, mais respira paisiblement, huit heures de suite. Dès qu'il eut cessé, elle se plaignit de nouveau de maux de tête dans le côté droit, et pendant quelques jours d'une sensation de brisure dans les bras et les jambes. Elle n'eut pas d'autre attaque jusqu'au 30 janvier, où je lui donnai, dans la matinée, *lyco-pod.* 1/30.

Le 12 février, apparition des règles avec tranchées si violentes, le lendemain, que la douleur lui coupait souvent la respiration, et qu'elle dut garder le lit la moitié de la journée.

Le 14, malgré un temps froid et rude, et quoiqu'elle eût encore ses règles, la malade fit une route de deux lieues, pendant laquelle elle eut trois attaques d'épilepsie successives, sans compter les crampes de poitrine. C'était le premier accès depuis huit semaines.

Le 2 mars, pendant la nuit, plusieurs attaques d'épilepsie, suivies de maux de tête dans le front, de tremblement dans les jambes, de pression dans le ventre, de douleur de brisure dans l'épaule gauche. Langue blanche, chargée. Soif cruelle. Pouls dur, fréquent. Peau plus froide qu'à l'ordinaire. Ces crampes étaient si violentes que tout faisait craindre une apoplexie. Le thorax se soulevait d'une manière terrible, se contractait ; la face était bleue, enflée.

Je lui fis prendre, le 3 mars, *silic.* 1/30.

Le 16, les règles n'avaient point encore paru. Nouvelle attaque de crampes, mais moins longue et moins violente qu'auparavant.

Le 23, règles copieuses.

Le 24, violentes douleurs pressives, constrictives, dans le bas-ventre, plutôt du côté droit, avec extrémités froides et frisson continuel que la chaleur du lit ne pouvait faire cesser. Maux de ventre si violens, que la malade poussait les hauts cris et perdait connaissance pour quelques instans. Elle n'éprouvait cependant ni tressaillement ni crampes de poitrine. Après avoir mangé d'une soupe à l'eau, douleurs plus violentes. Les douleurs n'avaient aucune influence sur l'écoulement menstruel. A minuit, les douleurs cessèrent, et elle s'endormit d'un sommeil

III.   10

paisible. Le lendemain, légers accès de maux de ventre. Gargouillemens dans les intestins. Trois selles diarrhéiques.

Le 28, cessation des règles. La malade se sentait très-bien.

Le 5 et le 7 avril, tranchées et maux de tête déchirans avec chaleur à la tête ; elle dut rester long-temps au lit.

Le 16, je lui fis prendre le matin *natrum* 1/12.

Le 18, trois attaques d'épilepsie, mais très-faibles et de peu de durée. Après l'accès, douleurs sécatives, resserrantes, dans l'articulation de l'épaule et le bras.

Le 26, apparition des règles avec quelques tranchées.

Le 30, cessation des règles.

Le 27 mai, les menstrues n'avaient point encore paru.

Le 28, je lui donnai *magnes. carb.* 1/30.

Depuis quelques semaines, plus de congestions à la tête ni de chaleurs à la face. Humeur beaucoup plus gaie.

Le 29, les règles parurent, accompagnées de légères tranchées et de frissons.

Le 15 juin, après avoir déjeûné, attaque d'épilepsie très-faible, de peu de durée, sans que rien l'eût annoncée. Après l'accès, grande lassitude dans les jambes et douleurs déchirantes au vertex.

Le 2 juillet, apparition des règles, violentes tranchées pendant quelques heures.

Le 7, je lui administrai *natr. mur.* 1/30.

Le 28 août, le remède avait cessé d'agir. Pas de crampes.

La malade se portait bien, à l'exception d'un peu de toux et de quelque douleur dans le cou en avalant, suite d'un refroidissement. Ses règles devant paraître dans quelques jours, je lui donnai *bellad.* 1/30.

Ses règles arrivèrent à l'époque convenable ; tranchées peu considérables. Elles coulèrent depuis le lundi jusqu'au vendredi.

Le 4 septembre, je lui fis prendre *caustic.* 1/30.

Le 29 octobre, pas d'accès depuis dix-neuf semaines. La malade recouvrait des forces de jour en jour, son air devenait de plus en plus florissant. Depuis trois jours, menstruation co-

pieuse, au milieu de maux de tête déchirans dans les tempes.
Avant l'apparition des règles, quelques tranchées seulement.

Le 2 novembre ; je lui donnai *tr. sulphur.* 1/30.

Le 30, pas d'attaques d'épilepsie depuis huit mois. Huit jours auparavant, règles accompagnées de quelques tranchées, qui avaient cessé après qu'elle se fût couchée quelques instans.

Je continuerai le traitement antipsorique. Si quelque phénomène remarquable se manifestait ; je me hâterais de le publier. Je suis décidé à continuer ce traitement jusqu'à ce que les douleurs menstruales aient cessé, et j'espère que l'épilepsie disparaîtra en même temps.

1163ᵉ **OBSERVATION, PAR M. TIETZE** (1).

Mademoiselle Hermann, âgée de dix-neuf ans, jeune fille grêle, brune, aux yeux bleus, était malade depuis un mois et demi, et avait eu plusieurs fois des attaques de crampes. Un allopathe l'avait traitée pendant tout ce temps, mais sans succès. On s'adressa à moi. Je trouvai les symptômes suivans :

Vertiges en se soulevant. Douleurs lancinantes à travers toute la tête. Langue chargée, blanche. Face pâle. Bruissemens dans les oreilles. Serrement dans le creux de l'estomac. Menstruation irrégulière, peu copieuse, quelquefois un peu douloureuse. Elancemens dans les reins. Tranchées dans le bas-ventre, annonçant l'accès suivant. Espèce de chaleur dans le creux de l'estomac, pression lui montant dans la tête, perte de la connaissance jusqu'à un certain point : elle entendait parler, mais sans comprendre. Tressaillemens convulsifs dans les bras, la tête et la face, pouces emprisonnés. Quelques secousses partant du cœur. Constriction spasmodique du diaphragme. Elle ne pouvait parler, même quelque temps après avoir repris connaissance, à cause de l'oppression de la poitrine. Pendant l'accès, son cou enflait, son teint variait rapidement d'un rouge foncé, presque bleu en une pâleur cadavéreuse. Forte sueur après

(1) Annales homœop., vol. II, pag. 320; 1831.

l'accès. Peu de sommeil la nuit. Soubresauts en dormant. Chaleur croissante à la face avec anxiété et battemens de cœur. Abattement. Elle avait été auparavant d'un tempérament actif, gai.

Je lui donnai, le 28 juillet 1829, *bellad.* 30 gut. 1/2. Une heure après, les crampes cessèrent et ne reparurent que le 29 août, où elle eut un léger accès.

Je lui administrai le lendemain *bellad.* 30, la petite partie d'une goutte. Les crampes disparurent pour toujours. (Les accès se succédaient auparavant toutes les cinq minutes au plus.) Elle n'a pas eu de rechute depuis.

1164ᵉ OBSERVATION, PAR LE DOCTEUR GLASOR (1).

Un enfant de neuf mois fut attaqué de convulsions, et un autre de quinze mois d'une véritable épilepsie, pendant la dentition. On m'appela. J'administrai *chamom.*, *cicut.*, *bellad.*, qui amendèrent les symptômes, mais ne les firent pas cesser. J'appris enfin que les mères de ces enfans avaient eu dans le temps la gale. Je leur fis donc prendre à l'un *tinct. sulphur.*, à l'autre *calcar.* Le premier fut guéri en huit jours, le second en quinze. Il leur vint à l'un et à l'autre un exanthème avec excoriation entre les cuisses et les parties génitales, que je guéris par l'administration d'antipsoriques.

1165ᵉ OBSERVATION, PAR LE DOCTEUR ATTOMYR (2).

Une épilepsie dont les attaques n'avaient lieu que la nuit, mais chaque nuit depuis quelques semaines, et étaient accompagnées de violentes gesticulations, d'oppression allant presque jusqu'à la suffocation, fut guérie par une petite dose *d'opium.* Sept jours après, le malade quitta l'hôpital sans ressentir le moindre indice de sa maladie. On lui donna une dose *calcar. carb.*, en lui recommandant de revenir toutes les semaines. Il revint une fois

(1) Archives homœop., vol. X, cah. 3, pag. 13; 1831.
(2) *Ibid.*, vol. XI, cah. 2, pag. 112; 1831.

díre qu'il continuait à se bien porter. Depuis, on ne l'a plus revu.

1166ᵉ OBSERVATION, PAR LE DOCTEUR HOFFENDAHL (1).

Une femme souffrait depuis plusieurs années de la goutte et de fleurs blanches abondantes ; mais les douleurs qu'elles lui causaient étaient supportables en comparaison des violentes attaques d'épilepsie qui se succédaient à de courts intervalles et qui la rendaient morose, chagrine. Le moindre chagrin occasionnait une attaque. Écume autour de la bouche. Tressaillement de tous les membres, etc. Telle fut la description imparfaite que sa fille me fit de sa maladie, car il me fut impossible de l'aller voir moi-même. Je lui envoyai *nux vomic.* 18. Quelques jours après sa fille vint me remercier les larmes aux yeux. Depuis la prise de la poudre, sa mère n'avait point éprouvé d'attaque. Elle était beaucoup plus gaie et se disait prête à supporter avec patience les douleurs de la goutte, puisque la pauvreté l'empêchait de continuer la cure. Un an après, elle n'avait pas encore eu d'attaque, à ce que j'ai appris.

1167ᵉ OBSERVATION, PAR LE DOCTEUR HOFFENDAHL (2).

Ottilie Garsauge, d'Aschersleben, souffrait depuis quelques années de crampes épileptiques dont elle s'était fait traiter inutilement par plusieurs médecins, entre autres par le professeur B... de Greifswald. Une dose *hyosc.* 9 la guérit radicalement en huit jours. Depuis trois ans, elle jouit d'une santé parfaite.

1168ᵉ OBSERVATION, PAR LE DOCTEUR ATTOMYR (3).

La malade était plongée dans une espèce d'engourdissement, et était couchée sur la paille. Allongement et raideur des mem-

(1) Archives homœop., vol. XII, cah. 2, pag. 170, 1832.
(2) *Ibid.*, pag. 177.
(3) *Ibid.*, cah. 3, pag. 82 ; 1833.

bres. Au bout de quelques minutes, elle fermait les yeux, grinçait des deuts, emprisonnait ses pouces, se roulait plusieurs fois
par la chambre jusqu'au mur, ou jusqu'à ce qu'on la retînt.
Au bout de dix à quinze minutes, l'accès cessait. Elle s'essuyait
les yeux, qui étaient pleins de larmes, et se levait.

Les bras et les jambes étaient si fortement tendus, que l'homme
le plus robuste n'aurait pu les plier.

Le premier accès avait eu lieu quatre mois auparavant. Peu à
peu ils avaient augmenté au point qu'en vingt-et-un jours elle
en avait eu six cent trente. Jamais d'attaque la nuit.

La malade, jeune fille de quinze ans, prit *sulphur* 2/30. Elle
eut encore un accès, mais ce fut le dernier.

1169° OBSERVATION, PAR M. DE B...I (1).

Un enfant de douze ans, d'une constitution délicate et d'une
imagination mobile, éprouva dans l'été de 1829, une violente
frayeur, à la suite de laquelle il tomba malade. Au mois de février 1831, il fut attaqué de convulsions épileptiques, qu'un
traitement médical fit disparaître pour quelque temps, mais qui
reparurent sous une autre forme et avec une intensité plus grande
à la suite d'événemens désagréables qui l'affectèrent beaucoup.
Depuis les premiers jours d'août 1831, il éprouvait chaque jour,
à neuf heures du soir, un accès qui ne durait pas tout-à-fait
une heure. Il tombait dans un assoupissement, plaçait ses mains
sur son front, retirait ses pieds en dedans. Puis commençait
toute une suite de scènes tragi-comiques. Il se dressait sur la
tête, commandait l'exercice, frappait des pieds, chantait des
cantiques, ordonnait aux personnes présentes de faire attention,
et débitait un sermon, en contrefaisant la voix et les gestes d'un
prêtre qu'il connaissait. Puis il entrait en fureur et pétrissant
son oreiller, il disait étrangler quelqu'un ; tantôt il plaisantait,
tantôt il se repliait en rond d'une singulière manière, tantôt il
se frappait du poing avec fureur le front et la poitrine, etc. Sa

(1) Archives homœop., vol. XII, cah. 3, pag. 151; 1833.

voix était claire et perçante, ses yeux fermés, et si on les ouvrait, on apercevait les pupilles tournées en haut, à peine visibles. Le globe de l'œil était dans une rotation continuelle.
Faible avant le paroxysme, au point de pouvoir à peine se soulever, il avait alors une force telle, qu'un homme pouvait à peine
le maintenir et l'empêcher de se faire du mal. Quand l'accès
approchait de sa fin, il s'étendait couché sur le dos. Mains et
pieds raides. Pouces emprisonnés. Son corps se recourbait, son
ventre se voûtait, ou bien sa poitrine. Tous les muscles de son
visage indiquaient de grands efforts comme pour aller chercher
sa respiration dans son intérieur. Puis sa poitrine s'affaissait,
et il respirait quelquefois. On lui ouvrait alors les mains. Ses
jambes s'agitaient convulsivement et recouvraient leur mobilité,
ainsi que ses bras. Il demandait avec ardeur des boissons acides
et se plaignait de violens maux de tête et de brisure dans les
membres.

Je lui donnai, au milieu de septembre, *aconit.*, que je répétai
trois jours après sans résultat.

Silic. 2/30, le 19, ne produisit rien jusqu'au 6 octobre. Je
lui fis donc prendre ce jour-là *datur. stram.*, puis *hyosc.* et *bellad.* Une soirée se passa sans paroxysme, mais les accès revinrent le lendemain. Trois doses *opium.* les fit cesser de nouveau;
mais ils reparurent avec une nouvelle violence le quatrième
jour.

Je lui fis prendre, le 30, *nux vomic.* 1/30, et par erreur, on
lui donna dès le lendemain *cupr.* 2/30. Les paroxysmes cessèrent, et n'ont pas reparu. *Cupr.* fut répété huit jours après. Au
bout de huit autres jours, on lui donna *agar. musc.* 2/30, puis,
à cause de différens symptômes qui existaient encore, le 2 décembre, *calcar.* 2/30, le 20 janvier 1832, *bryon.* 2/30, et le 30,
rhus toxic. 2/30.

Au commencement de mars tous les phénomènes morbides
avaient disparu, à l'exception de la paralysie du dos, qui était
assez forte pour l'empêcher de s'asseoir tout seul ou de se retourner dans son lit. Sous ce rapport-là, il était dans un plus
triste état qu'avant le commencement de la cure.

Je prescrivis, le 9 mars, *silic.* 1/30, qui fit merveille. Le même soir, il se retourna dans son lit en dormant. Quinze jours après, il pouvait se lever; la troisième semaine, marcher un peu dans la chambre; la quatrième, rester levé trois heures de suite, et la cinquième, aller se promener toute la journée.

1170ᵉ OBSERVATION, PAR M. HROMADA (1).

Mademoiselle Amélie N., de Prague, âgée de dix-neuf ans, née de parens très-sains, et réglée depuis sa quinzième année, éprouva, à la suite d'une grande frayeur, le 15 décembre 1819, un accès d'épilepsie qui dura une heure; ensuite elle devint raide et resta dans cet état jusqu'au lendemain. Tous les moyens employés furent inutiles; on m'appela, et je trouvai la malade dans une chambre tellement imprégnée d'odeurs médicamenteuses, qu'un sujet bien portant aurait pu y tomber en syncope. Mon premier soin fut de faire ouvrir les croisées. La malade ressemblait à une morte; yeux à demi fermés, pupilles fortement dilatées et troubles, bouche close, mais non serrée; lèvres rouges; langue rouge, chargée; mamelles affaissées, mais non flasques; mamelons d'un rouge pâle; bas-ventre mou et un peu froid; extrémités mobiles en tous sens, mais froides au toucher. Je donnai *chamom.* gut. 1, mêlée avec de l'esprit-de-vin. Au bout de deux heures, il n'y avait aucun effet. Je lui fis prendre alors une goutte *chamom.* 6, qui ne produisit rien non plus, et deux heures après, une goutte 9. Au bout d'une heure et demie, les carotides commencèrent à s'élever, sans qu'on sentît encore ni les battemens du cœur ni le pouls. L'état resta encore le même pendant deux heures; alors je donnai une goutte 12. Un quart d'heure après, les carotides se soulevèrent visiblement, mais sans battre. La peau du visage s'humecta, et au bout de deux heures il parut des gouttes de sueur sur le front et le nez. Cette sueur s'étendit peu à peu à la tête et à la poitrine. J'essayai alors la 15ᵉ dilution. Au bout de dix minutes, tout le corps

(1) Archives homœop., vol. XIII, cah. 3, pag. 130; 1833.

était couvert d'une sueur froide, et la malade fit entendre un soupir, suivi d'un pouls faible, qui se développa peu à peu. Deux heures après, la malade ne se plaignait plus que de ne pas voir. Je lui donnai *bellad.* 18, et le lendemain je la trouvai assise dans son lit, ayant seulement la vue encore faible. Aujourd'hui elle est bien portante et mère de deux enfans.

1171ᵉ OBSERVATION, PAR M. HOFFENDAHL (1).

Dorothée Fleck, femme d'un cordonnier de Friedland, âgée de quarante-deux ans, blonde, à l'air bien portant, mariée depuis six ans sans avoir eu d'enfant, souffrait depuis neuf ans de violentes convulsions occasionées par une frayeur et un chagrin. Elle avait déjà consulté un grand nombre de médecins, qui lui avaient fait prendre toutes sortes de remèdes, et qui l'avaient finalement déclarée incurable. Ayant entendu dire que j'avais déjà guéri beaucoup de maladies de ce genre, elle s'adressa à moi au mois de juin 1832.

Avant l'accès, elle n'éprouvait ni vertiges, ni envies de vomir, ni tous les symptômes qui l'annoncent ordinairement. L'attaque arrivait à l'improviste. Elle perdait connaissance, tombait à terre, l'écume lui couvrait tout le tour de la bouche, ses dents grinçaient, ses pouces s'emprisonnaient, tous ses membres s'agitaient de violens tressaillemens. L'accès passé, elle se sentait très-bien, à l'exception d'un peu de faiblesse. Les accès la prenaient tous les jours et même plusieurs fois dans la journée, mais à des époques indéterminées, la nuit comme le jour. Aussi ne se livrait-elle à ses occupations qu'avec la crainte de se faire mal en tombant, ce qui lui était déjà arrivé plusieurs fois. Les spasmes étaient plus violens à l'approche des règles et plus fréquens. Les règles elles-mêmes étaient depuis nombre d'années peu copieues, irrégulières et accompagnées de fleurs blanches.

La menstruation devant paraître dans quelques jours, je lui

(1) Annales homœop., vol. IV, pag. 271; 1833.

donnai *pulsat.* 12 gutt. 1. Trois jours après, spasmes plus forts, règles plus abondantes pendant six jours, mais sans notable changement du reste dans son état. Je répétai donc *pulsat.* Trois semaines après, j'appris que pendant tout ce temps la malade avait bien dormi et n'avait pas eu d'accès la nuit. Mais pendant quelques jours elle en avait eu encore dans la journée, même jusqu'à deux ; cependant ces accès présentaient d'autres symp-tômes. Ils s'annonçaient par des vertiges dans la tête et un sen-timent de faiblesse, et étaient accompagnés de pleurs violens. Comme j'habitais à trois milles de Friedland, et que mes occu-pations ne me permettaient pas de faire le voyage, je dus me contenter de ces indications imparfaites, et je lui envoyai six doses *platin.* 3/9, à prendre une toutes les quarante-huit heures.

Le remède agit avec tant d'efficacité, que le mois suivant les règles parurent sans être accompagnées de crampes, et la malade se croyait déjà guérie. Menstruation régulière et abondante, plus de fleurs blanches. Mais quatre mois après, elle fut prise de nouveau de légers accès. Tressaillement des membres. Pleurs. Je lui envoyai *stramon.* 3, dont elle devait prendre six globules toutes les vingt-quatre heures. Les crampes disparurent entiè-rement. La malade accoucha heureusement et jouit, ainsi que son enfant, d'une excellente santé.

1172ᵉ OBSERVATION, PAR M. HOFFENDAHL (1).

La fille du tondeur de drap Riep de Friedland, enfant de deux ans et demi, avait été attaquée de crampes six mois auparavant, à la suite d'un châtiment trop sévère que lui avait infligé sa mère pour une faute légère. Ces crampes présentaient les symptômes suivans : Elle tombait subitement à terre en poussant un cri, battait des mains et des pieds, fermait les poings, grinçait des dents, l'écume lui venait autour de la bouche. Face d'un rouge bleu. Yeux proéminens, pleins de larmes. Emission involontaire d'urine. Je lui donnai *hyosc.* 3/9. Elle n'a pas eu d'accès de-puis un an.

(1) Annales homœop., vol. IV, pag. 273; 1833.

1173ᵉ OBSERVATION, PAR LE DOCTEUR BETHMANN (1).

J'ai eu à traiter l'année passée deux cas d'épilepsie chez deux petits garçons, âgés, l'un de six ans, l'autre de quatre. Je trouvai chez tous deux les sympôtmes suivans : Face rouge, pouls plein, dur, donnant cent pulsations par minute, perte de la connaissance, yeux fixes, convulsions des extrémités, écume autour de la bouche. Pouces emprisonnés chez le plus jeune.

En revenant à eux, soif ardente. Une dose *ignat.* suffit pour éloigner ces accidens.

1174ᵉ OBSERVATION, PAR LE DOCTEUR SCHROEN (2).

Barbara Egelkraut, de Neugattendorf, à une lieue de Hof, éprouvait depuis plusieurs années des accès d'épilepsie qui apparaissaient à quelques semaines de distance, précédés de coliques dans le bas-ventre. *Chamom.* seule, par gouttes 6, tous les trois jours, guérit cette maladie. Elle en reçut dix doses, et depuis dix mois, son affection n'a pas reparu.

1175ᵉ OBSERVATION, PAR LE DOCTEUR SCHROEN (3).

Jean Hacker, de Hof, âgé de dix ans, avait depuis un an des accès d'épilepsie qui revenaient à peu près tous les mois. Avant l'accès, il ressentait toujours une traction dans le bras gauche qui se rapprochait involontairement du corps. Quatre doses *cupr.* 18 gutt. 1, de huit en huit jours, enlevèrent complétement la maladie. Depuis un an, il n'a pas eu d'accès.

1176ᵉ OBSERVATION (4).

Ernest S..., boulanger, âgé de vingt-huit ans, fut admis dans

(1) Annales homœop., vol. IV, pag. 440; 1833.
(2) Gazette homœop., vol. V, pag. 145; 1834.
(3) *Ibid.*
(4) Annuaire de l'Institut homœop., vol. III, pag. 25; 1834.

l'établissement, le 27 mai. Il avait éprouvé six mois auparavant un très-violent chagrin qui fut vraisemblablement la cause de l'accès que nous allons décrire. Il était devant le four, lorsqu'il tomba subitement sans prodromes. Ecume blanche autour de la bouche, mais sans gesticulation. On le porta au lit, et on fit venir un médecin qui lui pratiqua aussitôt une saignée, lui administra intérieurement un diaphorétique et lui prescrivit plus tard dif-férens médicamens dont il avait perdu les recettes. Il y avait trois semaines que, sans autre cause qu'un effort physique, il avait eu un nouvel accès de cinq minutes, comme le premier. Il s'était alors adressé à un célèbre médecin de Weimar, qui lui avait fait prendre quelques médicamens. Cependant, huit jours auparavant, il s'était déclaré une troisième attaque avec quel-ques prodromes, cette fois : anxiété et malaise. Après l'accès, il se sentit extrêmement épuisé; mais le lendemain il avait déjà re-couvré ses forces.

Il avait toujours été sujet à de fréquens saignemens de nez, chaque jour, et avait éprouvé périodiquement une forte douleur tiraillante au dessus de l'angle de l'œil gauche, au point de tom-ber quelquefois en syncope. Enfant, il avait eu la petite-vérole inoculée; et n'avait jamais fait, du reste, de maladie impor-tante. A l'âge de quatorze ans, il avait eu deux fois la gale; la première fois, il l'avait fait promptement disparaître, mais il n'avait pas tardé à en être infecté de nouveau. Quatre ans aupara-vant, il avait attrapé un refroidissement à la suite duquel il lui était venu de violens points de côté et des douleurs de foie, et enfin il y avait dix-huit mois qu'il avait eu un écoulement par l'urètre, mais non vénérien, à ce qu'il soutenait. Langue un peu chargée. Du reste, il se portait bien. On prescrivit *nux* 3o.

Troisième jour. La veille dans la matinée, nouvel accès comme les précédens, mais plus court et laissant après lui moins de las-situde. La nuit précédente, nausées.

Neuvième jour. Depuis quatre jours, saignemens de nez vio-lens, précurseurs de l'accès. On prescrivit *pulsat.*

Les saignemens de nez continuèrent; mais du reste la malade se sentait bien. On lui donna, le quinzième jour, *tr. sulphur.*

Vingt-deuxième jour. Plus de saignemens de nez, depuis plusieurs jours, et cependant pas d'accès. Par contre, vertiges, quelquefois, nommément le matin, accompagnés d'anxiété. Il prit *nux* 30.

Trente-troisième jour. Trois jours auparavant, à midi, nouvel accès. Il était tombé sans connaissance. Fort râlement de la poitrine. Bras tournés en arrière. Doigts renversés. Après l'accès, il ne s'était souvenu de rien. Il se plaignait en outre de vertiges continuels, d'un sentiment comme s'il allait tomber, d'abattement. Depuis quatre jours, les saignemens de nez avaient cessé de nouveau. Pendant le dernier accès, il s'était mordu la langue. *Cocculus.*

Trente-neuvième jour. La veille, nouvel accès. Il était tombé à la renverse de dessus son siége. Pas de gesticulations. Pas d'écume autour de la bouche. Il ne s'était pas mordu non plus la langue. L'accès avait duré quatre minutes. Après l'accès, grand abattement. On prescrivit *agaric.*

Quarante-deuxième jour. Le malade se plaignait depuis la dernière nuit de pression douloureuse périodique dans la profondeur du bas-ventre. Mauvaise humeur, tristesse. Pas d'appétit. Peu de sommeil. Le lendemain à midi, violente attaque subite d'épilepsie. Ecume autour de la bouche. Forts tressaillemens convulsifs des extrémités. L'accès dura à peu près cinq minutes. La connaissance ne lui revint qu'au bout d'un quart d'heure. Il se sentit alors abattu, dormit peu et se plaignit d'une aggravation de la douleur pressive, au dessous du nombril, qui lui coupait la respiration. Nous lui administrâmes, le quarante-quatrième jour, *ignat.* que nous repétâmes deux jours après, sans qu'aucun changement se manifestât.

La nuit, agitation et fourmillement dans les membres, l'empêchant de se tenir tranquille et de dormir. Pas de nouvel accès; mais, du reste, pas de changement non plus dans son état. Nous lui fîmes prendre, le quarante-huitième jour, une troisième dose *ignat.*

Cinquante-troisième jour. Le malade se trouvait mieux; il

dormait assez bien , mais éprouvait toujours une pression dans le bas-ventre. *Cuprum* 3o.

Trois jours après , à une heure-et-demie , nouvelle attaque de crampes, mais moins violente. Seulement il se sentit faible toute la journée.

Dès-lors , son état s'améliora de plus en plus. Sommeil assez bon. Diminution graduelle des douleurs. Pendant trois semaines , un seul accès pendant qu'il dormait. On lui avait administré dans l'intervalle , deux nouvelles doses *cuprum*. Il quitta l'établissement le 21 août.

1177ᵉ **OBSERVATION** (1).

Louise Z..., servante de vingt-trois ans, entra dans l'établissement le 1ᵉʳ juin.

C'était une fille d'une constitution replète et vigoureuse ; elle avait un visage rouge qui respirait la gaîté , des cheveux et des yeux noirs. Jamais elle n'avait été malade dans son enfance. Elle était entrée au service à l'âge de quinze ans. Réglée à l'âge de treize ans, elle avait été d'abord pendant des années sans voir reparaître ses menstrues, qui étaient d'ailleurs irrégulières, ne coulaient que faiblement et arrivaient tantôt toutes les trois semaines , tantôt toutes les cinq ou six semaines. Quatre ans auparavant, elle avait eu la fièvre intermittente et avait beaucoup souffert l'année précédente de douleurs déchirantes dans la tête et les dents. Il y avait huit ans à peu près qu'à la suite d'un refroidissement , elle avait eu un accès de délire de deux heures pendant lequel elle avait entièrement perdu connaissance. Cet accès s'était terminé par des vomissemens, et quelques heures après , elle se portait fort bien. Sa santé n'avait pas été troublée depuis jusqu'à l'année précédente. Mais à cette époque, elle avait été prise, après une incommodité, d'un pareil accès de syncope. Elle était tombée à terre. Ses membres tressaillaient. Fourmillemens et vents dans le creux de l'estomac, lui montant

<hr>

(1) Annuaire de l'Instit. homœop., vol. III, pag. 27; 1834.

jusque dans la poitrine. Vertiges dans la tête. Perte de la connaissance et de la parole.

Ces accès s'étaient renouvelés depuis six fois ; les trois premières, on lui avait pratiqué une saignée. La cause en était ordinairement quelque émotion. Le dernier avait eu lieu le 25 mai. Après l'accès, ordinairement violente céphalalgie; la tête comme bouleversée ; grand abattement. Constipation auparavant, maintenant selles régulières. Sommeil agité auparavant, et accompagné de rêves inquiétans; maintenant elle s'endormait tard. Souvent, surtout en marchant, douleurs lancinantes dans l'hypochondre gauche, et dans le côté droit de la poitrine.

On lui donna *ignat.* 30, qu'on répéta deux fois, à trois jours d'intervalle.

Huitième jour. Pas de changement les jours précédens. La veille après midi, accès de crampes, fourmillemens dans le creux de l'estomac, vertiges, parler difficile, légers tressaillemens dans les yeux. Elle dut se coucher. Tout était fini au bout de cinq minutes. Il se déclara ensuite une forte transpiration, ce qui n'avait jamais encore été le cas. La nuit, rêves très-pénibles. Du reste, elle se sentait bien. On prescrivit pour le lendemain une nouvelle dose *ignat.*

Quinzième jour. Plus d'anxiété en rêvant. *Sulphur.*

Le soir, points de côté, embarras dans la tête, vue trouble, tremblement et pesanteur dans les pieds, rêves de nouveau pénibles et forte sueur. Les règles parurent peu abondantes, pendant trois jours. Elle allait bien en général. Le vingtième jour, on répéta *sulphur.*

Vingt-septième jour. La veille, après midi, après avoir éprouvé le jour précédent des douleurs dans les jambes et des déchiremens dans les dents, précédés de bruissemens dans les oreilles et de fourmillemens sur la poitrine, espèce de tétanos avec perte de la parole. La connaissance n'avait pas entièrement disparu. Yeux fixes. Doigts étendus s'agitant en tous sens, ainsi que les pieds. Elle avait eu une nuit agitée. Violentes douleurs tranchantes dans la tête, le jour même, lui répondant dans le cou. Grand sentiment d'abattement. *Ipecacuanha.*

La sensation de brisure continua. Il s'y joignit de la fièvre. Pas de selle encore. Elle se plaignait de douleurs dans le cou, en avalant, quoiqu'on n'y aperçût pas de rougeur. Pouls modérément fréquent. On lui donna, le vingt-huitième jour, deux doses *ipecac.*

Son état s'améliora beaucoup. Tête libre. Maux de gorge moindres. Selle. Le vingt-neuvième jour, on lui fit prendre *aconit.* et le trentième *bellad.*

Les symptômes disparurent ; mais le sommeil était toujours agité, et la malade se plaignait d'anxiété et de chaleurs passagères.

Trente-quatrième jour. Pendant quelques jours, la malade s'était plainte de tranchées qui avaient cessé cependant. Selle dure. Sommeil toujours troublé par des rêves inquiétans. Du reste, elle se portait bien. *Ignat.*

Trente-septième jour. Pincement et sentiment de vacuité dans le creux de l'estomac. Elancemens dans quelques parties du corps. Pas de selle la veille. Sentiment de paralysie dans quelques membres. *Nux.*

Elle eut une selle, et le sentiment de paralysie se perdit. Les douleurs diminuèrent peu à peu ; seulement les émotions agissaient encore d'une manière funeste, et la disposaient à pleurer, mais elle n'avait plus, du reste, de véritables attaques d'épilepsie. Les règles avaient paru de nouveau. Lorsqu'elles avaient cessé, aucun accident particulier ne s'étant manifesté, et la malade se sentant beaucoup mieux d'ailleurs, on la renvoya le quarante-neuvième jour.

1178ᵉ OBSERVATION, PAR LE DOCTEUR MULLER (1).

Un pauvre cordonnier, âgé de dix-neuf ans, était sujet à des attaques d'épilepsie dont les paroxysmes étaient assez réguliers. L'allopathie n'avait pu le guérir. On lui donna *calcar.*, *bellad.*, *aurum,* mais sans plus de succès.

____

(1) Hygea, vol. I, pag. 52 ; 1834.

1179ᵉ OBSERVATION , PAR LE DOCTEUR SCHROEN (1).

Un garde forestier, robuste en apparence, vint me consulter au mois de mai 1834. Il était âgé de trente-six ans. Depuis deux ans, il éprouvait fréquemment une douleur brûlante dans l'estomac, ainsi qu'une pression dans la moelle épinière, qui, semblable à un courant d'air chaud, lui montait le long du dos, derrière les oreilles et dans le cerveau. Il avait des vertiges et tombait sans connaissance; mais, au bout de dix à quinze minutes, il reprenait ses sens, ne ressentant aucune douleur, mais était tout étourdi. Lors de l'accès, sa tête était presque toujours libre; cependant il éprouvait assez souvent une douleur pressive à l'occiput. Souvent aussi la moelle épinière lui faisait mal et lui causait des cuissons. Le matin, goût doux; ardeur dans l'estomac et le bas-ventre, après avoir mangé des mets lourds. Selles irrégulières, le plus souvent diarrhée avec cuisson à l'anus. En urinant, cuisson dans le gland. Fréquemment des crampes dans les mollets. Il y avait plusieurs années qu'il avait eu une gale qu'il avait fait passer par des onguens.

Je lui administrai, en deux mois, huit doses *arsen. alb.* 6 gutt. 1. Déjections de grandes masses de mucosité d'abord. Au bout d'un mois, toutes les douleurs avaient disparu. Je l'ai revu le 1ᵉʳ août 1835. Il m'assura n'avoir plus eu d'accès.

1180ᵉ OBSERVATION, PAR LE DOCTEUR WIDENHORN (2).

Un homme de trente-deux ans, fortement constitué et de tempérament vénoso-artériel, était atteint, depuis sa douzième année, d'une épilepsie causée par la frayeur. Les accès ne revenaient que tous les huit jours, mais régulièrement et à l'improviste. Le malade tombait de son haut, et, pendant la durée de l'accès, faisait peu de ces mouvemens qui sont ordinaires aux épileptiques; il restait tranquille, ayant l'écume à la bouche, la

____

(1) Hygea, vol. II, pag. 412; 1835.
(2) Archives de la Médecine homœop., vol. I, pag. 303; 1835.

face bleue et bouffie : du reste , on l'aurait cru endormi. Toutes
ses fonctions étaient , disait-il, régulières. Comme alors je dé-
butais dans l'homœopathie , j'avais les médicamens peu présens
à la mémoire ; aussi remis-je au lendemain à lui en prescrire ,
afin d'avoir le temps de réfléchir. Le 12 mai, je donnai *agaric.* 3/30, en prescrivant au malade de revenir au bout de huit
jours, attendu qu'un accès aurait reparu précisément dans cet
intervalle. Il revint en effet, se plaignant de se sentir toujours
comme ivre , d'éprouver une grande propension au sommeil ; il
ajouta que cette fois l'accès n'avait pas paru. Jugeant que l'agaric était encore en pleine action , j'attendis huit jours avant de
lui rien donner. Au bout de huit jours, le 28 mai, il revint
gai et dispos, disant que tous les accidens dont il s'était plaint
la dernière fois avaient disparu , et que, durant la quinzaine, il
n'avait éprouvé aucun accès d'épilepsie. Je lui fis prendre une
seconde dose *agaric.* 3/30. Il revint le 13 juin. A cette époque,
quatre accès avaient manqué, et le malade m'assura n'avoir rien
senti pendant ce laps de temps. Je le congédiai alors en lui recommandant de venir me trouver de suite, s'il éprouvait quelque chose de nouveau. Deux années se sont écoulées depuis, et
aucun accès n'a reparu.

1181ᵉ OBSERVATION , PAR LE DOCTEUR WEIGEL (1).

S..., de Qu...; âgée de vingt-quatre ans , qui avait eu dans
son enfance, outre les maladies exanthémateuses ordinaires, de
fréquentes teignes et même une fois une inflammation scrofu-
leuse (?) des yeux, était réglée depuis l'âge de dix-sept ans.
Depuis cette époque, sa menstruation avait presque toujours
été régulière et ne s'arrêtait qu'autant que la malade, qui était
d'une humeur chagrine, s'attristait pendant l'époque. Je dirai,
en passant, qu'elle était brune, de taille moyenne, d'une constitution assez corpulente, atrabilaire. Elle avait eu souvent, depuis quelques années, des attaques de crampes de toute espèce,

(1) Communications pratiques de Thorer, vol. II, pag. 155 ; 1835.

surtout d'estomac. De nombreuses saignées n'avaient pas eu d'influence bienfaisante au moins ni sur son mal, ni sur les douleurs dans le front, qu'elle ressentait souvent auparavant à l'approche de ses règles, et n'avaient pas prévenu les attaques d'épilepsie auxquelles elle se vit bientôt exposée.

Il y avait dix-huit mois que la malade, qui n'avait pas encore éprouvé d'accès épileptiques, était allée à un bal. Son danseur s'étant pris de querelle avec un autre jeune homme, la jeune S... était tombée à terre, et s'était donné un coup au côté droit de la tête. On l'avait relevée sans connaissance, mais elle n'avait pas tardé à reprendre ses sens. Deux jours après, elle eût sans prodrome la première attaque d'épilepsie. Deux ou trois mois se passèrent sans nouvel accès; mais, au bout de ce temps, elle en eut un second, et dès-lors les attaques se succédèrent à des intervalles de plus en plus courts, en sorte que le septième mois, elle en avait toujours un ou deux jours après la cessation de ses règles. L'accès ne la prenait que la nuit, avec une intensité plus ou moins grande. La malade se couchait bien portante, rien ne lui annonçait une attaque prochaine, si ce n'est une envie irrésistible de dormir. Elle en avait plusieurs dans une nuit, à ce que me dit son père; car, quant à elle, elle perdait connaissance complétement. Le lendemain matin, elle se sentait très-faible. Elle avait eu ses règles quelques jours auparavant. Elles avaient coulé jusqu'au 13 avec abondance, quoiqu'on lui eût fait une saignée il y avait huit jours; elles avaient même été plus copieuses qu'à l'ordinaire.

Dans la nuit du 14 au 15, elle eut de nouveaux accès. Perte de la connaissance. Bruit, gémissement, râle. Écume autour de la bouche. Emprisonnement des pouces.

Je ne pus découvrir dans ses traits aucune difformité causée par ces accès. Elle ne se plaignait pas d'ailleurs de la tête; cependant son esprit paraissait assez faible; ce qui se lisait d'ailleurs sur sa face. Sa mémoire, sa conception, son jugement, étaient nommément fort affaiblis. Depuis huit jours, elle avait des crampes d'estomac et manquait d'appétit. Sa langue était chargée, d'un blanc jaunâtre.

Quoique *cuprum* fût indiqué, je lui fis prendre d'abord, à cause des crampes d'estomac, *conium mac.* 2/30.

Le 7 juillet, les douleurs d'estomac avaient cessée, et, depuis la veille, la malade avait ses règles. Je ne lui fis rien prendre tant qu'elles coulèrent. Dès qu'elles eurent cessé, je lui donnai *cupr. met.* 3/30, à prendre le lendemain matin, en lui recommandant d'attendre tranquillement l'attaque, qui avait toujours eu lieu jusqu'alors la première ou la seconde nuit après la cessation des règles. L'accès arriva effectivement dans la nuit du 10 au 11; mais il fut moins long et moins violent. Ce fut au point que la malade, que la faiblesse obligeait les autres fois à garder le lit pendant un ou deux jours, put se lever le lendemain comme à l'ordinaire. Elle se sentait bien un peu abattue; mais cela ne l'empêcha pas de se livrer à ses occupations. Elle eut pendant quelques jours encore la tête un peu entreprise et vertigineuse.

Je lui prescrivis *cupr. met.* 3/30, à prendre le lendemain matin.

Le 22 septembre, la malade me dit que, huit jours avant l'apparition de ses règles, elle avait eu dans la nuit un très-léger accès, mais qu'elle les avait eues deux fois depuis, la dernière huit jours auparavant, sans ressentir la moindre douleur. Elle se portait fort bien et avait grand espoir de guérir. Je ne lui donnai donc aucun médicament; mais je lui recommandai de me faire savoir comment elle se trouverait dans quelques semaines.

Son père vint me trouver le 29. La nuit précédente, à deux heures, sa fille avait eu un nouvel accès qui avait duré un quart d'heure environ, et qui s'était annoncé depuis quelques jours par de la pesanteur de la tête, par de la mauvaise humeur et par la couleur jaune du blanc de l'œil. La malade se plaignait en outre, depuis quinze jours, d'éructations après avoir mangé, et quelquefois de régurgitation des alimens. L'accès avait commencé par des ronflemens, par l'agitation du corps et des extrémités. Quand on parlait à la malade ou qu'on lui tenait les membres, pour combattre l'agitation, l'accès devenait plus violent, et elle-même plus agitée. Ce jour-là, sa fille était gaie, elle était allée le matin à l'église, et avait fait, l'après-midi, une petite promenade. Il résultait de tout cela que, si les attaques n'avaient point cessé, elles étaient au moins beaucoup moins violentes et avaient perdu leurs caractères typiques jusque-là.

Ayant égard à la cause accidentelle des accès, c'est-à-dire au coup à la tête, je lui donnai *arnica* 2/6.

Le 3 novembre, la malade vint elle-même. Depuis la prise de l'*arnica*, elle n'avait plus eu d'attaque. Ses règles étaient venues quinze jours auparavant sans douleurs. Elle se portait bien en général. Elle me dit en même temps que le dernier accès n'aurait peut-être pas eu lieu, si elle n'avait pas éprouvé quelques jours auparavant un violent chagrin. Je lui donnai *cupr.* 2/30, à prendre le lendemain matin.

Le 29 décembre 1833, je revis la malade ou plutôt la convalescente. Depuis la Saint-Michel, c'est-à-dire depuis trois mois, elle n'avait point aperçu la moindre trace de ses crampes. Ses menstrues venaient régulièrement, et elle jouissait d'une excellente santé.

1182ᵉ OBSERVATION, PAR LE DOCTEUR HEICHELHEM (1).

Un homme de quarante-quatre ans, de complexion apoplectique, de petite taille, à cou court et gros, pléthorique, et sujet à de fréquens accès dans les plaisirs de l'amour et de la table, jouissait d'une santé parfaite, lorsqu'un soir il but beaucoup de vin capiteux, sans cependant s'enivrer. La nuit, il dormit tranquillement, et le matin, en se réveilllant, il se sentait bien.

Vers neuf heures (le 28 septembre), il fut pris tout à coup, et sans avant-coureurs, de convulsions générales ayant parfaitement le caractère de l'épilepsie ; en poussant un cri aigu et tordant la tête du côté droit, il tomba par terre, et sur-le-champ éprouva d'affreuses distorsions des membres ; emprisonnement des

(1) **Hygea**, vol. II, pag. 142 ; 1835,

pouces ; forte stertoration ; écume à la bouche ; perte de connaissance. Pendant l'accès, le visage est pourpre ; vers la fin, il devient livide. Cet accès dura environ cinq minutes. Alors le malade
tomba dans la sopeur, au milieu d'une sueur copieuse. Au bout
d'un quart d'heure, le sommeil soporeux fut interrompu par un
nouvel accès, plus violent encore. Le paroxysme débuta, comme
la première fois, par le clignotement des yeux distordus, un cri
plaintif, la torsion de la tête, etc. Mais, cette fois, il dura à
peu près huit minutes avant de faire place à la sopeur. Au lieu
de reprendre connaissance, le malade fut ensuite, tous les quarts
d'heure ou toutes les demi-heures, tiré de son état soporeux par
de nouveaux accès de convulsions épileptiques. Pendant ces
accès le pouls était petit et contracté ; mais, durant la sopeur,
il était plein et vigoureux.

Jusqu'à une heure, on compta treize à quatorze accès violens,
qui se succédèrent ainsi sans interruption.

On avait employé saignée d'une livre et demie, sangsues à la
tête, fomentations froides sur le front, mais qui ne purent pas
agir convenablement, à cause des mouvemens violens du malade ;
sinapismes animés aux mollets et à l'épigastre. Une potion ana-
leptique avait été prescrite ; mais le malade ne put la prendre.

Aucun de ces moyens ne parut amener d'amélioration ; les
accès même se succédèrent plus rapidement, et avec plus d'intensité, après la saignée.

Dans cet état désespéré, je proposai au confrère qui m'assis-
tait l'emploi des moyens homœopathiques. Il y consentit, jugeant
le malade perdu.

L'analogie du tableau des symptômes avec celui des effets que
l'opium produit chez l'homme en santé, et les avantages que j'a-
vais tirés de ce moyen dans le cas précédent, ne me permettaient
pas d'hésiter dans mon choix. Vers midi donc, peu après un
nouvel accès, le malade étant dans la sopeur et sans connaissance, je lui donnai *opium* 6/6, dissous dans de l'eau. Le
médicament fut avalé avec peine. Immédiatement après son
ingestion, agitation et gesticulation. Au bout d'un quart-d'heure,
sommeil calme.

Vers deux heures et demie, le malade s'éveilla en pleine connaissance; après avoir écouté la réponse à quelques questions qu'il adressait, il se rendormit.

A trois heures, on le réveilla pour lui faire prendre une seconde dose *d'opium*, après quoi le sensorium redevint parfaitement libre et dégagé, et le malade dispos. Déjà il parlait avec suite. Aucun accès épileptique n'avait reparu.

Vers quatre heures, après avoir bu un bouillon faible, le malade se plaignit de douleur au front. Il vomit le bouillon, et rendit sur la fin du sang, qu'il avait probablement avalé pendant les accès, en se mordant la langue. Il se trouva bien ensuite.

A sept heures du soir, mouvement faible notable; pouls plein, dur et fréquent; 70 à 80 pulsations, beaucoup de soif; un peu de mal de tête; peau chaude. Du reste, le malade est dispos et jouit de toutes ses facultés intellectuelles. Point d'accès épileptique depuis midi.

Je fis prendre une dose *aconit.* 5/24. Du gruau pour nourriture.

Le second jour. La veille au soir, le médicament a rempli mon attente; le mouvement fébrile s'est arrêté. Le malade a dormi la nuit entière d'un sommeil calme et non interrompu. Nul vestige d'accès d'épilepsie.

A l'approche du jour, une selle abondante, accompagnée de beaucoup de vents.

Le matin, je trouvai le malade bien; tête entièrement dégagée, pouls normal.

Le même jour, l'homme quitta son lit, et le 1ᵉʳ octobre, je cessai de le voir. Il était entièrement guéri. Aujourd'hui, 4 décembre, il jouit de la meilleure santé.

1183ᵉ OBSERVATION, PAR M. TIETZE (1).

Antoine de Kindermann de G., âgé de 23 ans, brun, aux yeux bruns, de stature moyenne, mais bien prise, s'étant enfui

(1) Communications pratiques de Thorer, vol. III, pag. 101; 1836.

de Pologne à cause des troubles qui avaient été excités dans le
voisinage , et ayant été arrêté et condamné à mort comme espion,
en ressentit une telle terreur , qu'il eut une attaque d'épilepsie ,
qui, dès lors, se répétait plusieurs fois presque chaque semaine.
Il obtint sa grâce, par l'entremise d'un Allemand distingué qui
se porta sa caution, et retourna sans obstacle dans sa patrie,
mais ne put trouver à y travailler de son état de tisserand, à cause
de ses attaques d'épilepsie. En vain employa-t-il un grand
nombre de remèdes domestiques et autres. Enfin, ayant entendu
dire que j'avais été assez heureux pour guérir dans le courant
de l'année plusieurs cas de semblable maladie , il s'adressa
à moi.

 Avant la première attaque , il avait beaucoup souffert d'ulcères,
entre autres d'un ulcère au bras, qui s'était guéri depuis peu.
Quand il travaillait trop , il éprouvait aussi des déchiremens dans
les membres. Il était né du reste de parens sains , et avait joui
d'une bonne santé dans son enfance. L'attaque présentait les
phénomènes suivans : châleur à la tête ; rougeur de la face ; vertiges ; les jambes commençaient à lui trembler ; il était couvert
de sueur ; s'il se couchait , il éprouvait une pression douloureuse
dans le creux de l'estomac ; cris ; respiration pénible ; tiraillemens dans la tête ; perte de la connaissance ; délire ; il jetait sa
tête tantôt d'un côté , tantôt d'un autre ; ses yeux tournaient rapidement dans leurs orbites , ou bien quelquefois, ils restaient
invariablement fixés sur un point ; d'autres fois le mal attaquait
les extrémités inférieures ; il conservait alors sa connaissance , se
démenait des bras et des jambes , en serrant les pouces, ou avait
les membres raidis ; quelquefois il rejetait convulsivement la
tête en arrière , courbait en demi-cercle sa colonne vertébrale ,
et se redressait tout-à-coup ; d'autres fois sa poitrine faisait un
bruit terrible ; sa respiration était excessivement accélérée ou
suspendue entièrement ; sa face cadavereuse.

 Les attaques revenaient presque tous les jours , plusieurs fois
de suite , et duraient d'un quart-d'heure à une demie-heure. Si
l'attaque avait été faible, il éprouvait l'accès dans la tempe droite ;
des douleurs s'étendant jusque dans le sinciput ; comme si sa tête

allait éclater ; si l'attaque avait été forte, il n'avait point de maux de tête.

Après l'accès, prostration des forces ; abattement douloureux dans les membres ; souvent cependant, au sortir d'une pareille attaque, il se relevait comme s'il ne lui était rien arrivé.

Du reste il se portait bien.

Je lui fis prendre le 29 juin 1834, *ignat.* 3/18, dans une demi-once d'esprit de vin mêlé à de l'eau, trente gouttes dans de l'eau chaque jour.

Le 24 juillet, il n'avait plus eu d'accès dès la seconde dose.

Je prescrivis *ignat.* en solution chaque jour.

Le 2 septembre, le malade se portait fort bien, et ne se plaignait plus. Je lui administrai *ignat.* 3/18, dans une demi-once d'eau, dix gouttes chaque jour.

Le 9 octobre, pas de nouvel accès. Continuation du même remède.

Le 3 décembre, une faible attaque à la suite d'un violent chagrin. *Ignat.* comme auparavant.

Le 3 février, pas de nouvelle attaque, mais le malade éprouvait toujours des accès de chaleur à la tête, joints à de la rougeur à la face, *Ignatia.*

Le 25 mars, pas de nouvel accès ; la chaleur de la tête avait disparu. Le malade avait continué à prendre jusque-là une dose *ignat.*, tous les deux jours.

Le 11 avril, à la suite d'une contrariété qui l'avait mis dans une violente colère, violent accès de crampes le soir. Il frappait des mains et des pieds, se soulevait souvent dans son lit, perdit connaissance pendant un temps considérable, ou divagua.

Je lui fis prendre de nouveau *ignat.* 10/30, dans une demi-once d'esprit-de-vin et d'eau. Dès la seconde dose, les convulsions cessèrent et la connaissance lui revint. Il continua à prendre de cette solution jusqu'au 26 mai, où je lui administrai de la même manière que *ignatia*, *calcar. carb.* 1/30. Nous sommes à la fin d'octobre, et il n'a plus eu d'attaque, quoiqu'il se fût souvent chagriné.

1184e OBSERVATION, PAR M. TIETZE (1).

La femme Grosche, de S. , âgée de dix-neuf ans , mariée depuis six mois , brune, d'un tempérament colérique , avait eu , deux ans auparavant, par suite d'un violent chagrin, des attaques de convulsions épileptiques, accompagnées de hoquets. *Camphor.* et *ignatia* l'avaient guérie, à l'exception des hoquets, que *sulphur* avait fait cesser. Depuis cette époque elle s'était toujonrs bien portée, quoiqu'elle eût été exposée plus d'une fois à de violentes émotions. Ses règles n'avaient jamais cessé d'être à l'état normal.

Le 23 janvier 1835 , elle tomba malade subitement , éprouva des élancemens dans le côté gauche au dessous des côtes en respirant, ainsi qu'au milieu de la poitrine en aspirant l'air profondément, et eut des attaques spasmodiques avec perte de la connaissance. Un médecin allopathe qu'on manda sur–le–champ lui fit une saignée abondante et lui fit prendre jusqu'au lendemain deux grandes bouteilles de mixtions. Ces remèdes n'ayant produit aucune amélioration , on me fit appeler le 24 au soir. Je ne pus l'aller voir de suite; mais, me dirigeant d'après les indications du mari, qui me dit qu'outre les élancemens dont j'ai parlé , sa femme avait une soif ardente et une grande chaleur, et que les crampes consistaient seulement en tressaillemens convulsifs des bras avec perte de la connaissance, en fréquens hoquets, je lui donnai *aconit.* 5/30, dont il devait lui administrer une dose à six heures du soir, à minuit et à six heures du matin.

Le 25 , à huit heures du matin, le mari vint me dire que rien n'était changé sous le rapport des crampes et des élancemens, mais que la chaleur était un peu moindre. Je donnai *bellad* 5/30. Des occupations pressantes m'empêchèrent d'aller voir ce jour-là la malade , qui habitait à une certaine distance.

Le 26 , on me manda qu'elle allait beaucoup plus mal. J'allai donc la voir, et je trouvai les symptômes suivans :

Pouls convulsif, petit, accéléré. Peau d'une chaleur normale.

(1) Communications pratiques de Thorer, vol. III ; pag. 104; 1836.

Face beaucoup plus pâle et plus défaite qu'à l'ordinaire, avec des cercles bleus autour des yeux.

La malade était couchée les yeux fermés, mais très-tranquille. La nuit précédente avait été très-agitée; elle avait voulu plusieurs fois se lever et avait divagué.

Elle se couchait ordinairement sur le côté droit, et c'était dans cette position qu'elle était le plus tranquille. Après avoir été ainsi quelques minutes comme si elle eût dormi paisiblement et sans que sa respiration indiquât la moindre oppression, les muscles de son visage se contractèrent et elle éclata de rire, sans se réveiller, tenant toujours les yeux fermés et n'ayant pas de connaissance. Bientôt après, un hoquet lui souleva brusquement la poitrine, et cela toutes les minutes; des mouvemens convulsifs agitaient dans l'intervalle son bras gauche, qui reposait sur le lit, et elle serrait si fortement la couverture qu'il était impossible de lui faire lâcher prise. Environ dix minutes après, elle poussa quelques gémissemens profonds et reprit aussitôt connaissance. Aussi gaie et aussi légère que jamais, elle s'assit dans son lit et se mit à parler avec moi. Elle se plaignit d'un grand abattement et d'une grande lassitude (ce qui était toujours le cas après un accès) surtout dans les membres; d'élancemens dans le côté droit et le gauche au dessus des côtes en respirant, et d'une douleur particulière dans le diaphragme, lorsque les hoquets avaient été violens. Pas de selle depuis trente-six heures. Tête embarrassée. Goût pénétrant, salé dans la bouche.

Je lui administrai *sulphur 2 grain* 1/16, à prendre le soir dans le cas où elle n'irait pas mieux. Jusqu'alors les attaques de crampes l'avaient prise toutes les heures ou toutes les deux heures au plus. Les accès se succédant toujours aussi rapidement, son mari lui donna la poudre à cinq heures du soir.

Bientôt après, elle s'endormit; l'attaque arriva bientôt et dura jusqu'à huit heures. La nuit suivante, elle jouit d'un sommeil paisible, pendant lequel les accès furent moins longs et moins violens. Aussi le 27, était-elle beaucoup plus gaie. Pas de selle à neuf heures du matin. Cependant elle en eut une dans l'après-midi; du reste, son état était toujours le même.

Le 28 , je n'en reçus pas de nouvelles.

Le 29 , j'appris qu'elle s'était bien trouvée jusqu'à midi la veille, et que les convulsions ne l'avaient prise que rarement et avec moins de force. Mais depuis la veille dans l'après-midi elles étaient revenues tout aussi violentes et tout aussi fréquentes qu'auparavant ; il n'y avait même plus d'intervalle, pour ainsi dire, entre les attaques. Toute la nuit précédente, elle n'avait pas repris connaissance. Les hoquets surtout étaient extraordinairement violens.

L'expérience, dans des cas pareils , m'aurait appris que le soufre est un excellent remède; mais comme, chez cette femme, il empirait son état, et que *bellad.*, que je lui avais administrée quelque temps auparavant, n'avait produit aucune amélioration , je me trouvais dans un assez grand embarras. Ne voyant pas cependant, après y avoir bien réfléchi, de médicament plus convenable, je lui envoyai de nouveau *bellad.*; mais cette fois, pour en augmenter l'énergie , je me décidai à la lui administrer en solution.

Je lui fis donc prendre *bellad.* 3/30, dans deux drachmes d'esprit-de-vin et d'eau, dix gouttes dans de l'eau toutes les deux heures. Après la seconde et la troisième dose , les attaques étaient déjà devenues plus rares et moins violentes. Le 31 , elle n'en eut aucune de toute la journée. Je prescrivis de lui administrer le même remède toutes les deux heures, et à compter du 31 , une fois seulement par jour.

Le 7 février , le mari me fit dire que sa femme s'était remise à son métier. Les convulsions avaient entièrement cessé. Bientôt après, il vint lui-même et je lui recommandai de continuer à faire prendre chaque jour à sa femme une dose du médicament.

Le 10 , je la vis arriver elle-même. Elle se portait fort bien , à l'exception de quelques hoquets. Du reste, elle soignait son ménage comme auparavant.

Le 15 , plus de hoquets. Elle se trouvait parfaitement bien.

Le 26 octobre 1835, elle est devenue enceinte; mais sa grossesse ne lui cause aucune incommodité.

1185ᵉ OBSERVATION, PAR LE DOCTEUR WEIGEL (1).

Une épilepsie qui datait de trois ans et qui avait été produite par une peur, chez un jeune homme de vingt-trois ans, non marié, fut guérie en six semaines par *ignat.* 3/18, dissous dans une once d'eau, une cuillerée à thé tous les jours. Depuis deux mois, il n'en a pas eu d'accès. Il en avait plusieurs auparavant toutes les semaines.

1186ᵉ OBSERVATION, PAR LE DOCTEUR SYRBIUS (2).

Un garçon de quatorze ans, attaqué d'une légère épilepsie nocturne quotidienne, prit *creosot. gutt.* 4, *spirit. vini.* ʒ, *aq.*, *distill.* ʒ, le matin à jeûn, pendant cinq jours, quatre gouttes à la fois. Les accès cessèrent; mais ils revinrent seize jours après, sinon tous les jours, au moins toutes les trois nuits ou toutes les neuf nuits. Pendant que le malade prenait le remède, je remarquai les symptômes suivans:

Etourdissement et vertiges. Battement douloureux dans la région du front et des tempes. Face pâle avec les yeux cerclés de bleu. Manque d'appétit. Douleurs lancinantes dans l'hypochondre gauche (symptôme qui me décida à cesser l'administration du remède). Manque de respiration en se remuant, accompagné de tussiculation. Tressaillemens dans les bras. Furoncles aux fesses. Amaigrissement rapide.

Tous ces accidens disparurent en huit jours sans autre remède, et le malade put, au bout de ce temps, faire un voyage à Hambourg avec son père.

1187ᵉ OBSERVATION, PAR LE DOCTEUR HOFFENDAHL (3).

Le fils du sellier Naeve, de Woldegk, enfant de huit ans, d'une complexion débile, au visage pâle, aux yeux enfoncés,

(1) Communications pratiques de Thorer, vol. III, p. 129; 1836.
(2) Gazette homœop., vol. VIII, pag. 369; 1836.
(3) *Ibid.*, vol. IX, pag. 232; 1836.

souffrait depuis deux ans déjà d'attaques d'épilepsie, très-rares d'abord, mais plus fréquentes plus tard et se renouvelant alors plusieurs fois par semaines. Elles présentaient les caractères suivans :

Il tombait subitement à la renverse en poussant un cri. Mouvemens convulsifs des muscles de la face, avec grincemens de dents, rotation des yeux, pupilles très-dilatées, tressaillement du corps et des membres, emprisonnement des pouces, respiration saccadée, gémissante.

L'accès durait de quinze à vingt minutes. Pendant tout le reste de la journée, l'enfant était abattu et endormi.

Après *cuprum* 30, une dose tous les trois jours, il eut encore une attaque ; mais ce fut la dernière.

1188ᵉ OBSERVATION, PAR LE DOCTEUR HOFFENDAHL (1).

Le fils du charron Messerschmidt, de Brohm, fut attaqué d'épilepsie pendant la dentition. *Chamom.* 12, et plus tard *ignat.* 24 rendirent les accès plus rares, et *cuprum* 30 les fit cesser entièrement.

Cuprum m'a rendu également des services dans un grand nombre de cas où d'autres remèdes n'avaient rien produit.

1189ᵉ OBSERVATION, PAR LE DOCTEUR HOFFENDAHL (2).

Le sacristain de Saint-Jacques de Uhsadel, me pria par lettre, dans le mois de septembre 1834, de traiter sa fille qui était attaquée depuis dix-huit mois d'épilepsie, suite d'une frayeur. Plusieurs médecins allopathes lui avaient déjà donné des soins sans succès. Je lui envoyai *ignat.* 12, dont elle devait prendre une dose tous les jours. Quinze jours après, j'allai la voir, et je la trouvai guérie. Néanmoins je lui fis prendre encore par précaution quelques doses *ignat.* Elle n'a pas eu de rechute depuis.

Le même cas s'est présenté chez le fils du manœuvre Blank ;

(1) Gazette homœop., vol. IX, pag. 241 ; 1836.
(2) *Ibid.*

de Luckow et chez un domestique, appelé Walter; tous deux furent également guéris par *ignat.*, avec cette différence cependant que le dernier eut encore une attaque à la suite d'un chagrin et d'un excès d'eau-de-vie. Quelques doses *ignat.* prévinrent de pareilles rechutes à l'avenir.

1190° OBSERVATION, PAR LE DOCTEUR HOFFENDAHL (1).

Le fils du manœuvre Peters, à Daberckow, enfant de onze ans, d'une complexion délicate, était sujet, depuis sa sixième année, à des spasmes nocturnes quotidiens. Il poussait un cri, les muscles de sa face se tordaient d'une manière hideuse, il était agité de violens tressaillemens et se roulait dans son lit. J'envoyai *hyosc.* 12. La nuit suivante, les spasmes furent plus violens et plus longs qu'à l'ordinaire. Une seconde dose fit disparaître pour jamais la maladie.

1191° OBSERVATION, PAR LE DOCTEUR HOFFENDAHL (2).

La fille du fermier Natorff de Grauenhagen, âgée de dix-sept ans, dont la nourrice était attaquée, disait-on, d'épilepsie, était sujette depuis son enfance à des tressaillemens convulsifs des muscles du visage, qui n'avaient fait qu'augmenter et qui étaient devenus enfin de véritables accès d'épilepsie, dans la quatrième année de son âge. On lui avait donné une foule de remèdes qui n'avaient servi qu'à lui affaiblir la mémoire, la vue et à la rendre timide à l'excès. *Hyosc.* et *cuprum* rendirent les accès plus rares et plus faibles. *Caustic.* 21 acheva de la guérir. Elle n'eut plus qu'un seul accès en apercevant un jour son ancien médecin.

1192° OBSERVATION, PAR LE DOCTEUR HOFFENDAHL (3).

Mademoiselle Blank, de Warlin, âgée de dix-sept ans,

(1) Gazette homœop., vol. IX, pag. 242; 1836.
(2) *Ibid.*
(3) *Ibid.*, pag. 243.

blonde, et grêle très-pâle, avait toujours été maladive et se plaignait depuis quelque temps de douleurs dans le bas-ventre et la poitrine. Elle n'était pas encore réglée, mais, par contre, elle avait beaucoup de fleurs blanches. Depuis dix-huit mois, il s'y était joint des crampes qui consistaient en tressaillemens des membres et en contorsions des muscles de la face. Le docteur Kirchstein, médecin de la maison, l'avait déjà traitée inutilement pendant plusieurs années. Il lui avait prescrit en dernier lieu des bains froids qui avaient considérablement aggravé la maladie. On me consulta dans le mois de mai 1833 ; je trouvai les symptômes suivans :

Face extrêmement pâle ; accès de vertiges avec chaleur à la tête en se baissant et même assise ; tressaillemens des membres et des muscles du visage, très-fréquens le jour et la nuit ; très-peu d'appétit avec goût fade des alimens et, après avoir mangé, souvent afflux d'eau à la bouche et nausées; pas de soif, tension et serrement dans la région du creux de l'estomac et de l'estomac, souvent accompagnés de pulsations perceptibles; selles muqueuses, irrégulières ; quelquefois douleurs pressives et tractives vers le bas-ventre. Oppression de la poitrine, comme si la poitrine était resserrée, en sorte qu'elle ne pouvait aspirer profondément; cette oppression augmentait par le mouvement. Pendant le jour, grande lassitude; pendant la nuit, sommeil troublé par des rêves terribles et des tressaillemens convulsifs. Humeur taciturne, indifférence pour toutes choses; répugnance pour toute espèce de travail ; abattement extraordinaire et paralysie des membres.

Je lui donnai *pulsat.* 30, une dose tous les six jours ; au bout de six semaines, diminution des spasmes, apparition des règles, quoique très-peu copieuses encore; plus de fleurs blanches, appétit plus grand, changement favorable sous tous les rapports.

Bellad. 30, plusieurs doses, fit cesser en un mois les crampes. La malade ne se plaignait plus que d'une grande oppression de poitrine au plus léger mouvement. Elle avait quelquefois encore des fleurs blanches et toujours des règles très-faibles. *Sulphur* 30,

et quelque temps après, *calcar. carb.* 3o, achevèrent de la gué—
rir. Elle jouit maintenant d'une excellente santé.

1193ᵉ **OBSERVATION, PAR LE DOCTEUR HOFFENDAHL** (1).

La femme du maître briquetier Krüger, à Marienhoff, âgée de
cinquante-six ans, avait été dans sa jeunesse une fille forte et
robuste. A vingt ans, elle avait attrapé la gale, qu'elle avait fait
disparaître par des onguens. Mais depuis cette époque, ses règles
étaient restées très-faibles, sa santé florissante avait fait place à
des indispositions de plus en plus graves, et trois ans auparavant,
quand sa menstruation avait cessé, elle avait été attaquée d'une
espèce d'épilepsie. Sa faiblesse était si grande et ses membres
tellement paralysés qu'il lui était impossible de rester levée pendant quelques heures et qu'elle devait constamment garder le
lit. Chaque jour, avant que de s'endormir, elle était prise d'un
violent frisson ; ses mains et ses pieds devenaient d'un froid glacial. Pendant le sommeil, gémissemens continuels et tressaillemens des membres. Elle sautait quelquefois tout à coup du lit
avec des gestes pleins d'inquiétude, et courait çà et là comme
poursuivie par un homme acharné après elle. Cet état durait des
heures si ses filles n'employaient pas la violence pour la tirer de
ce sommeil contre nature. Dès qu'elle reprenait ses sens, l'angoisse intérieure disparaissait. Manque total d'appétit. Maigreur
extrême.

Ignat. 12 et plus tard *pulsat.* 12. rendirent plus rares et moins
longs les accès qui revenaient toutes les nuits auparavant. A l'approche d'un accès, annoncé comme toujours par une sensation
de froid, et par le froid des membres, je lui donnais *chamom.* 18,
qui, non seulement le rendait moins violent, mais qui souvent
l'arrêtait tout-à-fait. *Cuprum acet.* 3o, une dose tous les jours
pendant quarante jours, rendit les accès de plus en plus rares et
de moins en moins intenses, et les fit disparaître finalement. Ce
fut ainsi que je la guéris en quatre mois de cette terrible maladie.

(1) Gazette homœop., vol. IX, pag. 244; 1836.

Elle recouvra ses forces avec l'appétit, et maintenant rien ne l'empêche plus de se livrer à ses travaux domestiques.

1194ᵉ OBSERVATION, PAR LE DOCTEUR GROSS (1).

Dans une *épilepsie* invétérée, contre laquelle avaient échoué jusque-là tous les remèdes, j'ai réussi à produire une amélioration extraordinaire au moyen de *pulv. herb. mari veri* 6, dont j'ai fait prendre *un quart de grain* toutes les quatre-vingt-seize heures pendant quelques semaines. Peut-être parviendrai-je à guérir entièrement cette ancienne maladie, en continuant le même remède quelque temps encore à différentes dilutions.

1195ᵉ OBSERVATION, PAR LE DOCTEUR SCHWARTZ (2).

Un instituteur que j'avais souvent l'occasion de voir dans une famille, s'y étant présenté un jour la figure toute meurtrie, je demandai d'où cela provenait. Il me répondit qu'il s'était heurté contre la porte de la maison. Environ cinq semaines après, le 23 novembre 1830, il vint me trouver, le visage de nouveau meurtri, et m'avoua que depuis cinq ans il était sujet la nuit à des attaques d'épilepsie si violentes qu'elles le jetaient chaque fois hors du lit. Sa femme se réveillait ordinairement au bruit de sa chute et l'aidait à se remettre au lit après le paroxysme. Il se rendormait ordinairement, et le lendemain, il ne se sentait que de la pesanteur dans la tête et de la tension dans les membres.

Cette confidence me surprit d'autant plus, que je l'avais traité déjà d'une prosopalgie de trois ans, sans me douter le moins du monde, qu'il fût sujet à une aussi terrible maladie. L'accès ne le prenant que la nuit, tout ce qu'il put me dire des prodromes, c'est qu'il éprouvait ordinairement pendant un ou deux jours, une douleur pressive dans la tête, jointe à des dispositions d'esprit toutes particulières, ce qui lui rendait ses fonctions très-

(1) Archives homœop., vol. XV, cah. 3, pag. 28; 1836.
(2) Guérisons homœop., pag. 135; 1836.

pénibles. Il se rappelait aussi d'avoir eu avant l'accès des rêves lourds, inquiétans.

Je le traitai un mois par *ignat.*, une goutte 9, tous les huit jours, le matin. Il se porta bien jusqu'au 26 décembre, où il eut un nouvel accès dans la nuit, mais moins faible, puisqu'il n'était pas tombé de son lit. Cette circonstance me détermina à continuer *ignat.* Je lui en donnai donc quelques doses aux mêmes intervalles jusqu'au 18 janvier 1831. Il n'eut pas d'accès.

Mais le malade ayant été subitement attaqué d'une dysenterie si violente, qu'il eut, dans la nuit du 18 au 19, vingt-deux évacuations de mucosité sanguinolente, avec tous les symptômes qui accompagnent cette maladie, la cure fut troublée tout-à-coup. Je lui donnai, le lendemain, *mercur. sublim.* 12 gutt. 1, trois doses en quarante-huit heures. Il fut guéri si promptement, que le quatrième jour il put quitter la chambre.

Je revins donc au traitement de l'épilepsie, et je lui administrai de nouveau *ignat.* jusqu'au 23 février, sans que les attaques se fussent montrées. Mais ce jour-là, il se plaignit de remarquer depuis deux nuits un fréquent tressaillement dans les bras, qui le réveillait en sursaut et qui lui faisait craindre une nouvelle attaque.

N'espérant plus enlever la maladie par *ignat.*, je lui donnai *calcar. carb.* 6/30, une dose tous les quinze jours, jusqu'au 24 avril. Mais la nuit suivante, il eut une nouvelle attaque, déterminée par un chagrin, et aussi violente que jamais. Je ne changeai pas néanmoins de médicament, puisque l'affection morale pouvait être considérée comme la cause de l'accès, et je lui fis prendre trois doses *calcar.* Aucune nouvelle attaque n'ayant eu lieu, je cessai l'administration du remède, et le malade se porta bien pendant deux mois et demi.

Je ne fus pas peu surpris d'apprendre au bout de ce temps, qu'il avait eu une nouvelle attaque sans cause connue. Je lui donnai donc *cuprum* 30 gutt. 1, tous les quinze jours pendant deux mois, et toutes les trois semaines pendant deux autres. Le malade fut guéri.

L'automne dernier, cet homme valétudinaire et accablé de

soucis, qui donnait des leçons depuis le matin jusqu'au soir, fut attaqué d'une toux pulmonaire, qui offrit bientôt les caractères d'une phthisie purulente. Je lui prodiguais tous les soins possibles, lorsque j'appris qu'il prenait, en cachette, une potion d'herbes médicamenteuses, préparée par une vieille bonne femme. Je cessai donc de le voir. Il s'adressa à un allopathe; mais, voyant qu'il ne guérissait pas, il retourna à l'homœopathie. Mais ses organes respiratoires étaient tellement attaqués déjà, qu'on ne pouvait plus espérer de le guérir. On m'a dit aussi qu'il avait eu de nouveau un léger accès d'épilepsie pendant cette dernière période de sa maladie.

1196ᵉ OBSERVATION, PAR LE DOCTEUR SCHWARTZ (1).

Gotthelf G., âgé de dix ans, fils d'un cordonnier d'ici, petit de taille et faible, à la face pâle, aux cheveux blonds, avait eu dans son enfance la petite-vérole naturelle, dont il s'était bien guéri, et n'avait jamais été malade du reste. Deux ans auparavant, il avait été attaqué subitement d'épilepsie. Les accès le prenaient dès-lors tous les quinze jours, quelquefois toutes les cinq semaines. Sa mère me décrivit ainsi sa maladie;

« Sans que rien annonce l'accès, il pousse tout-à-coup un cri, tombe à la renverse, frappe des mains et des pieds; tous les muscles de son corps tressaillent, ses yeux roulent dans sa tête, l'écume lui vient autour de la bouche, il emprisonne ses pouces, gémit et soupire avec force, a le visage tout rouge. Il reste dans cet état, six, huit, douze minutes même, puis les tressaillemens cessent, il pousse un profond soupir; l'accès est passé. Quelquefois il s'endort immédiatement après; sinon, il se plaint beaucoup d'embarras dans la tête et d'une grande faiblesse. Après chaque accès, il évacue une grande quantité d'urine claire. Jusqu'à présent il n'a eu d'accès que le jour. »

Après avoir prescrit la diète convenable, je lui envoyai, le 20 juillet 1831, deux doses *cuprum* 30 gutt. 1, à prendre à huit

(1) Guérisons homœop., pag. 139; 1836.

jours d'intervalle. Quinze jours après, je lui en donnai deux nouvelles doses, en recommandant de lui en faire prendre une aussitôt après le paroxysme, dans le cas où une attaque aurait lieu dans l'intervalle. Cinq jours après la prise de la première, il eut effectivement un accès après lequel on lui administra la seconde.

Ce fut le dernier; car, quoique je lui eusse encore fait prendre une dose *cupr.*, tous les huit jours pendant six semaines, et tous les quinze jours pendant le mois suivant, le malade n'éprouva plus et n'a pas éprouvé depuis une seule attaque.

1197ᵉ OBSERVATION , PAR LE DOCTEUR SCHWARTZ (1).

Un jeune paysan de seize ans souffrait depuis trois ans d'attaques d'épilepsie qui survenaient tous les mois ou toutes les six semaines, mais toujours dans la journée. Ses parens m'assurèrent qu'il s'était toujours bien porté, si ce n'est qu'il faisait de temps en temps des ascarides depuis sept ans. Mais quelque temps avant la première attaque, il avait eu peur d'une vache; c'était là, selon eux, la cause unique de sa maladie. Du reste, ce jeune homme paraissait gai et bien portant, était grand pour son âge et ne se plaignait de rien d'ailleurs.

Je me doutai que les vers jouaient un rôle important dans cette maladie, et je fis prendre au malade, à doses répétées, *cina, nux* et *mercur*. Il ne fit toutefois pas de vers; mais les attaques d'épilepsie recommencèrent. Elles offraient les mêmes symptômes que le cas précédent, avec cette différence, qu'après l'accès, le malade dormait chaque fois de une à deux heures. Je lui administrai donc *cuprum* de la même manière. Dès la première dose, il n'eut plus d'accès.

1198ᵉ OBSERVATION , PAR LE DOCTEUR SCHWARTZ (2).

Br., paysan de R., âgé de quarante-sept ans, petit, replet ,

(1) Guérisons homœop., pag. 139; 1836.
(2) *Ibid.*

d'un tempérament gai, joyeux, vint me dire, le 1er mai, que depuis Noël il avait eu trois attaques d'épilepsie, la dernière il y avait deux jours, sans qu'il pût trouver de cause à cette maladie. L'accès était inopiné. Il tressaillait des mains et des pieds, agitait la tête, avait de l'écume autour de la bouche, les doigts emprisonnés, et restait dans cet état au moins dix minutes. En reprenant ses sens, il ne se souvenait de rien. Rien n'annonçait l'accès; seulement il ne se sentait pas bien toute la journée, sans être précisément malade.

Il s'était bien porté jusqu'en 1813, où il avait attrapé la gale, qu'un médecin avait fait disparaître en un mois, au moyen d'un onguent.

Cette circonstance me détermina à lui administrer d'abord, *tr. sulphur*. Je lui en donnai donc deux doses 12 gutt. 1, à prendre à huit jours d'intervalle. Quinze jours après, il me manda qu'après la seconde dose, il avait ressenti la nuit de vives démangeaisons à la peau, sans qu'il se fût cependant manifesté d'exanthème. Je lui envoyai, en conséqueuce, deux nouvelles doses *tr. sulphur* à prendre de la même manière.

Les démangeaisons continuèrent encore plusieurs nuits, et cessèrent. Ne croyant pas nécessaire de lui faire prendre encore *sulphur*, je lui donnai trois doses *cupr.* 6/30, une tous les quinze jours. Si un accès se déclarait dans les intervalles, il devait aussitôt prendre une poudre après le paroxysme.

Il lui fallait faire cinq lieues à pied pour retourner chez lui. Vraisemblablement, il s'échauffa en route; car le même soir il eut une attaque d'épilepsie. Sa femme lui fit prendre sur-le-champ une poudre. Ce fut le dernier accès. Je lui fis continuer cependant le remède jusqu'au milieu d'août, mais à des intervalles de trois semaines.

1199e **OBSERVATION, PAR LE DOCTEUR SCHWARTZ** (1).

La bonne de mes enfans, Wilhelmine F., orpheline de C.,

____

(1) Guérisons homœop., pag. 141; 1836.

blonde, âgée de 17 ans, grêle, un peu défigurée, non encore réglée, souffrait depuis un an, sans que je le susse, d'attaques d'épilepsie qui arrivaient la nuit, toutes les six semaines ou tous les deux mois. Elle avait déjà eu quelques paroxysmes, lorsque la cuisinière, qui couchait avec elle, m'en prévint. Je me hâtai de la renvoyer, en lui promettant de la traiter, et je pris sa sœur à sa place. J'appris de cette dernière, qu'elle avait toujours été maladive, sans être cependant jamais gravement indisposée, et qu'elle avait eu heureusement toutes les maladies de l'enfance. Elle me dit elle-même qu'elle avait eu peur, il y avait un an, d'un chien, et que ses attaques d'épilepsie dataient de cette époque. Du reste, elle ne put me dépeindre sa maladie, parce que les accès arrivaient toujours la nuit quand elle dormait.

Je lui donnai *cuprum* 6/30, nne dose tous les quinze jours ou toutes les trois semaines, pendant trois mois. Elle n'eut, dans l'intervalle, que deux faibles attaques, et en resta délivrée pendant neuf mois. Une violente émotion lui causa alors un nouvel accès qui me détermina à lui faire prendre de nouveau trois doses *cuprum*, à quinze jours d'intervalle. Depuis lors, c'est-à-dire depuis six ans, non seulement elle est guérie de l'épilepsie, mais à la fin de sa dix-huitième année, ses règles sont arrivées sans douleur, et elle jouit maintenant d'une excellente santé.

1200ᵉ OBSERVATION, PAR LE DOCTEUR SCHWARTZ (1).

Une jeune dame étrangère, blonde, maigre, de taille moyenne, douée d'un cœur excellent, âgée alors de vingt-deux ans, heureuse sous tous les rapports, était accouchée six ans auparavant pour la première fois. Il avait fallu employer le forceps, et l'enfant était venu mort au monde. Quelques jours après, le lait se porta avec force sur la poitrine. Il se déclara une fièvre puerpérale avec inflammation du cerveau, la secrétion du lait cessa promptement, et la malade était sur le bord de la tombe.

(1) Guérisons homœop., pag. 142; 1836.

Elle guérit cependant; mais on s'aperçut bientôt que son humeur était devenue sombre. Elle éprouvait souvent des maux de tête au vertex et dans le front, et peu à peu se développa une espèce de crampes épileptiques, dont les accès avaient lieu la nuit surtout, et se caractérisaient ainsi :

Après s'être couchée gaie et contente, et après avoir bien dormi pendant deux heures et même davantage, elle commençait à lever l'un ou l'autre de ses bras vers la tête du lit. Ce mouvement réveillait toujours son époux, qui ne dormait qu'à moitié, pour ainsi dire, afin de mieux la soigner. Elle avait les yeux ouverts et ne répondait pas aux questions qu'on lui adressait. Quelques minutes après, elle se mettait à remuer la bouche, comme si elle avalait avec peine des alimens, la tordait, courbait son corps de manière que sa poitrine et son bas-ventre, formaient une surface convexe, et ne reposait que sur l'occiput et les talons. Au bout de quelques minutes, elle se tournait autant que possible du côté gauche, agitait les pieds et les mains, frappait avec force contre le bois du lit, ou s'appuyait contre lui de toutes ses forces. Bientôt après, tressaillement de la tête et du tronc, grincemens des dents. Quelquefois gémissemens et soupirs pendant l'accès, et quand il était passé, c'est-à-dire au bout d'un quart d'heure ou d'une demi-heure, elle portait la main à la tête, sans avoir encore recouvré la connaissance, la frottait et la grattait. Quelquefois elle le faisait avant l'accès. L'accès passé, ou elle reprenait ses sens, mais alors sa parole était lente, bégayante, et elle se plaignait de douleurs pressives dans la tête, ou bien elle ne recouvrait pas toute sa connaissance. Dans ce dernier cas, tous ses gestes, toutes ses paroles indiquaient clairement son état. Par exemple, elle se levait, prenait les habits de son époux au lieu des siens, employait un temps considérable à vouloir les mettre, et ne s'apercevait de sa méprise que quand elle avait recouvré toute sa connaissance. Elle se remettait alors au lit, s'endormait bientôt, et s'éveillait le lendemain, gaie et bien portante, ne se souvenant nullement de ce qui s'était passé.

Tel était ordinairement le paroxysme, qui ne se déclarait cependant jamais sans prodromes. Quelquefois des semaines se passaient sans qu'elle eût d'accès; d'autres fois elle en avait un tous les six ou huit jours, et rarement un seul. Il n'était pas rare qu'elle en eût deux ou trois dans une nuit. Une frayeur ou une émotion quelconque paraissait les provoquer; mais il y avait des époques où elle se plaignait souvent de maux de tête, et alors les attaques étaient plus fréquentes. Les règles arrivaient toujours entre le vingt-huitième et le trente-troisième jour, et coulaient quatre ou cinq jours. A l'approche de la menstruation, on ne remarquait pas en elle d'autre changement qu'une légère irritabilité d'humeur. Si une attaque avait lieu alors, elle était plus violente, plus longue, et les accès se répétaient plus souvent. Après quatre ans de traitement allopathique, elle s'adressa à moi.

Je lui ai administré jusqu'à présent, *cuprum*, *bellad.*, *natr. mur.*, *opium*, *ambra*, *stramon.*, *ignat.*, *chamom.*, *calcar. carb.*, *carb. acet.*, *plumb. acet.*, *caustic.*, *nigella*, *secale* et *agaric.*, quelques uns à doses répétées. Tout ce que j'ai obtenu, c'est que les accès sont moins violens et que quelques symptômes ont disparu. *Agaric.* paraît être, de tous ces remèdes, celui qui a agi avec le plus d'efficacité.

1201ᵉ OBSERVATION, PAR LE DOCTEUR SCHELLING (1).

Joseph A., de L., âgé de quarante ans, tisserand de profession, que la misère avait empêché de soigner sa santé dans sa jeunesse et qui avait dû se refroidir souvent en courant, légèrement vêtu, en automne et en hiver, par la pluie, la neige ou la glace, avait été attaqué dix ans auparavant sans cause connue, de fréquens accès de convulsions épileptiques. Auparavant, il avait déjà éprouvé dans le bras droit des tressaillemens subits, involontaires, sans être incommodé du reste. Il souffrait beaucoup, en outre, de maux d'estomac, d'éructations aigres, de soda, d'afflux d'eau à la bouche et d'anorexie, ainsi que de

(1) Hygea, vol. IV, pag. 122; 1836.

crampes d'estomac. Peu à peu il avait ressenti aussi des douleurs dans les membres, surtout une lassitude paralytique qu'il attribuait au peu de nourriture qu'il prenait à cause de ses douleurs d'estomac. Il se rappelait vaguement d'avoir eu dans sa jeunesse un exanthème peu important qui ne lui avait pas duré long-temps.

Dans les dernières années, les symptômes avaient augmenté d'intensité. Il avait des attaques d'épilepsie, quelquefois deux fois par mois, le plus souvent la nuit, et même à l'église ou dans la campagne, après un effort. Il se plaignait en même temps de maux de tête dans le front, d'une pression et d'un fouille-ment au dessus des yeux, par accès subits, avec vertiges au point de ne pouvoir rester debout sans craindre de tomber. Yeux faibles, cuisans, douloureux quelquefois. Paupières souvent rouges, enflammées. Bruissement et bourdonnement continuels dans les oreilles, affaiblissant l'ouïe. Fréquens coryzas. Outre les douleurs d'estomac, il se plaignait aussi de cuissons en uri-nant. Urine le plus souvent aqueuse. Maux de reins et de dos violens. Faiblesse paralytique de l'avant-bras droit et du pouce, au point de pouvoir à peine tisser pendant un quart d'heure et de devoir se reposer ensuite pendant autant de temps. Lassi-tude douloureuse dans les membres, sentiment douloureux dans le tibia, cuisson dans les talons, surtout au lit. Sommeil très-dur.

Obligé de se nourrir lui et sa famille par son travail, il était fort inquiet sur son état, qui ne cessait d'empirer, et il craignait fort de ne jamais guérir, vu le peu de soulagement que lui avaient procuré tous les médicamens qu'il avait déjà pris.

Du reste, son bras malade ne présentait rien d'anormal ; seulement il était plus petit que l'autre.

Je lui donnai, au mois d'avril 1834, *calcar.* 3/21. Je ne le revis pas de tout l'automne ni de tout l'hiver. Pendant neuf mois il n'eut pas d'accès. Mais il revint, le 19 mai 1835. Les attaques avaient recommencé. Je répétai donc *calcar.* 3/21.

Sans m'étendre davantage sur cette maladie, je dirai seule-ment qu'il prit en cinq mois deux doses *calcar.*, deux doses *sul-*

phur, deux nouvelles doses *calcar.*, une dose *china*, une dose *caust.*, une dose *calcar.*, une dose *sepia*, et qu'il jouit maintenant d'une excellente santé.

1202ᵉ OBSERVATION, PAR LE DOCTEUR SCHELLING (1).

L. J., surveillant des frontières, grêle, grand, était sujet depuis six ans à des attaques d'épilepsie à la suite d'une frayeur. Il se souvenait d'avoir eu la gale auparavant. Les accès avaient été plus fréquens les premières années. Il n'en avait alors un que toutes les six semaines ou tous les deux mois. Le mal s'annonçait par de la somnolence, des maux de tête, des vertiges, du malaise, des congestions, une chaleur croissante, des bâillemens, des bouillonnemens dans la tête, tressaillemens épileptiques, perte de la connaissance, il tombait à terre. Après l'accès, violens maux de tête, grand abattement, malaise pendant plusieurs jours. Sommeil troublé par des rêves pénibles. Forte transpiration le matin. Souvent des larmes dans les yeux en plein air. Le soir, frissons. Je lui donnai, le 10 avril, *calcar.* 6/20.

Ce remède lui procura du soulagement, ainsi que *lycopod.*, que je lui administrai ensuite. Après *sulphur*, une année entière se passa sans accès ; mais de violentes affections morales furent cause qu'il en eut plus tard quelques légers.

1203ᵉ OBSERVATION, PAR LE DOCTEUR LIUZZI (2).

Clémentine Parisi, trente-six ans, tempérament sanguin, constitution fraîche, mère d'une fille bien portante, avait eu la gale traitée par frictions, puis une aménorrhée de dix-huit mois à dix-sept ans ; à vingt-quatre ans, de violens chagrins amenérent des spasmes d'abord hystériques, puis épileptiques, qui de rares et légers devinrent fréquens et violens, et résistèrent à tout traitement allopathique. Le mariage fut conseillé à vingt-six ans, et consommé sans soulagement ; la grossesse seule retarda

(1) Hygea, vol. IV, pag. 254 ; 1836.
(2) Bibliothèque homœop., vol. VII, pag. 9 ; 1836.

les spasmes, qui reprirent toute leur véhémence après la délivrance.

Pendant les dix années suivantes, l'allopathie épuisa les antispasmodiques, les toniques, la saignée, les bains de surprise, le nitrate d'argent. Un érysipèle phlegmoneux qui survint à une jambe, dans la treizième année de la maladie, y produisit une gangrène dont la malade guérit, mais non de l'épilepsie.

Le 31 mars 1830, le docteur Liuzzi, appelé, fut témoin des symptômes suivans : perte subite des sens et des sensations, altération des traits du visage; yeux contournés, pâleur, bouche torse, sputation écumeuse, tension musculaire générale, convulsions des extrémités; calme apparent, stertor, sueur froide, extrémités froides; pouls petit, fréquent, contracté; excrétion involontaire d'urine. Ce spasme dura un quart d'heure; revenue à elle-même, la malade se sentit fatiguée, abattue, se plaignit de douleurs à la tête, ignorant ce qui venait d'avoir lieu, et ne reconnaissant pas le docteur avec lequel elle parlait lorsque le spasme 'avait saisie. De semblables paroxysmes revenaient huit à dix fois par jour, et quatre à cinq fois dans la nuit, durant un quart d'heure à une demi-heure.

Le premier avril, 1/8 goutte *bell.* 30; quatre forts accès dans la journée; sommeil paisible la nuit.

Le deuxième jour, léger accès le matin; deux fortes selles; nuit calme, sommeil prolongé.

Le troisième jour, point d'accès; trois selles; de même, les quatrième et cinquième jours.

Le sixième jour, répété la dose de *bell.* Aucun trouble ou spasme; les paroxysmes ne reparaissent plus; la malade reprend des forces et de l'appétit.

Le 14 avril, une goutte *sulph.* 6. Quatre jours après, forte et brûlante démangeaison que le gratter n'apaise point; la peau se couvre d'une éruption miliaire; les jambes redeviennent douloureuses comme après l'érysipèle, œdemateuses; l'urine est copieuse, trouble, sédimenteuse. Au bout de quelques jours cessent le prurit, le brûlement et l'éruption; les forces augmentent, le visage reprend son coloris.

Au quarante-cinquième jour de l'action de *sulph.*, on administra *calc.*, puis *sulph.*, à temps opportun; l'œdème et la douleur des jambes disparurent; la malade fut au comble de la joie de pouvoir marcher et se rendre seule à l'église, ce que depuis long-temps elle nepouvait plus faire.

Cette belle guérison fut interrompue, au bout d'un an et demi de durée, par le changement de domicile de la malade, qui fut obligée de suivre son mari dans une localité marécageuse, au bord de la mer, où les spasmes la saisirent de nouveau, et où la distance où elle se trouvait de Rome ne lui permit pas de recourir au seul bon médecin pour elle.

1204ᵉ OBSERVATION, PAR LE DOCTEUR LIUZZI (1).

Jean Ascani, âgé de vingt-six ans, tempérament bilio-sanguin, robuste, menuisier, ayant eu jadis deux esquinancies, un rhumatisme et une hématurie.

En 1830, il fut soudainement saisi par le chagrin de trouver agonisant son frère qu'il avait laissé le matin bien portant. Au même instant, céphalalgie intense, tremblement des membres, froid général; l'intensité de ces symptômes varia pendant quelques jours; mais ils furent suivis de veritables accès d'épilepsie qui saisirent le sujet chaque soir, au retour du travail, une heure après le coucher du soleil, et duraient quatre à cinq heures. Saignées générales et locales, purgations réitérées, calmans, quinquina, valériane, lait d'ânesse n'exercèrent aucune influence.

Le 7 mai, le docteur Liuzzi assista, pour la première fois, au spectacle suivant. Dyspnée et oppression, serrement de gorge, tremblement de tous les membres, vertiges; puis perte totale des sens, altération des traits, froncement des sourcils, yeux fixes, saillans, sortant de leur cavité, puis hagards et se tournant convulsivement; visage gonflé, rouge, livide; tantôt les traits expriment l'épouvante; tantôt les lèvres se serrent en fai-

(1) Bibliothèque homœop., vol. VII, pag. 11; 1836.

sant la moue, puis elles s'ouvrent *jusqu'aux oreilles*; salive écumeuse, trismus, grincement de dents ; cris effrayans, suivis de longs soupirs ; gonflement des veines et raideur du cou; mouvement prolongé de rotation de la tête ; opisthotonos subit avec convulsions que six personnes ne peuvent réprimer ; puis station soudaine suivie de chute et de nouveau tétanos momentané ; puis contorsions, tension musculaire, développement d'une force insurmontable, aspect furieux, menace de mordre, calme très-court suivi d'un nouveau paroxysme ; durée totale cinq heures.

Après les fortes convulsions, respiration convulsive pénible ; pouls petit, concentré, puis fréquent, dur, inégal ; serrement de gorge jusqu'à la suffocation ; contraction et battement des muscles du thorax et de l'abdomen ; cris, anxiété, frénésie. Le malade, revenu à lui-même, ne se souvint de rien et ne se plaignit que de fatigue et d'épuisement.

Le 9 mai, au matin, 1/6 goutte *bell.* 3o ; une heure et demie après, paroxysme terrible, extraordinaire, qui dure tout le jour. Quatre heures de sommeil, la nuit, pendant lequel on observe tressauts et secousses convulsives.

Le 10, à trois heures du matin, réveil et retour des spasmes qui durent encore tout le jour ; la nuit, quelques intervalles de calme.

Le 11, convulsion du matin au soir ; calme la nuit.

Le 12, violente convulsion, de dix heures du matin à cinq heures après midi ; au bout de deux heures de calme, nouveau spasme de trois quarts d'heure.

Le cinquième, le sixième et le septième jour, retour du spasme à la même heure, mais de moindre durée.

Le huitième jour, nouvelle dose de *bell.* ; trois quarts d'heure après, nouveau spasme qui dure sept heures, puis repos.

Le neuvième jour, à cinq heures du matin, paroxysme de quatre heures.

Le dixième et jusqu'au quinzième jour, retour du paroxysme vers midi.

Lorsque les accès spasmodiques cessaient, la connaissance

revenait , mais non la parole ; la fin s'annonçait par une oppression précordiale et une agitation convulsive du diaphragme et
des muscles thoraciques , avec serrement de la poitrine et de la
gorge.

Le dix-huitième jour, 1/6 goutte *opium* 6 (?) ; une heure
après, paroxysme épileptique dépassant tous les autres par sa violence, durant six heures ; puis sommeil de trois heures , suivi
d'un paroxysme lipothymique d'une demi-heure; calme jusqu'au
lendemain.

Les vingt, vingt-un , vingt-deux et vingt-troisième jours ,
petit paroxysme lipothymique vers le soir.

Le vingt-quatrième au matin, nouvelle dose d'*opium*. Une
heure après, paroxysme de forme différente ; stupeur, insensibilité, tiraillemens, absence de convulsions , rires ; au bout de
trois heures, retour de la connaissance ; le soir, lipothymie, avec
légères convulsions.

Le quatre juin , 1/8 goutte *hyose.* 12. Au bout d'une demi-
heure, forte convulsion de six heures, suivie d'un léger sommeil
et de la déterminaison apparente de la maladie.

Trois jours après , étant dans l'église, la forte odeur de l'en-
cens lui causa un trouble qui l'obligea à rentrer chez lui , où un
violent spasme le saisit et dura quatre heures.

Le 10 juin, au matin, nouvelle dose d'*hyosc.* Après un quart
d'heure, accès épileptique de trois heures, puis tranquillité
jusqu'au lendemain, où, à la même heure, survint un accès de
peu de durée avec symptômes nouveaux ; nausées, vomituri-
tions, régurgitation d'eau, contraction des muscles abdominaux
et spasmes des intestins. Cet accès se renouvela les deux jours
suivans, puis ne reparut plus.

Le malade reprit graduellement ses forces, et a continué à
jouir d'une parfaite santé qui lui a permis de reprendre les travaux de sa profession.

1205ᵉ OBSERVATION; PAR LE DOCTEUR LIUZZI (1).

Caroline Candida, âgée de vingt-huit ans, tempérament sanguin, naturel vif, fonctions régulières. Dans son enfance, elle a
eu la gale que lui a communiqué sa nourrice, et qu'on a fait disparaître par des frictions d'onguent soufré et térébenthiné. A
onze ans, au printemps, elle eut une éruption vésiculeuse rouge,
qui se montra deux ans de suite, avec fièvre pendant trois jours.
A quatorze ans, au moment des menstrues, elle se lava les pieds
à l'eau froide; ses règles s'arrêtèrent sur-le-champ, il lui survint de fortes douleurs utérines, puis peu à peu de véritables
accès d'épilepsie, longs, opiniâtres, qui, s'ils la prenaient pendant le jour, ne la quittaient pas même la nuit, et *vice versâ*.
Une multitude de remèdes restèrent sans effet. Au bout de six
mois, l'état convulsif fut presque continuel; mais plus tard les
convulsions devinrent plus légères, et se partagèrent en petits
accès qui revenaient tantôt le jour, tantôt la nuit, sans régularité.
On observait délire, anxiété; violens battemens, divagation complète; elle passait pour possédée des malins esprits. Après avoir
été traitée par les plus habiles médecins, elle fut conduite en divers lieux saints pour être exorcisée par les prêtres; mais l'exor-
cisme aussi fut de nul effet. Pendant quatre ans elle fut horri-
blement tourmentée, et vers la fin de ce temps les convulsions
furent si fortes et l'épuisement si grand, qu'à chaque instant on
attendait la fin de sa misérable existence. Mais, ô surprise! au
plus violent orage succéda un calme parfait qui dura trois ans.

Caroline, à vingt-un ans, fut atteinte de violens chagrins qui
réveillèrent les spasmes avec toute leur énergie et leur durée,
moins les bizarreries de l'esprit; les jours et les nuits, elle était
en proie aux convulsions, toutefois avec quelques jours de
trève.

Sept ans s'écoulèrent dans cet état malheureux, et en juin 1830,
le docteur Liuzzi fut appelé, et reconnut ce qui suit :

(1) Bibliothèque homœop., vol. VII, pag. 15; 1836.

Malaise général ; au début de l'accès, éblouissemens, vertiges, céphalalgie, perte subite de tous sentimens; altération des traits, pâleur, yeux contournés, regard fixe ; contorsions de la bouche, écume sur les lèvres ; torsion répétée de la tête, du tronc, des bras, des jambes et des doigts ; serrement de gorge, suffocation imminente, respiration gênée, fort battement de cœur, pouls tantôt petit, fréquent et irrégulier, tantôt dur et plein ; soupirs lamentables, sueur froide au front. Cet accès ne dura'qu'environ trente minutes, et fut suivi de retour des sens, de faiblesse, de pesanteur de tête avec stupeur, et d'ignorance complète du passé. Après cela, les fonctions intellectuelles revenaient à leur intégrité.

Le 6 juin, la malade, préalablement mise au régime, reçut 1/6 goutte *bellad.* 30. Au bout de quatre heures, deux fortes selles bilieuses liquides, et une pareille vers le soir ; sommeil doux et tranquille.

Le second jour, deux évacuations pareilles, le matin ; tête plus sereine.

Le troisième jour, trois évacuations dans la journée.

Les quatrième, cinquième et sixième jours, de même ; augmentation de la sérénité d'esprit et de la force du corps.

Le septième jour, 1/3 goutte *hyosc.* 12. Nulle exaspération, la malade est plutôt mieux.

Le quinzième jour, *bell.* même dose ; trois heures après, copieuse et facile évacuation de matières jaunes ; puis soulagement notable.

Pendant deux mois, elle reçut alternativement, chaque semaine, *bell.*, *hyosc.* et *ignatia ;* traitement qui réussit à merveille.

Ne perdant pas de vue la *gale* de la première enfance, Liuzzi institua alors un traitement antipsorique ; il donna d'abord une goutte *tinct. sulph.* 9. Huit jours après, Caroline éprouva pendant trois jours une forte démangeaison avec un peu de rougeur sur toute la surface du corps et principalement aux bras ; ses urines déposèrent pendant quelques semaines, puis revinrent à l'état naturel.

III.   13

Après quarante jours, Liuzzi donna 1/10 goutte *calcar.*, première atténuation ; nul effet apparent ; continuation du bien-être. Quarante jours après, nouvelle dose semblable de *tinct. sulph.*, qui ne produisit pas d'effet sensible.

La santé de Caroline fut rétablie pendant une année, au bout de laquelle survinrent de nouveaux spasmes, moins violens, moins longs et moins fréquens que jadis, et ordinairement éveillés par quelqu'émotion morale. La malade n'a pas trouvé qu'il valût la peine de recourir à la médecine pour cet état.

1206ᵉ OBSERVATION, PAR LE DOCTEUR LIUZZI (1).

André Fémi, âgé de vingt-sept ans, célibataire, de bonne constitution, graveur sur métaux. Bien portant jusqu'à l'âge de vingt-sept ans, il éprouva alors une grande frayeur, ayant été subitement et dans l'obscurité frappé et lié par des sbires, qui le prenaient pour un autre. Huit jours après, il fut saisi, dans la rue, d'un accès d'épilepsie, qui dura quatre heures. Pendant deux ans, et malgré les traitémens les plus énergiques, il éprouva chaque jour des accès de mêmes force et durée, à diverses heures ; passé ce terme, il jouit de loin en loin, de quelques jours de repos. La septième année, il eut un mois de calme, après lequel il fut attaqué avec la même force qu'auparavant, l'accès le saisissait où qu'il fût, chez lui, à l'église, à la rue, et la chute du corps était si prompte et si rude, qu'il se faisait fréquemment des plaies contuses à la tête.

Dans la dixième année, la fréquence des accès fut de deux à trois chaque jour ; ses mains se refusèrent au travail, la misère ne l'accabla pas moins que la maladie ; ses amis l'abandonnèrent ; la pauvreté de ses parens ne leur permit plus de le soutenir, et les remèdes parurent lui être plus nuisibles qu'utiles.

Le 6 juin 1830, le docteur Liuzzi appelé, le trouva gisant sur la paille, sa mère et sa sœur pleurant à côté de lui, le spasme venait de s'en emparer ; en voici les principaux traits.

(1) Bibliothèque homœop., vol. VIII, pag. 18 ; 1836.

Passage subit du calme le plus serein à la perte totale des sens et des sensations ; visage bigarré par les spasmes musculaires, yeux tantôt fixes et dirigés vers le ciel , tantôt obliques, tantôt paraissant sortir de leur orbite ; paupières serrées , convulsions des lèvres ; écume à la fin de l'accès ; fort serrement des mâchoires , incision de la langue ; mouvemens violens et battement des membres ; contorsions vives de la tête ; du tronc et des extrémités , puis tremblement de la moitié supérieure du corps , cris épouvantables , respiration gênée ; pouls petit et contracté ; calme de quelques instans suivi d'un redoublement de convulsions ; sueur abondante et froide au front, peau des membres glacée. Au bout de trois heures et demie , les spasmes cessent, le pouls reprend son rhythme, l'intelligence reparaît , avec ignorance complète de ce qui vient d'avoir lieu ; mal de tête et un peu d'étonnement. Depuis deux jours , le malade n'avait pris que quelques tasses de bouillon.

Immédiatement après l'accès, il reçoit 1/2 goutte *bell.* 30; deux heures et demie après , nouvel accès des plus violens qui le tourmente , sept heures de suite. Après cette attaque, il éprouve un abattement extraordinaire et de l'aigreur dans l'humeur ; il prend un peu d'aliment.

Après trois heures de repos , le spasme recommence avec la même violence , et le tourmente le reste du jour , ainsi que les cinq premières heures de la nuit ; suit un peu de calme , puis nouvelle attaque jusqu'à sept heures du matin. Alors repos complet.

Dans la matinée , copieuse évacuation fécale de matières jaune vert ; urines plus abondantes et colorées ; à midi, léger repas. Le régime homœopathique sobre est strictement recommandé.

Dès ce moment, calme , gaîté , coloration de la face et retour des forces.

Le huitième jour, *hyosc.* 1/8 goutte ; nulle incommodité ; sensation d'amélioration.

Le dixième jour, *bell.* 1/8 goutte ; ces deux médicamens sont alternés pendant quelques jours , pour chercher à rompre l'habitude quotidienne des spasmes.

Tout allait bien, lorsque le 6 septembre, le malade eut la malheureuse pensée d'aller assister au spectacle d'une exécution capitale ; en rentrant chez lui, il fut saisi d'une nouvelle attaque qui avec quelques instans de calme, dura deux jours et demi. Le docteur Liuzzi, alors absent de Rome, ne put le secourir.

Le malade pourtant fut assez bien, jusqu'au dernier jour d'octobre, où son effroyable mal reparut avec violence.

Le 1ᵉʳ novembre, il reçut *bell.;* peu d'heures après, se manifesta un fort spasme qui dura trois jours, à peu de momens de calme près ; ce fut le dernier ; et le malade, quoique guéri en apparence, continua de suivre le traitement et le régime.

Mais, au bout d'un an de bien-être, ayant pris des habitudes désordonnées, et en particulier celle de l'abus du vin, il éprouva de nouveaux accès, quoique plus rares et moins violens ; probablement il y donna naissance par ses excès répétés.

1207ᵉ **OBSERVATION , PAR LE DOCTEUR LIUZZI.** (1).

Pierre Foschi, âgé de quinze ans, paysan ; tempérament bilioso-sanguin, robuste, ayant eu en son enfance la teigne dite *croûte de lait*, qui couvrit toute la tête, et disparut par l'application de remèdes externes.

A l'âge de treize ans, venant de la campagne à Rome, il éprouva une forte émotion, croyant avoir perdu l'argent que son père lui avait confié, et à l'instant même il fut saisi d'un accès épileptiforme qui dura environ une heure.

De ce moment, il en éprouva une attaque tous les cinq ou six jours, pareille en durée et en force ; il ne prit guère de remèdes, et demeura deux ans dans cet état.

Le 26 septembre 1830, il fut présenté au docteur Liuzzi, qui recueillit de lui et de ses parens le tableau suivant de la maladie :

Forts tremblemens et battemens des membres, comme par un fort accès de froid ; visage et peau du corps marbrés, chatouillement à la gorge ; oppression précordiale ; perte instantanée des

(1) Bibliothèque homœop., vol. VII, pag. 21 ; 1836.

sens, cessation des tremblemens et battemens ; immobilité ; puis terribles efforts de toutes les parties du corps, violente rotation de la tête, yeux renversés et très-ouverts ; visage déformé, serrement des mâchoires, régurgitation de salive écumeuse, bouche contractée du côté droit ; respiration courte et stertoreuse, évacuation fécale involontaire ; contraction violente des muscles et des extrémités ; poings serrés, mouvemens et tension alternativement de tout le corps. Cette scène dure une heure ; puis calme universel, retour de la connaissance, faiblesse corporelle, et ignorance absolue de ce qui s'est passé.

Le malade, mis au régime, reçut, le 28 septembre, *hyosc.* Deux heures et demie après, léger trouble avec sensation de défaillance interne, accompagnée de pâleur de la face, de froid passager aux extrémités et au dos, et d'abattement d'esprit, sans perte de connaissance. Les jours suivans, médiocre bien-être.

L'action d'*hyosc.* terminée, le malade reçut *bell.*, qui le dérangea deux jours entiers, lui ôta l'appétit, et lui donna du malaise.

Hyosc. fut répété et n'occasiona aucun dérangement ; il en fut de même de *bell.* répété.

L'accès reparut au trente-deuxième jour, c'est-à-dire le 29 octobre, puis un mois encore après, mais de très-courte durée.

Une nouvelle attaque survint très-forte, le 1er mars 1831, et une seconde et dernière, le 9.

L'usage alternatif d'*hyosc.* et de *bell.* fut continué sans interruption jusqu'au mois d'août.

Alors commença le traitement antipsorique rationnellement nécessité par l'affection psorique de l'enfance ; le malade reçut alternativement *sulph.* et *calcar.* ; sa santé est devenue excellente et n'a plus été troublée ; il a pris des forces, de la taille et de l'embonpoint jusqu'à ce jour.

1208e **OBSERVATION, PAR LE DOCTEUR LIUZZI** (1).

Emmanuel Tassara, âgé de quinze ans, tempérament coléri-

(1) Bibliothèque homœop., vol. VII, pag. 23 ; 1836.

que et sanguin, constitution robuste, excellente; peu de jours après sa naissance, il fut atteint d'une éruption humide qui couvrit toute la tête, puis successivement le cou, la poitrine, les bras, le dos et les cuisses, et ne le quitta qu'au milieu du second âge. On lui administra force sirops dépuratifs, tisane de salsepareille, aidés d'onguens astringens et répercussifs. Après la disparition, il éprouva quelques fièvres rhumatiques.

En janvier 1831, étant en parfaite santé, il fut saisi d'une violente convulsion épileptiforme, sans cause occasionelle connue; le premier jour, deux forts accès, l'un avant de manger, l'autre vers le soir; les jours suivans, ils se montrèrent brusquement six, sept fois et plus dans la journée, d'une durée irrégulière. D'abord le spasme dura deux heures et demie, puis une heure, puis au bout de quelques mois, trente, quinze minutes et souvent moins encore.

Malgré les soins des plus savans médecins et l'action des plus excellens remèdes, la maladie n'en persista pas moins, et sur la fin du second mois, elle devint périodique, revenant chaque jour au coucher du soleil.

Le 13 mars 1831, le docteur Liuzzi fut appelé, et reconnut les symptômes suivans:

Chute inopinée et perte absolue des sens; visage déformé, yeux fermés, puis très-ouverts, pupilles comme tordues, immobiles, dilatées, rotation de la tête, par intervalles; serrement des mâchoires; forts mouvemens convulsifs, tantôt des extrémités supérieures, tantôt des inférieures, tantôt de tout le corps; respiration courte et gênée; pouls d'abord petit et concentré, puis fort et précipité; soudain opisthotonos. Au bout d'un moment, le malade exécute avec le corps tous les mouvemens les plus extraordinaires, puis tombe dans un calme semblable au sommeil; après quoi il recouvre ses sens, éprouve une sensation de détente, et ignore totalement ce qui vient d'avoir lieu.

Le 14 mars, le malade reçut 1/8 goutte *bell.* 3o, qui excita peu d'heures après un trouble léger; le soir, l'accès ne parut pas, il en fut de même les soirs suivans.

L'action de *bell.* terminée, Liuzzi jugea convenable de faire intervenir *hyosc.* pour consolider le retour entier de la santé ; ce remède ne fut suivi d'aucun changement ; et l'alternation successive de l'un et de l'autre ne parut qu'améliorer l'état du malade.

Le 28 avril, commença le traitement antipsorique par 1/6 goutte *tinct. sulph.* 30 ; puis quarante jours après, *calcar.*, et de nouveau *sulph.*

Le jeune homme regagna et a conservé jusqu'à ce jour la santé la plus florissante.

1209ᵉ OBSERVATION, PAR M. HARTMANN (1).

Une femme de cinquante ans, à l'air florissant, mais nerveuse, souffrait depuis des années d'attaques d'épilepsie. Après avoir pris inutilement des remèdes pendant long-temps, elle avait renoncé depuis trois ans à toute espèce de traitement médical. Les accès la prenaient tous les dix ou quinze jours, et ne consistaient qu'en une perte soudaine des facultés intellectuelles accompagnée d'une chute des forces vitales tout aussi inattendue ; mais depuis quelque temps ils étaient devenus beaucoup plus fréquens, sans cause connue, et duraient beaucoup plus long-temps. Même après qu'ils avaient cessé, la malade était long-temps encore avant de recouvrer sa raison, et l'on n'osait la perdre de vue un seul instant, parce qu'elle commettait alors les actions les plus extravagantes. Un matin, en venant de se lever, elle éprouva un violent frisson pendant deux heures, auquel succéda une chaleur humide, sans grande soif. A midi, tout était fini, mais le jour même et le lendemain, les accès d'épilepsie se répétèrent si souvent qu'ils lui laissaient à peine un instant lucide. Le troisième jour, la fièvre reparut à un haut degré, et le quatrième, l'épilepsie paraissant encore avoir augmenté d'intensité, ses parens crurent prudent de me faire appeler. Outre les symptômes dont je viens de parler, j'appris que la malade, sans parler de sa grande irritabilité, se chagrinait souvent, sans motif, sur le sort de ses enfans, ce qui exacerbait les accidens.

(1) Gazette homœop., vol. X, pag. 65 ; 1837.

Je lui donnai *ignat.* 12. Trois doses, une chaque jour, suffirent pour faire cesser la fièvre. Mais les attaques d'épilepsie restèrent les mêmes, avec cette particularité cependant, qu'ils n'atteignaient pas leur maximum d'intensité ou qu'ils étaient beaucoup moins longs, quand la malade avait des éructations d'air. L'expérience m'ayant appris que *mentha piperitis* guérit promptement les douleurs d'estomac causées par une accumulation d'air plusieurs heures après le repas, je lui en fis prendre sur-le-champ, et en trois jours l'accident avait été écarté. Chaque nouvel accès est guéri de la même manière. Je lui fais prendre sous la forme de globules; trois globules trois fois par jour. Pour les préparer, j'ai imbibé cent globules d'une goutte de la teinture-mère.

ÉPISTAXIS.

1210ᵉ OBSERVATION, PAR LE DOCTEUR PLEYEL (1).

Etienne Lazich, domicilié à Brood, avait eu long-temps auparavant un saignement de nez si violent qu'il avait failli en mourir. L'accès le reprit le 28 mars. Le sang coulait par la narine droite avec tant d'abondance qu'il tombait d'une faiblesse dans une autre. Des cataplasmes d'eau froide et de vinaigre n'ayant rien produit et un sang noir, visqueux, continuant à jaillir en un jet d'une coudée et de l'épaisseur d'un tuyau de plume, on s'adressa à moi. *Safran.* 6 fit cesser l'hémorrhagie en une minute.

1211ᵉ OBSERVATION, PAR LE DOCTEUR HARTLAUB (2).

Monsieur B. L., homme de cinquante-six ans, fortement constitué, robuste et habitué à un bon genre de vie, fut pris, sans

(1) Archives homœop., vol. V, cah. 1, pag. 101; 1826.
(2) Annales homœop., vol. III, pag. 185; 1832.

cause connue, au commencement du mois de mai 1831 , d'un saignement de nez qui revenait tous les jours une ou plusieurs fois. Il perdait ordinairement de huit à dix onces de sang ; une fois même il en perdit une livre. L'hémorrhagie s'effectuait toujours par la narine gauche et s'annonçait par une légère pression dans le front. Ces saignemens de nez répétés depuis trois semaines exerçaient une influence moins funeste sur le corps que sur l'esprit du malade. Il était fort inquiet et craignait de mourir; et quoique instruit et plein de raison, il était confirmé dans cette opinion par cette circonstance que les saignemens l'avaient pris le jour de sa naissance. Il était du reste, incapable de s'occuper, et avait la tête périodiquement entreprise. Je lui donnai , le 25 mai 1831, *bellad*. 8/30, et le 29, *sulphur* 3 gr. 1.

Ces remèdes ne produisirent pas d'effet bien remarquable. La quantité de sang diminua un peu, encore ce ne fut pas pour long-temps, et le 5 juin , il se joignit à l'épistaxis d'autres symptômes secondaires, tels que froid continuel le jour , aux mains et aux pieds , afflux du sang vers la tête , le soir, avec un peu de chaleur à la face et tressaillemens de la paupière gauche, goût acide, pouls plein et un peu rapide. Les saignemens arrivaient régulièrement tous les matins , quoique aussi à d'autres heures de la journée. Je lui donnai, le 8 juin, *crocus* 3 gutt. 1, à prendre le soir avant de se coucher.

Comme il habitait à un mille de distance, il était venu me voir en voiture. Avant que d'être rendu chez lui, il fut pris d'un nouveau saignement qui continua non seulement pendant le reste de la route , mais même pendant plusieurs heures après qu'il eut atteint son logis. Jamais il n'en avait eu un aussi violent. Il perdit plusieurs livres de sang. Effrayé, il fit chercher en toute hâte un chirurgien qui lui donna une dissolution d'alun et une foule d'autres hémostatiques qu'il devait employer après dix heures, c'est-à-dire après avoir pris la poudre, si l'hémorrhagie ne s'arrêtait pas. Cela ne fut pas nécessaire; car il n'eut pas plus tôt pris *crocus* que le sang cessa de couler. Les saignemens ne se renouvelèrent pas pendant cinq jours.

Le 13, il se coucha à dix heures, s'endormit bientôt, mais se

réveilla plusieurs fois parce qu'il éprouvait une agitation particulière, indéfinissable dans les membres. Il se réveilla de nouveau à minuit et fut pris d'un nouveau saignement de nez assez
fort qui dura un quart d'heure. Dès que le sang eut cessé de
couler, il prit la seconde dose *croc.*, qui n'était qu'à 5/5, et que
je lui avais donnée à tout hasard. Il saigna de nouveau en s'éveillant, mais moins que dans la nuit.

Le 15, il eut encore un léger saignement. Pour mettre un
terme à ces rechutes, je lui fis prendre le 16, à six heures du
matin, *croc.* 3 gutt. 1. Les saignemens de nez ne se renouvelèrent
plus, et tous les autres symptômes disparurent.

1212ᵉ OBSERVATION, PAR LE DOCTEUR HARTLAUB (1).

Mademoiselle W. G., âgée de vingt ans, dont le père avait
eu une grande propension aux saignemens (s'il se coupait un
doigt, par exemple, on pouvait à peine arrêter le sang) et était
mort par suite d'hémoptysie, souffrait depuis sa plus tendre jeunesse de saignemens de nez fréquens, surtout quand il faisait
chaud. Elle saignait au moins trois fois par jour. Son nez, surtout le côté droit, était constamment sec, jamais elle ne se mouchait, et ce n'était qu'avec grande peine qu'elle faisait sortir des
fosses nasales gauches seulement un peu de mucus visqueux.

Elle éprouvait souvent dans le côté droit de la tête un sentiment d'engourdissement et des bruissemens dans l'oreille droite.
C'étaient ordinairement les prodromes d'un saignement qui ne
la soulageait pas néanmoins.

Ses règles étaient abondantes et arrivaient toutes les trois semaines.

Dans l'été de 1831, elle avait été plusieurs jours sans saigner
ou n'avait saigné au moins que rarement et peu à la fois ; mais
dès le milieu de juin, les saignemens étaient redevenus plus fréquens, quatre, cinq fois par jour. Elle perdait journellement de
cinq à six onces d'un sang très-clair. Cela durait depuis quinze

(1) Annales homœop., vol. III, pag. 187; 1832.

jours, lorsqu'elle s'adressa à moi. Je lui fis prendre, le 1ᵉʳ juillet, *croc.* 3 gutt. 1.

Elle ne saigna plus qu'une seule fois, quoiqu'elle eût fait bien
des efforts physiques; ce qui lui causait toujours auparavant des
saignemens très-violens. La sensation d'engourdissement de la
tête disparut ; elle put même se moucher de la narine droite.

1213ᵉ OBSERVATION, PAR LE DOCTEUR HARTLAUB (1).

Charles A.-Z., petit garçon de onze ans, qui avait déjà souffert de forts saignemens de nez dans l'été de 1830, recommença
à saigner l'année suivante au mois de juin. Ils se renouvelaient
cinq ou six fois par jour. Le sang coulait en abondance et formait des caillots noirs. *Croc.* 2 gutt. 1/2 les fit cesser sur-le-
champ, et ils n'ont pas reparu.

1214ᵉ OBSERVATION, PAR LE DOCTEUR TRINKS (2).

Bryon. fit cesser en très-peu de temps une violente épistaxis
chez une jeune fille de dix-huit ans qui avait passé la plus
grande partie de la nuit à danser à une époque où ses règles
étaient en retard. Les cataménies recommencèrent bientôt à
couler.

1215ᵉ OBSERVATION, PAR LE DOCTEUR CONVERS (3).

L'enfant Michaud avait saigné depuis le matin jusqu'au soir,
lorsqu'on m'appela. Je le trouvai pâle et extrêmement affaibli ;
toutes les applications pratiquées en pareil cas avaient été inutiles. Je lui donnai trois globules *crocus*. Dans la nuit, environ
à onze heures, on vint me chercher, disant que l'enfant allait
mourir, qu'il saignait plus fort que jamais. Je renvoyai la mère
désolée chez elle, en l'assurant qu'elle trouverait le malade mieux,

(1) Annales homœop., vol. III, pag. 187; 1832.
(2) *Ibid.*, vol. IV, pag. 341; 1833.
(3) Bibliothèque homœop., vol. III, pag. 135; 1834.

sinon qu'elle me ferait chercher. La nuit se passa sans que l'on revînt ; le sang s'était arrêté comme je l'avais dit ; l'enfant avait repris sa gaîté, et sa pâleur diminuait de jour en jour.

1216ᵉ OBSERVATION, PAR M. N. G. (1).

N. S., de H., âgée de cinquante-trois ans, replète, douce de caractère, qui avait déjà fait plusieurs maladies et qui avait bien des motifs de se chagriner, vint me consulter au sujet d'un saignement de nez qui lui durait déjà depuis quinze jours. Elle s'était réveillée une nuit perdant son sang à torrens. Elle s'était levée en toute hâte et avait employé divers remèdes pour arrêter l'hémorrhagie ; mais elle n'avait pu y parvenir qu'après avoir perdu une grande quantité de sang. C'était ordinairement de l'eau froide appliquée sur la nuque ou le nez qui produisait les meilleurs effets, mais pas toujours, et alors elle ne savait comment arrêter le sang, dont la perte l'affaiblissait beaucoup. Souvent un saignement pareil la prenait dans la journée, surtout si elle se baissait ou si elle se mouchait avec force. Elle ne se plaignait d'ailleurs que de maux de tête sourds et de démangeaisons dans le nez qui était un peu enflé. Le sang était d'un rouge clair, mais se caillait bientôt. Quand l'eau ne pouvait arrêter l'hémorrhagie, elle se bouchait les deux narines. Le sang cessait bientôt de couler en effet, mais il sortait alors avec impétuosité par la bouche. La malade était très-abattue, et craignait de mourir. Elle avait déjà perdu au moins trente livres de sang.

De tous les remèdes connus, *china* et *rhus* me parurent les plus convenables. Je me décidai pour le dernier, par cette considération que l'hémorrhagie se déclarait surtout la nuit quand la malade était au lit, me réservant d'administrer *china*, si je ne réussissais pas à la guérir avec *rhus*. Je lui en donnai donc à quatre heures après-midi une petite dose 2/30. Le saignement de nez cessa entièrement à sa grande joie et à la mienne. Elle se porte bien maintenant, quoiqu'elle soit toujours un peu faible.

(1) Annales homœop., vol. II, pag. 302 ; 1831.

1217ᵉ OBSERVATION, PAR LE DOCTEUR KOPP (1).

Crocus 3, ou teinture-mère, m'a souvent rendu des services dans de violens saiguemens de nez.

1218ᵉ OBSERVATION, PAR LE DOCTEUR GERNER (2).

Un copieux saignement de nez chez une vieille dame de soixante-seize ans, qui avait la coutume depuis sept ans de se coucher de bonne heure et de ne se lever quelquefois qu'à trois heures, fut guérie radicalement par quelques doses *ambra* 2/12. *Sepia* 2/3o, deux doses, me rendit les mêmes services chez une petite fille délicate de sept ans qui était prise de violens saignemens de nez toutes les fois qu'elle s'échauffait un peu ou qu'elle se donnait un léger coup sur le nez.

1219ᵉ OBSERVATION, PAR LE DOCTEUR ELWERT (3).

Kather, âgé de quarante-sept ans, pléthorique, ayant éprouvé une grande angoisse, fut attaqué, le 15 août 1834, d'un saignement par les deux narines qui se répéta presque toutes les heures du jour et de la nuit jusqu'au 18 au soir. Chaque fois il sortait de trois à cinq onces de sang. Fourmillemens au bout du nez. Sang clair et chaud. Epuisement extrême causé par la perte du sang. L'allopathie ne put parvenir à arrêter l'hémorrhagie, et le malade se voyait déjà sur le bord de la tombe, avec d'autant plus de raison que son frère était mort d'une maladie à peu près pareille.

On me fit appeler en toute hâte le 18 au soir. Je trouvai le malade avec la face pâle, enflée, le pouls petit, peu sensible, rapide. Vertige, tournoiement et syncope en soulevant ou en remuant la tête, voile devant les yeux. Pupilles très-dilatées. Vue

(1) Faits mémorables de ma pratique médicale, vol. II, p. 333; 1832.

(2) Communications pratiques de Thorer, vol. I, pag. 171; 1834.

(3) Gazette homœop., vol. VIII, pag. 104; 1836.

trouble. Langue sèche sans soif. Manque d'appétit. Respiration faible. L'angoisse l'empêchait de dormir. Froid du corps, et même accès de frissons.

Je lui donnai deux doses *bellad.* 8/15, une de suite, l'autre après minuit. Il eut encore dans la nuit deux légers saignemens, et un troisième le 19. Comme il n'avait pas eu de selle depuis quelques jours, que sa face se couvrait d'une sueur froide, que sa faiblesse était extrême et l'empêchait presque de se remuer, je lui fis prendre *vérair.* 13 gutt. 1. Il ne tarda pas à se rétablir.

Le 23 octobre, il m'écrivit qu'il avait souffert toute la journée de cuissons et de douleurs causées par les vents dans le ventre, ainsi que d'ardeur dans l'urètre, et que depuis quelques heures il pissait du sang par gouttes. Je lui envoyai *canthar.* 2 gutt. 1. Mieux sensible dans la nuit, guérison le lendemain.

Le 6 juillet 1835, il saigna de nouveau par la narine gauche. Bruissemens dans la tête. *Caust.* 5/20 le guérit promptement. Il n'a pas eu de rechute depuis.

1220ᵉ OBSERVATION ; PAR LE DOCTEUR SCHROEN (1).

Des saignemens de nez violens, fréquens ; affaiblissant extrêmement des femmes dans l'âge de la décrépitude ; et provenant de congestions à la tête, ont souvent été guéris par *aconit.* 3, administré à doses fréquemment répétées ; et cela dans des cas où tous les remèdes d'un allopathe avaient échoué. Pendant quelque temps il paraissait n'avoir agi que comme palliatif ; car les saignemens revenaient à des intervalles moins rapprochés. Mais il finissait par guérir radicalement.

1221ᵉ OBSERVATION, PAR LE DOCTEUR PESCHIER (2).

Le jeune Kimmerling, âgé de 10 ans, né de père et de mère

(1) Hygea, vol. V, pag. 101 ; 1837.
(2) Bibliothèque homœop., vol. IV, pag. 138 ; 1834.

chez lesquels les affections inflammatoires sont fréquentes et violentes, fut saisi d'une épistaxis (saignement de nez) très-copieuse, le sang coulant à fil continu ; appelé le soir, après trois heures de cette hémorrhagie, je trouvai le malade atteint d'une fièvre très-forte ; le pouls battait plus de 120, et les carotides étaient violemment agitées ; je donnai une dose *aconit.*, et en laissai une autre dans une verre d'eau, dont l'enfant devait prendre une cuillerée à café toutes les trois heures ; durant la nuit l'épistaxis diminua, mais la fièvre persista ; le remède fut administré très-exactement. Le lendemain, l'épistaxis reparut de temps en temps, la fièvre continuant ; rien ne fut changé au remède. Le troisième jour, la fièvre s'abaissa, l'épistaxis cessa, et l'enfant fut tranquille. Le quatrième jour, la guérison fut presque complète, tout remède fut cessé ; aucun autre n'a été employé plus tard. Les parens, qui avaient regardé leur enfant comme perdu, ont considéré cette guérison comme une seconde naissance.

La mère de ce malade, à la suite de ce tourment et des veilles qu'il avait occasionées, fut atteinte de fièvre violente, avec cruelles douleurs de tête. Battemens de carotides, langue rouge et sèche, chaleur brûlante de tout le corps, prostration totale des forces, inappétence absolue ; bientôt après, insomnie complète (agrypnie), agitation ; puis rêveries, lèvres sèches se couvrant de mucosités grises, lentor aux dents ; soubresauts continuels des tendons ; tous les symptômes, en un mot, d'une affection typhoïde bien prononcée, laquelle a atteint un degré si grave, que la mort de la malade était attendue d'une heure à l'autre. *Nux* et *aconitum*, avec de l'eau fraîche, ont seuls fait les frais de cette terrible maladie, dont la guérison parfaite s'est manifestée vers le onzième jour, la malade ne conservant aucun souvenir de ce qui s'était passé.

La jeune R., âgée de 11 ans, fut atteinte d'une très-violente épistaxis, qu'aucune application externe n'avait pu modérer, lorsque je fus appelé après plusieurs heures de durée. Lui trouvant le pouls très-fort et très-fréquent, je lui donnai *aconit.*, qui opéra avec une très-grande rapidité, en sorte que l'épistaxis fut arrêtée peu de momens après ma visite.

Le même fait s'est répété plusieurs fois dans ma pratique avec un succès aussi certain que prompt.

ÉRYSIPÈLE.

1222ᵉ **OBSERVATION, PAR LE DOCTEUR MULLER** (1).

Une femme bien portante, d'une trentaine d'années, qui avait déjà fait plusieurs enfans et était accouchée depuis cinq semaines, était sujette à des érysipèles, dont un lui avait duré une fois un mois. Le 4 novembre, elle fut atteinte de nouveau de cette espèce de maladie, qui, commençant à l'angle interne de l'œil gauche, s'étendit en deux jours sur toute la partie droite du visage, en passant au dessus du nez.

Pouls irrité, fort, fréquent. Frisson continuel. Face ardente. Affaiblissement des facultés intellectuelles. Timidité qui ne lui était pas naturelle. Vertiges ; elle ne pouvait soulever la tête. Maux de tête violens, déchiremens, pressions, secousses, pesanteur, fouillemens, surtout du côté droit et au vertex. Horreur de la lumière. En marchant, tremblement l'obligeant à se rasseoir bien vîte. Pas d'appétit, malaises, quelques vomissemens sans soulagement, pas de selle depuis la veille. Diminution de la secrétion du lait. Plus de lochies depuis long-temps. Sommeil inquiet, troublé par des rêves terribles.

Je prescrivis une goutte *bellad.* 24, recommandai de la tenir chaudement, de fermer les rideaux pour diminuer l'éclat de la lumière, de ne lui donner ni café, ni bière, etc. Elle devait aussi donner le sein à son enfant plus souvent qu'à l'ordinaire.

Depuis six heures du soir, où elle prit la poudre, jusqu'à mi-

(1) Archives homœop., vol. III, cah. 1, pag. 41 ; 1824.

nuit , l'état empira plutôt qu'il ne s'améliora ; mais dès-lors ces symptômes diminuèrent, et l'équilibre se rétablit dans les fonctions. Depuis le 7, il n'y avait plus à craindre de maladie du cerveau. La sécrétion du lait avait augmenté et fut entretenue par quelques tasses de bouillon de temps en temps. L'érysipèle persista quatre jours encore, mais pâlissant de plus en plus et se transportant sous, derrière et sur les oreilles, jusqu'au front. Il disparut au point même où il avait commencé. Le 9, les vertiges et la migraine ayant cessé, la malade put se lever. Comme elle n'avait pas encore eu de selle, je lui permis de prendre , le 10, une tasse de café qui lui en procura une de suite. Le 15, la desquamation commença, et elle s'opéra sans trouble.

1223ᵉ OBSERVATION, PAR LE DOCTEUR MULLER (1).

Un érysipèle sans fièvre, provenant d'une cachexie particulière, d'un rouge foncé, dur, que j'eus à traiter chez une femme de 56 ans, fut guéri en six jours par *bellad.* 18, que je lui administrai le second jour. Dès le troisième, le mal était stationnaire ; le quatrième, il s'amendait et la desquamation commençait ; le cinquième , la dureté de la peau avait disparu ; le sixième , la malade était en état de retourner à ses occupations. Elle en avait déjà eu deux. Le premier, traité allopathiquement, avait duré onze jours ; le second , traité par des remèdes domestiques, avait duré plus long-temps encore.

1224ᵉ OBSERVATION, PAR LE DOCTEUR BIGEL (2).

Un domestique, russe de nation, d'une constitution forte, comme presque tous les hommes de son pays , avait été atteint, à la suite d'une fluxion, d'une enflure de la joue droite, qu'il avait, à force de la mépriser, laissé monter jusqu'au plus haut degré de violence. C'était la cinquième ou sixième fois qu'il avait une maladie pareille. Son maître, le voyant dans un état de souf-

(1) Archives homœop., vol. III , cah. 1 , pag. 44 ; 1824.
(2) *Ibid.*, vol. V , cah. 2 , pag. 40 ; 1826.

france excessive, me pria de lui donner des soins, et voici l'état
dans lequel je le trouvai :

Toute la face et une partie de la tête était gonflées, la joue
droite montait sur l'œil et offrait une dureté considérable, avec
couleur bleue, et le sentiment d'une pulsation, comme dans les
tumeurs qui veulent abcéder. Le malade disait ressentir comme
du rongement dans les os de la face. À ces accidens se joignaient
un mal de tête violent, des élancemens dans l'oreille du côté
malade, une soif ardente, une bouche amère, des nausées et
des pressions dans l'épigastre. Ces accidens, encore supportables
le jour, augmentèrent dans la nuit jusqu'à produire le délire et
la fureur. Une sueur d'expression couvrait tout le corps; brûlé
par une fièvre ardente, avec exacerbations le soir et la nuit. Le
malade ressemblait dans son humeur et ses mouvemens à un en-
ragé. Le ventre était serré depuis plusieurs jours, et l'urine
chaude, bilieuse et trouble.

Je lui donnai une dose *chamom.* 9, à huit heures du matin.
Vingt-quatre heures après, je le trouvai le rasoir à la main, se
faisant la barbe. Il ne restait de la maladie, à l'extérieur, qu'un
peu d'œdème pâle et sans douleur, et au dedans, que de la faiblesse, qu'explique facilement un état de souffrance de six
jours.

1225ᵉ OBSERVATION, PAR LE DOCTEUR MESSERSCHMIDT (1).

Madame B..., âgée de quarante-huit ans, qui n'était plus
réglée depuis quatre ans, d'une taille moyenne, mais d'un tempérament vif, ardent, colérique, souffrait depuis un grand nombre d'années, à des intervalles plus ou moins longs, d'attaqués
de goutte qui se portaient surtout à la tête et qui provenaient du
moindre refroidissement. Au mois d'août 1822, elle eut un accès de fièvre violente, avec douleurs dans tous les membres et
érysipèle à la face. Celui-ci s'étendit graduellement sur tout son
corps, et mit sa vie dans le plus grand danger. Ce ne fut qu'au

____

(1) Archives homœop., vol. V, cah. 2, pag. 56; 1826.

boût de deux mois que je parvins à la guérir. Je n'étais pas encore homœopathe.

Depuis cette grave maladie, je l'avais traitée plusieurs fois encore de fièvres rhumatismales goutteuses. En octobre 1825, ayant attrapé un refroidissement, elle fut prise le lendemain d'une fièvre violente avec grande prostration des forces, douleurs dans les membres, mais surtout dans la tête, rougeur de la face, tension et fourmillement dans cette partie, prodromes d'un érysipèle. Comme j'avais appris à connaître l'efficacité de l'homœopathie, je résolus d'employer dans ce cas cette méthode curative, et je donnai à la malade, à quatre heure du soir, *dulcam.* 24. Le lendemain, elle se sentit plus faible encore et plus abattue, mais la fièvre et les douleurs avaient disparu.

Le 6 décembre 1825, cette dame retomba malade. Elle s'était déjà sentie mal à son aise dans l'après-dînée, et le soir, à dix heures, la maladie se déclara dans toute sa violence. Frissons violens. Sentiment de faiblesse au point de tomber en syncope. Impossibilité de se tenir sur ses jambes. Elle perdit plusieurs fois connaissance. Vomissemens. Crampes dans les mâchoires. Violentes douleurs dans la tête et dans tous les membres.

Douée d'une grande force d'âme, elle ne voulut pas me déranger pendant la nuit, et préféra souffrir jusqu'au lendemain, en buvant du thé de camomille pour essayer de se soulager.

Le lendemain matin, elle était si faible qu'elle put à peine me répondre. Il lui était impossible de changer seule de position dans son lit ; et si on la soulevait, elle se sentait prête à défaillir et éprouvait des envies de vomir. Pouls très-petit et très-rapide. Chaleur et soif très-grandes ; la peau couverte de sueur. La face paraissait rouge par suite de congestions, un peu enflée, et sur la joue droite près du nez, il se formait une tache d'un rouge foncé, commencement d'un érysipèle. Tension et fourmillemens dans toute la face. Douleurs dans la tête, les yeux, les épaules, les reins, les bras et les jambes. Les pieds morts et froids jusqu'aux genoux. Souvent tremblemens de cœur et sensation dans la poitrine, comme si elle allait rendre l'âme. Elle ne croyait pas échapper cette fois à la mort.

Je ne crus pas prudent de lui donner de suite un remède homœopathique à cause du thé de camomille qu'elle avait bu dans
la nuit et qui aurait pu en troubler les effets. Je me bornai donc
à prescrire des boissons rafraîchissantes, de l'eau panée avec du
sucre, et toutes les deux heures, une petite cuillerée de cette
mixtion qui ne devait pas agir fortement sur l'organisme vital.

℞ Liq. Minder.;
— stal. acet. āā ʒ iij.
Aq. rub., id. ʒ iij.
Syr. rub., id. ʒ j.

Dans la journée, loin de diminuer, l'érysipèle ne fit que se
développer davantage. Pendant ma visite du soir, la malade eut
un accès de faiblesse si fort que je crus qu'elle allait mourir, et
que je me vis forcé de lui donner quelques gouttes *æther acet.*
sur du sucre. La nuit, elle resta plongée dans un engourdissement presque continuel. Si elle fermait les yeux, son imagination
était aussitôt assiégée d'une foule de rêves.

Le 8, au matin, pas la moindre amélioration dans son état.
L'érysipèle, au contraire, s'était étendu encore davantage et
lui prenait alors les deux joues, le nez et les paupières. Déjà
même il se formait sur la joue droite des ampoules pleines d'une
eau jaunâtre. La maladie, du reste, présentait les caractères
suivans :

Prostration subite des forces au milieu de frissons. Impossibilité de se tenir sur ses jambes. Vertiges en soulevant la tête,
comme si tout tournait autour d'elle ; défaillance, nausées jusqu'à vomir, cessant quand elle se couchait. Tête lourde et entreprise, comme à la suite de l'ivresse. Crampes douloureuses
dans les mâchoires. Yeux sensibles et douloureux quand elle les
remuait. Saignemens de nez dans la nuit. Douleur pressive dans
les gencives, avec une sensation comme si les dents branlaient
et étaient trop longues. Salivation abondante, avec sentiment de
sécheresse et soif inextinguible. Goût putride, glaireux dans la
bouche ; manque total d'appétit. Toute la face rouge, enflée,

brillante, surtout les deux joues, le nez et les paupières, qui étaient d'un rouge foncé et couverts d'une quantité de vésicules pleines d'eau jaunâtre. Peau de la face douloureuse au toucher, et sensation de tension et de pression, de fourmillemens cuisans et de légers élancemens dans cette partie. Fréquens bâillemens, fréquentes éructations d'air, irritation continuelle dans la gorge l'excitant à tousser, et quand elle toussait, douleurs dans la tête. Somnolence presque continuelle, ou au moins sommeil plein de rêves. Douleurs déchirantes, pressives, dans la nuque et l'occiput. Douleurs déchirantes entre les épaules, s'étendant jusqu'aux aisselles. Douleur de brisure dans les reins. Douleurs tiraillantes, déchirantes, dans les bras et les jambes, surtout dans les genoux. Toutes ces douleurs cruelles, surtout dans le repos. Sensation comme si de l'eau chaude lui coulait dans les bras. Sensation d'engourdissement dans les mains et les doigts. Agitation dans les jambes, les pieds morts, les tibias d'un froid douloureux. Tension et plénitude dans le creux de l'estomac. Oppression anxieuse de la poitrine. Sensation comme d'ondoiement et de tremblement de cœur dans la poitrine. Pouls très-petit et très-rapide. Grande chaleur et peau couverte de sueur, abattement et lassitude extrêmes.

Décidé à la traiter homœopathiquement, du consentement de sa famille et d'elle-même, je lui fis prendre *rhus, toxicod.* 3o gutt. 1, sur 5 grains de sucre de lait, le 8 à dix heures du matin.

Le soir, je remarquai déjà une notable amélioration. Le nombre des pulsations du pouls et la chaleur fébrile avaient beaucoup diminué, ainsi que les douleurs dans les membres. Sensation de bien-être général. La malade avait repris courage. L'enflure inflammatoire de la face, la pression douloureuse, la tension, les cuissons et les élancemens avaient augmenté; il s'était formé de nouvelles ampoules sur la joue gauche. Elle éprouvait une vive douleur dans l'avant-bras gauche, depuis le coude jusqu'à la main.

Je conclus de là que le remède agissait, et je prédis une guérison prochaine.

Le lendemain matin, on me dit que la malade aurait pu dor-

mir si une foule d'imaginations ne l'en avait empêchée. Cependant je trouvai que la guérison avait fait des progrès depuis la
veille au soir. Les mouvemens fébriles du système vasculaire
avaient entièrement cessé; le pouls était encore faible, mais
parfaitement paisible; la peau avait une chaleur naturelle et
était molle, sans sueur. Les changemens qui s'étaient opérés
dans la faee n'étaient pas moins frappans; toute enflure avait
disparu, et la rougeur inflammatoire de l'érysipèle s'était circonscrite sur chaque joue à la grosseur d'un écu; encore voyait-on
clairement qu'elle avait perdu, même là, la moitié de son intensité. Les ampoules de la joue droite s'étaient desséchées; celles
de la joue gauche ne tardèrent que quelques heures à se couvrir
de croûtes. La pression, la tension, la cuisson, les fourmillemens et les élancemens à la face avaient entièrement cessé. La
tête était libre et sans douleur. Les douleurs des autres parties
du corps avaient également diminué, à l'exception de celle de
l'avant-bras, qui s'était tellement exacerbée que la malade croyait
qu'il allait s'y former un érysipèle; car, outre les déchiremens
et les tiraillemens qu'elle ressentait dans les parties intérieures,
elle éprouvait sur la peau une cuisson douloureuse comme si on
lui avait frotté le bras avec un morceau de drap jusqu'au sang.
Je la rassurai en lui promettant que cette douleur, aggravation
homœopathique, ne serait pas de longue durée, et effectivement
huit heures après, il n'en existait plus de trace. La soif avait beaucoup diminué, mais la toux la tourmentait beaucoup. Du reste,
elle était beaucoup mieux sous tous les rapports que la veille.

Le 10, je la trouvai, après une nuit assez tranquille, délivrée complétement de tous ses maux, à l'exception d'un sentiment de faiblesse, suite naturelle d'une maladie aussi grave.
Cette faiblesse disparut cependant d'elle-même, au bout de quelques jours, assez pour que la malade pût quitter la chambre.

1226ᵉ OBSERVATION, PAR ROMANI (1).

Fortuna...., âgée de vingt-trois ans, d'un tempérament san-

(1) Discours sur l'Homœopathie, pag. 184; 1828.

guin, avait tenu pendant plusieurs heures ses mains dans l'eau froide, au mois de janvier 1827. Ses règles s'étaient arrêtées sur-le-champ, et elle était tombée malade. Sa maladie présentait les symptômes suivans :

Gonflement du cuir chevelu, du visage et du cou. Pustules enflammées çà et là sur le corps. Grave céphalalgie et somnolence. Langue vermeille, humide et nette. Douleurs dans le bas-ventre et dans la région utérine. Douleurs plus fortes dans les jointures. Violentes douleurs dans les cuisses la forçant à les tenir constamment recourbées. Chaleur interne excessive. Soif vive. Pouls dur, fréquent, élevé. Humeur triste. Crainte de la mort.

C'était le second jour de la maladie. On ne lui avait encore administré aucun médicament. Je lui donnai *bellad.*, la quatrième partie d'une goutte 3o. Grande amélioration dans la matinée du troisième jour. Moins de fièvre, la moitié moins de chaleur, plus de somnolence. L'érysipèle et l'enflure du cou, de la face et de la tête avaient diminué, les douleurs s'étaient calmées ; les pustules avaient presque disparu. Appétit ; elle mangea une soupe. Le soir, exacerbation de la fièvre, mais peu considérable.

Le quatrième jour, la malade allait bien ; elle avait dormi la nuit, avait eu une selle, et avait légèrement transpiré. Pouls normal. Deux jours après, elle était retournée à ses occupations.

1227ᵉ OBSERVATION, PAR LE DOCTEUR HARTLAUB (1).

B..., paysan bien portant jusque-là, avait été atteint, onze jours auparavant, d'une enflure douloureuse, pâle, autour des chevilles des pieds. Places rouges au tibia gauche et au dessus de la cheville extérieure du pied droit, douloureuses, avec une sensation d'écorchure sous la plante des pieds, surtout aux talons, en marchant. En même temps, douleur aux deux tro—

---

(1) Annales homœop., vol. II, pag. 232 ; 1831.

chanters et douleur avec enflure à l'avant-bras gauche ; mais ces symptômes avaient disparu depuis.

Il prit *rhus* 3/30, le 19 mai 1830.

La rougeur de la peau se perdit presque entièrement, et la douleur diminua un peu, ainsi que l'enflure.

Le 29, je lui donnai *sulphur* trit. 2. Huit jours après, il était parfaitement guéri.

1228ᵉ OBSERVATION, PAR M. TIETZE (1).

B....r, de G., jeune fille d'une vingtaine d'années, brune, était très-sujette à des douleurs rhumatismales dans les membres. Un refroidissement les avait fait disparaître subitement ; mais, à la place, s'étaient déclarés les symptômes suivans :

Vertiges en étant debout ; douleurs déchirantes et lancinantes à travers toute la tête ; goût amer dans la bouche, pas d'appétit, sensation mordicante continuelle dans le gosier comme produite par du poivre, beaucoup de mucosité dans la bouche, expectoration fréquente, malaise et envies de vomir ; urine d'un jaune citron ; lassitude, brisure dans les bras et dans les jambes ; pouls petit. Fréquens frissons par tout le corps qui était comme inondé, suivis de chaleurs et de transpiration. Rêves inquiétans, confus. Je lui donnai, le 31 décembre, dans la soirée, *nux vomic.* 30 gutt. 1/4.

Le 2 janvier, l'état était le même ; seulement il s'était déclaré un érysipèle à la face, qui était brûlante, presque entièrement couverte de cloches et excessivement enflée. Les élancemens violens que la malade y éprouvait ne lui laissaient pas un instant de repos. Je lui administrai sur-le-champ *calc. sulphur.* 3, une petite partie d'un grain.

Le 7, l'enflure de la face avait diminué. Les douleurs et la fièvre avaient disparu. La malade avait recouvré de l'appétit et avait recommencé à travailler.

Le 11, elle vint me voir par une rude journée d'hiver, sans s'en ressentir cependant.

(1) Annales homœop., vol. III, pag. 148 ; 1832.

B....n, de G., jeune fille de vingt ans, tomba malade sans cause connue. La maladie offrait les symptômes suivans.

Vertiges en étant debout. Douleur lancinante dans le front. Face rouge, brûlante, enflée, surtout autour du nez : un véritable érysipèle. Douleurs lancinantes dans l'enflure. Bruissement dans les oreilles. Le cou douloureux extérieurement au toucher. Langue blanche, chargée. Goût glaiseux dans la bouche. Pas de soif. Pouls petit, fréquent. Fréquens hoquets et éructations. Sensation brûlante dans les intestins au dessus du bas-ventre. Région du foie un peu douloureuse au toucher. Constipation. Fréquentes émissions d'urine avec cuisson dans le vagin. Douleurs lancinantes, cuisantes dans les reins et le dos, au point qu'elle pouvait à peine se remuer. Déchiremens dans les membres augmentés par le mouvement, depuis l'invasion de la maladie, disparus alors. Pas de sommeil, agitation, gesticulation au lit. Frisson par tout le corps suivi de chaleur et de sueur. Grande anxiété. La veille, par le conseil d'une de ses amies, elle avait bu une décoction d'une once de café vert dans l'espoir de guérir l'érysipèle ; mais elle n'y avait gagné qu'un surcroît de chaleur et d'anxiété. Je lui donnai *nux vomic.* 24 gutt. 1. Le lendemain, les vertiges, les douleurs lancinantes de la face, les déchiremeus aux oreilles, l'agitation et l'anxiété avaient disparu.

Je lui fis prendre *calcar. sulphur.* 3. Les jours suivans, l'érysipèle et la fièvre disparurent. Appétit normal, ainsi que les selles. Mais la malade se permit un écart de la diète, et le lendemain elle recommença à se plaindre de maux de tête au vertex. Sa face redevint rouge et brûlante, et fortement enflée aux alentours du nez. L'enflure lui causait aussi de violentes douleurs déchirantes. Langue blanche, chargée. Après avoir mangé, goût amer dans la bouche, plutôt glaiseux en mangeant. Pouls fréquent et dur. Sueur visqueuse générale. Constipation ; après

____

(1) Annales homœop., vol. III, pag. 149 ; 1832.

les selles, cuissons et pressions à l'anus. Tremblement des jambes en marchant. Après midi, frisson suivi de chaleur sans transpiration. Je lui donnai *bryon. alb.* 30.

Trois jours après, l'érysipèle avait disparu en grande partie. Plus de maux de tête. Langue nette. Appétit bon. Plus de fièvre. Le cinquième jour après la prise de *bryon.*, elle était retournée à ses occupations.

1230ᵉ OBSERVATION, PAR M. TIETZE (1).

A......s, femme d'une vingtaine d'années, d'une constitution forte, replète, d'un tempérament colérique, fut subitement atteinte d'un érysipèle.

Violentes douleurs lancinantes dans la tête. Le côté droit du visage, le front, le nez, la bouche et les joues, très-enflés, durs, rouges, brillans, brûlans. Langue blanche, chargée, Goût amer. Pouls dur, fréquent. Selles paresseuses et dures. Souvent forts frissons par tout le corps, suivis de chaleur sans transpiration. Peau sèche. Sommeil agité, court. Je lui donnai, le 14 mai 1830, *aconit.* 24 gutt. 1/4 (dans la soirée).

Le 16, pouls normal, chaleur de la peau moindre, face moins rouge et beaucoup moins enflée. Plus de maux de tête. Je lui fis prendre le matin même *calcar. sulphur.* 3.

Ce remède produisit une exacerbation homœopathique de quelques heures, après quoi le mieux se déclara et fit des progrès. En deux jours tous les symptômes eurent disparu.

1231ᵉ OBSERVATION, PAR LE DOCTEUR BETHMANN (2).

Une paysanne de quarante-neuf ans avait senti tout-à-coup, six jours auparavant, tout son cuir chevelu couvert de proéminences et de nodosités de la grosseur d'une noix.

Quarante-huit heures après, elles avaient paru se dissoudre;

(1) Annales homœop. vol. III, pag. 150; 1832.

(2) *Ibid.*, pag. 267.

mais par contre toute sa face avait enflé et s'était couverte d'une
rougeur inflammatoire tirant sur le jaunâtre.

Elle avait consulté un médecin allopathe, qui lui avait donné
huit onces d'une mixture de nitre dont elle devait prendre
une bonne cuillerée toutes les heures. Elle n'en avait pas avalé
la moitié, que l'inflammation et l'enflure avaient commencé à
diminuer. Mais le lendemain matin, l'une et l'autre étaient re-
devenues plus considérables que jamais ; il s'y était joint des
taches et des ampoules d'un rouge de feu et causant un violent prurit. L'appétit avait encore diminué, la chaleur, les tournoiemens
dans la tête, la pesanteur des membres avaient augmenté.

On appela le médecin. La malade, à cause de son abattement, ne voulait consentir ni à une saignée ni à l'application de
sangsues et de ventouses saignantes sur la nuque, et le médecin
dut se contenter de lui faire appliquer des ventouses sèches, de
lui faire prendre un bain de pied très-chaud et de continuer
l'administration de sa mixture.

Il y eut une légère amélioration pendant douze heures, et
l'enflure paraissait diminuer avec l'inflammation, lorsque, pendant la nuit, les plaintes de la malade devinrent plus vives, et
le délire annonça que l'inflammation s'était portée au cerveau.
On me fit appeler. Outre les symptômes déjà mentionnés, je
trouvai les yeux tout enflés, les ampoules sur la face inéga-
les, grosses les unes comme un centime, d'autres comme un
sou, excessivement pruriteuses et pleines d'une eau jaunâtre.
Insomnie. Soif violente. Grande anxiété ; agitation.

Je donnai à la malade, à midi, *aconit.* 2/30. Elle dormit d'un
doux sommeil d'une heure à trois heures, et se réveilla l'esprit
serein. Soif moins ardente, un peu d'appétit ; elle mangea un
peu de soupe, ce qui ne lui était pas arrivé depuis deux jours.

A six heures, je lui fis prendre *rhus* 2/30. Elle dormit presque tout la nuit, et en se réveillant elle se sentit si forte qu'elle
voulut se lever et resta effectivement hors du lit pendant plusieurs heures. L'enflure et l'inflammation avaient presque disparu.

En quelques jours, la desquamation eut lieu, et le reste de la maladie se perdit.

1232e OBSERVATION, PAR LE DOCTEUR KOPP (1).

Une femme de quarante-deux ans souffrait d'un violent érysipèle vésiculaire qui s'était développé rapidement et qui était accompagné d'une forte enflure de la face et d'une fièvre considérable. Elle prit *rhus* 24 gutt. 1. Le lendemain tous les symptômes s'étaient amendés. Le troisième jour, je lui donnai *bellad.* 18. Le quatrième, la fièvre avait disparu, l'enflure était tombée, les ampoules séchées, et la malade se portait assez bien pour pouvoir partir pour son pays.

1233e OBSERVATION, PAR LE DOCTEUR KOPP (2).

Une femme délicate de trente-deux ans, souffrait depuis quinze jours d'une espèce d'exanthème érysipélateux à la face. Je lui fis prendre *rhus* 18 gutt. 1. Deux jours après, l'érysipèle avait disparu, il n'en restait plus d'autre vestige que quelques croûtes. Je lui administrai alors, à jeun, *sulphur* 2 gr. 1., dose que je répétai trois jours après. En peu de jours, elle fut parfaitement guérie.

1234e OBSERVATION, PAR LE DOCTEUR WOLF (3).

Le major B. me fit appeler le 3 juillet 1830. Il croyait s'être refroidi la veille, car il éprouvait depuis des frissons continuels, ce qui ne l'avait pas empêché toutefois de faire son service. Mais dans l'après-midi, il s'était senti si mal qu'il avait dû se mettre au lit.

Sentiment de brisure dans tous les membres. Sourdes douleurs, pesanteur dans la tête, goût pâteux, langue chargée et blanchâ-

(1) Faits mémorables dans ma pratique médicale, p. 320; 1832.
(2) *Ibid.*, pag. 321.
(3) Archives homœop., vol. XII, cah. 2, pag. 16; 1832.

tre; sécheresse, face rouge, sensation d'agitation et de chaleur, température de la peau un peu élevée depuis qu'il était au lit, pouls rapide, donnant quatre-vingt-dix pulsations par minute. Je lui donnai *aconit.* 24 gutt. 1. Il dormit par momens la nuit suivante.

Le lendemain matin, il avait un érysipèle qui lui prenait l'arc zygomatique droit, la paupière, la joue et la moitié du nez. Fièvre moins forte. Je prescrivis *bellad.* 30 gutt. 1/2. La journée se passa assez bien, la nuit fut mauvaise. Agitation continuelle, rêves dès qu'il fermait les yeux.

Le 5, la rougeur s'était étendue jusqu'à l'oreille droite et au cuir chevelu de la partie frontale. Fièvre beaucoup plus forte. Je répétai *aconit.* 24. Nuit agitée jusqu'à trois heures, meilleure depuis.

Le 6, la rougeur commençait à gagner le côté gauche, enflure considérable, accidens gastriques plus prononcés, langue couverte d'un enduit épais, blanc, envies de vomir, soif; mais il buvait peu à cause de la répugnance qu'il éprouvait pour tout ; tête entreprise, sans être précisément douloureuse, lourde ; rêvasseries continuelles, fièvre moins forte.

Je prescrivis *bellad.* 30 gutt. 1/2 et un clystère qui amena une selle. Nuit assez bonne.

Le 7, enflure moins douloureuse, mieux-être jusqu'au soir. Le malade s'étant découvert, au dire de sa famille, sueur pendant deux ou trois heures, grande agitation, malaise. Nuit passable.

Le 8, la rougeur s'était étendue de nouveau, avait attaqué l'oreille gauche. C'était la première fois que je voyais *bellad.* troublée ainsi dans ses effets salutaires. Pensant que cela provenait de la dose un peu faible, j'en fis prendre au malade une goutte entière. Il m'assura que de sa vie il ne s'était senti aussi mal pendant deux heures après avoir pris la dose. Malaise et envies de vomir. Cependant, le soir, il se déclara un mieux important. Urine formant un dépôt assez épais. Nuit plus tranquille.

Le 9, mieux général; beaucoup moins d'agitation, rougeur moins forte, langue plus pure.

Le 10, sueur abondante. Il dormit toute la nuit.

Le 11, plus de fièvre. Desquamation.

Le 15, il sortit.

Il avait déjà eu un érysipèle qu'il avait fait traiter par un allopathe et qui lui avait duré trois semaines.

1235ᵉ OBSERVATION (1).

Oscar Keutel, âgé de deux ans et demi, souffrait depuis quelques jours d'une enflure érysipélateuse à la joue gauche, qui était
dure et d'un rouge brillant. Douleur au toucher, fièvre, défaut
d'appétit, soif vive, selles claires, rêveries le soir et la nuit.

Il reçut une dose *chamom.*, et deux jours après, son état n'é-
tant pas changé, mais les rêveries ayant même augmenté, *bellad.*

Au bout de deux jours, diminution considérable de l'enflure,
et disparition de la fièvre.

Le huitième jour, tous les accidens avaient disparu ; cependant, comme il était sujet à de pareilles maladies, on lui donna
encore une dose *sulphur*.

1236ᵉ OBSERVATION (2).

Marie Schreidern, âgée de vingt-quatre ans, avait toujours
joui d'une bonne santé, à l'exception des maladies ordinaires
de l'enfance et de la gale qu'on avait fait disparaître par des
moyens domestiques. Ses règles avaient paru à l'âge de dix-sept
ans ; mais elles étaient toujours irrégulières, le plus souvent
peu copieuses, et elle avait depuis deux ans des fleurs blanches
dans les intervalles.

Depuis quelques mois elle se plaignait, après avoir eu auparavant la petite vérole naturelle à un assez haut degré, de ses yeux
qui se collaient le matin et pleuraient ; d'une douleur cuisante

(1) Annuaire de l'Institut homœop., vol. I, pag. 178 ; 1833.
(2) *Ibid.*

à une place enflammée à l'angle externe de l'œil droit, et quel-quefois de vertiges ; surtout à l'approche de ses règles.

Depuis la veille, enflure considérable, rougeur et chaleur du nez et de la partie supérieure des joues, avec maux de tête ; alternatives de frissons et de chaleurs ; douleurs déchirantes dans les membres, manque d'appétit.

Après une dose *rhus*, il se forma, le troisième jour, plusieurs vésicules pleines d'eau sur l'enflure, laquelle envahissait tantôt un côté, tantôt l'autre de la face. Ce jour-là elle s'était portée davantage du côté gauche et lui fermait presque l'œil.

Une seconde dose *rhus* fit disparaître les vésicules en six jours.

Desquamation de la face. Cessation des douleurs quelques jours après ; seulement la paupière inférieure de l'œil droit était encore un peu enflammée et ulcérée. Depuis quelques jours, diarrhée, malaise, vomissemens, oppression de la poitrine, toux, élancemens et sensation d'écorchure dans la gorge en respirant; chaleur à la tête, frissons dans le reste du corps.

On lui donna *dulcam*. Cinq jours après, elle ne ressentait plus que l'inflammation de la paupière et une légère toux avec expectoration salée, aqueuse. *Lycop.* acheva de la guérir promptement.

1237ᵉ OBSERVATION, PAR LE DOCTEUR DÉZAUCHE (1).

M. L.-D., âgé de quarante-sept ans, brun, sanguin, d'une taille moyenne, éprouve, dans la nuit du 27 mai, des frissons et des douleurs de tête ; scintillation des yeux ; fièvre, soif, anorexie; urine chaude, la lumière et le bruit le fatiguent également; le lendemain apparaît un érysipèle du cuir chevelu, qui s'étend au front et sur une partie de la face, avec des douleurs lancinantes et brûlantes. L'on fait un traitement antiphlogistique jusqu'au troisième jour ; mais, malgré cela, le mal empire, on a

(1) Mémoire sur la Méthode curative dite homœop., pag. 20 ; 1833.

recours à l'homœopathie. Une seule dose de *bellad.* est administrée; six heures après, calme, disparition de l'érysipèle et de la fièvre. Le lendemain le malade se lève; il est guéri sans récidive.

1238ᵉ OBSERVATION, PAR LE DOCTEUR GASPARY (1).

Une jeune fille de vingt ans avait depuis trois ans un érysipèle qui revenait régulièrement avec les règles et qui ne disparaissait que trois ou cinq jours après leur cessation. *Rhus* ne produisit rien; mais *bellad.*, administrée avant l'apparition des menstrues, et répétée au moment où l'érysipèle parut, en abrégea la durée et le fit cesser avec les règles. Il revint cependant avec la menstruation suivante. Je choisis alors *graphit.* Deux ans se sont écoulés, et l'érysipèle n'est pas revenu.

1239ᵉ OBSERVATION, PAR LE DOCTEUR GROSS (2).

Une femme qui allaitait, ayant éprouvé une grande frayeur et ayant commis l'imprudence de donner bientôt après le sein à son enfant, celui-ci fut atteint d'une espèce d'érysipèle qui changeait de place d'une semaine à l'autre et qui parcourut ainsi tout le corps. On avait consulté une sage-femme qui avait eu la malheureuse idée de prescrire un onguent de plomb, remède très-innocent à son avis et qui ne pouvait pas nuire s'il ne guérissait pas. Mais bientôt il se forma sur la tête, sur le dos, sur les reins, sur les coudes, etc., de l'enfant des tumeurs enkystées dont quelques unes avaient la grosseur d'une noix, et ses jarrets se raccourcirent. En même temps les muscles de ses cuisses et de ses mollets paraissaient au toucher comme si le tissu cellulaire s'était entièrement durci. Une des tumeurs des coudes était toute molle et paraissait fluctuer. Je ne pus m'assurer si elle contenait du pus ou de la lymphe, parce que, considérant l'état général du

(1) Gazette homœop., vol. I , pag. 159; 1833.
(2) *Ibid.*, vol. III, pag. 40; 1833.

malade, je ne crus pas prudent d'y faire une incision. Je préfé-rai la guérir au moyen du remède spécifique convenable à la maladie tout entière ; convaincu par l'expérience que l'effet du médicament fait bientôt ouvrir l'abcès qui contient du pus. La reproduction de l'enfant paraissant être encore très-normale, je peux me flatter de réussir ; l'avenir m'apprendra si je me suis trop pressé d'espérer.

1240ᵉ OBSERVATION, PAR M. TIETZE (1).

Un érysipèle a été guéri par *aconit.* 5/24 et, huit heures après, *rhus* 5/30, en trente-six heures.

1241ᵉ OBSERVATION (2).

Ch.-Frédéric Z., âgé de dix-neuf ans, tisseur, fut admis dans l'établissement le 10 mai.

Enfant, il avait eu la rougeole, avait souffert souvent d'en-flure des glandes et d'exanthèmes au visage, et plus tard de la gale. Quoique vacciné, il avait eu, trois mois auparavant, une espèce de varicelle.

Le 6 du mois de mai, il avait été attaqué, au milieu d'alter-natives de frissons et de chaleurs, d'une enflure de la face et de maux de tête. La maladie n'avait fait qu'augmenter depuis, et il rêvassait beaucoup la nuit. Elle présentait les symptômes sui-vans :

Douleur pressive dans le front et la région de la tempe droite. Douleurs tensives modérées à la face, laquelle était enflée et érysipélateuse au point de l'empêcher de bien ouvrir les yeux. Obstruction du nez. Sensation de sécheresse et de rudesse dans la gorge. Langue couverte d'un enduit muqueux, blanc. Soif ar-dente. Pas d'appétit. Goût amer. Pouls accéléré, dur. Sueur abondante avec frissons passagers. Selles paresseuses. Peu de

(1) Gazette homœop., vol. IV, pag. 278 ; 1834.
(2) Annuaire de l'Institut homœopathique, vol. II, pag. 106 ; 1834.

sommeil à cause de l'agitation et des rêves pénibles qu'il faisait. Sensation de brisure générale. On lui donna *bellad.*

La nuit suivante il dormit peu, eut de grand maux de tête, sua beaucoup, éprouva une soif ardente, mais conserva toute sa connaissance. Diminution de l'enflure de la face. Desquamation en quelques endroits.

Le troisième jour, il n'avait pas dormi et se plaignait de violens maux de tête. Pas d'appétit. Pas de selle depuis trois jours. Pouls moins accéléré. Enflure de la face encore moindre. Transpiration abondante. On lui fit prendre *rhus.*

Les maux de tête persistèrent; mais ils paraissaient avoir plutôt leur siége dans le cuir chevelu. Il ne pouvait laisser longtemps sa tête à la même place. Oreilles fort enflées , surtout la gauche, et couvertes de vessies. Il respirait mieux par le nez, suait encore beaucoup , mais avait une soif moins vive. Pouls assez normal.

Le sixième jour, il se sentit assez bien pour rester levé quelque temps. L'enflure avait presque entièrement disparu. La nuit suivante il dormit moins , et le lendemain matin, sa face était de nouveau très-enflée, surtout du côté gauche. Soif plus vive. Pouls un peu irrité. Douleur tensive dans la nuque. On répéta *rhus.*

L'enflure diminua graduellement dès lors ; seulement la chaleur et la transpiration troublaient encore son sommeil. Plus de maux de tête ni de tension dans la nuque.

Le douzième jour, l'enflure continuait à diminuer; les autres symptômes avaient entièrement disparu. Le malade avait eu une selle et allait assez bien. On lui administra *sulphur.*

Le reste des symptômes disparut. Le malade se leva; l'abattement qu'il éprouvait encore se dissipa en quelques jours, et le seizième jour, il quitta l'établissement parfaitement guéri.

1242ᵉ OBSERVATION (1).

Jean St. , âgé de dix-neuf ans , potier, natif de Paris, fut

(1) Annuaire de l'Institut homœop., vol. II , pag. 116; 1834.

admis le 25 mai. Douze ans auparavant, il avait eu la petite vérole naturelle ; du reste, il s'était toujours bien porté.

Il y avait cinq jours qu'il lui était venu en voyage un petit
bouton douloureux avec rougeur inflammatoire au jarret droit.
Ce bouton avait augmenté, ainsi que l'enflure et la douleur, qui
était devenue si violente depuis la veille, qu'il lui avait été impossible de continuer sa route.

Nous trouvâmes les symptômes suivans :

Toute la jambe droite, surtout depuis le mollet jusqu'au jarret, enflée, sans laisser de creux à la pression.

Au milieu du jarret, un petit bouton jaune avec une aréole
large, rouge, dur, brûlant au toucher.

En marchant, douleurs extrêmes s'étendant depuis le jarret
dans toute la jambe.

On lui donna *aconit*.

Le second jour, il avait assez bien dormi. Dans la matinée,
la pression fit sortir du bouton plusieurs cuillerées à thé de pus
sanguinolent. On lui administra *arnica*. Les douleurs diminuèrent, ainsi que la rougeur, l'enflure et la dureté.

Le quatrième jour, il allait mieux ; mais la rougeur persistait
toujours. On lui donna donc *bellad*.

Pendant quelques jours encore, l'abcès, qui s'était formé,
vida un pus sanguinolent, après quoi les symptômes disparurent,
l'enflure se perdit, et le mouvement de la jambe devint plus
facile.

Le sixième jour, il ne coulait plus de pus. On répéta *arnica*
pour achever la guérison.

Son état continua à s'améliorer. Il pouvait étendre la jambe
presque sans douleur, et l'abcès se ferma. On ne remarquait plus
qu'un peu de dureté dans le jarret. On répéta donc encore une
fois *arnica*, le douzième jour.

Ses effets furent si prompts que le lendemain la dureté n'était
presque plus sensible et qu'il n'y éprouvait plus aucune douleur.
Il pouvait étendre presque entièrement la jambe sans souffrir.

La guérison continua à faire des progrès ; cependant nous ju-
geâmes à propos de lui administrer encore, le seizième jour, une

dose *arnica*, parce qu'on remarquait encore une petite place rouge, non douloureuse. Ce dernier reste de la maladie avait disparu le dix-septième jour , et le malade quitta l'établissement.

1243ᵉ OBSERVATION (1).

Marie Rosine Z., de S., âgée de soixante-quatorze ans, s'était toujours bien portée et ne se souvenait pas d'avoir jamais eu d'exanthème.

Depuis un mois, cheville du pied enflée, très-douloureuse, enflammée , ne pouvant supporter le moindre toucher. Douleurs moins intenses au lit, forte sueur la nuit. Toutes les autres fonctions normales.

Rhus produisit peu de changement en sept jours. *China* fit disparaître l'enflure en une semaine , et diminua la rougeur et les douleurs.

On répéta *china*. La rougeur et les douleurs cessèrent , mais, à la place, il se déclara des élancemens dans les articulations du pied et des maux de reins.

Sulphur diminua un peu les élancemens en sept jours ; mais la semaine suivante reparurent une grande anxiété , de l'agitation et des douleurs dans les pieds , avec rougeur et cuisson.

On lui donna *arsen.*, qui lui procura bientôt du soulagement et qui la guérit parfaitement en quinze jours.

1244ᵉ OBSERVATION (1).

Jeanne Christine Fr. M., jeune servante de seize ans, fut reçue le 26 juin. Négligée par ses parens dans sa jeunesse, elle était devenue bossue, avait eu plus tard la petite vérole naturelle , et avait souvent souffert des dents. Admise pendant quelques années dans la maison des orphelins, elle y avait souvent eu mal aux yeux. Depuis un an , elle était entrée en service.

(1) Annuaire de l'Institut homœop., vol. II ; pag. 148 ; 1834.
(2) *Ibid.*, vol. III ; pag. 35 ; 1834.

Elle avait été attaquée, après Pâques, d'une fièvre tierce, qui n'avait cessé que huit jours auparavant, et pour laquelle elle avait pris long-temps des gouttes sans succès. A peine guérie de cette fièvre, elle avait été prise d'un mal de tête cruel, et la veille au soir, par suite d'une frayeur qu'elle avait éprouvée en se versant du bouillon sur la main, elle avait été attaquée d'une enflure avec rougeur du côté droit du visage.

Nous trouvâmes les symptômes suivans :

Enflure considérable du côté droit de la face, au point qu'elle pouvait à peine ouvrir l'œil. Sur la joue droite, un grand nombre de vessies jaunes, confluentes. Lèvres enflées. Douleur pressive sur l'œil droit. Cuisson dans l'enflure de la face. Vertige en se tenant debout. Peu d'appétit, goût amer, langue chargée et blanchâtre. Lassitude des pieds. Pouls un peu plein et rapide. La narine gauche exulcérée et obstruée. On prescrivit *rhus*.

Le troisième jour, peu de douleurs à la face, mais le côté gauche, enflé déjà la veille, très-gros et couvert de vessies. Le devant de la tête envahi par l'enflure et les douleurs. Rêvasseries en dormant. Pouls plus plein et rapide. Selle naturelle. Impossibilité d'ouvrir les yeux. On lui donna *graphit*.

Son état s'améliora considérablement, les douleurs se perdirent peu à peu, l'enflure disparut de jour en jour; appétit, sommeil, selle à l'état normal. Le treizieme jour, elle fut parfaitement guérie.

1245e **OBSERVATION, PAR LE DOCTEUR KNORRE** (1).

Un enfant de quinze mois fut atteint, à la suite d'une grande frayeur, d'un érysipele à la face. Fièvre vive, sommeil agité, interrompu par des secousses comme électriques, se répandant du dos par tout le corps. L'érysipèle commença à l'oreille droite ; mais la fièvre disparut entièrement dès le quatrième jour, et l'inflammation du nez, qui persista jusqu'au dixième, fut très-lé-

(1) Gazette homœop., vol. V, pag. 84; 1834.

gère. Du second au huitième jour de la maladie, selles diarrhéiques d'un jaune bilieux, parfois verdâtre, au nombre de
trois à cinq par jour. Le premier jour, je lui donnai deux doses
bellad. 30, et plus tard, deux doses *calc. sulphur.* 3 gr. 1.

1246e OBSERVATION, PAR LE DOCTEUR KNORRE (1).

J'ai guéri un érysipèle à la face par une dose *rhus* 30.

1247e OBSERVATION, PAR LE DOCTEUR SÉGIN (2).

La femme H., âgée de cinquante ans, d'un tempérament sanguin, colérique, était depuis long-temps déjà atteinte, au moins
une fois par an, d'un érysipèle à la face, qui avait reparu depuis quatre jours quand je la vis. La face était d'un rouge foncé
et si gonflée, que les yeux ne pouvaient s'ouvrir. L'enflure s'é-
tendait même au cuir chevelu, ainsi qu'à la membrane muqueuse
de la bouche et de la gorge, ce qui rendait la déglutition et la
respiration difficiles. Les parties gonflées de la face offraient des
ampoules de différentes grosseurs. La malade se plaignait, en outre, de maux de tête, de douleurs dans le bas-ventre, de défaut d'appétit, de goût amer dans la bouche et d'envies de vomir.
Elle vomissait même assez souvent des mucosités ; les selles
manquaient. Depuis le commencement de la maladie, il n'y
avait aucun sommeil. La chaleur fébrile, accompagnée d'une
forte soif, durait presque sans interruption toute la journée, et
alternait le soir avec du froid.

Comme la malade m'assura que, par le passé, les vomitifs et
les purgatifs n'avaient jamais manqué de l'affecter jusqu'à la syncope, je lui donnai le quart d'un sixième de grain *bellad.* dans
un peu d'eau, et un lavement avec du miel et du sel. Elle
tomba bientôt dans un sommeil bienfaisant, d'où elle sortit fort
soulagée au bout de deux heures. Ce résultat la détermina à
prendre les trois autres quarts, et au bout de six heures, son

(1) Gazette homœop., vol. V, pag. 321 ; 1834.
(2) Hygea, vol. I, pag. 86 ; 1834.

état se trouva notablement amélioré. L'enflure de la face avait diminué, le goût dans la bouche était moins mauvais, une selle eut lieu et diminua les douleurs du bas-ventre. La malade mangea une soupe avec plaisir. La guérison marcha dès lors avec tant de rapidité, que le quatrième jour il ne restait aucun vestige de l'enflure. Depuis quatre ans, le mal n'a pas reparu.

1248ᵉ OBSERVATION, PAR LE DOCTEUR BÉGIN (1).

Mademoiselle S., âgée de 19 ans, d'une forte complexion, fût prise, après s'être refroidie, d'une tension à la face qui devint très-enflée le lendemain. Le troisième jour, je la trouvai dans l'état suivant :

Face très-rouge et enflée. Un œil entièrement fermé, l'autre en partie seulement; impossibilité d'ouvrir tout-à-fait la bouche. La face couverte d'ampoules qui avaient crevé, en partie, et donnaient une sérosité jaune et causant une forte ardeur avec de la cuisson. Doigts gonflés et parsemés d'ampoules douloureuses. Elle éprouvait, dans la journée, de la chaleur qui, le soir, alternait avec le froid.

Rhus 3/30 fut suivi, le soir, d'un peu d'exacerbation. Nuit assez agitée, avec des anxiétés. Le lendemain matin, amélioration considérable, qui resta néanmoins stationnaire toute la journée. La malade se plaignait aussi d'un grand mal de tête, et avait beaucoup de soif. Après une dose *rhus* 1/30, la guérison marcha rapidement; et en peu de jours, sans autre médicament, les ampoules se desséchèrent entièrement. Mais au bout de trois semaines à un mois, il apparut des furoncles tantôt sur un point, tantôt sur un autre. Lorsqu'un d'entre eux était prêt à se guérir, un autre survenait ailleurs. En même temps, faiblesse générale et céphalalgie frontale, mal de gorge en avalant la salive et les liquides, mais non pendant la déglutition des alimens. Les règles n'avaient pas reparu non plus depuis six semaines. *Pulsat.* 12 fit cesser la plupart de ces accidens en qua-

(1) Hygea, vol. I, pag. 87; 1834.

tre jours. Quant à la propension aux furoncles, qui persista encore, elle fut détruite par deux doses *spir. vin. sulphur.* 3/3o.

Depuis plus d'un an, cette jeune personne se porte parfaitement bien.

1249ᵉ OBSERVATION, PAR LE DOCTEUR SEITHER (1).

La femme N., de N., âgée d'une trentaine d'années, fut prise en automne, au milieu de différens symptômes de fièvre, d'une enflure brillante, rouge, du nez, de maux de tête qui se manifestaient par des démangeaisons et des pressions, de chaleurs, d'éructations bilieuses, amères, de défaut d'appétit, d'une soif ardente, etc. Elle essaya de se guérir par une infusion de tilleul ; mais le mal ne fit qu'augmenter, et le lendemain je trouvai les symptômes suivans :

Enflure rouge de la face, avec cuisson et tension ; une grande quantité d'ampoules pleines d'une sérosité jaune ; le tour des yeux enflé, œdémateux, au point de l'empêcher de voir; le cuir chevelu douloureux au toucher; au côté droit, au dessus de l'oreille, enflure brillante, tendue, sur laquelle commençaient à se former des vésicules ; tête entreprise avec battemens et pulsations, diminuant quand elle s'asseyait; quelques vertiges. Pendant la nuit, plusieurs selles claires; elle croyait s'être encore plus refroidie en allant à la selle. Elle ne pouvait supporter l'air frais. Douleurs rhumatismales déchirantes dans les membres, en sorte qu'elle devait les remuer sans cesse. Elle croyait que la chair s'était détachée des os. Alternatives de frissons et de chaleurs ; soif vive pendant l'accès de la chaleur; goût putride, amer, dans la bouche. Anxiété, humeur larmoyante, agitation continuelle.

Je lui donnai sur-le-champ *rhus* 5/3o. Le soir, forte exacerbation de la fièvre, et surtout des maux de tête.

Le second jour, les ampoules avaient beaucoup diminué. Après minuit, la malade s'endormit d'un sommeil assez paisi-

(1) Hygea, vol. I, pag. 341 ; 1834.

ble ; mais le côté gauche du cuir chevelu était par contre beaucoup plus enflé, plus tendu, plus couvert de vessies, et lui causait des fourmillemens plus forts. Elle eut une selle. Corps moite. Elle se sentait soulagée. Je ne lui fis rien prendre.

Le soir, aggravation imperceptible de la fièvre ; les vésicules crevèrent et commencèrent à sécher en partie. Enflure de la face moins considérable ; elle pouvait ouvrir les paupières, d'où il sortait une eau cuisante ; tête plus libre.

Le troisième jour, son visage était reconnaissable ; à peine existait-il encore un vestige de la fièvre. Côté droit de la tête moins gros. Le mouchoir de cou de la malade était couvert d'une eau jaunâtre, qui avait coulé des ampoules. Les symptômés gastriques disparaissaient. Transpiration générale. Le côté gauche de la tête encore douloureux au toucher, comme exulcéré. Je ne lui donnai rien.

Le sixième jour, je lui administrai, sans nécessité, à mon avis, une faible dose du même médicament. Le huitième, elle quitta le lit parfaitement guérie. Je lui défendis pour quelques jours encore, de boire du vin, de lᵢver et de courir au grand air.

1250ᵉ OBSERVATION, PAR LE DOCTEUR SEITHER (1).

Le 25 octobre 1832, je fus appelé auprès d'un domestique d'un comte polonais, qui avait eu, cinq jours auparavant, un accès de fièvre, au milieu duquel s'était développé un érysipèle qui ne l'avait pas empêché de monter sur son siége comme à l'ordinaire et de continuer la route. Cet érysipèle durait depuis deux jours. La joue droite était enflée, d'un rouge ardent, couverte d'ampoules. Les paupières œdémateuses, fermées. La joue gauche était moins affectée. Langue muqueuse, chargée. Goût fade. Pas d'appétit. Soif ardente. Mauvaise odeur par la bouche, comme quand l'estomac est gâté. Fréquens frissons, puis chaleur. Fièvre. Sommeil agité, plein de rêves inquiétans.

Je lui fis prendre, le soir, *aconit.* 4/24, trois doses, une toutes les deux heures, puis *rhus* 4/24 aussitôt après.

(1) Hygea, vol. I, pag. 343 ; 1834.

Le lendemain, le malade me dit qu'il avait mieux dormi, pas de rêves. Enflure de la joue droite beaucoup moindre. Ampoules crevées. Plus de fièvre. Faiblesse plus grande que la vieille. Soif moindre, mais pas encore d'appétit. Je ne lui donnai rien.

Vingt-quatre heures après, c'est-à-dire le 26, je répétai *rhus* 2/24, parce que l'érysipèle et les ampoules paraissaient gagner le front, et que le pouls était un peu irrité.

Le 27, l'érysipèle gagna le cuir chevelu, mais sans ampoules et sans douleurs. J'administrai *bellad.* 3/30.

Le 28, la desquamation commença. Langue encore très-chargée, muqueuse, pouls extraordinairement lent. Disposition à l'obstruction. Je donnai *nux* 4/24.

Deux jours après, le malade se sentait très-bien portant; il mangeait avec appétit, et on n'apercevait plus traces de l'érysipèle. En peu de jours, il partit à pied pour la Pologne.

1251ᵉ OBSERVATION, PAR LE DOCTEUR MULLER (1).

Une veuve de 70 ans, pléthorique et replète, éprouvait, du côté de la poitrine, des accidens annonçant une disposition à l'hydrothorax, pour lesquels elle se fit saigner. Comme d'habitude, un bandage trop serré provoqua une inflammation douloureuse autour de la petite plaie et au bras, qui, sous l'influence de fomentations émollientes et aromatiques, fit des progrès tels qu'au bout de quelques jours le bras était fort enflé depuis l'aisselle jusqu'au bras, atteint d'un érysipèle inflammatoire et tout couvert de cloches pleines de sérosité. La peau des alentours de la plaie était morte à une assez grande distance; un liquide séreux se trouvait dessous, et plus tard il se forma là un ulcère d'où l'on fut obligé d'enlever de grandes quantités de tissu cellulaire gangrené. Forte chaleur interne, beaucoup de soif, agitation, insomnie, propension à la sueur, urine trouble; pouls mou, fréquent et souvent intermittent. Ayant été appelé, je fis

(1) Communications pratiques de Thorer, vol. I, p. 3; 1834.

entourer le bras d'une simple toile molle, qu'il fallut renouveler presque toutes les deux heures, à cause de l'abondance du suintement, et je donnai *rhus* 3o. Au bout de vingt-quatre heures, diminution du gonflement et des douleurs. Les progrès de l'amélioration furent sensibles, pendant plus de huit jours, et lorsqu'ils parurent stationnaires, je donnai *arsen.* 3o, à cause des accidens de poitrine. En trois semaines, la femme recouvra la santé dont elle jouit encore depuis six ans.

1252ᵉ OBSERVATION, PAR LE DOCTEUR NEUMANN (1).

L'inflammation du tissu cellulaire des extrémités n'est pas rare au printemps et en automne quand le temps est humide et froid. Chez les enfans, elle passe par les sueurs, à cause de la grande plasticité de leur sang et forme la maladie qu'on désigne sous le nom d'induration du tissu cellulaire. Mais chez les adultes, il n'en est pas ainsi. Il est rare qu'elle se dissipe, et il arrive bien plus souvent qu'il se forme un mauvais pus, une décomposition du tissu cellulaire, qui s'étend très-rapidement, et provoque souvent des fièvres nerveuses et la mort.

Dans un cas où la maladie avait attaqué tout le bras droit, *silic.* 2/3o m'a rendu d'excellens services. La guérison s'opéra en trois semaines.

Cette maladie est connue aussi sous le nom de pseudo-érysipèle, à cause de la rougeur foncée de la peau qui couvre l'épiderme aussi loin que s'étend l'affection du tissu cellulaire.

1253ᵉ OBSERVATION, PAR M. TIETZE (2).

K., âgée de cinquante-cinq ans, avait éprouvé, il y avait neuf jours, un accès de frissons violens, suivis d'une chaleur aussi forte et qui se répandit par tout le corps. Le lendemain sa face commença à enfler, il se forma des cloches, dont une partie se sécha lorsqu'on y eut appliqué du blanc de céruse et de la fa-

(1) Communications pratiques de Thorer, vol. 1, pag. 25; 1834.
(2) *Ibid.*, pag. 213.

rine. Mais, ne s'en trouvant que plus malade, elle s'adressa à moi. Je trouvai les symptômes suivans :

Le cuir chevelu lui semblait ulcéré en dessous ; il lui paraissait enflé ; déchiremens dans le côté gauche du front, après le sommeil ; tournoiement pénible dans la tête ; la peau du front rouge, enflée, comme couverte de larges durillons ; le tour des yeux enflé ; langue sèche, couverte d'un enduit d'un jaune sale au milieu ; presque pas de goût ; respiration oppressée, comme si elle eût eu un poids sur la poitrine ; pas de selle depuis plusieurs jours ; urine rouge foncé ; pouls dur, plein, fréquent ; frissons le soir, suivis de chaleur.

Elle prit, le 15 septembre 1833, *hepar sulphur.* 3 gr. 1/4.

Le 17, pas encore d'amélioration importante. Les douleurs causées par le cuir chevelu n'avaient point encore diminué, elle n'osait se toucher la tête, tant elle lui faisait mal. Langue un peu plus humide. Selle. Urine moins rouge. Pouls plus normal. Frisson moins violent.

L'amélioration n'ayant fait pas fait de nouveaux progrès, le 19, je lui donnai *graphit.* 2/30.

Le 21, après une légère aggravation homœopathique, son état s'était amélioré. Sa face n'était presque plus enflée, mais le cuir chevelu lui causait toujours de vives douleurs. Je lui fis prendre, le 24, une seconde dose *graphit.* 1/30. Quelques jours après, tous les symptômes avaient disparu, à l'exception de petits furoncles douloureux qui lui étaient venus sur le cuir chevelu. Je lui administrai en conséquence, le 20 décembre, *silic.* 2/30, qui acheva de la guérir.

1254ᵉ OBSERVATION, PAR M. TIETZE (1).

G., jeune femme d'une vingtaine d'années, blonde, d'un tempérament sanguin, avait éprouvé, il y avait deux jours, un accès de frissons suivi d'un rhume ; son nez devint rouge et enfla. Jusqu'au 21 décembre 1833, cette inflammation érysipélateuse

____

(1) Communications pratiques de Thorer, vol. I, pag. 215 ; 1834.

n'avait cessé d'augmenter ; elle s'étendait alors sur les deux joues, et depuis la nuit précédente , il s'était formé autour de son nez , quelques cloches jaunâtres et de la grosseur d'un pois médiocre. Comme elle était dans le dernier mois de sa grossesse , on était fort inquiet. Je trouvai les symptômes suivans outre , ceux dont je viens de parler :

Quelquefois maux de tête ; pressions dans le front , durant peu de temps ; douleurs déchirantes , cuisantes au visage ; espèce de fourmillement dans les parties affectées ; face très-rouge, brûlante ; les parties attaquées , dures au toucher ; fréquens frissons avec chaleur continuelle ; peau sèche , brûlante ; pouls dur , plein, irrité ; langue chargée , blanche ; goût dépravé ; pas de selle depuis vingt-quatre heures.

Je lui donnai , le 21 à midi , *aconit.* 4/30 , et six heures après, *rhus* 4/30.

Je la revis le 23 , dans la matinée. La douleur avait un peu diminué ; mais depuis la veille , la guérison n'avait pas fait un pas. Les frissons avaient disparu ; mais elle n'avait pas eu encore de selle. Je lui donnai donc *calcar. sulphur.* 3 gr. 1/4.

Son état s'améliora de nouveau. La chaleur diminua, ainsi que l'enflure de la face ; mais l'oreille droite enflait de nouveau , et il s'y formait une cloche. L'érysipèle continuait donc à faire des progrès.

Dans la nuit du 26 au 27 , elle accoucha heureusement d'un gros garçon.

Le 27 au matin , je lui trouvai le pouls très-irrité, l'oreille très-rouge et enflée. Elle se plaignait de nouveau d'une forte chaleur générale et de soif ; le milieu du front au dessus du nez, était douloureux et enflé.

Je lui donnai de suite *aconit.* 5/30, que je répétai le soir, et le 28 au matin , *bryon.* 5/30.

Le 28 au soir , elle était très-gaie.

Le 29 , la face était beaucoup moins enflée et les cloches commençaient à sécher ; pouls presque normal.

Le 30 , je la trouvai très-bien , à l'exception d'un peu d'enflure à la face , et de quelques croûtes sur différentes parties du visage. Seulement elle n'avait pas encore recouvré tout son appétit, et n'avait pas eu de selle depuis sa délivrance.

Le 31, la constipation durant encore, je répétai *bryon.* 3/30.
Douze heures après, elle eut une selle.

Le 3 janvier, le dernier reste de la maladie avait disparu.
Les couches se passèrent sans accident.

1255ᵉ OBSERVATION, PAR LE DOCTEUR CROSERIO (1).

Une petite fille de deux ans et demi, vive, gaie et très-douce
ordinairement, et n'ayant jamais été malade depuis sa naissance, devint tout-à-coup triste, mal à son aise, de mauvaise humeur, et fort irritable; perte d'appétit, elle désire rester couchée; deux jours après, plusieurs accès de convulsions et gonflemens du visage. Les parens, croyant ces accidens un effet de
la dentition, se contentèrent de lui faire prendre une potion
calmante, un bain tiède et de l'infusion de tilleul. Le gonflement
de la face et les autres symptômes ayant augmenté, je fus appelé
le 18 mai. L'enfant m'offrit les symptômes suivans :

Érysipèle de couleur rosée, s'étendant sur toute la face, le
cuir chevelu, les oreilles, la partie postérieure du cou, et le
commencement du dos, où les limites étaient peu tranchées; ces
parties sont très-douloureuses au toucher; yeux brillans, rouges,
très-sensibles à la lumière, avec les bords des paupières un peu
chassieux; langue rouge et comme écorchée, couverte d'un enduit blanc, muqueux au milieu; soif excessive, l'enfant demande très-souvent à boire, et ne prend que quelques gouttes
de liquide à la fois; elle n'a pas encore été à la selle depuis
quatre jours, malgré les lavemens; urines rares et fortes; peau
sèche, brûlante, très-sensible; pouls très-fréquent et dur;
respiration accélérée; plaintes et gémissemens continuels; soupirs, insomnie, délire par intervalles; assoupissement; humeur
très-irritable, colère, méchanceté.

Le dernier accès de convulsions avait eu lieu la veille au soir;

(1) Archives de la médecine homœop., vol. I, pag. 213; 1834.

il avait consisté en raideur de tous les membres, avec quelques secousses.

Cet érysipèle était grave, et l'irritation des méninges évidente. La disposition de l'affection dermique à s'étendre sur le tronc me fit annoncer un danger extrême.

Je donnai à la malade *bellad.* 1/30, qui fut pris six heures après *aconit.* 1/30, à cause de l'état général d'irritation du système artériel. Eau sucrée pour boisson.

Le 19, un quart d'heure après la prise *d'aconit.*, l'enfant s'endormit d'un sommeil tranquille pendant une heure. Au bout de deux heures, selle naturelle abondante; nuit plus calme, avec des intervalles de bon sommeil; dans la matinée, le visage est beaucoup moins rouge et moins enflé; yeux en bon état; cou moins rouge; moins de soif; on peut toucher la tête et toutes les parties du corps de l'enfant, sans qu'elle crie; elle demande à manger; sa langue est moins rouge, et son pouls moins fréquent; elle est paisible; on lui donna quelques cuillerées de lait et de l'eau sucrée.

Vers huit heures du soir, au milieu de ce bien-être, l'enfant fut saisie d'un accès de raideur convulsive de tous les membres, avec visage violet; yeux protubérans, et écume à la bouche, qui dura dix minutes environ. Cet effet primitif d'une dose si faible de la *belladonne* ne troubla pas la marche de la guérison; car, après l'accès, la malade s'endormit paisiblement pour tout le reste de la nuit.

Le lendemain matin, le visage et la tête causent beaucoup de démangeaisons, et l'épiderme s'y desquame. On remarque sur le dos quelques stries érysipélateuses, comme des efforts de maladie pour s'étendre sur le reste du corps; cependant ces stries ne sont que très-légèrement rosées et indolentes; du reste, l'enfant est gaie et a repris sa douceur ordinaire. Elle demande à manger; les selles sont régulières; on lui accorde deux potages gras, du lait, et des pruneaux cuits.

Le 21, toute trace de maladie a disparu.

1256ᵉ OBSERVATION, PAR LE DOCTEUR CROSERIO (1).

Une femme de vingt-neuf ans, maigre, pâle, habituellement souffrante, portait un vésicatoire au bras gauche, qui était devenu dartreux huit ou dix mois auparavant. Depuis quatre à cinq jours, ce bras était enflé, avec des douleurs intolérables. Le 27 juin, je constatai l'état suivant : Gonflement érysipélateux de toute la face externe et postérieure du bras gauche, s'étendant circulairement sur la face interne ; phlyctènes remplies de sérosité jaunâtre sur ces parties ; douleurs cuisantes, insupportables, surtout quand la malade se tient tranquille dans le lit. Croûtes dartreuses à l'endroit du vésicatoire, au milieu de l'érysipèle ; gonflement douloureux des glandes sous-axillaires du même côté et des vaisseaux lymphatiques qui y aboutissent ; fièvre ; chaleur à la peau, sueurs la nuit, pouls fréquent, petit, serré, inappétence, peu de soif, langue blanche, bouche pâteuse, règles irrégulières, deux fois par mois ; la douleur ravit entièrement le sommeil ; tristesse, découragement, pleurs continuels.

Je lui donnai *rhus* 1/30. Eau sucrée, bouillon gras, sans épices. Une heure après la prise, douleurs générales dans les membres pendant un quart d'heure ; vers le soir, augmentation du gonflement érysipélateux et de la douleur du bras (exaspération homœopathique) ; le matin, diminution des douleurs et bon sommeil ; à dix heures, le bras est pâle, moins tendu et enflé, les phlyctènes se dessèchent ; prurit considérable ; la douleur du creux de l'aisselle est dissipée ; l'érysipèle s'est étendu sur la face externe du coude, qui est couverte de phlyctènes ; l'aspect de la malade est meilleur ; désir d'alimens, potage au lait.

Le 29, à l'ancienne place de l'érysipèle, la peau a repris son volume naturel ; prurit considérable, surtout à l'endroit du vésicatoire, dont les croûtes sont tombées ; les phlyctènes du coude sont crevées et le gonflement diminué ; mais une rougeur érysipélateuse parsemée de phlyctènes s'étend sur l'épaule ; mal de tête très-fort (des battemens) au front, au dessus des yeux et à

(1) Archives de la médecine homœop., vol. I, pag. 215 ; 1834.

l'occiput; élancemens d'une tempe à l'autre; raideur du cou; ces douleurs augmentent quand la malade reste couchée; constipation, bouche sèche, soif, insomnie. Malgré cette exaspération, la malade est beaucoup moins triste.

Je prescrivis *bellad.* 2/30 pour le lendemain matin de bonne heure, bouillon gras, eau sucrée.

Pendant la journée du 30, exaspération du mal de tête, selle naturelle abondante; le matin suivant, amélioration considérable; le mal de tête est dissipé; le bras est entièrement désenflé; excoriation sur la tubérosité interne de l'humérus; l'air de la malade est plus serein et son teint clair. Appétit. Deux soupes grasses. Eau sucrée.

Le 2 juillet, la malade n'éprouve plus que de la faiblesse, ses digestions sont bonnes et le vésicatoire dartreux, pour lequel elle avait pris tant de sirops dépuratifs qui n'agissaient que sur sa bourse, est entièrement guéri.

1257ᵉ OBSERVATION, PAR LE DOCTEUR CROSERIO (1).

Une femme de trente ans, d'une constitution lymphatique, ayant éprouvé beaucoup de peines de toute nature, celles surtout qui accompagnent la misère, et sujette à des érysipèles de la face très-fréquens qui la retiennent toujours pendant plusieurs semaines au lit, était atteinte depuis deux jours de cette maladie lorsque je fus appelé près d'elle. Je reconnus les symptômes qui suivent : Deux jours auparavant la malade a éprouvé des frissons, des nausées et du mal de tête à la suite desquels s'est manifesté l'érysipèle. Actuellement on observe : gonflement érysipélateux de la joue, des paupières et du front au côté droit; tout le cuir chevelu est douloureux comme une plaie ; dans la tumeur, picotemens comme avec des pointes d'aiguille; tension et comme un poids sur ces parties; bouche pâteuse; soif; des besoins sans appétit; douleur d'estomac; constipation; chute du rectum habituelle et considérable, qui incommode beaucoup

<hr>

(1) Archives de la médecine homœop., vol. I, pag. 217; 1834.

(cet accident est survenu à la suite d'une fausse couche); urines épaisses et sédimenteuses ; secousses dans les membres ; sommeil interrompu par des réveils en sursaut ; frissons dans la tête ; pouls accéléré et petit ; humeur triste et irritable, la malade s'emporte facilement.

Je lui donnai, à sept heures du soir, *bellad.* 2/30.

La nuit fut agitée ; tête très-lourde, sommeil sur le matin, réveil en sursaut ; la joue est moins tendue et la bouche moins sèche ; il y a moins de soif ; selle dans la journée, sans chute du rectum ; apyrexie. Deux potages au lait.

Le troisième jour, la malade est levée ; visage entièrement désenflé ; la peau s'écaille avec prurit ; appétit ; il ne reste que de la faiblesse qui se dissipe peu à peu, sans autre médicament. La chute du rectum ne s'est pas renouvelée.

1258ᵉ OBSERVATION, PAR LE DOCTEUR CROSERIO (1).

Un jeune homme de quinze ans, qui avait eu beaucoup de gourmes dans son enfance, fut atteint, le 14 juillet dans l'après-midi, d'un mal de tête très-fort, avec inappétence, faiblesse générale et brisement des jambes, qui l'obligèrent à se mettre au lit ; pendant la nuit, le nez enfla. Le lendemain, il m'offrit les symptômes suivans : gonflement érysipélateux, cuisant, au nez et aux parties contiguës ; une large phlyctène sur le dos du nez ; picotement dans ces parties ; tête lourde ; gonflement du côté gauche du cou, derrière la mâchoire inférieure ; goût de pourri dans la bouche ; langue blanche, sans soif ; quand il boit, mal à l'estomac ; inappétence ; selles régulières, noires ; pouls peu fréquent, régulier, plein ; caractère vif, timide.

Je lui fis prendre à dix heures du matin, *bellad.* 2/30 en recommandant de se mettre au lit. Eau de rivière pour boisson, soupes au lait.

Je ne revis le malade que le 18 et le trouvai entièrement guéri. Il s'était formé le lendemain de la prise une large phlyctène sur la joue gauche qui creva le jour suivant.

(1) Archives de la médecine homœop., vol. I, pag. 218 ; 1834.

1259ᵉ OBSERVATION, PAR LE DOCTEUR CHOMET (1).

M. Edmond F....., âgé de huit ans, d'une forte constitution, d'un tempérament sanguin, éprouva dans la matinée du 22 août 1833, sans cause connue, un mal de tête assez violent pour le distraire de ses jeux habituels ; il fut triste, mangea moins qu'à l'ordinaire, fut maussade et se plaignit de quelques envies de vomir ; dans la nuit, il eut de l'agitation, de la fièvre ; le lendemain quelques vomissemens vinrent attirer l'attention des parens, jusqu'alors sans inquiétude sur le malaise de leur fils. La face du jeune enfant se tuméfia, devint rouge. Madame F... resta dans l'inaction, accoutumée, disait-elle, à voir cet état, (c'était la troisième fois qu'elle observait de tels symptômes) ; à chaque instant le mal empira, le délire qui n'avait jamais existé se déclara, l'agitation fut extrême, et cependant ce ne fut que le 25, à huit heures du matin, que je fus appelé.

Edmond est assoupi et plongé dans un état comateux très-prononcé ; quand il s'éveille, c'est pour émettre les idées les plus incohérentes. Il est enfoncé dans son lit. La face est rouge, livide, fortement tuméfiée ; le cuir chevelu œdémateux conserve long-temps l'empreinte du doigt qui s'y applique ; les paupières gonflées ne peuvent s'entr'ouvrir ; les narines sèches, l'oreille droite souillée par un cérumen purulent ; la bouche béante ; les lèvres et les dents recouvertes d'un enduit fuligineux épais, sec et noirâtre, impriment au jeune enfant un caractère de stupeur très-prononcé ; la respiration stertoreuse, le pouls petit, irrégulier, bat cent six pulsations par minute ; les selles sont supprimées ; la déglutition des boissons est extrêmement difficile.

Ne pouvant obtenir aucune réponse aux questions que j'adressais, il ne m'était pas possible d'apprécier exactement les sensations que le malade éprouvait ; je fus alors réduit aux symptômes physiques. Ce cas me parut très-grave, je pouvais confirmer la valeur de l'homœopathie ; cependant pour tranquilliser les pa-

____

(1) Journal de la médecine homœop., pag. 171, 1834.

rens, qui avaient conçu alors de très-vives inquiétudes sur le sort de leur fils, j'ordonnai qu'un emplâtre vésicatoire fût appliqué sur l'une des cuisses; j'étais persuadé d'avance de l'inutilité de ce moyen employé seul; mais dans toute découverte nouvelle, il est nécessaire de sacrifier aux préjugés qu'on veut renverser, et je me mettais ainsi à l'abri du reproche d'inaction qu'on aurait pu me faire en me voyant administrer des doses si petites de médicamens homœopathiques. Les médecins allopathistes me diront peut-être qu'il fallait débuter par les émissions sanguines; sans nul doute ils ont raison, et je me serais conformé à ces préceptes que j'ai long-temps étudiés; mais je voulais traiter le malade par l'homœopathie, aussi ne dus-je pas l'affaiblir par la saignée ou les sangsues. Parmi les médicamens homœopathiques, deux remèdes m'étaient indiqués, la belladone et le rhus toxicodendron; tous deux couvraient une grande partie des symptômes que j'avais sous les yeux, et cependant je devais en administrer un d'abord; comparant donc ensemble les phénomènes produits sur l'homme sain par ces deux substances, je donnai la préférence à la belladone, et ma résolution fut appuyée sur, 1° la position du malade dans son lit; il s'y enfonçait; 2° la douleur de tête; 3° le délire, le coma; 4° les symptômes typhoïdes; 5° la difficulté de la déglutition; 6° enfin la constipation. Ce dernier symptôme appartient tout entier à la belladone.

Bien fixé sur le choix du remède, je retournai le soir chez madame F..., le vésicatoire avait été appliqué, et la maladie, loin de diminuer, faisait encore des progrès. Trois globules de belladone à la trentième dilution furent délayés dans une cuillerée d'eau; je fis prendre ce liquide au malade qui eut une difficulté inouïe à l'avaler. Le 26 au matin, le jeune Edmond avait été moins agité la nuit, le délire existant toujours, avait cependant laissé quelques heures d'intermittence. M'approchant du malade, je fus frappé de l'état dans lequel je le trouvai, je vis la tuméfaction et la rougeur de la face considérablement diminuées, tous les autres symptômes existaient encore. Le soir, je retournai chez madame F...., l'enfant commença à répondre à mes questions; il m'apprit que la douleur de tête résidait à l'occiput ; que les yeux étaient le siége d'une vive chaleur, que des élancemens analogues à ceux que produiraient des coups d'aiguille se faisaient sentir à la gorge ; il éprouvait des tiraillemens douloureux dans l'oreille droite , et une lassitude générale le fatiguait beaucoup. Après cet interrogatoire le malade divagua ; mais je connaissais les symptômes principaux, j'avais bien choisi le remède, je fis dissoudre dans une cuillerée d'eau trois nouveaux globules de belladone qui furent aussitôt pris.

A la visite du 27, madame F... m'annonça que son fils avait dormi paisiblement peu après l'administration du médicament ; qu'une heure après, il eut une bonne selle ; que plus tard quelques paroles vides de sens avaient été prononcées , mais que depuis lors l'enfant était fort calme. Je le vis ; l'œdème du cuir chevelu a disparu ; la face, revenue à sa grosseur normale, est couverte d'écailles d'épiderme qui se détachent ; les paupières, tout-à-fait dégonflées, laissent voir le globe de l'œil ; les pupilles n'offrent rien de particulier ; la langue , de noire qu'elle était, est blanche au milieu , un peu piquetée de rouge sur ses bords, elle est humide ; les lèvres, encore noires et sèches, laissent passer les sons bien articulés ; la douleur de gorge a complétement disparu , le pouls est revenu à soixante-huit pulsations par minute ; le délire n'avait pas reparu. Je permets pour alimens un peu de lait et quelques cuillerées de bouillon.

J'aurais pu dès ce jour ne plus administrer de médicament ; mais je craignis que deux doses si petites de belladone ne fussent pas suffisantes pour consolider la guérison , et j'administrai deux globules de belladone.

Le 28, tous les symptômes de l'érysipèle, ceux de la stupeur, les symptômes cérébraux, avaient disparu ; le malade était guéri de l'affection pour laquelle je fus appelé, mais j'observai les phénomènes suivans :

Douleur de tête au front, paupières appesanties, pupilles largement dilatées, air d'hébétude remarquable, apathie, immobilité , lassitude générale, réponses justes aux questions qu'on adresse. Je ne doutai pas un instant que tout ce que j'observais ne fût le résultat de l'administration de la dernière dose de belladone; je prescrivis alors comme antidote quelques cuillerées de vin pendant la journée, et pour alimens j'ordonnai des potages et des semoules au lait ; ce jour l'enfant se promena dans sa chambre, et le lendemain 29, tous les symptômes avaient tellement diminué qu'Edmond put reprendre ses jeux. Je le revis deux jours après ; il était parfaitement bien portant.

1260ᵉ OBSERVATION, PAR LE DOCTEUR PESCHIER (1).

Mademoiselle Anette B.... fut un jour atteinte d'un érysipèle fort douloureux qui recouvrait toute une jambe ; il y avait fièvre, soif, malaise. Une seule dose *bellad.* fit tout disparaître, du jour au lendemain, sans laisser aucune trace d'une maladie qu'on s'attendait à voir durer trois semaines.

1261ᵉ OBSERVATION, PAR LE DOCTEUR PESCHIER (2).

M. Miège, âgé de soixante-huit ans, sujet aux érysipèles des jambes, dont chacun durait plusieurs semaines et qu'il traitait par sangsues, vomitifs, etc., en fut atteint il y a quelques mois. Je ne l'appris que lorsque la maladie fut arrivée au deuxième jour et qu'elle était dans toute sa violence. M. Miège était fort mon ami, et la discrétion seule l'empêchant de me demander conseil et secours, je me rendis spontanément chez lui de Genève à Carouge, à neuf heures du soir en hiver. Je lui donnai immédiatement une dose *bellad.* qu'il prit par amitié, n'ayant aucune confiance dans un remède inaperçu, dont il n'avait jamais entendu parler. Le lendemain, dans un billet, il rendait grâce à Dieu de la découverte d'un remède aussi précieux qui, sans douleur, sans angoisse, sans rien de sensible, l'avait délivré de son incommodité subitement dans la nuit, sans que depuis il en ait eu aucune trace.

(1) Biblioth. homœop., vol. IV, pag. 143 ; 1834.
(2) *Ibid.*

1262ᵉ **OBSERVATION , PAR LE DOCTEUR PESCHIER** (1).

Mademoiselle Étiennette B.... âgée d'environ trente-six ans, était sujette depuis plusieurs années à des érysipèles de la face qui reparaissaient plusieurs fois par année et qui avaient été traités par vomitifs et sangsues, non sans une longue durée. Elle se présenta chez moi avec un érysipèle commençant ; elle reçut *bellad.* ; le lendemain elle revint guérie. Il y a deux ans et demi de cette rapide guérison, et la maladie n'a pas reparu.

1263ᵉ **OBSERVATION, PAR LE DOCTEUR RAU** (2).

Madame Sch...., âgée de trente-sept ans, fut atteinte, à la fin de juin 1832, d'une légère ophthalmie catarrhale à laquelle elle fit peu d'attention. Le 27, on me fit appeler parce que toute sa figure venait d'enfler à la suite d'un refroidissement qu'elle avait attrapé la veille. Elle avait peu de fièvre, mais se plaignait d'un malaise extrême, d'un goût putride; sa langue était très-chargée. Je lui recommandai de rester au lit et lui fis prendre toutes les deux heures une petite dose *ipecac.* 3. Les symptô-mes gastriques avaient déjà beaucoup diminué le soir, et le mal-aise avait entièrement cessé. Mais par contre, l'enflure du visage avait beaucoup augmenté et pris un caractère érysipélateux. Le front et la joue droite étaient couverts d'une quantité de petites vésicules sur un fond rouge de cinabre. Je lui administrai en-core deux globules *rhus radic.* 30, le lendemain matin. L'in-flammation ne paraissait pas avoir fait de nouveaux progrès, quand j'allai la voir, et rien dans son état n'était fait pour in-quiéter. Le 29, il se déclara une violente diarrhée bilieuse ac-compagnée de coliques. *Mercur. solub.* 15 la fit cesser. Le 30, les vésicules étaient sèches et couvertes de croûtes ; le visage commençait à peler. La malade n'éprouva aucune douleur et fut très-gaie toute la journée. Dans la nuit elle eut une transpiration

(1) Bibliothèque homœop., vol. IV, pag. 144; 1834.
(2) De la valeur de l'Homœopathie, pag. 220; 1834.

tellement abondante qu'il lui fallut changer de linge, ce qu'elle
fit après minuit, mais sans précaution aucune ; elle poussa même
l'imprudence jusqu'à marcher les pieds nus dans la chambre.
On me fit appeler le premier juillet. Son mari vint à ma rencontre en se tordant les bras, en criant que sa femme était perdue. On
n'apercevait plus de trace d'enflure sur sa face, qui était pâle
comme la mort. Yeux ternes et fixes, lèvres bleues, pouls petit
et tremblant, mais à peine sensible à cause de l'agitation des
membres. La malade se jetait de côté et d'autre, voulait s'élan-
cer de son lit, parlait avec une vivacité extrême, mais sans suite
et sans raison, se plaignait souvent de douleurs violentes à l'occiput. Horreur extraordinaire de la lumière. Langue attachée au
palais, qui était sec ; soif inextinguible.

Je lui fis prendre sur-le-champ deux globules *bellad.* 30. Je
revins la voir cinq heures après ; son état s'était déjà amélioré.
Maux de tête beaucoup plus supportables, plus de délire, mais à
la place tristesse silencieuse. Soif moins vive ; peau un peu humide. A huit heures du soir, les maux de tête avaient disparu,
ainsi que l'horreur de la lumière. La malade était tranquille,
tout son corps était couvert d'une transpiration chaude, modérée.

Le 2 juillet, je trouvai un nouvel érysipèle uni aux deux
oreilles, ainsi qu'une forte rougeur sur différentes places du visage.
Desquamation du front. Elle avait eu une bonne nuit et se trouvait aussi bien qu'on pouvait le désirer.

Le 5, elle put déjà se lever quelques heures. Elle n'eut pas
besoin d'autre remède.

1264ᵉ OBSERVATION, PAR LE DOCTEUR RAU (1).

La femme de l'instituteur Brusius à Lottar près de Giessen,
âgée de quarante-quatre ans, tomba malade le 9 février 1835.
Elle se plaignait de frissons, alternant avec une chaleur brûlante,
de tiraillemens douloureux dans les membres, de maux de tête

(1) De la valeur de l'Homœopathie, pag. 222 ; 1835.

sourds et accompagnés de quelques élancemens dans les tempes; d'une lassitude extrême. Elle se mit au lit et prit du thé de camomille. Mais son état n'ayant fait qu'empirer, elle s'adressa à moi le 11. Son visage avait tellement enflé la nuit précédente, qu'il lui était impossible d'ouvrir les yeux. L'enflure était rouge, brillante, brûlante et singulièrement douloureuse au toucher ; elle avait en outre la tête tellement prise qu'elle n'entendait pas bien et parlait tout de travers. Goût amer ; éructations aigres ; soif ardente; douleurs dans les membres qui la forçaient à se remuer sans cesse et l'empêchaient de dormir. Chaleur générale. Je crus d'abord devoir combattre les symptômes de *chamom.*, et je lui administrai en guise d'antidote *aconit.* 3o.

Le 12, j'allai la voir. Les symptômes gastriques avaient disparu en majeure partie, ainsi que l'agitation, qui provenait sans doute de l'usage de la camomille. Mais l'enflure avait gagné alors toute la tête, et la malade était plongée dans un très-grand engourdissement. Je lui fis prendre *bellad.* 3o, qui opéra avec tant d'efficacité que le lendemain, elle pouvait ouvrir les yeux, et possédait toute sa raison. A la suite d'un sommeil paisible s'était déclarée une transpiration générale. Elle n'eut pas besoin d'autre remède pour guérir parfaitement.

1265ᵉ OBSERVATION, PAR LE DOCTEUR RAU (1).

Mademoiselle S... âgée de 23 ans, souffrait depuis deux ans d'une inflammation érysipélateuse habituelle du nez et de la lèvre supérieure, laquelle avait résisté à tous les remèdes allopathiques. Du reste, elle se portait fort bien ; mais elle avait eu la teigne dans son enfance, avait été très-sujette dans le temps à des rhumes qui lui revenaient alors moins souvent et à un moindre degré.

Je lui envoyai, au mois d'août 1834, *sulphur* 3o, huit jours après *aurum* 12, et huit jours après, *graphit.* 3o. L'érysipèle diminua d'une manière sensible; mais, le mieux ayant paru s'arrêter,

(1) De la valeur de l'Homœopathie, pag. 223; 1835.

je lui envoyai en quinze jours deux doses *carbo veget.* L'inflammation diminua encore; mais son nez se couvrit de quelques vésicules, ce qui me détermina à lui faire prendre, en octobre, deux doses *rhus* et deux doses *aurum*, alternativement à deux jours d'intervalle. En décembre on ne remarquait plus qu'une légère rougeur que deux doses *graphit.* 3o firent disparaître entièrement.

1266e OBSERVATION, PAR LE DOCTEUR RAU (1).

Madame R..., âgée de quarante-deux ans, veuve depuis long-temps déjà, d'une constitution délicate et minée par les chagrins, avait eu la psore à l'âge de dix ans, et avait été sujette plus tard à des dartres farineuses au coude. Depuis douze ans, elle n'avait pas passé un seul printemps ou un seul automne sans avoir au visage des érysipèles aigus, accompagnés d'une fièvre violente, qui avait de grands rapports avec la fièvre nerveuse. Au printemps de 1832, elle avait été tellement malade qu'on ne l'avait sauvée qu'avec grande peine. Je lui fis prendre encore dans sa convalesescence une dose *sulphur* 3o, et dix jours après *graphit.* 3o, en continuant ainsi ces deux remèdes alternativement pendant deux mois. Dès les premières semaines reparurent les anciennes dartres ; mais elles guérirent au bout de quelques temps, et, dès lors elle n'a plus eu d'érysipèles.

1267e OBSERVATION, PAR LE DOCTEUR RAU (2).

J'ai guéri chez un tout jeune enfant un érysipèle volant opiniâtre par une dose *salsaparilla* 3. Au bout de dix jours, on n'en apercevait plus de traces.

1268e OBSERVATION, PAR LE DOCTEUR CROSERIO (3).

Le petit H...., âgé de 3 ans, était tombé depuis trois mois,

(1) De la valeur de l'Homœopathie, pag. 223; 1835.
(2) *Ibid.*, pag. 224.
(3) Bibliothèque homœop., vol. V, pag. 8; 1835.

peu à peu, dans un état de consomption avec une fièvre presque continue ; les parens avaient négligé cette maladie, parce que l'enfant mangeait toujours bien ; son sommeil était bon ; ils n'avaient remarqué d'autre changement sensible que dans son humeur, qui, de gaie et douce, était devenue pleureuse et triste ; le regard seul d'une personne étrangère lui faisait jeter des cris. Voyant cependant l'état d'amaigrissement dans lequel il était tombé, ils me firent appeler le 21 mai 1834. Outre les symptômes sus-énoncés, je n'observai qu'une peau sèche, âpre, une fièvre lente avec chaleur mordicante, une maigreur excessive, de la fièvre et des exaspérations irrégulières, un pouls très-accéléré ; il criait beaucoup dès qu'on le regardait ; il désirait continuellement tantôt une chose, tantôt une autre ; il ne cessait de pleurer tant qu'il ne l'avait pas obtenue ; sitôt qu'il l'avait, il ne la regardait plus ; l'appétit, les selles, le sommeil étaient bons. Il avait toujours joui d'une bonne santé jusqu'à l'époque actuelle.

Pour une maladie aussi dangereuse, le choix du médicament convenable me paraissait très-difficile (attendu la disette des symptômes); l'état de l'humeur me fit préférer l'*arsenic*. Je l'administrai à la dose d'un très petit-globule de la trentième puissance. Après trois jours d'exaspération sensible, l'humeur devint plus gaie et plus douce, la fièvre diminua peu à peu et au bout de quinze jours, elle avait entièrement cessé ; l'embonpoint commença à revenir, et l'enfant se rétablit successivement sans aucun autre médicament.

1269ᵉ **OBSERVATION, PAR LE DOCTEUR CROSERIO** (1).

La petite D... était atteinte d'un érysipèle intercurrent qui avait commencé au bras gauche et s'était répandu sur la tête et successivement sur toutes les parties du corps, à mesure qu'il abandonnait celles qui avaient été atteintes ; avec fièvre ardente, subdélire, etc.

(1) Bibliothèque homœop., vol. V, pag. 9 ; 1835.

La *bellad.* avait dissipé les symptômes cérébraux qui s'étaient manifestés les premiers jours, mais n'avait rien changé à l'érysipèle, malgré sa répétition à trente-six heures d'intervalle. Les migrations de la maladie, d'une place à l'autre, me firent essayer la *pulsat.* qui demeura aussi sans résultat. Inquiet sur l'issue de cette maladie, je m'appliquai à un examen plus minutieux des symptômes. Dans l'ambiguité des autres caractères particuliers, je remarquai surtout l'état de l'humeur de la petite malade. J'appris qu'elle était pleureuse, qu'elle demandait tout en pleurant, qu'elle était toujours triste, qu'elle répondait avec répugnance (en santé, elle était douce et soumise). Cette circonstance me détermina pour *rhus.* Dès le lendemain, la fièvre avait presque cessé, et les parties érysipélateuses avaient beaucoup pâli. L'enfant avait demandé à jouer dans son lit, son humeur était totalement changée. Le second jour, elle était convalescente, elle demandait à se lever.

1270° OBSERVATION, PAR LE DOCTEUR CHARRIÈRE (1).

M. M..., ayant souvent entendu dire qu'une saignée guérit, sans crainte de récidive, un érysipèle survenant pour la première fois chez une jeune personne, vint, dans le courant de l'automne 1833, me prier d'aller faire une saignée de bras à sa demoiselle, jeune personne de vingt-deux ans environ, forte, bien constituée, d'un tempérament plutôt sanguin, atteinte depuis douze ou quatorze heures d'un érysipèle qui faisait des progrès rapides, et qui occupait, au moment où je la vis, tout le côté gauche de la face. Je proposai au père de lui administrer une prise homœopathique. La jeune personne, qui craignait la saignée y consentit; je lui administrai *bellad.* 3/30, et dans trente-six heures il ne restait plus de trace de cette maladie. Je crus devoir placer de suite *bellad.*, au lieu de commencer par *aconit.*, parce que le pouls n'était pas très-élevé.

(1) Bibliothèque homœop., vol. V, pag. 14; 1835.

1271ᵉ OBSERVATION, PAR LE DOCTEUR CHARRIÈRE (1).

Mademoiselle D..., âgée de quarante-cinq ans environ, a été atteinte, le 12 janvier dernier, d'un érysipèle occupant les deux avant-bras et la région dorsale des deux mains. Le lendemain matin, je lui administrai trois globules de *bellad.*, et dans trois jours, cet érysipèle disparut complétement. Cinq jours après, il reparut avec plus d'intensité, s'étendant jusqu'au milieu des bras, et accompagné d'une démangeaison insupportable par tout le corps, mais principalement par les cuisses et les jambes. Ne doutant pas d'un principe psorique, je donnai *sulphur* 3/30, qui a augmenté considérablement la douleur pendant deux jours. Je répétai la même dose le 1ᵉʳ février, quoique la maladie fût dissipée, et jusqu'à ce moment elle n'a pas reparu. Mademoiselle D. est toujours au régime homœopathique.

Je ferai observer que cette même demoiselle fut atteinte, il y a plusieurs années, d'un semblable érysipèle qui, traité allopathiquement, exigea pour la guérison un temps beaucoup plus long.

1272ᵉ OBSERVATION, PAR LE DOCTEUR GUEYRARD (2).

Une dame de quarante-deux ans, forte, grosse, pléthorique, ayant contracté l'habitude de copieuses et fréquentes saignées, était sujette à de violentes congestions sanguines vers la tête, les yeux, à des engorgemens inflammatoires des membres, à des érysipèles, etc... La vue et l'ouïe s'étaient affaiblies chez elle, et chaque fois qu'elle sentait venir les éblouissemens, les vertiges, les maux de tête, elle se hâtait de me faire appeler pour lui tirer du sang. Ce besoin de saignée se faisait ressentir plus fréquemment depuis quelques mois.

Le 15 février 1831, je pratiquai une large phlébotomie; dix jours après, malgré cette précaution, la dame fut alitée, et me

(1) Bibliothèque homœop., vol. V, pag. 17 ; 1835.
(2) Doctrine homœop., p. 180.

fit appeler. Elle avait pris la fièvre ; un vaste érysipèle couvrait la face, les yeux et le cuir chevelu , de manière à la défigurer. Ne doutant point qu'on ne dût la saigner, elle avait, à cet effet, préparé bandes , linges et cuvette qui , étalés sur son lit, furent les premiers objets offerts à mes regards, mais dont je ne fis pas usage. Je vous ai saignée il y a peu de jours , dis-je à la malade ; le moyen devient abusif : prenez d'abord ceci , et si demain matin vous n'êtes pas mieux , nous serons à temps de soustraire du sang. En lui tenant ce langage j'avais préparé une dose de *bellad.* 3o, que je lui présentai et qu'elle avala sans hésitation ; je prescrivis pour toute boisson l'eau sucrée. C'était à l'époque où l'homœopathie commençait à s'enraciner à Lyon ; sujet d'enthousiasme pour les uns , de terreur pour les autres , ma malade se trouvait rangée parmi les antagonistes. A ma visite du lendemain, l'érysipèle était à peu près disparu , la malade paisible et satisfaite de ce qui lui était arrivé.

Ma convalescente comprit qu'il était possible d'apaiser l'effervescence du sang , sans priver l'économie d'une partie de ce précieux fluide ; mais elle parut épouvantée en apprenant de moi qu'elle avait usé de l'homœopathie. J'eus quelque peine à calmer son effroi ; car un autre médecin de sa société qui prétendait connaître les nouveaux procédés et même les avoir mis en pratique , avait dit devant elle qu'un malade soumis à l'homœopathie pouvait bien , il est vrai, guérir , et même comme par prodige , mais que *c'était aux dépens du temps qu'il avait à vivre ; qu'en un mot l'année ne se passait pas sans qu'il succombât à un poison lent.* Je citai à ma malade , l'exemple de Hahnemann lui-même , qui , après s'être empoisonné tous les matins de cette manière pendant quarante années de sa vie , jouit à l'âge de quatre-vingt-cinq ans de la tête et de la santé d'un jeune homme.

1273e OBSERVATION , PAR LE DOCTEUR HARTMANN (1).

Il survient souvent au genou une inflammation érysipéla-

(1) Gazette homœop., vol. VIII , pag. 53 ; 1836.

teuse très-douloureuse et accompagnée d'une violente fièvre
subinflammatoire. Si on la néglige ou si on la traite mal, elle ne
tarde pas à venir à suppuration ou à prendre une autre forme de
maladie articulaire. Les remèdes sont *china* et *pulsat.*, qui seuls
ont parmi leurs symptômes le caractère saillant de cette maladie,
l'inflammation du genou, et dont l'ensemble des symptômes offre
la plus grande analogie avec celui des symptômes de cette espèce
d'érysipèle. J'ai eu à traiter deux cas pareils. Des doses répétées
d'*aconit.* modérèrent la fièvre, et *bellad.* enleva la maladie.

1274ᵉ OBSERVATION, PAR LE DOCTEUR GROSS (1).

Une femme de cinquante ans, vive, robuste, qui n'avait jamais été très-malade, à l'exception d'une disposition aux érysi
pèles au visage et sur d'autres parties du corps (je l'avais guérie
quelque temps auparavant d'un érysipèle à la face par deux
doses *lachesis*), fut atteinte, sans cause connue, d'une inflammation érysipélateuse à la main droite, à la racine du doigt
du milieu. Elle s'appliqua, de son propre chef, des cataplasmes
de farine de lin, et peut-être le mal n'aurait-il pas atteint un
haut degré d'intensité sans une frayeur subite que lui causa le
troisième jour un incendie. On me fit appeler. Je trouvai non
seulement la suppuration établie, mais l'inflammation s'était
étendue sur le dos de la main. Je prescrivis deux doses *silic.* 3/30, à vingt-quatre heures d'intervalle. Au bout de quelques jours, l'inflammation avait disparu en grande partie, la douleur était moins violente et la suppuration dans un état convenable ; mais le mal s'était tellement étendu, dans les derniers
temps, que non seulement toute la première articulation du doigt
du milieu, mais même la paume de la main étaient découvertes
jusqu'aux os, et formaient une large plaie. Je me décidai à y
répandre toutes les quarante-huit heures *silic.* 5/30, en me con-
tentant d'y appliquer un bandage sec. Dès la troisième dose,
malgré le mauvais temps auquel la malade s'exposait tous les

(1) Gazette homœop., vol. VIII, pag. 99 ; 1836.

jours et qui, comme on sait, retarde les guérisons de cette espèce, la plaie s'était fermée à moitié, la guérison fit des progrès
si rapides, que la malade fut parfaitement guérie au bout de
quinze jours.

1275ᵉ OBSERVATION, PAR LE DOCTEUR HIRSCH (1).

A la fin de février 1835, madame Padhorsky, célèbre cantatrice, fut atteinte d'un érysipèle à la face qui, au dire des médecins allopathes, fit métastase sur l'organe de l'ouïe, dont il
troubla les fonctions immédiatement et de la manière la plus
fâcheuse. Saignées, sangsues, vésicatoires, sinapismes, diaphorétiques et dissolvans, sublimé et aconit à fortes doses, tout
fut inutile. Les bains locaux de vapeurs, les injections hui-
leuses, puis savonneuses, n'eurent pas plus de succès. Après
neuf semaines de traitement infructueux, la maladie fut déclarée
de nature arthritique, et, tout en laissant percer la crainte que
la carrière théâtrale ne fût à jamais fermée à la cantatrice favorite,
on lui conseilla, en désespoir de cause, les eaux de Tœplitz. Ce
fut sur ces entrefaites que je me chargeai du traitement de l'intéressante malade, que je trouvai fort souffrante. Le siége de ses
douleurs était principalement dans l'occiput et les oreilles. Elles
étaient assez fortes pour l'empêcher de dormir, pour lui ôter
l'appétit, et pour la retenir au lit depuis plusieurs semaines.
Elle était tellement sourde qu'elle ne s'entendait pas elle-même.
Je crus que le remède le plus convenable était la *tinct.
sulph.*, tant en raison de la quantité de mercure dont en avait
fait usage, qu'à cause des symptômes de la maladie. Je lui fis
prendre ensuite *bellad.*, *pulsat.* et *conium.* en ayant soin de
lui laver souvent les oreilles, d'où suintait une mucosité purulente. Ce traitement si simple fut couronné du plus brillaut succès ; au bout de quinze jours, la malade était radicalement
guérie.

(1) Gazette homœop., vol. IX, pag. 143; 1836.

1276ᵉ OBSERVATION, PAR LE DOCTEUR WURDA (1).

Une jeune fille de dix-huit ans, au tempérament sanguin., qui était sujette aux inflammations de gorge avec formation d'abcès, et qui n'avait que de très-faibles évacuations périodiques, fut atteinte d'une télangiectasie à la joue gauche. Cette télangiectasie, de la grosseur d'un liard, très-rouge, consistait en une multitude infinie de ramifications vasculaires entrelacées. Un érysipèle qui vint sur cette même joue, me détermina à lui donner *rhus* 30. Elle fut parfaitement guérie de l'un et de l'autre en quatre jours.

1277ᵉ OBSERVATION, PAR M. TIETZE (2).

Caroline H..., de G..., âgée de dix-sept ans, aux cheveux châtains clairs, aux yeux bleus, d'une petite taille, mais d'une constitution robuste, vit se former, le 20 septembre 1834 sur sa joue droite à côté du nez, une petite tache qui lui causait des cuissons extrêmement douloureuses et devenait de plus en plus grosse. Elle s'adressa à moi le 22.

Tout le côté droit de la figure fortement enflé. Le nez, la joue droite, depuis l'œil jusqu'à la mâchoire inférieure, très-rouges, brûlans, durs au toucher. Sur la joue malade, des ampoules plates, pleines d'une lymphe jaune, sensibles. Langue couverte d'un enduit blanc, sèche. Soif vive. Battemens douloureux dans le côté droit du front. Embarras dans la tête, vertiges. Peu d'appétit. Pas de selle depuis la veille à midi. Elle n'était pas encore réglée. Frisson lui parcourant tout le corps, suivi d'une chaleur générale. Pouls fréquent et dur. Peau brûlante.

Je lui fis prendre *rhus.* 18 gutt. 1/4, le 22 dans la matinée. Le 24, elle allait beaucoup mieux. les ampoules étaient sèches. Le 26, elle était et resta guérie.

1278ᵉ OBSERVATION, PAR M. TIETZE (3).

La veuve Liebscher, d'Ebersbach, âgée de cinquante-et-un

(1) Gazette homœop., vol. X, pag. 25; 1836.
(2) Communications pratiques de Thorer, vol. III, pag. 159; 1836.
(3) *Ibid.*, pag. 160.

ans, d'une constitution forte et robuste, brune, d'un tempérament sanguin, qui avait été exposée dans sa vie à de violens chagrins, fut saisie, le 23 septembre 1834, à la suite d'une nouvelle affliction, d'un fort frisson auquel succédèrent bientôt une chaleur générale, et peu de temps après des déchiremens et des élancemens terribles dans la tête. Depuis deux jours elle avait la diarrhée. Toute la tête lui faisait mal tellement au toucher qu'elle ne pouvait supporter aucune coiffure. Cuissons, élancemens, battemens douloureux au visage, au dessous du nez, jusqu'aux os jugaux, endroits où la peau paraissait un peu rouge, brûlante et annonçait évidemment un commencement d'érysipèle. Pouls fréquent et dur. Frisson dès qu'elle soulevait un peu la couverture de son lit. Goût amer dans la bouche. Langue sèche, chargée, brune. Soif ardente. Constipation. Chaleur générale. Peau sèche. Humeur inquiète, chagrine, impatiente.

Je lui fis prendre, le 24, *aconit.* 3/30.

Le 25 au matin, son état était le même que la veille, avec cette différence que l'érysipèle s'était développé davantage.

Je lui administrai *hepar sulphur.*, *calcar.* 2 gr. 1/18.

Le soir, l'érysipèle s'était encore développé; la face était tellement enflée que la malade était méconnaissable. Il lui était impossible, par suite de l'enflure, d'ouvrir l'œil droit. Maux de tête insupportables. Chaleur brûlante, peau sèche. Pouls petit et dur. Rêvasseries.

Le 26, les maux de tête avaient un peu diminué. Pas de sommeil. Pas de selle. Pouls lent, mou. Divagations la nuit. Une selle copieuse à midi lui procura quelque soulagement. Le soir, il s'était formé un grand nombre d'ampoules; la rougeur et l'enflure s'étendaient jusque dans la région du larynx et avaient atteint aussi les deux oreilles. Elancemens, déchiremens et battemens excessivement douloureux dans la tête. Douleurs au visage. Selles nombreuses. Tout le reste comme la veille.

Je lui fis prendre, le 27 après minuit, *rhus.* 2/30.

Le 28, pas d'amélioration encore. Toute la partie chevelue de la tête très-enflée et extrêmement douloureuse au toucher. Ampoules jusque sur la nuque. Pouls petit, fréquent. Rêvasseries dès qu'elle s'endormait. Tout le reste comme auparavant.

Le 29, pas de changement. Depuis le 27, elle n'avait pas eu de selle. *Graphit.* 1/30.

Le 30, la fièvre, la chaleur générale avaient disparu. Peau humide. Les ampoules commençaient à se sécher. Langue humide. Soif modérée. Goût amer dans la bouche et langue fortement chargée, brune. Pas encore de selle. Le visage un peu moins enflé. Maux de tête moindres. Quelques heures d'un sommeil non interrompu, la nuit, et accompagné d'une légère transpiration. Pouls lent, mou, mais vif.

Le 1ᵉʳ octobre, l'enflure avait tellement diminué, que la malade n'était plus défigurée. Toutes les ampoules étaient sèches et formaient des croûtes brunes. Langue chargée, blanche, humide. Soif modérée. Goût amer dans la bouche. Maux de tête très-faibles. La nuit, quelques heures d'un sommeil paisible. A six heures du soir, selle copieuse. Humeur plus gaie. Le matin, abondante transpiration par tout le corps.

La guérison fit dès lors des progrès de jour en jour. Cependant la malade se plaignait encore de prostration des forces et de manque d'appétit. Je lui administrai en conséquence, le 4, *china*, qui fit disparaître ces derniers symptômes de la maladie. Tout son visage, son cou, sa poitrine et ses mains même pelèrent. Ses cheveux menacèrent de tomber tous.

Le 10 octobre, la malade se portait bien. Elle n'avait plus à se plaindre que de perdre ses cheveux ; cependant on en voyait déjà recroître d'autres.

1279ᵉ OBSERVATION, PAR LE DOCTEUR SCHWARZE (1).

La fille d'un ecclésiastique, âgée de quatorze ans, qui s'était toujours bien portée, à l'exception des maladies d'enfance, fut atteinte, dans sa onzième année, sans cause connue, d'un érysipèle à la face que l'on traita allopathiquement et qui revint de-

(1) Guérisons homœop., pag. 28 ; 1836.

puis tous les trois ou quatre mois d'abord , puis toutes les quatre
ou six semaines.

Le traitement allopathique , nommément les vomitifs répétés
qu'on lui avait fait prendre, l'ayant beaucoup affaiblie, sans empêcher l'érysipèle de reparaître beaucoup plus souvent, on s'a-
dressa à l'homœopathie.

On m'appela donc, il y a quatre ans de cela. Depuis la veille,
l'érysipèle était revenu , vraisemblablement à la suite d'un refroidissement.

Toute la face très-rouge et fortement enflée. Les yeux presque fermés. En plusieurs endroits, de nombreuses ampoules jaunâtres de différente grosseur, confluentes déjà sur la joue gauche.

Tête lourde , entreprise; soif grande , pas d'appétit, langue
salé, blanche et chargée, pouls assez plein , sans être dur , donnant , à dix heures du matin, cent cinq pulsations par minute.

La malade n'était pas encore réglée, quoique très-développée
pour son âge.

Pas de selle depuis vingt-quatre heures. Je lui donnai *rhus*
18 gutt. 1. Le soir , pas d'amélioration essentielle. Répétition de
la dose à dix heures.

Le lendemain matin , la mère me dit que sa fille avait dormi
à plusieurs reprises, quatre heures environ en tout, et qu'elle
avait beaucoup rêvé.

Tête moins lourde , rougeur de la face moins considérable ,
enflure toujours au même point , ampoules plus confluentés que
la veille , fièvre et soif plus modérées. J'attendis jusqu'au soir
l'effet ultérieur du médicament. Rougeur pâle en quelques endroits , exacerbation de la fièvre peu considérable, tête moins
entreprise. Je ne lui fis donc rien prendre. Le lendemain , l'é-
rysipèle et l'enflure avait beaucoup diminué, et les ampoules,
remplies encore la veille, étaient devenues plates.

Je ne crus pas nécessaire de lui rien donner, et trois jours
après, j'eus le plaisir de la voir guérie. Les ampoules séchèrent,
la desquamation commençait à s'effectuer, et son état en général ne laissait rien à désirer.

Mais sept semaines plus tard , l'érysipèle reparut sans cause connue. Elle fut moins violente cette fois et deux dose *rhus* la firent disparaître en cinq jours.

La malade ayant évidemment une disposition particulière à cette maladie, je voulus l'en guérir, et à cet effet je lui donnai, pendant un mois, tous les huit jours, *calcar. carb.* 3o gutt. 1, et pendant un autre mois, tous les quinze jours, le même médicament à la même dose.

L'érysipèle n'a pas reparu depuis. La menstruation reparut bientôt après la cure, et cette jeune fille jouit depuis deux ans et demie d'une santé florissante.

J'ai eu à traiter plusieurs autres cas d'érysipèle avec ou sans ampoules, et j'ai toujours réussi à les guérir en peu de temps, ce qui m'a convaincu que quand l'érysipèle n'est pas compliqué d'affections gastriques ou autres et est purement idiopathique, *bellad.* est un sûr remède, s'il n'y a pas d'ampoules, et *rhus* si l'érysipèle est vésiculaire.

Je n'ai eu à traiter que deux cas d'érysipèles vésiculaires chez des jeunes filles de 13 et de 16 ans, très-irritables, moroses, où les symptômes me faisant craindre une métastase vers le cerveau, j'ai administré deux fois dans le premier cas et une fois dans le second, une dose *bellad.*, comme moyen intermittent avec un plein succès.

1280ᵉ OBSERVATION, PAR LE DOCTEUR HEICHELHEIM (1).

J'ai eu à traiter plusieurs cas d'érysipèle avec forte rougeur, violens maux de tête, tête entreprise, sans éruption vésiculaire, forte fièvre. J'ai donné d'abord *aconit.*, puis *bellad.* La guérison s'est toujours opérée en deux jours avec desquamation de l'épiderme des parties attaquées.

1281ᵉ OBSERVATION, PAR LE DOCTEUR GROSS (2).

Une dame âgée, depuis qu'elle avait passé son année climatérique, avait fréquemment des érysipèles au visage. Une dartre

(1) Hygea, vol. V, pag. 209; 1837.
(2) Archives homœop., vol. XV, cah. 3, pag. 48; 1836.

lui était venue aussi sur l'avant-bras et le dos de la main. Des escbares d'un jaune clair couvraient ces parties de son corps, et dans les interstices l'épiderme paraissait rose, relevée, comme boursouflée. Elle y sentait des démangeaisons, des cuissons à la désespérer. Un allopathe lui avait donné *senna*, *salsapar.*, et enfin un onguent d'*iod*. Ces remèdes avaient, il est vrai, arrêté pour quelque temps les progrès du mal; mais il avait commencé à se développer de nouveau avec d'autant plus d'opiniâtreté.

La tendance à l'érysipèle me parut être dans ce cas le point principal du traitement, et je choisis, en conséquence mon remède. Quelques doses *laches*. 3o, médicament dont je fis aussi humecter quelquefois la dartre, suffirent pour la diminuer; mais les démangeaisons restèrent aussi vives. En même temps la poitrine, le cou et les bras de la malade se couvrirent d'une quantité de petits furoncles, et sa face prit un aspect teigneux, rude, comme après la guérison d'un érysipèle. Je prescrivis alors trois doses *rhus* 3o, qui furent prises comme *lachesis*, à des intervalles de quatre jours, et je lui fis laver deux fois les parties malades avec *rhus* 16. Toutes les eschares disparurent ; seulement la peau resta rouge et enflammée, et continua à causer à la malade de cruelles démangeaisons. Elle prétendait, surtout après l'emploi extérieur du médicament, avoir remarqué une prompte amélioration. Deux doses *graphit*. 3o, augmentèrent les démangeaisons, les cuissons, jusqu'à ce qu'un abcès qui se forma au bras droit vint les faire diminuer. Quelques doses *canthar*. 3o firent marcher la guérison tellement qu'il ne restait plus qu'un certain aspect teigneux et rude à la peau des bras et du dos des mains, qui d'ailleurs ne causaient plus que de temps en temps des démangeaisons pénibles. Quelques doses *secale cornut*. 3o guérirent ce reste de maladie.

1282ᵉ OBSERVATION, PAR LE DOCTEUR MALAISE (1).

Un homme âgé de vingt-cinq ans est atteint d'un érysipèle

(1) Bibliothèque homœop., vol. VI, pag. 344; 1836.

phlycténoïde à la face , offrant des caractères tels que symptômes cérébraux avec délire, fièvre, chaleur sèche de la peau,
gonflement considérable de la face, au point que les yeux, qui
sont d'ailleurs enflammés, ont de la peine à être aperçus, etc.
Quelques globules de *rhus* produisent une guérison entière en
deux jours de temps.

1283ᵉ **OBSERVATION , PAR LE DOCTEUR SCHROEN** (1).

La *belladonne* a guéri plusieurs cas d'érysipèles , tant ceux
au visage que d'autres moins dangereux ; par exemple, un
qui était le résultat d'une meurtrissure du tibia.

A la suite de malaise général ou de fièvre le soir, accompagnée d'un délire assez violent , se montra le lendemain matin
un érysipèle sur toute la partie gauche du visage jusqu'au coin
de la bouche. L'œil gauche fermé , la paupière pleine d'une
humidité aqueuse , enflée , presque transparente. Le visage du
côté gauche presque quadrangulaire. La malade se plaignait,
quand elle n'était pas en proie au délire, de violens déchiremens dans le devant de la tête, de bruissemens dans les oreilles,
de douleurs dans la gorge en avalant , d'envies de vomir , d'un
mauvais goût dans la bouche. Langue chargée , blanche. Pouls
plein, dur, peau moite. A voir la tumeur érysipélateuse, on eût
dit du rouge posé sur du jaune. La malade était excessivement
agitée, n'avait pas dormi de toute la nuit et avait une soif
ardente. Je fis dissoudre *bellad.* 12 gutt. 4 dans une chopine
d'eau et lui fis prendre toutes les heures une demi-cuillerée
de cette solution. Au bout de trois jours , elle était guérie.
J'ai traité plusieurs cas pareils avec autant de succès. Les érysipèles inflammatoires à la suite de meurtrisures se guérissaient
fort bien par le même remède , seulement une ou deux doses
silic. étaient quelquefois nécessaires.

J'ai eu à traiter un pseudo-érysipèle que j'ai guéri extraordinairement vite au moyen de *bellad.* et plus tard *silic.*, compara-

(1) Hygea , vol. V, pag. 103; 1837.

tivement aux cas que j'ai observés dans les hôpitaux de Munich, de Vienne, etc. Une femme de trente-huit ans était venue me consulter. Son bras droit, depuis l'extrémité des doigts jusqu'à une main au dessus de l'articulation du coude, était enflé et le double de l'autre; la peau en était d'un rouge jaunâtre, brillante et très-tendue. Glandes des aisselles enflées, imp osibilité de mouvoir aucune articulation du bras. A certaines places, le bras était pâteux et fluctuait d'une manière peu sensible. Quand on posait la main sur ces places, elles devenaient bleues. La malade se plaignait des plus terribles douleurs; c'étaient des déchiremens, des battemens insupportables dans le bras. Elle avait une fièvre violente, avec de forts frissons passagers; elle délirait souvent et était extrêmement agitée, inquiète. Il était évident que tout le tissu cellulaire de la partie malade était enflammé, et qu'il commençait même déjà à entrer en partie en suppuration. Comme j'avais toujours vu traiter de pareilles maladies par des incisions à la peau sur toute la partie malade, et même une fois par une incision qui s'étendait depuis l'os de la hanche jusqu'à la cheville du pied, j'aurais eu recours au même moyen si cette femme ne s'était pas refusé à toute opération chirurgicale. Je lui fis donc mettre tout le bras dans une bouillie tiède de son de froment et de lait, et lui donnai *bellad.* 12 gutt. 6 dans une tasse d'eau, une cuillerée à thé toutes les heures. Comme une description plus détaillée du traitement ne serait pas ici à sa place, je me bornerai à dire que les douleurs diminuèrent bientôt, ainsi que l'enflure, et que le bras redevint plus mobile. La couleur en variait sans cesse, il était tantôt jaune, tantôt verdâtre, et au bout de quarante-huit heures il fluctuait tout entier.

Le troisième jour déjà, il se fit plusieurs ouvertures dans l'intérieur de la main, lesquelles, pendant plusieurs jours, ne cessèrent de jeter une grande quantité de pus, qui arrivait par des canaux sous la peau de toutes les parties du bras. Si on le pressait à quelque place, l'écoulement augmentait. Six jours après, quand toutes les traces d'inflammation eurent disparu, je fis entourer le bras d'une toile de lin fine et souple, et administrai à la malade *silic.* 12 gutt. 6, de la même manière que la belladonne. Je puis assurer que le bras ne pela pas et qu'à l'exception d'une certaine difficulté à remuer les doigts qui disparut d'ailleurs plus tard , la guérison complète s'opéra en trois semaines. Quiconque a vu traiter ou a traité lui-même de pareil pseudo-érysipèles , sait combien de pareilles guérisons sont difficiles et que de temps il faut pour cela. Je n'ai pas eu besoin de bandage. Je ne puis m'empêcher d'attribuer cette prompte guérison à la belladonne et à la silice , quoique l'inflammation vint naturellement déjà à suppuration. Comme des pseudo-érysipèles semblables ne peuvent être considérés que comme des métaschématismes de l'action intérieure dynamique ou matérielle de la maladie, il est aussi évident qu'il est difficile de les guérir qu'il est clair que la prompte guérison dont je viens de parler, est le résultat incontestable des remèdes.

1284ᵉ OBSERVATION , PAR LE DOCTEUR WEBER (1).

J'ai souvent eu l'occasion de traiter avec succès des cas d'érysipèle chez les nouveau-nés, maladie contre laquelle l'allopathie offre si peu de ressource. Dans les premiers jours ou les premières semaines il se forme autour de leur nombril une inflammation érysipélateuse qui s'étend sur tout le bas—ventre et les parties génitales jusqu'aux cuisses, ou bien elle attaque d'abord les parties génitales et s'étend bientôt de là ou sur la cuisse et la jambe droites ou sur la cuisse et la jambe gauches, ainsi que sur l'un ou l'autre côté du bas-ventre, aux places attaquées ; la peau est d'un rouge érysipélateux et dure, surtout aux jambes , quelquefois comme si elle recouvrait immédiatement les os. La rougeur de la peau disparaît à la pression du doig; mais elle reparaît à l'instant même où la pression cesse. Quelquefois l'érysipèle s'étend jusqu'au creux de l'estomac. Les enfans qui sont attaqués de cette maladie, ne cessent de gémir, boivent rarement et prennent très-peu le sein de leur mère. La guérison s'opère par *bellad.* 3/30 , et *rhus* 2/30, administrés alternativement toutes les douze heures, et

(1) Archives homœop., vol. XVI , cah. 1 , pag. 66 ; 1837.

cela en trois jours au plus. L'érysipèle disparaît graduellement et se circonscrit sur de petites places. Chez deux des enfans que j'ai traités, il se retira de la place qu'il avait occupé d'abord, mais pour se porter avec d'autant plus d'énergie sur d'autres parties, par exemple sur les cuisses et les jambes. *Bellad.* 3/30 et *rhus* font disparaître également en peu de jours ces nouveaux accidens.

J'ai traité avec succès un petit enfant chez lequel la gangrène s'était déclarée au scrotum. Ses parens n'avaient point fait attention à l'inflammation et avaient cru qu'elle disparaîtrait d'elle-même. La gangrène s'était donc mise au scrotum , et l'érysipèle avait attaqué les parties génitales , le bas-ventre et les cuisses. L'enfant ne cessait de pousser des cris plaintifs qui augmentaient au moindre mouvement. Je lui donnai *arsen.* 1/30. La gangrène s'arrêta, l'enflure diminua et il se forma au scrotum une surface pure qui jetait un bon pus. Après deux doses *bellad.* 1/30 et une dose *arsen.* 1/30, administrées à des intervalles convenables, l'érysipèle disparut en quinze jours et l'ulcère guérit.

J'ai toujours et souvent guéri également par *bellad.* et *rhus*, des érysipèles à la face, soit lisses, soit vésiculaires. Dans le premier cas, *bellad.* 2/30 s'est montrée le vrai spécifique, et dans le second, *rhus* 3/30. Dans un petit nombre de cas seulement, il restait après l'érysipèle une enflure pâle de la face, contre laquelle j'administrais avec succès soit *sulphur* 3/30, soit *graphit.* 3/30, ou bien encore *calcar. carb.* 3/30, selon les circonstances.

1285ᵉ OBSERVATION , PAR LE DOCTEUR WEBER (1).

Il est une espèce d'érysipèle qui se déclare sur différentes parties du corps , mais surtout sur le dos des mains et des doigts. Il se forme une rougeur inflammatoire et une enflure, avec douleurs brûlantes et lancinantes; puis de petites ampoules confluentes sur l'enflure inflammatoire , ou une seule grosse vessie pleine d'un fluide jaunâtre qui prend en quelques jours une couleur foncée,

_____

(1) Archives homœop., vol. XVI, cah. 1, pag. 90, 1837.

et enfin noirâtre. Cette maladie est excessivement douloureuse et se manifeste principalement dans les étés secs et brûlans. Souvent, si on ne la soigne pas bien, elle laisse des ulcères rongans, d'un gris sâle. *Rhus.* 3/30, toutes les 36–72 heures, la guérit en quelques jours. Les douleurs cessent bientôt.

1286ᵉ OBSERVATION, PAR LE DOCTEUR KNORRE (1).

Chez une femme de moyen âge, à la suite de légers symptômes fébriles, les deux jambes furent atteintes, à leur partie antérieure, d'un érythème qui guérit enfin après un long emploi de *graphit.* Il consistait en grandes taches rouges et jaunes, informes, un peu chaudes au toucher, dont les plus grandes avaient des points durs et bleuâtres dans le milieu; ces taches causaient de la douleur, mais ne s'ulcéraient pas. La santé générale n'était point troublée; la guérison eut lieu avec desquamation de la peau.

ÉTOURDISSEMENT.

1287ᵉ OBSERVATION, PAR LE DOCTEUR BETHMANN (1).

Mad. H., femme de quarante-trois ans, grande et robuste, quoique sujette à des déchiremens dans les membres, ayant entendu dire qu'un jeune homme de sa connaissance était malade à la mort, fut prise à l'instant de frissons, de tensions et de tournoiemens dans l'estomac qui lui montèrent ensuite dans le cœur et la tête; vertiges; tremblemens des yeux, des mains et des jambes; défaillance; faiblesse extrême. Elle tomba à terre en criant: Je me meurs. On lui fit prendre sur-le-champ du café et

(1) Gazette homœop., vol. V, pag. 165; 1834.
(2) Annales homœop., vol. I, pag. 72; 1830.

du thé de camomille en quantité. Une demi-heure après, l'accès avait passé, et elle se trouvait bien, à l'exception de la faiblesse. Elle voulut se lever, mais elle éprouva des vertiges qui la forcèrent à se recoucher bien vite. Elle demanda de nouveau du café. Le troisième et le quatrième jour, ses tentatives pour se lever ne lui réussirent pas mieux. Elle eut même, quoique couchée, de six à dix accès légers les trois premiers jours. Le quatrième, ils furent non seulement plus longs, mais plus violens même que le premier. La malade était en proie à une inquiétude extrême et s'attendait à mourir, d'autant plus fermement que le café et le thé de camomille ne produisaient plus, selon elle, les heureux effets des premiers jours. Elle se sentait d'ailleurs si faible, qu'elle pouvait à peine parler. On me fit appeler, le 16 janvier 1829, quatrième jour de la maladie, à cinq heures du soir. Depuis une heure elle n'avait pas bu de camomille et pas de café depuis deux heures. J'attendis une heure encore, puis je lui administrai *aconit.* 15.

A six heures du matin, c'est-à-dire douze heures plus tard, je lui donnai *opium* 6. Elle n'avait pas eu d'accès la nuit, et son sommeil, quoique fréquemment interrompu, avait été bon en général. Elle se sentait aussi moins faible que la veille. Trois heures après l'administration d'opium, elle mangea avec appétit un peu de soupe, et comme elle se sentait plus forte, elle voulut se mettre sur son séant. Cependant, une demi-heure après, elle éprouva de nouveau des vertiges et des tournoiemens dans l'estomac, qui la forcèrent à se recoucher. L'accès fut néanmoins beaucoup plus faible et dura bien moins de temps. Le 18, elle était assez bien pour pouvoir rester levée pendant des heures entières. Cependant à midi, où elle était restée levée longtemps et avait mangé, elle fut prise d'un nouvel accès. Je lui donnai donc une goutte entière *opium* qui acheva de la guérir.

1288ᵉ OBSERVATION, PAR LE DOCTEUR RUCKERT (1).

Un enfant de douze ans avait été atteint d'une fièvre quel

(1) Annales homœop., vol. II, pag. 328; 1831.

ques semaines auparavant, à une époque ou d'autres enfans et ses frères mêmes souffraient d'un exanthème miliaire avec fièvre. Je ne puis dire de quelle nature était cette fièvre, puisqu'il fut traité par un autre médecin. C'était vraisemblablement, à en juger par ce que me dirent les parens, une fièvre nerveuse, provenant peut-être de ce que l'exanthème n'était pas sorti. Le malade ne pouvait se rétablir, il se sentait excessivement faible et abattu, ne mangeait pas, buvait seulement, avait un goût amer et infect, était toujours couché horizontalement dans son lit, disant que, s'il se soulevait, il avait mal. Les évacuations étaient proportionnées au peu d'alimens qu'il prenait. Il dormait; mais son sommeil n'était pas réparateur. Voilà tout ce que je pus apprendre sur les symptômes.

Je lui donnai *china* 9 gutt. 1.

Le 27 mai, on me manda que son état ne s'était pas amélioré en général ; seulement le malade avait plus de vivacité. La fièvre avait disparu. J'envoyai *spirit. sulphur.* gutt. 1. teinture mère.

Le 30, j'eus l'occasion de le voir, et je trouvai les symptômes suivans : s'il était couché tranquillement et dans une position horizontale, c'était alors qu'il était le mieux ; mais dès qu'il se levait ou se soulevait, il éprouvait des vertiges, des maux de tête, du malaise. Il n'avait de repos qu'autant qu'il s'était recouché comme auparavant, et à l'instant même il se trouvait mieux. Il avait en outre quelque chose de violent, en étant levé ou en marchant. Etat des forces meilleur; humeur plus sereine ; appétit meilleur.

Le 4 juin, il commençait à marcher un peu, sans éprouver de malaise. Mais depuis quelques jours, il avait moins d'appétit, il trouvait au pain un goût amer.

Le 13, quoiqu'il marchât, il manquait absolument d'appétit ; il ne voulait que boire. Toute la superficie du corps douloureuse, sensible au moindre toucher, même à la pression des vêtemens.

N'ayant plus rien à attendre de *sulphur*, j'administrai *silic.* 30.

Le 28, il vint me voir à pied, quoique j'habitasse à deux lieues ; son état s'était amélioré peu à peu ; il ne se sentait pas fatigué. Mais il manquait encore d'appétit, et le pain lui semblait avoir un goût putride. Sa soif n'était plus vive.

Je laissai agir le remède.

Le 19 août, son père vint m'annoncer que son fils allait parfaitement bien et qu'il retournait à l'école. Il mangeait et buvait avec appétit, et était aussi fort qu'avant sa maladie.

1289ᵉ OBSERVATION, PAR LE DOCTEUR ATTOMYR (1).

Un vertige, à la suite de suppression des règles, chez une femme de cinquante ans, fut guéri par une dose *pulsat*. Je ne puis dire si la menstruation reparut.

1290ᵉ OBSERVATION, PAR LE DOCTEUR KOPP (2).

K. R. W., rentier de soixante-quatre ans, était sujet depuis dix mois à des accès de vertiges quotidiens qui le tourmentaient beaucoup. Son air était pâle et malade, ses forces abattues. Ces vertiges, ordinairement accompagnés d'envies de vomir, le prenaient ordinairement entre quatre heures de l'après-midi et neuf heures du soir. Ils alternaient souvent avec des maux de tête, des malaises et étaient fréquemment suivis de somnolence ; quelquefois il avait des accès à tomber à la renverse, et toujours, quand l'accès était fort sa face devenait blème et ses mains froides. Ce qu'il y a de remarquable, c'est qu'avec les vertiges, il avait souffert long-temps d'âcretés dartreuses qui se manifestaient tantôt par de véritables dartres, tantôt par la rudesse, l'excoriation, la démangeaison de la peau, tantôt par une grande propension à des inflammations érysipélateuses, surtout au printemps. Depuis qu'il avait des vertiges, ces symptômes psoriques avaient diminué d'intensité.

Je le guéris parfaitement pendant l'hiver et le printemps de 1828, après un traitement de quatre mois. Il n'a pas eu de rechute depuis. Les moyens que j'employai furent : *stramon.*,

(1) Archives homœop., vol. XI, oah. 2, pag. 112 ; 1832.

(2) Faits mémorables dans ma pratique médicale, vol. II, p. 372 ; 1832.

bellad., *pulsat.*, *nux vomic.*, *merc. solub.*, *china*, *arnica*, *rhus*, *bryon.*, *arsen.*, *cicut. viros*. Après que les vertiges eurent cessé, il lui vint quelquefois un exanthème de la nature de la dartre aux jambes, sans que son air cessât pour cela d'être florissant, sa santé bonne, ses digestions excellentes. D'autres fois il fut atteint d'inflammations érysipélateuses à la face et aux yeux, mais beaucoup moins souvent qu'auparavant. Il prit l'été passé contre ces accidens des bains avec les eaux-mères de Kreuznack. Depuis trois ans, il jouit d'une excellente santé.

1291ᵉ OBSERVATION, PAR LE DOCTEUR KOPP (1).

Une femme âgée avait depuis vingt ans des étourdissemens périodiques qu'un traitement allopathique, intérieur et extérieur, n'avait pu guérir, bien que continué long-temps. Les paroxysmes la prenaient quand elle était debout ou marchait, et étaient accompagnés de violens vomissemens. Elle tombait à la renverse. Ils arrivaient presque toutes les semaines. Après un traitement homœopathique, l'accès ne revenait que tous les quatre ou cinq mois, et avec beaucoup moins d'intensité.

1292ᵉ OBSERVATION, PAR LE DOCTEUR KOPP (2).

C., vieillard de soixante-dix ans, prit contre des vertiges une petite dose *nux vomic.*; un sixième de grain n'ayant rien produit, je lui en administrai une dose, grain 1/2. Il fut guéri.

1293ᵉ OBSERVATION, PAR LE DOCTEUR KOPP (3).

J., homme âgé, très-maigre, sujet à de fréquens maux de tête, prit quelques remèdes homœopathiques, entre autres *nux vomic.*, à la plus faible dose. Ces remèdes n'ayant rien produit,

(1) Faits mémorables dans ma pratique médicale, vol. II, p. 374; 1832.
(2) *Ibid.*
(3) *Ibid.*

je lui prescrivis trois fois par jour une goutte teinture–mère *nux vomic. pulv.*, mais sans en obtenir ce que j'en attendais. Je lui donnai alors *nux vomic.* ℥ß dans du jus de réglisse, trente pillules, une le matin, une autre à midi, et une troisième le soir. Ses vertiges disparurent après qu'il en eut pris deux ou trois par jour pendant quelques jours.

1294ᵉ OBSERVATION, PAR LE DOCTEUR GASTIER (1).

La supérieure des sœurs qui soignent les malades à l'hôpital de Thoissey, me consulta pour des étourdissemens qu'elle éprouvait, surtout le matin, avec passage rapide devant les yeux de mouches noires (ce symptôme était antérieur aux étourdissemens); dilatation habituelle des pupilles; douleur avec battement au dessus des oreilles, grande pesanteur des membres et pouls dur. Je la mis au régime et lui fis prendre deux doses, dans l'espace de vingt-quatre heures, *aconit.* 5/24. Je dissipai ainsi les symptômes qui, depuis huit mois, n'ont pas reparu. Je lui recommandai le régime comme la plus sûre garantie de sa guérison.

1295ᵉ OBSERVATION (2).

Frédéric Haude, de Paundorf, âgé de soixante-huit ans, souffrait depuis long-temps de vertiges. Il lui semblait qu'il allait tomber, surtout quand il se baissait. Quelquefois élancemens dans les oreilles et maux de tête déchirans. Du reste, il se portait bien.

Après une dose *pulsat.*, son état resta le même, seulement huit jours après, il n'avait plus ni maux de tête ni élancemens dans les oreilles. On répéta la dose. La semaine suivante, les vertiges avaient considérablement diminué. Une troisième dose fit disparaître le reste des symptômes, en sorte qu'il fut guéri en trois semaines environ.

(1) Bibliothèque homœop., vol. II, pag. 534; 1833.
(2) Annuaire de l'Institut homœop., vol. III, pag. 95; 1834.

1296ᵉ **OBSERVATION, PAR LE DOCTEUR KNORRE** (1).

Chez une jeune fille de dix-sept ans, vertiges presque tous, les jours, allant presque jusqu'à tomber sans connaissance ; mal de tête journalier, durant souvent du matin au soir, mais surtout dans la matinée ; le matin, lassitude extrême, qui oblige de dormir quelques heures. Lassitude également dans la journée. Les règles avancent ; tantôt trop prolongées, tantôt trop abondantes, elles sont suivies de leucorrhée, avec douleur brûlante au creux de l'estomac, s'étendant vers le bas-ventre, augmentant par la marche, et accompagnées d'envies de vomir, de nausées. Le vertige est surtout produit par les affections morales. Il augmente en se baissant ; chaque fois il est précédé d'afflux du sang vers la tête, d'oppression à la poitrine et au creux de l'estomac. *Silic.* 30.

1297ᵉ **OBSERVATION, PAR LE DOCTEUR GRIESELLICH** (2).

Un homme d'une quarantaine d'années, trapu, de bonne mine, qui n'avait point de disposition à l'apoplexie, avait eu la gale il y avait dix ans, et souffrait encore çà et là de démangeaisons passagères à la peau. Depuis quatre ans, il est affligé de vertiges ; dans les commencemens, c'était comme un coup électrique qui lui ôtait l'usage des sens. Il ne fallait point de cause particulière pour amener l'accès. Maintenant encore, c'est comme si un coup électrique le frappait ; le malade perd connaissance (mais ne tombe cependant pas ; le vertige est précédé de violens maux de tête tensifs, de chaleur au front (cessant dans le repos), le vertige survient même dans la nuit et réveille. Réveil prématuré ; digestion bonne ; pyrose rarement ; déjà, depuis dix ans, de fréquentes oppressions de poitrine, sans autre mal de poitrine ; très-disposé à la sueur. Le malade est d'un naturel calme ; s'il y a irritation, emporte-

____

(1) Gazette homœop., vol. V, pag. 324 ; 1834.
(2) Hygea, vol. III, pag. 12 ; 1835.

ment, inquiétude, il peut compter que l'accès de vertige n'est pas loin, et des bâillemens en précèdent l'arrivée. Quelques doses *nux vomic.* (tous les trois jours une dose), firent cesser presque entièrement les vertiges. De légers accès revenaient encore, j'eus recours à *sulphur*, et le malade en prit six doses à huit jours d'intervalle; pendant ce temps, le malade s'est entièrement remis; la pyrose seule survint encore, mais rarement et sans incommoder beaucoup. Le malade est un ouvrier artificier, et même pendant la cure il suivit régulièrement les travaux de son état, exposé à la fumée du charbon, à la chaleur, etc. Et néanmoins il se porte fort bien depuis long-temps.

1298e **OBSERVATION, PAR LE DOCTEUR ELWERT** (1).

Charles Wellenkamp, étudiant, âgé de dix-sept ans, jeune homme d'une humeur gaie et joyeuse, dont le père avait déjà eu des vertiges dans sa jeunesse, souffrait aussi de vertiges qui le prenaient tous les quinze jours environ, et duraient plusieurs jours. Qu'il fût assis, qu'il se soulevât dans son lit ou sur sa chaise, qu'il se tînt debout, il les éprouvait également, mais ils étaient plus violens après le dîner. Il se sentait alors comme ivre, comme hébété, et se plaignait de malaise, de pressions et de battemens dans la tempe gauche, joints à un engourdissement des pieds et des mains tour à tour. Pendant l'accès, il avait la langue lourde; après l'accès, de la difficulté à lire et à penser.

Il me consulta le 19 janvier 1835. Je lui donnai trois doses *cocculus* 6/15, dont il devait prendre une tous les six jours.

Le 5 février, il m'annonça qu'il n'avait eu qu'un seul accès très-faible et sans malaise.

Il prit trois nouvelles doses *coccul.* 6/15. Le vertige disparut entièrement. Néanmoins je lui en administrai trois autres par précaution. Un an s'est bientôt écoulé, et il n'a plus éprouvé le plus léger accès de sa maladie.

(1) Gazette homœop., vol. VIII, pag. 70; 1836.

EXANTHÈME CHRONIQUE (1).

1299ᵉ OBSERVATION, PAR LE DOCTEUR SCHNIEBER (2).

M. Gebhard, homme robuste et bien portant, de quarante-deux ans, reçut, le 18 mars 1820, au côté externe du genou droit, un coup de pied de cheval si violent, qu'il put à peine regagner son logis. Bientôt après, il fut pris d'une forte fièvre; le genou enfla beaucoup et au bout de seize heures la douleur devint tellement insupportable que son médecin lui prescrivit un opiat qui lui procura un peu de sommeil et quelque soulagement. Sept semaines s'écoulèrent ainsi, sans que le genou se guérît, et le malade y ressentit tout-à-coup, sans cause connue, des douleurs cuisantes extrêmes. Il enfla encore davantage et sur l'enflure rouge, luisante, se montrèrent une quantité de grosses vessies transparentes qui en soixante-douze heures jetèrent à peu près une chopine d'une eau corrosive, alcaline. Ce nouveau mal disparut en douze jours, et l'état du genou s'améliora tellement que le malade pouvait se tenir debout et marcher vite sans y éprouver d'autre douleur que de la faiblesse. Mais après quinze jours environ de bien-être, il ressentit une douleur cuisante à la face et aux oreilles; ces parties s'enflammèrent autant que le genou l'était un mois auparavant, enflèrent et se couvrirent d'ampoules qui suintaient beaucoup de sérosité âcre et formaient de petites croûtes en se séchant. Sur toute la partie des mains exposée à l'air se montrèrent des pustules cuisantes, pruriteuses. La maladie dura neuf jours en tout, mais dès lors elle reparaissait tous les mois à la nouvelle lune, et plus tard tous les quinze

(1) Nous avons réuni sous ce titre toutes les maladies chroniques de la peau qui ne sont pas dénommées d'une manière assez précise par les auteurs pour qu'on puisse les placer sous une rubrique particulière. Nous y avons ajouté quelques dartres oubliées dans le volume précédent.

(2) Archives homœp., vol. II, cah. 2, pag. 66; 1823.

jours même. Elle s'annonçait quelques jours auparavant par des secousses dans les membres en dormant et par des cuissons, des démangeaisons et des élancemens par tout le corps, qui troublaient le sommeil du malade. Du reste, les caractères en étaient toujours les mêmes; seulement il arrivait parfois que l'accès était moins violent. Les parties attaquées étaient toujours celles que les vêtemens ne couvraient pas, c'est-à-dire la face, les oreilles et les mains. Sur le reste du corps, il ne paraissait, et encore rarement, que quelques pustules cuisantes, pruriteuses. Une seule fois, au lieu du visage, ce fut le derrière, les parties génitales et l'anus qui enflèrent douloureusement.

Je ne puis dire quels remèdes lui fit prendre son médecin, les recettes s'étant perdues; ce qu'il y a de positif, c'est qu'ils ne servirent de rien. Le malade alla à Tœplitz en 1820. Tant qu'il fit usage des bains, il n'eut pas d'accès; mais le mal reparût quelques semaines après son retour, avec tous les symptômes, et depuis cette époque, il revenait régulièrement toutes les trois ou quatre semaines.

Il me demanda mes soins le premier mai 1821. Pendant le premier accès dont je fus témoin, sa face était tellement enflée qu'il en était méconnaissable et qu'il pouvait à peine entr'ouvrir les yeux. Dans les intervalles il se portait parfaitement bien, et la maladie n'annonçait alors sa présence que dans les mains, dont l'épiderme avait l'aspect psoriforme, et était en même temps très-sèche, unie, à l'exception de quelques crevasses çà et là. Quelquefois il lui venait, au milieu de douleurs lancinantes et cuisantes qui le forçaient à se gratter, une petite pustule de la grosseur d'un grain de millet, laquelle crevait, suintait un peu et laissait une place rude. Lors des accès, il ressentait aussi quelquefois à la face et aux oreilles une douleur passagère, lancinante et cuisante. Son teint, un peu jaunâtre, me fit supposer non sans raison que la maladie provenait d'une désorganisation dans les fonctions du foie, désorganisation produite peut-être par la peur et le chagrin que lui avait causés son mal de genou. Je lui fis donc boire chaque matin pendant quelque temps une dissolution de sel de Carlsbad, et ensuite, pendant quelques semaines, les eaux de Mariakreutz. Dans le courant de juin, je lui administrai intérieurement *stib. sulphur. nigr.*, *sulphur depur.*, *hydrarg.*, *sulphur nigr.*, *extract. dulcam.* et *guajac*, à doses de plus en plus fortes. Pour boisson, *decoct. stipit. dulcam.*, *rad. bardan.* et *salsap.* Au mois de juillet, je lui fis prendre vingt-deux bains de soufre, dont chacun fut suivi d'une abondante transpiration. Pendant cette cure, les accès ne furent pas si violens ; mais ils paraissaient toujours à l'époque fixe. Le malade alla encore une fois à Tœplitz et y prit pendant trois semaines, d'après mes prescriptions, des bains de soufre extrémement chauds qui lui procurèrent des sueurs très-abondantes et prévinrent un accès qui aurait eu certainement lieu pendant ce temps. Les douches qu'on lui appliqua sur le genou parurent avoir une influence également bienfaisante ; il croyait y remarquer moins de faiblesse. Cependant la peau des mains n'était pas encore redevenue tout-à-fait naturelle, et parfois il éprouvait des élancemens, des démangeaisons et des cuissons aux mains et au visage. Je prévis dès lors que les bains de Tœplitz n'acheveraient pas de le guérir comme il l'espérait. A son retour, trois semaines se passèrent sans qu'il eût d'accès ; mais au bout de ce temps, il en ressentit quelques nuits auparavant tous les prodromes ; secousses dans les membres en s'endormant, cuissons et élancemens dans la peau. L'enflure avait une couleur rouge foncé et était couverte çà et là de petites ampoules. Dans les premières vingt-quatre heures, le malade voyait tout bleu ou violet pendant quelques minutes. On remarquait aussi sur quelques parties de son corps une petite pustule dure, et les mains, comme à l'ordinaire, étaient dans le plus triste état.

Le malade perdit tout espoir de se guérir. Je le déterminai à essayer de l'homœopathie, quoique moi-même je n'en attendisse pas de grands résultats ; et je lui donnai, le second jour, c'est-à-dire le 18 septembre 1821, une goutte *tr. clemat. erect.* Le lendemain, la cuisson et l'enflure avaient un peu diminué ; huit jours après, l'accès avait cessé. Je lui fis dès lors prendre toutes les semaines une dose pareille. Non seulement les douleurs lancinantes et cuisantes dans les mains se perdirent, mais l'accès qui aurait dû arriver en octobre, ne parut pas. Je restai donc douze jours sans lui faire prendre de remède; mais une nuit, le malade ressentit de nouveau les secousses dans les membres, les cuissons dans les mains, signes précurseurs d'un accès. Je vis dès lors qu'il n'était pas encore radicalement guéri, et je lui administrai, le 6 novembre, *tr. rhois toxic.* 2 gutt. 1, dose que je répétai tout les huit jours, en partie parce que je le croyais nécessaire, en partie parce que le malade désirait de temps en temps s'écarter de la diète homœopathique. Le mois de novembre se passa sans accès; mais la peau des mains n'était pas encore naturelle. Le 5 décembre, je lui fis prendre une goutte *rhus.* Le lendemain, il eut un faible accès qui avait déjà cessé le jour suivant, et que je regarde maintenant comme une aggravation homœopathique. Je lui donnai alors *rhus* 1/3 à des intervalles de huit à dix jours. Jamais il ne s'était aussi bien porté depuis sa maladie; la faiblesse et la lassitude du genou avaient même disparu. La peau des mains n'avait plus un aspect psoriforme, les élancemens et les cuissons avaient cessé; mais elle était toujours sèche et lisse comme du papier.

Le malade se porta bien jusqu'au 31 janvier 1822. Ce jour-là, après une nuit sans sommeil, quoique sans secousses et sans cuissons, il lui vint autour de l'œil droit un cercle rouge, peu large, sans enflure ni cuisson, qui disparut au bout de deux jours. Je lui fis donc prendre jusqu'au 26 février, tous les quatre jours, *rhus* 6. La peau des mains et des doigts ayant repris un aspect naturel, je le crus guéri et il cessa de suivre le régime homœopathique. Il resta bien portant jusqu'au 23 juin, où il eut un faible accès que *rhus* 3 fit cesser en trois jours. Monsieur Gebhar n'a pas cessé depuis de jouir d'une excellente santé, à l'exception d'une violente inflammation de gorge, au mois de décembre dernier, qui fut guérie par *tr. nux vom.* 12 et huit sangsues.

1300ᵉ OBSERVATION, PAR LE DOCTEUR CASPARI (1).

Une femme de soixante ans, très-corpulente, nonchalante,

(1) Mes expériences en homœopathie, pag. 178; 1833.

un peu sale, remarqua tout à coup une rougeur dartreuse dans le pli qui se forme au dessous du sein gauche. Cette rougeur ne lui causait ni ardeur ni démangeaison : mais elle était couverte d'une multitude de petits points et présentait l'aspect d'un vésicatoire long-temps tenu en suppuration et guéri, mais qui a laissé une place rouge avec une glandule blanche, élevée. La tache avait la grosseur de la main. La malade reçut *dulcam.* 1/2, et fut parfaitement guérie en quatre jours.

1301ᵉ OBSERVATION, PAR LE DOCTEUR CASPARI (1).

Une fille de vingt ans avait eu la gale à l'âge de huit; on l'avait fait disparaître; mais quelques années après, il lui était venu un exanthème aux bras, aux jambes, au ventre, au dos; mais non à la figure, qui présentait les caractères suivans : il s'était formé d'abord sur la peau, des taches brun-rouge qui lui causaient des démangeaisons la nuit surtout, et qui suintaient quand elle se grattait. Elles étaient d'une forme ronde, quelquefois un peu allongée; peu à peu elles s'étaient couvertes de croûtes gris-blanc, qui n'avaient cessé de devenir épaisses, et qui cachaient entièrement les taches rouges. Les croûtes étaient tombées successivement; la peau dessous était un peu plus blanche et plus naturelle; elles paraissaient se guérir, lorsque les taches reparurent, et que le mal recommença de nouveau. Du reste, elle se portait bien.

Cette maladie lui étant venue après la disparition de la gale, et paraissant avoir plusieurs analogies avec elle, je me crus autorisé à administrer *sulphur.* Je lui en donnai donc une dose gr. 2. Mais, loin d'améliorer son état, ce remède ne fit que l'empirer; les taches prirent un aspect sale, et les démangeaisons devinrent plus vives. Bientôt se déclarèrent de nouveaux symptômes; des douleurs de poitrine; une toux brève; des élancemens dans le cœur; de la fièvre le soir; de la sueur; des tranchées; oppression de poitrine; des tiraillemens dans les membres; et le

(1) Mes expériences en homœopathie, pag. 181; 1823.

quatrième jour, tout le corps de la malade, se couvrit de gale véritable à côté des taches.

Quand cette exacerbation fut passée, je lui donnai une goutte d'essence de *bardane*. Quoique ce remède eût déterminé des accidens non homœopathiques, tels que maux de tête et lassitude des yeux, l'amélioration ne tarda pas à se déclarer, et les taches commencèrent à guérir. Au bout de trois semaines, elles avaient considérablement diminué, lorsque la guérison sembla devenir stationnaire, et le mal augmenter de nouveau. Il était donc temps de répéter la dose, et je lui donnai la centième partie d'une goutte. La guérison recommença à faire des progrès; et au bout de trois semaines l'exanthème était guéri.

1302ᵉ OBSERVATION, PAR LE DOCTEUR CASPARI (1).

Places rouges de la largeur de la main, douloureuses comme une plaie, au côté interne des deux cuisses, au grand adducteur, comme les écorchures chez les petits enfans; places qui suintaient. Écorchure aux deux côtés du scrotum, qui était rouge et suintait beaucoup; en sorte que le poil était toujours collé aux cuisses, et que la marche était presque impossible. Quelques élancemens dans le scrotum. Quelques pincemens lancinans, comme produit par des puces sur le scrotum. Élancemens dans tout le membre, surtout dans le gland. Tiraillemens resserrant des parties inférieures du scrotum, aux parties supérieures et postérieures, vers l'anus.

Le mal durait depuis deux jours, et s'était exacerbé. Je donnai au malade, le soir avant qu'il allât se coucher, *sulphur* 1/2. Le lendemain matin, il allait déjà beaucoup mieux. Le suintement et les douleurs d'écorchure avaient cessé. Le sur-lendemain, le reste de la rougeur avait disparu, et les douleurs dans les membres n'étaient plus que fort peu de chose. Le malade était un jeune homme de vingt-six ans. La maladie était venue sans cause apparente.

(1) Mes expériences en homœopathie, pag. 184; 1823.

1303ᵉ OBSERVATION, PAR LE DOCTEUR BETHMANN (1).

L. , petit garçon de treize mois, d'une constitution délicate et faible, à la face vieille et pâle, excessivement sensible à toute impression extérieure, souffrait depuis quatre mois d'une espèce de pemphigus dont un médecin allopathe l'avait long-temps traité sans succès. Loin de guérir, le mal n'avait fait qu'empirer; l'enfant s'affaiblissait de plus en plus, et paraissait prêt à mourir. On m'appela le 27 mai 1823. Je trouvai les symptômes suivans :

Appétit; il demandait sans cesse à manger, et repoussait ce qu'on lui présentait; soif vive; selles muqueuses, brunâtres, diarrhéiques; urine ayant une forte odeur, trouble en sortant, et causant des douleurs cuisantes et pruriteuses aux places qu'elle touchait; agitation; impatience; il n'était bien nulle part; abattement, faiblesse, amaigrissement, il pouvait à peine se soutenir; espèce d'ampoules de la grosseur d'un pois, contenant une sérosité jaunâtre, aqueuse, transparente, sur un fond rouge, enflammé. Ces ampoules lui causaient des démangeaisons violentes, et formaient des ulcères rongeans, sécrétant une matière rouge clair, qui se séchait au bout de quelques jours en croûtes épaisses, brun-rouge, douloureuses au toucher. Ces croûtes tombaient bientôt, et laissaient une tache rouge clair, pendant quelques jours; tout le corps, mais surtout la partie postérieure et les extrémités, en étaient couvertes; la face seule n'en avait pas, peu de sommeil, toujours agité.

Je proscrivis le café, la pâtisserie, et les autres choses échauffantes qu'on avait coutume de lui donner. Je recommandai de ne lui laisser manger que du lait avec du pain ou du biscuit, et de le porter en plein air, quand le temps serait favorable; après quoi, je lui administrai une petite dose *dulcam.* 28, le matin.

En quatre jours, les anciennes ampoules guérirent ainsi que les ulcères couverts de croûtes, et il n'en vint pas de nouvelles.

Je revis cet enfant quelques semaines après. Son air respirait la santé; il avait fait plusieurs dents, et s'était singulièrement développé.

____

(1) Archives homœop., vol. III, cah. 2; pag. 119; 1824.

1304ᵉ OBSERVATION, PAR LE DOCTEUR CASPARI (1).

Une jeune fille de seize ans, forte et bien portante, était sujette depuis sa onzième année, à un exanthème à la face qui revenait tous les ans au mois de septembre et qui l'incommodait beaucoup. On ne savait trop d'où provenait cette maladie, qui présentait les caractères suivans :

A l'angle gauche de la bouche, il se formait une petite croûte qui ne cessait de s'étendre et suintait une eau jaune tellement corrosive qu'elle excoriait les parties où elle touchait et y causait des douleurs cuisantes. Ces places excoriées commençaient à suinter à leur tour une eau pareille, qui se séchait et formait une croûte épaisse d'un jaune de miel. Douleur simplement cuisante, rongeante rarement et seulement au moment où une place nouvelle s'excoriait. La croûte commençait au milieu de la lèvre supérieure, du côté gauche, et couvrait la partie inférieure de la joue gauche, tout le menton et toute la peau au dessous du menton. Glandes sous-maxillaires des deux côtés enflées, une était douloureuse. Croûtes d'un brun jaune dans les deux narines. Lassitude et somnolence continuelles. Appétit très-fort; elle aurait pu manger sans cesse, quoiqu'elle ne souffrît pas en né mangeant pas.

Je lui donnai *cicut. viros.*, la 20ᵉ partie d'une goutte, le matin à jeun. L'aggravation homœopathique ne tarda pas à se faire sentir, et dura toute la journée. L'exanthème suinta beaucoup de matière purulente; les cuissons augmentèrent; mais le second jour, les symptômes s'amendèrent considérablement, et le troisième, l'exanthème était entièrement sec, à l'exception d'une petite place au milieu du menton, qui donnait un pus d'un blanc sale; les croûtes étaient plus épaisses, plus foncées, plus grosses, plus solides, et avaient absolument l'aspect de petites écailles de poisson. On remarquait aussi à l'extrémité du menton, une place sèche, dont la croûte se détachait, et qui ne jetait plus de pus. Le cinquième jour, la croûte était entièrement sèche, beaucoup plus solide, et consistait en parcelles irrégulières,

(1) Archives homœop., vol. III, cah. 3, pag. 78; 1824.

blanchâtres à la surface ; les cuissons avaient entièrement cessé ; les glandes diminuaient de grosseur, et n'étaient plus douloureuses ; la faim avait disparu dès le second jour, et fait place à un appétit naturel. Le neuvième, la plus grande partie du menton était pure ; seulement sur la lèvre existait encore une croûte épaisse, brunatre, qui suintait fort peu. Le onzième, la croûte recommença à suinter et à augmenter, parce que le remède avait vraisemblablement cessé d'agir ; mais ni la faim ni l'enflure des glandes ne reparurent. Je donnai donc à la malade *cicut.*, la centième partie d'une goutte. Le soir même, le suintement cessa sans exacerbation antérieure, et le sixième jour, non seulement la croûte était entièrement sèche, mais il en était déjà tombé un grand morceau. Le vingt-cinquième, il n'en restait plus qu'une toute petite sur le bord inférieur des lèvres ; mais il se forma sur le rouge même des lèvres, où la peau était encore extrêmement délicate et mince, une petite crevasse d'où recommença à couler du pus d'une nouvelle croûte. J'administrai donc une dose *cicut.* 1 gutt. 1/100. Le mal disparut à l'instant. Le trentième jour, il n'existait plus de trace de l'exanthème, qui n'avait pas reparu depuis.

1305ᵉ OBSERVATION, PAR LE DOCTEUR DIEHL (1).

Un malade qui avait sur tout le corps, surtout sur les bras, un exanthème psoriforme qui brûlait comme du feu quand il se grattait, prit *sulphur*, mais sans résultat. Je l'examinai de nouveau, et je trouvai que cet exanthème consistait en petits boutons suintans, crevassés, qui brûlaient comme du feu après qu'il s'était gratté. Je lui administrai alors *merc. acet.* 4. Il fut parfaitement guéri, vingt-trois jours après le commencement de la cure.

1306ᵉ OBSERVATION, PAR LE DOCTEUR DIEHL (2).

Un malade qui avait tout le corps couvert de nombreuses et

(1) Archives homœop., vol. V, cah. 3, pag. 43; 1826.
(2) *Ibid.*

grosses pustules pleines de pus , prit inutilement *sulphur*. Il se
déclara de nouveaux symptômes. Il lui vint des boutons semblables à ceux de la vaccine. Je lui donnai *antimon. tart.* 4 gr. 1.
Bientôt la peau devint pure , et l'exanthème disparut sans laisser
de cicatrices.

1307e OBSERVATION , PAR M. MSCHK (1).

F. S..., petit garçon de sept ans , souffrait depuis long-temps
d'un exanthème contre lequel avaient été employés sans succès
et les médicamens allopathiques et les bains de rivière. On s'a-dressa à moi. Je le trouvai dans l'état suivant.

Les glandes meibomiennes de la paupière gauche enflées,
causant des douleurs cuisantes le soir et suintant continuellement
une matière purulente.

Derrière les deux oreilles , au point où est situé le muscle de
l'oreille , strie suppurante , causant des douleurs mordicantes,
plus violentes le soir.

Sur le ventre, les cuisses et les fesses , ainsi qu'aux articula-tions des genoux, exanthème psoriforme, pruriteux, mordi-cant, le soir après qu'il s'était déshabillé et au lit, l'excitant à se
gratter, et lui causant alors des cuissons accompagnées aussitôt
de frissons.

Toutes les fonctions normales du reste.

Je lui donnai , le 8 février 1826 , *tinct. acris.* ; le 17 , *flor.
sulphur.* 3 ; le 4 mars, *merc. solub.* 9 , le 18, *sulphur ,* et enfin
le 28, *veratr. alb.*

La maladie se guérit peu à peu , et en deux mois l'exanthème
avait disparu. Ce petit garçon resta bien portant depuis ; l'hu-midité derrière les oreilles seule reparut dans l'été de 1823.

1308e OBSERVATION , PAR LE DOCTEUR HARTLAUB (2).

F..., âgé de vingt-sept ans, entra à l'hôpital à cause de la gale,

(1) Annales homœop., vol. I , pag. 175 ; 1830.
(2) *Ibid.,* vol. II, pag. 345 , 1830.

et fut traité par le soufre à l'intérieur et à l'extérieur. Quinze jours après, on le renvoya comme guéri ; mais, à peine quelques semaines s'étaient-elles écoulées, qu'il se montra de nouveau sur tout son corps, sur tous ses membres, un exanthème sec, psoriforme; avec prurit violent, le soir principalement.

Deux doses *sepia* 3/18, le 15 mai et le 12 juin, suffirent pour le guérir : l'exanthème n'a pas reparu.

1309ᵉ OBSERVATION, PAR M. S. (1).

La femme du jardinier W., de B., d'une complexion délicate, d'une taille petite, âgée de 31 ans, mariée depuis six mois, n'avait jamais été sérieusement malade et était régulièrement réglée. Le 18 novembre, ses menstrues parurent en temps convenable; mais, au lieu de couler avec assez d'abondance pendant six à huit jours, comme à l'ordinaire, elles s'arrêtèrent dès le premier jour, sans cause connue. Le lendemain, frissons, enflure, cuisson et éruption de petites pustules sur les mains, les avant-bras, les pieds et les jambes.

Je lui donnai, le 20 dans la soirée, une dose *rhus* 30 : l'exanthème augmenta, les pustules se remplirent d'une matière jaune, d'autres se couvrirent de croûtes, et d'autres enfin paraissaient pleines de sang. Les parties attaquées étaient encore plus enflées et causaient des cuissons violentes. Manque d'appétit. Le soir, frissons plus forts suivis de chaleurs.

Le 22, l'exanthème avait l'aspect d'une croûte humide qui s'étendait sur toutes les parties affectées ; mais le prurit était moins violent, et le soir, l'accès de fièvre fut moins fort.

Le 24, ces croûtes étaient presque entièrement sèches et tombaient par places. L'enflure et la cuisson avaient disparu, l'appétit était bon et la fièvre ne revint pas.

Les croûtes achevèrent de se dessécher et tombèrent sans autre médicament. L'épiderme se desquama aux places attaquées par l'exanthème. Le 30, la malade put retourner à ses travaux.

(1) Annales homœop., vol. II, pag. 345 ; 1831.

Le mois suivant, les règles parurent au temps précis, et coulèrent comme à l'ordinaire.

1310ᵉ OBSERVATION, PAR M. RUCKERT (1).

A. R. Knoth, de F., âgée de dix ans, souffrait depuis quatre mois d'un exanthème malin au nez et aux lèvres qui étaient couvertes de croûtes et d'abcès. Il avait commencé par le nez et s'était étendu peu à peu sur la bouche. L'enfant ne se plaignait pas d'éprouver d'autres douleurs que des démangeaisons et des coliques peu considérables. Les parens ne savaient d'où provenait ce mal ; il était vraisemblable qu'elle en avait été infectée par une de ses sœurs, qui elle-même l'avait attrapé auprès d'un autre enfant. Au reste, je trouvai la malade gaie et joyeuse. Tout ce que ces parens purent me dire des symptômes, c'est qu'elle se plaignait souvent de pesanteur dans les jambes.

Le 25 mai, je recommandai de ne pas la laisser approcher des autres enfans, et surtout de ne pas la coucher dans le même lit qu'eux, et je lui fis prendre, le lendemain, *graphit.* 30.

Le 1 juin, on remarquait quelque amélioration ; le mal au moins ne s'étendait pas. Plus de lassitude ni de pesanteur dans les jambes.

Le 9, il lui était venu depuis quelques jours autour du menton une quantité de boutons pruriteux qui commençaient déjà à se guérir. Elle y était sujette. Le mal principal autour de la bouche et du nez s'était peu amélioré.

Le 19, la malade était gaie et bien portante. Les lèvres commençaient à se guérir, l'exanthème du menton se perdait, et les places où il avait cessé présentaient une peau saine, ce qui n'avait jamais encore été le cas. Le nez était toujours couvert d'une croûte suintante.

Le 28, les lèvres et le menton étaient presque guéris. Les croûtes du nez tombaient, mais il s'en formait de nouvelles par la matière qui en sortait. A tout prendre, cependant, l'exanthème avait diminué de moitié.

(1) Annales homœop., vol. II, pag. 346; 1831.

Je laissai agir le remède.

Quelques semaines après, en passant par son village, j'allai voir la malade. La maladie avait disparu sans laisser de traces.

1311e **OBSERVATION, PAR LE DOCTEUR GLASOR (1).**

Une jeune femme d'une constitution forte, d'un air florissant, attaquée de dartres sèches, souffrait souvent de violens maux de tête qui duraient une demi-journée ou une journée entière et ne voulaient céder à aucun remède. Cependant, les démangeaisons de la peau ayant augmenté, et l'exanthème ayant reparu, ces douleurs avaient cessé. Il y avait neuf ans que je lui avais fait prendre tous les remèdes recommandés contre les dartres, ainsi que trente bains de soufre qui avaient fini par les faire disparaître, mais pour faire place à de nouveaux maux de tête, moins fréquens et moins violens cependant. Bientôt elle devint enceinte et accoucha d'un enfant qui mourut à l'âge de onze semaines d'une hydrocéphale aiguë. Elle en eut deux dans la suite ; l'un, sujet chaque printemps et chaque automne, depuis sa quatrième à sa septième année, à des dartres humides aux doigts dont je l'ai guéri l'année passée seulement au moyen des antipsoriques ; l'autre paraissant bien portant jusque-là. Le dernier qu'elle eut au contraire avait la même maladie que le premier.

J'ai commencé à lui administrer les antipsoriques, et j'ai lieu d'espérer une cure radicale.

1312e **OBSERVATION, PAR M. RUCKÉRT (2).**

E. S., petite fille de huit ans, brune, aux cheveux noirs, aux yeux louches, née d'un père phthisique et d'une mère saine qu'elle avait perdue neuf jours après sa naissance, avait été mise en nourrice chez une femme qui avait eu la gale et même la syphilis. Aussi ne tarda-t-elle pas à être attaquée de toutes sortes de maux, entre autres de fréquentes ophthalmies qui l'empêchaient d'ou-

____

(1) Archives homœop., vol. X, cah. 3, pag. 12 ; 1831.
(2) Annales homœop., vol. III, pag. 299 ; 1832.

vrir les yeux pendant des mois et qui eurent pour résultat de la
faire loucher. Son nez enflait et s'exulcérait à l'intérieur. De ses
oreilles coulait une sérosité infecte. Des furoncles lui venaient
sur différentes parties du corps, et son épiderme était tellement
excoriée que pendant long-temps on ne put l'envelopper que
dans des langes de lin enduits de graisse.

On la soumit à un traitement allopathique ; on lui administra
beaucoup de mercure ; mais le mal ne fit que s'exacerber. A l'âge
de quatre ans, elle perdit son père. Une bonne femme qui s'é—
tait chargée d'elle et qui lui prodiguait ses soins, consulta un
homœopathe. L'enfant reçut *calc. sulphur.* 1/3, *merc. solub.* 12,
bellad. 30, *cham.* 12, *dulcam.* 24, *nux vomic.* 30. Après *mercur.*, on remarqua que l'état avait beaucoup empiré, suite naturelle de l'abus qu'on avait fait précédemment de ce remède.
Cependant la petite malade allait mieux. L'excoriation de la
peau, l'inflammation des yeux, les ulcères du nez disparurent.
Les furoncles se guérirent et l'enfant grandit peu à peu. A huit
ans, un autre homœopathe lui fit prendre *calc. carb.*

En 1828, sa mère adoptive l'amena à Herrnhut et me pria de
continuer la cure.

Je trouvai les symptômes suivans, le 14 octobre :

Fréquens maux de tête dans le front, qu'elle ne pouvait dé—
finir. Quelquefois élancemens dans les yeux avec sensibilité à la
lumière ; vue courte, yeux louches ; maux de dents dans des
dents creuses ; écoulement peu considérable d'une matière infecte par les oreilles ; ouïe plus dure quand cet écoulement n'a-
vait pas lieu ; teint malade, pâle ; élancemens fréquens dans la
gorge ; exanthème sur tout le corps, à l'exception du visage,
consistant en pustules très-petites ; prurit extraordinaire et sai—
gnement au moindre toucher. Au printemps et en été, ainsi qu'a-
près avoir mangé du porc, de l'oie et du canard, cet exanthème
augmentait. Appétit et selles à l'état normal ; sommeil bon en
général, mais souvent troublé par les démangeaisons de l'exanthème ou les maux de dents ; esprit vif, imagination ardente,
mais disposition à pleurer et à se mettre en colère.

Je lui donnai, le 16, une goutte *sulphur. spir.* teinture-mère.

Le 29 novembre. Les quinze premiers jours après la prise du remède, ainsi que trois semaines après, exacerbation importante de tous les symptômes, exanthème plus fort. Nous espérions donc qu'il se manifesterait bientôt une amélioration d'autant plus grande; mais il n'en fut rien, et les accidens restèrent au même point qu'auparavant quand l'effet du médicament cessa. J'administrai donc *lycopod.* 4/30, qui fit merveille d'abord, mais plutôt comme palliatif. Les huit premiers jours, tous les symptômes s'amendèrent, l'ouïe s'améliora quoiqu'il n'y eût pas d'écoulement, mais seulement pendant huit jours. Les yeux montraient une sorte d'insensibilité qui se changea en sensibilité plus grande, et après que le remède eut cessé d'agir, les symptômes étaient absolument les mêmes qu'auparavant.

Au commencement de 1829, un refroidissement lui causa une fièvre avec toux et douleurs gastriques, que *pulsat.* guérit bientôt. Je lui donnai, le 27 janvier, contre la maladie chronique, *sepia* 2/30.

Le 26 mars, la malade allait beaucoup mieux. Il n'y avait pas eu d'aggravation violente. Elle ne se plaignait plus ni des yeux ni des dents, entendait mieux; l'écoulement par l'oreille était très-peu important, ainsi que l'exanthème. Les élancemens dans la gorge avaient entièrement cessé; mais depuis plusieurs jours l'exanthème avait recommencé avec une nouvelle intensité, et l'écoulement par les oreilles était devenu plus considérable et plus infect, accompagné cette fois d'une surdité inaccoutumée. Yeux tellement enflés, la nuit, qu'elle ne pouvait les ouvrir. Je lui donnai *acid. nitr.* 3/30.

Le 16 mai, le remède avait produit une amélioration sensible. Ouïe bonne, sans écoulement de matière fétide. Je lui fis prendre *petrol.* 3/18.

Le 21 août, la malade était parfaitement bien. Tous les symptômes avaient disparu, à l'exception de l'exanthème, qui se remontrait toujours. Je lui donnai donc *carb. veget.* 15. En octobre, quelques traces d'exanthème continuant à se montrer, je lui administrai, le 24, *zinc.* 30. Elle fut et resta guérie. Le louchement avait diminué, mais rien ne put le faire cesser.

1313ᵉ OBSERVATION, PAR M. RUCKERT (1).

Madame de N., âgée de cinquante-sept ans, toujours bien portante jusque-là, contracta en 1814 la gale, qu'elle fit disparaître par des onguens et des bains, mais qui revenait depuis chaque printemps, ce qui la forçait à recourir aux mêmes remèdes. En 1821, au lieu de la gale, il lui vint au dessus des yeux des dartres sèches qui s'étendirent peu à peu sur le front, les oreilles, le cou et les bras. Quand il faisait chaud, l'exanthème disparaissait; mais il revenait avec le froid, en automne et en hiver; phénomène remarquable, à mon avis, sous le rapport physiologique et pathologique. La gale paraissait quand il faisait chaud, les dartres au contraire quand il faisait froid. Du reste, la malade se portait parfaitement bien. Dans le courant de 1822 et dans les années suivantes, je lui fis prendre tous les remèdes possibles, mais sans succès. La théorie des antipsoriques ayant paru, je me hâtai de la prévenir qu'on avait découvert des moyens qui la guériraient. Quoiqu'elle se portât bien du reste, ses cheveux tombaient alors en quantité, et les parties de son corps dont nous avons parlé comme étant attaquées, étaient couvertes en partie de dartres sèches, un peu élevées, rudes, plus ou moins rouges, pruriteuses. Je lui fis prendre *graphit.* 30, *zinc.* 24, *calc.* 24, *silic.* 30, *petrol.* 18, *natrum carb.* 9, *arsen.* 30, *merc.* 12, ce dernier remède au mois de février 1830. Quelques-uns de ces médicamens, *zinc.*, *silic.*, et surtout *merc.*, firent diminuer le mal, mais il reparut bientôt plus intense que jamais. Il n'y avait donc pas à attendre de guérison des antipsoriques. La malade perdit courage, ne voulut plus rien prendre et partit pour Dresde. Je n'ai plus eu de ses nouvelles.

1314ᵉ OBSERVATION, PAR M. RUCKERT (2).

Un homme, du reste bien portant, avait sur le cuir chevelu

(1) Annales homœop., vol. IV, pag. 105; 1833.
(2) *Ibid.*, pag. 106.

une dartre psoriforme de la grosseur d'une assiette. Il me fallut six mois pour le guérir. Les moyens que j'employai furent *sulphur, calcar., graphit., arsen.* et *rhus.*

1315ᵉ OBSERVATION, PAR M. RUCKERT (1).

Une jeune fille de dix-neuf ans vint me consulter le 25 avril 1830. Depuis la Saint-Michel, elle avait des dartres sur tout le corps, consistant en grosses taches furfuracées, qui lui causaient des douleurs cuisantes si elle se gattait; ces dartres suintaient et les cuissons n'en devenaient que plus vives. Les règles étaient encore irrégulières, quelques fleurs blanches; pendant l'époque, douleurs plus violentes, sueur infecte, presque cadavéreuse. Du reste, elle se portait bien. Après *sulphur. spirit.* 24, les taches pâlirent, les douleurs et le suintement cessèrent presque entièrement. *Lycop.* 2/30, administré le 27 juin, et *graphit.* 2/30, le 25 juillet, firent faire de nouveaux progrès à la guérissn, moins cependant que *sulphur.* Au commencement de septembre, la peau était presque pure, il n'y avait plus que quelques taches légèrement rouges que *dulcam.* 24 fit disparaître entièrement.

1316ᵉ OBSERVATION, PAR M. RUCKERT (2).

Une femme qui approchait de la cinquantaine, d'un tempérament très-irritable et d'une constitution assez forte, avait depuis plusieurs années des dartres sur la nuque, sans être malade néanmoins, à l'exception de violens accès de chaleur et d'une disposition continuelle à la constipation. Elle avait déjà pris avec succès du *graphit.* Depuis quelques années, elle avait employé sans résultat tous les remèdes homœopathiques possibles et observé une diète sévère. La cause en était sans doute l'abus d'un antipsorique aussi énergique, aussi analogue à la maladie et aux dispositions morales de la malade, que *graphit.*

(1) Annales homœop., vol. IV, pag. 106; 1833.
(2) *Ibid.*

1317e **OBSERVATION, PAR M. RUCKERT (1).**

Un homme de quarante ans, blanchisseur, d'une constitution robuste, souffrait depuis sa dix-septième année de différens exanthèmes chroniques que les bains de soufre de Warmbrunn avaient alors fait disparaître. A l'âge de vingt ans, il lui était venu des hémorrhoïdes fluentes, et à celui de trente-huit, il avait été attaqué d'une toux considérable, avec expectoration, sueur nocturne, grand abattement, au point de lui faire craindre de mourir phthysique. Cependant son état s'était amélioré jusqu'à l'année suivante, où il avait été pris d'une propension extraordinaire à dormir, de lassitude dans les jambes, de tressaillemens spasmodiques dans les extrémités inférieures et de constipation. Depuis quelques années, nommément depuis l'accès de toux, il s'était fait faire régulièrement chaque année une ou deux saignées. L'année précédente, sa botte l'ayant blessé au pied gauche, il s'y était formé des dartres qui s'étaient bientôt étendues sur toute la jambe. A mesure qu'elles augmentaient, l'état général du malade s'améliorait ; la propension au sommeil, la lassitude des membres, les tressaillemens diminuaient.

Cependant, cet exanthème l'empêchant de travailler et de marcher, il s'adressa à moi le 6 février 1832. Je trouvai toute la jambe gauche depuis le coude-pied jusqu'au genou, surtout le tibia, couverte d'une dartre alors sèche, luisante. Le malade éprouvait de violentes douleurs, non-seulement dans la jambe attaquée, mais par tout le corps. Quelquefois il se formait sur sa peau une espèce d'exanthème miliaire sec ; souvent les dartres suintaient beaucoup, et alors les douleurs diminuaient. Le pied malade était considérablement enflé ; il y ressentait de la tension. Du reste, il se portait bien, à l'exception de tressaillemens spasmodiques dans les jambes, de selles un peu paresseuses et de dispositions fréquentes à s'inquiéter. Je lui donnai *spirit. sulphur.* 3/24. Le 11 mars, il me manda que les dix premiers jours

(1) Annales homœop., vol. IV, pag. 107 ; 1833.

les dartres avaient paru vouloir se guérir, mais que depuis le quinzième elles avaient augmenté et suintaient beaucoup. Les douleurs qu'il éprouvait par tout le corps avaient cessé, ainsi que les tressaillemens dans les jambes et l'inquiétude. Selles et sécrétion d'urine plus abondantes et plus régulières qu'auparavant. Je lui fis prendre *graphit.* 4/30; mais j'aurais mieux fait de continuer *sulphur*, qui avait opéré avec tant d'efficacité, mais si peu de temps. Le 17 avril, il me manda que son état avait été très-variable. Tantôt les dartres séchaient, tantôt elles suintaient avec plus d'abondance. Démangeaisons moins fortes, mieux-être général. Le malade se sentait plus de forces. J'administrai *conium mac.*, trois doses contenant la troisième partie d'une goutte 30, une tous les trois jours. Le 31 mai, le malade m'écrivit qu'après la prise, il s'était fort bien porté pendant un mois. Les dartres guérissaient à vue d'œil, l'enflure s'était perdue entièrement ; le pied était revenu à son état normal ; il pouvait le remuer sans difficulté. Mais depuis quelques jours, l'enflure du pied avait reparu, les dartres suintaient et le faisaient beaucoup souffrir ; les glandes inguinales de la cuisse gauche étaient enflées ; il n'avait pas d'appétit, ni pour boire, ni pour manger. Humeur anxieuse. Il s'était lavé selon sa coutume les pieds avec de l'eau froide, opération après laquelle il était sorti une mucosité blanche de la jambe malade. Je lui envoyai *calcar.* 30. Le 19 juin, l'enflure du pied avait disparu ; depuis huit jours, les dartres ne suintaient plus ; les démangeaisons n'étaient plus que fort peu de chose, son humeur était plus sereine ; l'enflure des glandes avait entièrement cessé. Le 10 juillet, il allait fort bien, mais il avait souvent des étourdissemens et des vertiges. Je lui donnai *bellad.* 24. Le 7 août, les dartres suintaient de nouveau, et le pied était enflé. Je prescrivis *dulcam.* 24. Le 11 septembre, peu d'amélioration. J'administrai de nouveau trois doses *conium macul.* 3/30, une tous les quatre jours. Le 23 octobre, le malade me fit dire qu'après avoir pris le remède, il avait d'abord été très-malade, l'enflure du pied avait beaucoup augmenté, ainsi que le suintement des dartres ; il avait dû garder le lit pendant quelques jours, mais depuis, il allait mieux sous tous les rapports. Les dartres étaient presque guéries. Il ne voulait plus rien prendre, mais je crus bon de lui envoyer encore une dose *conium macul.* 2/30.

1318e OBSERVATION, PAR LE DOCTEUR GASPARY (1).

Un homme de quarante ans, maladif, sujet à des abcès scrofuleux et à des enflures des glandes, avait une zona que je cherchai à combattre inutilement par *chamom.*, *rhus* et *bellad.* Le malade présentait les symptômes suivans :

Fièvre gastrique et désordre des organes digestifs ; inflammation s'étendant depuis le dos sur tout le côté gauche jusqu'au nombril, sur la largeur d'une main ; douleurs d'écorchure et cuissons dans la partie affectée, violentes surtout le soir jusqu'à minuit ; enflure de la peau, démangeaisons et cuissons dans les parties affectées ; humeur chagrine, larmoyante, facile à s'affecter, du reste douce et paisible.

Je lui donnai *pulsat.* En deux jours il fut parfaitement guéri de la zona. Il est vrai qu'il resta sujet à l'enflure des glandes et aux affections scrofuleuses ; mais au moins la zona ne reparut plus.

Il n'y a que six semaines que j'ai eu l'occasion de traiter une maladie pareille. Elle se présentait sous la forme d'une écharpe courant depuis le dos jusqu'au nombril en passant sur l'épaule droite. La ligne enflammée avait la largeur de trois doigts. Le malade était un enfant scrofuleux de dix-huit mois. Elle durait depuis trois jours, l'enfant ne cessait de crier et se grattait au point de s'écorcher partout où il pouvait atteindre ; pas de sommeil, pas d'appétit, langue chargée, diarrhée aqueuse et verdâtre. Je lui donnai aussitôt *pulsat.* La guérison fit des progrès rapides ; le troisième jour, il était guéri.

1319e OBSERVATION, PAR LE DOCTEUR ATTOMYR (2).

Eruption sur le dos de la main, d'un rouge de cuivre, con-

(1) Gazette homœop., vol. I, pag. 159 ; 1833.
(2) Lettres d'Attomyr, vol. I, pag. 87 ; 1833.

sistant en boutons ronds, de couleur uniforme, peu élevés, sans prurit ni suintement.

Plus de trace de l'exanthème trois jours après l'administration d'une dose *psorin.* 3/30. Le malade en avait déjà eu un pareil, mais celui-là s'était étendu sur tout le corps.

1320ᵉ OBSERVATION, PAR LE DOCTEUR ATTOMYR (1).

Eruption psoriforme sur tout le corps, même sur le visage, la plante des pieds et la paume des mains seules exceptées, si épaisse qu'il ne reste pas une place grosse comme un pois de libre. On eût dit que le malade était dans un étui. Aux articulations des genoux et des coudes, une peau jaune semblable à une écaille, rendant presque impossible le mouvement de plier le bras ou la jambe, en sorte que le malade ne pouvait faire quelques pas qu'avec la plus grande peine ; sur le côté interne des bras, abcès psoriformes grands, profonds, jetant beaucoup de pus. Jadis l'exanthème était plus sec, et ne suintait qu'en quelques endroits. Tout le cuir chevelu si couvert de croutes qu'on n'apercevait pas la racine des cheveux. Démangeaisons, mais supportables.

La malade, âgée de dix-huit ans, avait eu une fois ses règles, mais peu abondantes. Elles n'avaient point reparu depuis. Du reste, elle se portait bien. La maladie durait depuis un mois.

Trois doses *psorin.* 3/30, la seconde à vingt jours et la troisième à quinze jours d'intervalle, la guérirent en six semaines. Une fois délivrée de l'exanthème, elle n'est plus revenue me voir, en sorte que je ne sais ce qu'il est arrivé avec les règles.

1321ᵉ OBSERVATION, PAR LE DOCTEUR ATTOMYR (1).

Croûte suintante derrière une oreille, avec croûte sèche à l'occiput.

Sur les deux joues jusqu'aux yeux et aux coins de la bouche,

(1) Lettres d'Attomyr, vol. I, pag. 87; 1833.
(2) *Ibid.*, pag. 88.

boutons rougeâtres, très-épais, gros comme des grains de millet, pruriteux, sans suinter. Fréquentes selles claires.

Le malade, enfant de dix-huit mois, fut guéri en un mois par deux doses *psorin.* à seize jours d'intervalle.

1322e OBSERVATION , PAR LE DOCTEUR MUHLENBEIN (1).

Une jeune fille de H. souffrait d'un exanthème à la ceinture, où lui étaient venues sur un fond rouge de petites pustules, isolées d'abord, mais qui avaient conflué plus tard et qui suintaient une sérosité semblable à du pus. Ils s'étendaient en ligne circulaire sur la moitié de son corps. Une dose *rhus* 3o la guérit en neuf jours. Trois jours seulement, la fièvre s'exacerba le soir; elle avait déjà disparu le quatrième. L'agitation et les autres symptômes ordinaires de cette maladie ne durèrent que trois jours de plus.

1323e OBSERVATION (2).

Mina Dammann, âgée de treize ans, souffrait depuis neuf mois d'un exanthème psoriforme que l'usage d'un onguent de soufre avait déjà fait disparaître en partie; mais il lui venait aux mains et entre les doigts de nouveaux boutons isolés qui lui causaient de violentes démangeaisons surtout à la chaleur.

Deux doses *psorin.*, à huit jours d'intervalle, firent disparaître l'exanthème; il ne vint pas d'autres boutons, et la malade fut déclarée guérie.

Psorin. n'eut aucune influence sur sa sœur, qui souffrait de la même maladie à la même époque. L'état resta le même et ne s'améliora qu'après plusieurs doses *sulphur.*

1324e OBSERVATION (3).

Henri Geckritz, âgé de cinq ans, était atteint chaque année

(1) Archives homœop., vol. XII, cah. 3, pag. 127; 1833.
(2) Annuaire de l'Institut homœopathique, vol. I, pag. 167; 1833.
(3) *Ibid.*, pag. 168.

d'une éruption de gros boutons sur différentes parties du corps. Ces boutons n'étaient d'abord que de petites vessies pleines d'un pus jaune, qui se séchaient et formaient des croûtes entourées d'une aréole rouge. Elles lui causaient des démangeaisons et le forçaient à se gratter.

En outre, depuis quinze jours, toux sèche l'excitant souvent à vomir.

On lui donna *sulphur*. Le septième jour, maux de ventre, accès de chaleur et de sueur, douleurs lancinantes dans la poitrine, maux de tête, soif ardente, pouls fréquent.

Une dose *aconit.* fit disparaître ces symptômes. Seulement la toux augmenta ainsi que l'irritation accompagnée de vomissemens d'un peu de mucosité. Une dose *ipecac.* eut pour résultat que la toux ne parut plus guère que la nuit et sans vomissemens.

Une seconde dose *sulphur* fit disparaître le reste de la maladie, et l'exanthème, qui avait commencé à diminuer dès le commencement de la cure, avait également disparu au bout d'un mois.

1325ᵉ OBSERVATION (1).

Auguste Scheibner, petite fille de dix ans, se plaignait depuis quelque temps de démangeaisons aux doigts et aux mains, qui étaient couvertes de petites taches rouges qui la forçaient à se gratter.

Depuis la veille, froid, maux de tête, pas d'appétit.

Après une dose *spir. nit. sulphur,* teinture mère, les boutons disparurent en peu de jours; mais, les démangeaisons persistant, on répéta la dose neuf jours après. Le lendemain soir, alternative de frissons et de chaleurs, sommeil insurmontable, violens maux de tête, défaut d'appétit, plusieurs saignemens de nez. La petite malade ne put rester levée.

Une dose *aconit.* enleva ces symptômes. L'exanthème conti-

____

(1) Annuaire de l'Instit. homœop., vol. I, pag. 169 ; 1833.

nua à s'améliorer et au bout de trois semaines, l'enfant était parfaitement guérie.

1326e OBSERVATION, PAR LE DOCTEUR PESCHIER (1).

Le sieur C-n, garçon brasseur, âgé de vingt-six ans, me fut amené en avril 1832 par une personne qui, traitée depuis plusieurs années par un allopathe, au moyen des saignées et des sangsues, à l'occasion de douleur de tête intense, avec éruption de rougeur au front et à la face, avait été soulagée par l'homœopathie au point de se croire guérie. Le moyen que j'avais employé avec tant de succès, était *sulphur*. C-n donc arriva chez moi la figure couverte de bandeaux qui ne permettaient de voir que ses yeux et son nez; ces voiles cachaient une effroyable dartre mentagre qui s'étendait d'une oreille à l'autre et qui rendait le sujet hideux à ses propres yeux. Une première dose *sulphur* le mit en état, au bout d'environ quinze jours, d'enlever un des bandeaux. Une seconde dose, administrée le 16 mai, lui permit de se contenter de porter sa cravate un peu haute; une troisième, donnée en juin, fit complétement disparaître toute trace de la maladie, en sorte qu'une quatrième dose fut inutile. A la fin de juin, la peau de la figure de C-n était nette sur toute la surface, et il était impossible de distinguer sur quel point elle avait été altérée.

1327e OBSERVATION, PAR LE DOCTEUR PESCHIER (2).

Mademoiselle M. R. vint à peu près dans le même temps me consulter pour une dartre furfuracée qu'elle portait à la joue gauche depuis un temps un peu long. Je lui administrai *sulphur* seul, et en peu de semaines la dartre disparut complétement.

1328e OBSERVATION, PAR LE DOCTEUR PESCHIER (3).

Madame G. L. portait sur le poignet droit une dartre bouton-

(1) Bibliothèque homœop., vol. I, pag. 22; 1833.
(2) *Ibid.*, pag. 23.
(3) *Ibid.*

neuse très-volumineuse qui la forçait à recouvrir et à cacher cette partie ; cette maladie existait depuis fort long-temps ; elle a cédé, quoique difficilement, à l'emploi de *sulphur*. Le lieu malade est resté développé, gonflé ; mais les boutons ont disparu. Toutefois, je continue le traitement.

1329ᵉ OBSERVATION, PAR LE DOCTEUR PESCHIER (1).

Madame G. D. portait sur l'avant-bras et le poignet une dartre boutonneuse sèche qui lui causait beaucoup de démangeaisons, et qui était accompagnée de boutons discrets sur les bras et d'autres parties du corps ; cette maladie existait depuis plusieurs années. Elle était probablement héréditaire ; car la mère, déjà âgée, de cette dame avait de temps à autre de graves érysipèles aux jambes, des blépharophthalmies et des catarrhes de poitrine, toutes affections évidemment psoriques. D'un autre côté, la fille de Mad. G. D., âgée de seize ans, avait aussi la face parsemée de boutons, tandis que son fils était sujet à de très-violens et très-fréquens maux de ventre.

Sulphur seul a été administré aux deux dames ; la mère a été complétement délivrée de ses démangeaisons et de sa dartre, dont il ne reste d'autres traces que quelques taches sans élévation sur la peau. Quant à la fille, son état s'est fort amélioré, mais elle a cessé son traitement avant la fin, pour se soustraire aux exigences du régime.

1330ᵉ OBSERVATION, PAR LE DOCTEUR PESCHIER (2).

Madame W. avait, depuis son enfance, une dartre aux lèvres qui s'étendait assez au loin et lui causait beaucoup d'inquiétude et de démangeaison. Mais ce qui rendait son état plus grave et plus pénible, c'est que, sans cause évidemment appréciable, la malade tombait de temps en temps dans une mélancolie toute voisine de l'aliénation mentale, dont elle avait la con—

(1) Bibliothèque homœop., vol. I, pag. 23 ; 1833.
(2) *Ibid.*, pag. 25.

science, ce qui la rendait très-malheureuse. Quand j'étais allopathe, je l'avais traitée dans une de ses mélancolies. Devenu
homœopathe, il me fut bien facile d'en discerner et d'en attaquer la cause. *Sulphur* me servit à merveille; dès les premieres doses, madame W. sentit son mal; c'est-à-dire la
dartre, redoubler d'ardeur et d'activité; une chaleur âcre se répandait sur ses lèvres, qui devinrent, ainsi que la bouche, très-
chaudes; mais au bout de quelques jours, cette espèce de paroxysme passa pour reparaître à chaque nouvelle dose, administrée
lorsque l'effet de la première me paraissait terminé. L'état des
lèvres s'est considérablement amendé; mais ce qui a été plus
précieux pour la malade, c'est qu'elle a senti une sorte de fraî-
cheur et de calme se répandre dans son cerveau, en sorte
qu'elle est devenue tout-à-fait maîtresse de ses idées, quoique
des chagrins répétés l'aient exposée à perdre de nouveau momentanément la raison, si la cause morbifique citée avait encore
existé dans sa force primitive.

1331ᵉ OBSERVATION (1).

Wilhelm S., âgé de six semaines, souffrait depuis sa naissance d'un exanthème à la face consistant en petites tubérosités
rouges mêlées de boutons d'un blanc jaunâtre et d'eschares.

On donna à sa mère une dose *sulphur*. Six jours après, on
apercevait déjà une légère amélioration qui continua à faire de
lents progrès. Au bout de trois semaines, l'exanthème avait
disparu; mais à la place, il s'était déclaré des selles claires,
vertes; l'enfant criait beaucoup et roulait les yeux en dormant.

Une dose *cham.* le guérit promptement.

1332ᵉ OBSERVATION (2).

Frédéric F., âgé de dix-neuf ans, souffrait depuis quinze
jours d'une éruption psoriforme dont il avait déjà été atteint à

(1) Annuaire de l'Institut homœop., vol. II, p. 150; 1834.
(2) *Ibid.*, vol. III, pag. 77; 1834.

l'âge d'un mois, et qu'il avait attrapée cette fois en couchant dans un lit étranger pendant un voyage. Il s'y joignait au lit de violentes démangeaisons. Depuis quatre jours, pressions douloureuses dans le front, points de côté en respirant ; le pied droit comme paralysé depuis quelques jours ; moins d'appétit.

Il avait eu la rougeole, mais n'avait jamais été malade du reste.

Deux doses *sulphur* à sept jours d'intervalle, firent un peu diminuer l'exanthème en quinze jours ; mais par contre, il était venu au malade un apostème au côté gauche. Sommeil agité. Amaigrissement.

On lui donna une troisième dose *sulphur*, qu'on répéta jusqu'à trois fois encore de semaine en semaine. Dès la première, appétit meilleur, exanthème guéri en de certains endroits, mais reparaissant à une autre place, et çà et là un nouvel apostème.

On attendit un mois avant que de lui rien donner. L'exanthème continua à diminuer et il ne paraissait plus que rarement quelques nouveaux boutons isolés. Le prurit diminua aussi. Néanmoins nous crûmes sage de lui faire prendre encore deux doses *sulphur*, à quinze jours d'intervalle. L'exanthème disparut entièrement, et au bout de trois mois de traitement, il quitta l'établissement en pleine santé.

1333ᵉ OBSERVATION (1).

Charles O., cordonnier, âgé de dix-sept ans, souffrait depuis trois ans d'une éruption cutanée sur tout le corps, mais surtout au visage, qui lui causait des démangeaisons et des cuissons, principalement le soir. Le grattement faisait cesser le prurit.

Il prit en six semaines trois doses *sulphur*. L'exanthème disparut, à l'exception de quelques boutons sur les bras ; mais huit jours plus tard, il avait reparu au visage. On lui donna donc une dose *zinc.*, qui fit diminuer de nouveau l'exanthème et qu'on répéta au bout de trois semaines. Un mois après, l'exan-

(1) Annuaire de l'Institut homœop , vol. III , pag. 78 ; 1834.

thème avait disparu sans presque laisser de trace. Prurit peu considérable. Mais depuis quelques jours, le malade était atteint d'une inflammation de gorge caractérisée par des douleurs lancinantes en avalant, par l'enflure et la rougeur des tonsilles, par une mucosité abondante dans le cou, par la rougeur des yeux qui étaient douloureux. On lui donna *bellad.* Deux jours après, plus d'élancemens dans le cou, mais, à la place, douleur pressive l'empêchant de parler et le forçant à cracher beaucoup. Il prit *merc. solub.* et les symptômes disparurent en deux jours.

Comme il lui venait encore çà et là quelques boutons quand il s'échauffait, on lui administra quelques jours plus tard une nouvelle dose *sulphur*. L'exanthème n'a pas reparu depuis.

1334ᵉ OBSERVATION (1).

Jeanne Stoien, âgée de dix-neuf ans, avait depuis trois semaines un exanthème pruriteux aux bras. Tubérosités de la grosseur d'un grain de pavot depuis l'articulation des mains jusqu'aux épaules, ainsi que sur les jambes. Démangeaisons surtout le soir. Cet exanthème lui était déjà venu plusieurs étés de suite. Elle employait ordinairement du sel de Glauber.

Menstruation régulière depuis quatre ans, seulement très-abondante. Jamais elle n'avait été malade. Sa constitution était forte et robuste.

Une dose *sulphur* fit disparaître l'exanthème; mais il revint au bout de huit jours, moins fort cependant. On répéta *sulphur* dans le courant de la troisième semaine. Huit jours après, il n'existait plus de trace ni d'exanthème ni de prurit. Il n'a pas reparu depuis.

1335ᵉ OBSERVATION (2).

J. Louise Bomme, de Lässing, âgée de soixante-et-dix-sept ans, avait eu la teigne dans son enfance. Réglée à l'âge de vingt-

<hr>

(1) Annuaire de l'Institut homœop., vol. III, pag. 79; 1834.
(2) *Ibid.*, pag. 86.

et-un ans seulement, ses menstrues arrivaient toutes les cinq ou six semaines au milieu de douleurs dans la tête, les reins et le dos. Elle avait fait six enfans, qu'elle avait tous nourris, un seul excepté.

Depuis long-temps la malade avait sur le dos du nez quelques tâches dartreuses et quelques croûtes qui lui étaient venues cinq ans auparavant pour s'être piquée avec un épi de blé. Les croûtes tombaient souvent, mais elles revenaient bientôt. Violent prurit dans la dartre. Fréquente enflure de tout le nez avec douleurs déchirantes commençant au bout du nez et lui répondant dans l'os frontal. Quelquefois élancement partant de la dartre dans la direction de l'angle de l'œil et sensation mordicante dans la cavité de l'œil lui-même. Accès de tranchées, douleurs causées par les vents, constipation.

On lui donna *aurum*. Quelques jours après, le nez enfla de nouveau. Sécrétion de mucosité nasale plus abondante ; mucus clair. La semaine suivante, pas de changement. On répéta la dose. Amélioration. Les croûtes tombèrent et ne revinrent pas. La semaine suivante, le nez enfla de nouveau, par un temps variable ; la malade y ressentit des douleurs déchirantes, mais momentanément ; la guérison n'en continua pas moins à faire des progrès. Cependant on lui fit prendre encore, dans la cinquième semaine, une dose *aurum*, qui ne produisit rien cette fois, ce qui détermina à administrer *sulphur*. La guérison fit de nouveaux progrès et quinze jours après, la malade fut parfaitement guérie.

1336ᵉ OBSERVATION (1).

Mariane K., âgée de vingt-trois ans, avait depuis un an aux deux bras de petits boutons qui avaient abcédé et guérissaient difficilement. Depuis huit jours, il lui était survenu un véritable exanthème psoriforme sur tout le corps, mais principalement aux mains, et depuis cette époque aussi, les abcès s'étaient séchés.

____

(1) Annuaire de l'Institut homœop., vol. III, pag. 116 ; 1834.

Cet exanthème consistait en petits boutons d'un jaune blanchâtre avec une aréole rouge, ainsi qu'en tubérosités rouges isolées,
surtout aux articulations et entre les doigts, lui causant des démangeaisons surtout à la chaleur, et la forçant à se gratter, ce
qui lui faisait éprouver une sensation de cuisson.

Après une dose *psorin.*, l'état parut s'améliorer; mais au bout
de quinze jours, il parut de nouveaux boutons, et la troisième
semaine, où l'on répéta la dose, le mal s'était exarcerbé.

On lui donna deux doses *sulphur* à huit jours d'intervalle.
Mais, ce médicament n'ayant produit aucun effet, elle renonça
au traitement.

Elle infecta Wilhelmine W., âgée de seize ans. On lui donna les
mêmes remèdes, mais sans plus de succès.

Nous ferons remarquer que ces deux filles menaient un genre
de vie infâme et n'observaient nullement la diète.

1337ᵉ OBSERVATION, PAR LE DOCTEUR SCHULER (1).

Hahn, forgeron à Schwenda, fut saisi tout-à-coup, après
une nuit paisible, en 1830, d'un fort frisson, auquel se joignirent bientôt des élancemens et des douleurs dans toute la poitrine. J'allai le voir le 6 avril dans la matinée. Le frisson s'était
changé en une chaleur brûlante qui l'obligeait à boire à chaque
instant. Pouls variable, mais donnant, terme moyen, plus de
cent pulsations par minute. Élancemens et douleurs dans la poitrine de plus en plus violens. Le malade cherchait à éviter tout
ce qui pouvait l'exciter à tousser et augmenter ainsi ses souffrances. Je lui fis prendre une goutte *aconit.* 12, en en laissant
une pareille pour le soir. Le lendemain, je le trouvai assis devant sa fenêtre. Il lui était venu pendant la nuit un exanthème
semblable à la croûte serpigineuse, et qui lui avait attaqué la
face avec tant de violence qu'il était presque méconnaissable.

Je lui fis prendre une dose *rhus*, et huit jours après une dose
calcar. sulphur. L'exanthème sécha bientôt.

(1) Archives homœop., vol. XIV, cah. 3, pag. 120; 1834.

1338ᵉ OBSERVATION, PAR LE DOCTEUR KRAMER (1).

Une desquamation furfuracée de la peau du visage, dont une femme était atteinte depuis plusieurs années, fut guérie par trois doses *sulphur*, trois *calc. carb.* et deux *lycopod.*

1339ᵉ OBSERVATION, PAR LE DOCTEUR MULLER (2).

Un jeune homme de dix-neuf ans souffrait depuis sa puberté d'une éruption de boutons et de pustules rouges à la face, qui lui couvraient le front, le nez, les joues et le menton, et lui causaient des démangeaisons et des cuissons continuelles. Du reste, il se portait bien. Un allopathe lui avait déjà donné différens remèdes sans succès.

Je lui fis prendre *sulphur, arsen.*, *rhus*, *lycopod.*, pendant six semaines. Le mal parut d'abord vouloir s'améliorer, mais bientôt il sortit de nouvelles pustules, et le malade renonça au traitement homœopathique.

1340ᵉ OBSERVATION, PAR LE DOCTEUR SÉGIN (3).

W..., enfant de quatre ans, avait, depuis plusieurs jours déjà, une éruption impétigineuse sur la partie inférieure du bas-ventre, les cuisses et les parties génitales. Le scrotum était gonflé et dur. Après chaque émission d'urine, qui était douloureuse, un peu de mucus s'écoulait de l'urètre. La même éruption s'observait autour de l'oreille droite et de la narine gauche. Le petit malade vomissait la rhubarbe et la décoction sudorifique qu'on lui donnait. Je le laissai un jour sans médicament, et lui fis prendre ensuite *merc. sol.* 2/12. On lavait aussi les plaies malades avec de l'eau de son. La guérison eut lieu en quatre ou cinq jours.

(1) Hygea, vol. I, pag. 81 ; 1834.
(2) *Ibid.*, pag. 36.
(3) *Ibid.*, pag. 91.

1341e **OBSERVATION , PAR UN ANONYME** (1).

Un exanthème humide à la tête, suintant heaucoup et accompagné de dureté de l'ouïe, fut guéri, chez une jeune paysanne de huit ans, par une dose *lycopod.* 1/30. Au bout de
quatre mois, il ne restait plus qu'une croûte jaune, sèche. Je
lui donnai *hep. sulphur. calc.* 2. Il n'est pas revenu.

1342e **OBSERVATION , PAR LE DOCTEUR GRIESSELICH** (2).

Un petit garçon de sept ans environ, scrofuleux, souffrait
d'un grand exanthème humide qui lui couvrait tout le corps, et
qui le tourmentait surtout la nuit. Ventre gros, pupilles dilatées,
face pâle, gonflée. Il avait déjà eu des croûtes laiteuses. Je lui
fis prendre *calcar., sepia,* tous deux à doses répétées, puis *calcar., psorin., mercur.* et *arsenic.* Souvent il se manifestait des
symptômes qui me forçaient à changer de remède, en sorte que
la cure ne fut pas aussi suivie qu'il aurait été à désirer. Aucun
remède ne produisit d'effet particulier; parfois l'exanthème diminuait, il disparaissait même tout-à-fait ; mais il ne tardait
pas à revenir. *Salsapar.* à fortes doses n'améliora pas non plus
l'état

1343e **OBSERVATION , PAR M. KNORRE** (3).

Une vieille femme pauvre avait le visage, le cou et les extrémités tout couverts de pemphigus, disséminés seulement sur le
reste du corps. D'un fond rouge s'élevaient de larges ampoules
plates, contenant un liquide séro-purulent, dont les unes se
desséchaient en croûtes brunes de médiocre épaisseur, et les autres se convertissaient en ulcères plats ou en excoriations suintantes. Là où les ampoules guérissaient, la peau restait livide,
luisante, sèche comme du papier, écailleuse et insensible ; faiblesse paralytique dans les extrémités. Je donnai *rhus.*

(1) Gazette homœop., vol. IV, pag. 37; 1834.
(2) Hygea, vol. I, pag. 374; 1834.
(3) Gazette homœop., vol. V, pag. 321; 1834.

1344ᵉ OBSERVATION, PAR LE DOCTEUR ARNOLD (1).

Une dame d'une vingtaine d'années souffrait déjà depuis plusieurs années, d'une grande irritabilité de la peau. Le froid, le chaud, tout irritant lui faisaient devenir la peau rouge et sensible. Un vésicatoire appliqué sur le bras lui causa des démangeaisons, de la rougeur et de l'enflure sur tout l'épiderme. Souvent la malade éprouvait une sensation comme si des fourmis ou des insectes lui couraient sur la peau. Mais c'était surtout à la face qu'elle souffrait le plus. Elle y ressentait de fortes démangeaisons et de cruelles cuissons auxquelles se joignaient, surtout quand elle se frottait, de la rougeur et de l'enflure. Les paupières étaient principalement affectées, tantôt l'une, tantôt l'autre, surtout de l'œil droit; cependant la douleur s'étendait souvent jusque dans le front, le menton et plus ou moins dans toute la face. Aux démangeaisons, aux cuissons, à la rougeur et à l'enflure de la peau se joignaient à un haut degré de gros et nombreux boutons entremêlés de quelques pustules. Ils paraissaient et disparaissaient avec rapidité, selon que la peau était plus ou moins rouge. Cette maladie durait déjà depuis plusieurs années, avec une violence plus ou moins grande.

Toutes les autres fonctions étaient à l'état normal, et le sommeil était paisible et profond, mais souvent interrompu par des rêves et des insomnies. L'humeur de la malade était très-irritable; elle se courrouçait pour des bagatelles, ce qui exacerbait le mal local, ainsi que toute autre affection de froid, de chaud, etc. C'était surtout le soir et le matin qu'elle souffrait le plus. Le matin, surtout en s'éveillant, la malade était le plus mal; elle était abattue, inquiète, et, quoiqu'elle sût qu'en se levant, elle irait mieux, elle ne pouvait se décider à sortir du lit. Je dirai encore que la sécrétion de la salive était plus abondante, et souvent le résultat d'une frayeur ou d'une émotion quelconque.

Elle ne pouvait dire avec précision quelle était la cause de cette

(1) Hygea, vol. I, pag. 409; 1834.

maladie. Elle l'attribuait à un refroidissemeut ; elle s'était levée en sueur quelques années auparavant. Dans sa jeunesse, elle avait toujours été gaie et bien portante; mais, ayant pris beaucoup de calomel contre une esquinancie, elle s'en était toujours ressentie. Je ne déciderai pas si la maladie d'alors avait du rapport avec l'usage du calomel. Tout ce que j'appris au sujet de ce médicament, c'est qu'il n'avait rien produit. Elle avait fait longtemps usage aussi de bains de sel, de soufre, et enfin d'un collyre. *Rhus* et *bellad.* la soulagèrent d'une manière étonnante; mais la maladie ne disparut pas entièrement, et s'exacerbait à la moindre occasion. J'administrai alors *mercur.* 12 gutt., d'abord tous les quatrejours, moins souvent ensuite. Quelquefois la prise du remède fut immédiatement suivie d'une augmentation de la rougeur et des démangeaisons, sans qu'on puisse précisément attribuer ce phénomène au médicament. Enfin, après un mois de traitement et huit doses de mercure, la maladie disparut entièrement. Il y a deux ans qu'elle a reparu de nouveau à la suite d'une forte émotion et d'un refroidissement; mais cette fois elle fut guérie en six jours par quelques doses de *merc.* 6 gutt.

1345e OBSERVATION, PAR LE DOCTEUR GERNER (1).

M. S., de Bernstadt, âgé de soixante-trois ans, d'un tempérament robuste, ardent, éprouva, pendant une promenade qu'il faisait l'après-midi du second jour de la Pentecôte en 1833, une douleur à l'ongle du gros orteil gauche, comme s'il était meurtri. A son retour au logis, il remarqua à la racine de l'ongle, une tâche rouge douloureuse à la pression, à laquelle il ne fit aucune attention.

Le lendemain, il s'y était élevé une petite ampoule et il s'était formé à la racine des autres doigts du pied des taches pareilles, en sorte qu'il ne parvint qu'avec peine à mettre ses bottes. Il se sentait d'ailleurs mal à son aise, ne mangea pas à midi avec son appétit ordinaire, et, après la sieste, fut pris de frisson et d'agi-

(1) Communications pratiques de Thorer, vol. I, pag. 172; 1834.

tation. Vers le soir, il éprouva un accès de fièvre accompagné d'une grande agitation et de démangeaisons insupportables par tout le corps, qui l'empêchèrent de dormir.

Le 29, en se levant, il aperçut, à son grand étonnement, tout son corps couvert, à l'exception de la tête, de la poitrine et du dos, de petites ampoules et de vessies qui contenaient une sérosité claire, jaunâtre, et lui causaient des démangeaisons insupportables. Les plus grosses avaient la grosseur d'une noisette; cependant il y en avait quelques unes dans l'intérieur des mains et à la plante des pieds qui étaient plus grosses encore et qui l'empêchaient de marcher. Les plus petites lui couvraient les bras, les jambes et le ventre; elles étaient très-serrées, en sorte que ces parties présentaient l'aspect d'une gale humide.

Un chirurgien, appelé le 30, en ouvrit quelques unes des plus grosses, nommément celles qui se trouvaient à la racine des ongles. Il en sortit une matière jaunâtre, après quoi il banda les plaies et y appliqua de l'onguent de basilic. Le malade, dans son impatience, en avait ouvert lui-même plusieurs aux jambes et aux bras à force de se gratter.

Il me fit appeler le 1ᵉʳ juin. Outre les symptômes dont je viens de parler, je trouvai encore ceux que je vais décrire:

Toute la tête, nommément la face, gonflée et rouge; les paupières inférieures enflées, œdémateuses, pendantes comme des sachets, ainsi que le pénis depuis la racine jusqu'au gland. La gorge un peu enflée intérieurement, ce qui rendait la déglutition difficile. Le pouls petit, fréquent et aride. Selles paresseuses, une cependant tous les jours. Diminution de l'éjection d'urine; urine peu copieuse, trouble et brune. Presque pas d'appétit, et par contre soif ardente. Humeur excessivement impatiente et triste. Les grosses vessies de la plante des pieds ne lui permettaient pas de rester levé, il fallait qu'il fût couché ou assis. Celles qui avaient été ouvertes étaient devenues gangreneuses et suintaient, ainsi que la surface intérieure des doigts des pieds, une matière corrosive, infecte, qui attaquait les parties voisines. La fièvre continuait avec violence et privait le malade de repos.

Je lui fis aussitôt enlever le bandage, laver les pieds avec de l'eau pure, j'y fis mettre de la charpie sèche, et j'administrai au malade *rhus* 4/30.

J'allai le voir le 6. Après la prise du médicament, la fièvre n'avait pas tardé à diminuer beaucoup, ainsi que les démangeaisons ; mais elles avaient reparu avec une grande violence le 5 et surtout le 6. Le malade se plaignait d'une cruelle douleur à la plante du pied gauche qui était excessivement enflée et d'un bleu foncé depuis les doigts jusqu'au talon. J'y fis faire sur-le-champ trois incisions dans toute la longueur. Il en sortit une quantité de matière si infecte que le chirurgien s'en trouva mal et vomit. Mais les douleurs du malade furent enlevées à l'instant, au moins celles qu'il éprouvait dans cette partie. Quant aux autres vessies, elles étaient presque sèches ; il n'y avait plus que celles qui avaient été ouvertes, qui jetassent encore du pus. Je répétai donc *rhus* 3/30, en recommandant, si les douleurs de la plante du pied droit qui était aussi enflée, mais moins fortement, devenaient violentes le lendemain, d'y pratiquer aussi des incisions. Cela ne fut pas nécessaire ; car, le 13, lorsque j'allai voir le malade, je le trouvai guéri. Il s'était déjà allé promener la veille. La desquamation commençait ; je la favorisai par des lotions avec une décoction de son de froment. Le 23, il vint lui-même me faire une visite.

(*) 1346ᵉ OBSERVATION, PAR LE DOCTEUR CROSERIO (1).

Une petite fille de trois ans et demi, blonde, d'un tempérament lymphatique-nerveux, et née de parens psoriques, ayant eu des croûtes de lait dans son bas-âge, portait un vésicatoire au bras gauche, pour une ophthalmie dont elle était atteinte. Depuis deux jours, elle avait perdu l'appétit, et elle éprouvait de la fièvre. On me la présenta, le 24 juillet, et je reconnus en elle les symptômes suivans :

Autour du vésicatoire, rougeur érythémateuse, s'étendant sur

(*) C'est par erreur que les deux cas suivans d'érysipèles se sont glissés parmi les exanthèmes.

(1) Archives de la médecine homœop., vol. I, pag. 390 ; 1834.

presque tout le bras, en haut et en bas, brûlante, sèche et douloureuse au toucher, cils des deux paupières collées par beaucoup
de mucus; paupière supérieure comme allongée, ne s'élevant pas
entièrement; yeux larmoyans, fièvre, pouls très-fréquent et vif,
agitation, insomnie la nuit, urine rouge, soif, bouche sèche, la
malade demande à boire très-souvent, et boit peu à la fois, mal
de tête, mauvaise humeur.

Je prescrivis un globule *bellad.* pour le lendemain matin,
après une dose minime *aconit.*, qui fut prise de suite, à cause de
la force et de la fréquence du pouls. Le 26, la fièvre a diminué;
le pouls est moins fréquent et la soif moins vive; la malade a
dormi un peu la nuit, l'érysipèle a pâli au bras; mais il s'est
étendu au cou, sur les côtés de la tête et du visage et à la main.
Je fis répéter *bellad.* le lendemain matin.

Le 28, la petite malade ne se plaint plus du mal de tête; l'é-
rysipèle s'efface à la tête et à la main, mais s'étend sur le tronc;
il couvre toute la poitrine, le dos et le cou, et se termine par
une limite distincte, au bord des côtes; la tête et le bras sont
entièrement libres, la fièvre et les autres symptômes généraux
sont les mêmes, les yeux sont beaucoup mieux. Pensant que
bellad. pouvait encore agir favorablement, je ne fis pas de prescription.

Le 29, l'érysipèle s'étend au bras droit, et s'est avancé aussi
sur le ventre et les cuisses, en abandonnant le haut de la poitrine.

Je prescrivis une dose minime *pulsat.*

Le 30, l'érysipèle continue ses migrations, il s'étend sur les
jambes, abandonne la poitrine et le haut du ventre; la tête, le
visage et l'extrémité gauche en sont entièrement libres; il occupe encore la main droite. Les symptômes généraux n'ont pas
changé. Je fis donner un lavement simple pour exciter une selle,
et laissai agir la pulsatille.

Le 31, même état. Le 1ᵉʳ avril, l'érysipèle revient aux parties
supérieures, sur la poitrine, les épaules, le cou et le visage; la
peau est toujours sèche, avec soif vive. L'enfant est assoupie
toute la journée. La nuit, insomnie, plaintes continuelles. Je répétai *bellad.* le surlendemain.

Le 5, la maladie n'avait été influencée en rien par ce médicament, si ce n'est que la soif était moins forte et que la somnolence pendant la journée avait disparu; mais l'érysipèle continuait à marcher vers la partie inférieure des extrémités supérieures et le tronc; il offrait comme une large bande qui aurait enveloppé le ventre et la partie inférieure de la poitrine , avec les portions des membres supérieurs correspondantes , si elles avaient été placées le long du corps.

Les jours de la petite malade étaient évidemment menacés. Dans le relevé exact des symptômes que je fis pour choisir un médicament plus convenable , j'appris que cette enfant était d'une tristesse excessive, qu'elle pleurait presque toujours, qu'elle était excessivement timide et peureuse. Je lui donnai donc *rhus*, une dose minime.

Le 6, la nuit a été meilleure; la fièvre est beaucoup diminuée. L'érysipèle pâlit dans toute son étendue. La malade demande à manger. Je laisse agir le médicament, et je fais donner deux petites tasses de bouillon coupé.

Le 7, l'érysipèle se ranime; la fièvre est plus forte, retour des symptômes. Je répète *rhus*.

Le 8 , amélioration très-sensible.

Le 9 , nouvelle aggravation. Je répétai *rhus* , ainsi que le 10 et le 11.

Le 12, tous les symptômes de l'érysipèle avaient disparu, ainsi que la fièvre. La petite malade prenait deux petits potages par jour avec avidité. Il restait un gonflement des deux pieds qui n'avait rien d'érysipélateux, dur et douloureux à la pression. Comme les yeux étaient toujours chassieux , qu'il y avait encore de la constipation et qu'il existait des signes évidens de psore, je prescrivis un globule *sulphur* pour le lendemain , et une nourriture légère.

Les pieds désenflèrent en moins de deux jours , et les selles se rétablirent dès le lendemain; les paupières se guérirent entièrement dans l'espace de cinq ou six jours, sans autre médicament.

1347° OBSERVATION, PAR LE DOCTEUR CROSERIO (1).

Une femme âgée de soixante-douze ans , d'un tempérament lymphatique, avait des peines morales , beaucoup de croûtes dans la tête pendant son enfance , et la gale à l'âge de dix ans. Réglée à seize ans, l'écoulement eut lieu facilement jusqu'à cinquante, époque à laquelle il cessa par des pertes ; quelque temps après, la femme éprouva plusieurs catarrhes, à la suite desquels il lui resta des accès de suffocation, surtout en montant l'escalier; du reste, ses fonctions se faisaient assez bien.

Le 31 octobre 1833, elle fut atteinte de frisson, malaise, inappétence , douleur très-aiguë et profonde dans le côté gauche de la poitrine, sous le sein et dans le dos. La nuit fut très-agitée ; les douleurs dans la poitrine empêchaient de se mouvoir.

Le 1er novembre on aperçut de petites phlyctènes sous le sein et sur le dos. Appelé près de la malade à quatre heures de l'après-midi , je reconnus les symptômes suivans :

Forts vertiges, avec chaleur dans la tête , tête lourde , bouche pâteuse, langue blanche, épaisse , pas d'appétit ni de soif, constipation, urine rouge, épaisse , envies fréquentes d'uriner, respiration courte , bande érysipélateuse de quatre doigts, étendue depuis la ligne médiane , sous le sein gauche , jusqu'à l'épine dorsale , interrompue vers le milieu et recouverte de phlyctènes; douleur vive et profonde dans la poitrine et le dos, correspondant à l'érysipèle, tristesse, chagrin, mauvaise humeur habituelle, défiance.

Je prescrivis pour le lendemain matin *pulsat.* 1/30. Bouillon gras. Eau sucrée.

Le 3 novembre , les phlyctènes changent de couleur et commencent à sécher ; les douleurs sont toujours les mêmes , pas de selles. Je répète la même dose le lendemain matin.

Le 5 , les pustules ont presque entièrement disparu sur le devant , il en reste encore une petite aggrégation au dos. La ma-

(1) Archives de la médecine homœop., vol. I, pag. 393 ; 1834.

lade a été tourmentée la nuit par des envies fréquentes d'uriner qui l'empêchaient de dormir. Je laisse agir la pulsatille.

Le 7, les pustules sont dissipées. Il reste une douleur brûlante et des élancemens profonds dans la partie. Constipation et envies fréquentes d'uriner. *Graphit.* 2/30.

Le 9, les douleurs ont beaucoup diminué, pas de selles malgré deux lavemens.

Le 10, la dysurie a cessé depuis la veille.

Le 11, une bonne selle le matin. La malade est guérie, sauf l'oppression qui lui est habituelle, et contre laquelle elle ne veut plus rien faire.

1348ᵉ OBSERVATION, PAR LE DOCTEUR HARTMANN (1).

J'ai vu souvent se former après la guérison de la syphilis, quelquefois même en même temps qu'elle, des dartres ulcérées, surtout aux mollets et aux avant-bras. Elles consistent en petits boutons, suppurans, par groupes, qui causent de violentes cuissons et des démangeaisons, augmentent de plus en plus, crèvent, confluent, et forment alors une croûte générale de dessous laquelle coule une sérosité excessivement corrosive qui contribue à étendre davantage le mal, et qui, si elle ne vient pas en contact avec l'air, ronge en dedans. Plusieurs doses *mercur.* 6, une tous les deux jours, les guérissent ordinairement en trois ou quatre semaines.

Une autre espèce de dartre, non précédée de la syphilis, durant déjà depuis plusieurs années, sur le dos d'une main et sur la partie charnue du pouce de l'autre, se manifestant par une rougeur foncée de la peau parfaitement circonscrite par une ligne plus foncée encore, un peu élevée, augmentant sans cesse, au milieu de laquelle se formaient rapidement de petits boutons pleins d'une sérosité jaunâtre, commença à s'enflammer tellement quinze jours après ma dose *lycopod.* 2/30, que le mouvement de la main, mais surtout des doigts était presque rendu

(1) Sur l'Aconit, la Bryone et le Mercure, vol. II, pag. 98 ; 1835.

impossible par l'enflure qui s'y était jointe, et que le malade souffrait des plus violentes douleurs lancinantes, brûlantes dans tous
les vaisseaux lymphatiques le long du bras, ainsi que dans les
places ulcérées et suppurantes des dartres. Quelques doses
mercur. solub. 6, de deux jours l'un, firent cesser non seulement
la fièvre, la soif ardente, le manque d'appétit, les insomnies, la
constipation, la rougeur foncée de l'urine, mais améliora même
les dartres, qui étaient vieilles déjà de plusieurs années, de sorte
qu'il n'en resta plus qu'un faible reste, que *graphit.* à doses répétées, fit bientôt disparaître.

1349ᵉ OBSERVATION, PAR LE DOCTEUR HARTMANN (1).

J'ai eu à traiter, il y a peu de temps, un homme de trente ans,
qui avait eu plusieurs fois la syphilis, d'un exanthème cuisant,
pruriteux, lancinant, formant des ampoules sur un fond enflammé, qui lui prenait la moitié du corps au dessus des côtes,
comme un ruban large de trois doigts. *Mercur.* 12, trois doses,
tous les deux jours une, et huit jours après, une quatrième,
enlevèrent la maladie. On peut conclure de là avec quelque
vraisemblance, que ces espèces d'érysipèles cèdent le plus sûrement à *merc.*, quand il y a eu infection syphilitique. Dans le
cas contraire, les meilleurs remèdes sont *graphit.*, *sulphur*, *arsenic.*, *acid. nitr.*, *euphorb.*, etc.

1350ᵉ OBSERVATION, PAR LE DOCTEUR KNORRE (2).

Tous les exanthèmes chroniques, les vénériens exceptés, depuis la desquamation furfuracée sèche jusqu'à la lèpre noueuse,
depuis l'intertrigo jusqu'aux dartres phagédéniques, tous ne
sont que des productions de la psore. J'ai employé *sulphur*
avec succès dans la plupart des cas.

(1) Sur l'Aconit, la Bryone et le Mercure, vol. II, pag. 100; 1835.

(3) Gazette homœop., vol. VI, pag. 19; 1835.

1351e OBSERVATION, PAR LE DOCTEUR KNORRE (1).

Il n'est pas rare d'observer des maux de gorge après la gonorrhée. Après des douleurs simples, ayant duré long-temps,
cuissons, picotemens dans la gorge, qui augmentent en avalant
et en crachant. Les amygdales sont gonflées, un peu rouges,
ainsi que le voile du palais, et couvert d'un enduit blanc
bleuâtre, comme lardacé. Cependant les points blancs ne sont
pas enfoncés, mais au contraire saillans. L'enduit ne peut être enlevé; il tient solidement. Aucune trace de suppuration. En pareil cas, après avoir en vain essayé d'autres moyens, j'ai prescrit
avec succès *zinc. carb.* non broyé, à doses répétées. *Merc.*
n'est ici d'aucune utilité. Une fois *acid. nitr.* m'a servi.

1352e OBSERVATION, PAR LE DOCTEUR VEHSEMEYER (2).

J'ai découvert que *alcohol sulphur.* est un excellent spécifique dans les cas de herpès phlycténoïdes quand ils se carac-
térisent ainsi :

Sur un fond rouge, enflammé, tuméfié, petits boutons souvent très-rapprochés, le plus souvent séparés, contenant une sérosité jaunâtre, trouble, qui coule, forme d'épaisses croûtes
jaunâtres, lesquelles quelquefois rongent autour d'elles et tour-
mentent le malade par les violentes démangeaisons qu'elles lui
causent.

J'ai eu à traiter en peu de temps trois cas pareils, que ce remède a promptement et radicalement guéris.

Dans les trois cas, l'exanthème avait attaqué le dos des
mains.

Je donnai le médicament à trois globules. Bientôt après, les
mains enflèrent considérablement au milieu de violentes cuissons, en sorte que les malades croyaient qu'ils allaient mourir.
Cependant, au bout de huit à douze heures, la douleur et l'en-

(1) Gazette homœop., vol. VI, pag. 24; 1835.
(2) *Ibid.*, pag. 269.

flure commencèrent à diminuer et trois jours après, huit jours
au plus, l'exanthème fut sec et disparut.

1353ᵉ OBSERVATION, PAR UN ANONYME (1).

Ulr... Galleis, âgée de trente-huit ans, mère de dix enfans,
dont six jouissaient encore de la vie, blonde de cheveux, d'une
peau délicate, d'un teint blanc, avec les yeux bleus, le tempérament sanguin et le caractère irritable, avait eu pour héri-
tage de ses parens une disposition psorique. Son père avait été
tourmenté, pendant de longues années, par des dartres sèches
qui lui causaient de violentes démangeaisons, et qui même, assez souvent, surtout au printemps, devenaient humides. Il était
mort d'affections du bas-ventre. Sa mère avait succombé à la
phthisie.

Dès sa jeunesse, cette femme avait eu à supporter toutes
sortes d'incommodités, qu'il serait inutile de rapporter ici. Depuis l'apparition de ses règles, des maux de tête les accompagnaient constamment. Depuis quelques années, ils se faisaient
remarquer par une violence insolite, sans vouloir céder ni à la
saignée, ni aux bains, ni à aucun autre moyen. Trois de ses enfans étaient sains en apparence : un était mort d'une fièvre nerveuse ; et deux immédiatement après leur naissance. Elle avait
eu plusieurs fausses couches avec de fortes pertes. Sa dernière
grossesse s'était très-bien passée. Les maux de tête, les nausées
et les vertiges semblaient même dissipés. L'appétit et la digestion étaient bons. L'accouchement s'était fait d'une manière naturelle, mais deux jours après l'enfant était mort couvert de
gale et était devenu promptement jaune.

Les lochies avaient d'abord été régulières ; mais dès les premiers jours, il s'était développé par tout le corps une éruption
pustuleuse avec mouvemens fébriles et réapparition de tous les
maux antérieurs à la grossesse. L'éruption consistait en pustules
pruriteuses et brûlantes, ayant un fond suppurant, mais se

(1) Gazette homœop., vol. VI, pag. 284; 1835.

desséchant peu à peu. Ce n'était que pendant la sueur qu'au bout de quinze jours on voyait reparaître, par tout le corps, les grandes taches rouges qui d'ailleurs ne passaient plus à la suppuration et s'effaçaient avec la sueur. Au lieu de quitter le lit, la femme vit se développer l'état maladif suivant :

Mal de tête continuel ; douleur pressive, stupéfiante, au front, devenant pulsative ; pesanteur de tête, augmentant en se baissant ; rougeur et chaleur brûlante à la face ; bouche amère, surtout le matin ; peu d'appétit, goût fade et incomplet. Après avoir mangé, pression et douleur à l'estomac, et envie de dormir. Oppression de poitrine, anxiété, toux sèche et élancement sous le sternum. Très-fréquens accès de battemens de cœur, avec chaleur et propension à se trouver mal. Au moindre effort, la malade devenait très-faible, sa vue se troublait, elle tremblait ; elle avait des bourdonnemens d'oreilles et des nausées. Souvent elle était prise de frissonnemens par tout le corps, avec mordication et prurit à la peau lorsqu'elle venait à s'échauffer ensuite. Sommeil troublé par des rêves effrayans, esprit inquiet. La moindre contrariété la faisait pleurer. Grande sensibilité à toutes les impressions morales. La malade se plaignait encore de plénitude à l'épigastre, sans éructations, et d'envies fréquentes d'uriner. Urine brûlante à la sortie et causant des érosions. Douleur dans les reins ; ardeur et cuisson aux pieds et aux mains.

Je lui donnai, le 5 août 1831, une dose *aconit.* 3/30, et le 8, une dose *petrol.* 4/21.

Le 16, son état était sensiblement amélioré, à cela près du mal de tête, des rêves et de la lassitude dans les membres.

Le 22, l'amélioration continuait toujours ; mais le mal de tête durait encore ; il était pressif et lancinant ; il s'étendait du côté gauche du front à la tempe droite, et était accompagné de nausées et de vomissemens.

Le 24, très-violent accès de céphalalgie lancinante, térébrante, qui l'obligea à se coucher, avec sensibilité extrême des cheveux et cuisson à la tête ; yeux troubles, couverts d'un nuage ; bourdonnemens d'oreille; douleur tractive dans les dents; oppression de poitrine.

Ce fut le dernier accès. Les règles parurent peu de temps après, et dès lors la malade jouit d'une bonne santé.

1354ᵉ OBSERVATION, PAR LE DOCTEUR EHRHARDT (1).

Alt, âgé de quarante-trois ans, maigre, blond, paresseux de corps et d'esprit, sellier de profession, alors cultivateur, souffrait depuis 1813, par suite de fréquens refroidissemens, d'enflure des pieds avec varices. Jamais il n'avait eu de sueur des pieds supprimée, de gale ou de teigne; les hémorrhoïdes et la goutte n'étaient point des maux héréditaires dans sa famille. De 1817 à 1820, il avait eu au pied gauche, au dessous du mollet, une fluxion acrimonieuse qui s'était guérie d'elle-même, sans influer sur l'enflure du pied. Depuis 1813, où il s'était formé sur le coude-pied et autour de la cheville une enflure insensible au toucher, élastique, inégale, rude, sèche, gercée, ne formant pas de creux, celle-ci n'avait pas cessé de gagner en circonférence et en grosseur, en tant que la peau était devenue plus épaisse et le tissu cellulaire plus dur, et finalement elle avait pris la forme d'une masse hideuse, presque insensible, embarrassant fort le malade quand il marchait. Ses autres fonctions étaient cependant à l'état normal, et il s'était toujours bien porté jusque il y avait quatre ans. C'était depuis cette époque seulement qu'il lui était venu, à la suite de refroidissemens après des efforts physiques, des érysipèles, comme il appelait cette maladie, sur la jambe gauche, accompagnés d'un paroxysme de fièvre durant plusieurs semaines d'abord, et trois ou quatre jours seulement plus tard. Ces inflammations du système lymphatique et des glandes inguinales de la jambe gauche, jointes à une fièvre rhumatismo-catarrhale, avaient eu dans la première année trois, dans la seconde onze, dans la troisième vingt-sept paroxysmes. L'été et l'automne précédens, ces paroxysmes s'étaient renou-

(1) Gazette homœop., vol. VI, pag. 364; 1835.

velés tous les huit jours et toujours de la manière suivante :
Après quelques jours de lassitude, de mauvaise humeur, de
manque d'appétit, il éprouvait le matin, après une nuit sans
sommeil, un violent frisson, accompagné de soif, qui durait
toute la journée. Le soir, enflure et douleur lancinante, cuisante, des glandes inguinales du côté gauche ; maux de tête
cruels, accès catarrhal. Quelques instans après, chaleur brûlante pendant plusieurs heures avec désir de boire de l'eau
froide, et la nuit suivante, sueur excessive, sentant le pourri,
qui durait jusqu'à la fin de la desquamation, c'est-à-dire deux,
trois ou quatre jours, au milieu de la soif et d'un sentiment de
chaleur. Douze, seize ou vingt-quatre heures après le premier
accès de frisson, rarement le troisième jour pour la première
fois, il se formait au milieu de malaises, de vomissement souvent, de constipation, d'une urine d'un rouge de feu, des stries
et des rayons rouges sur le côté interne de la cuisse, depuis la
nodosité douloureuse jusqu'au mollet, qui lui causait des douleurs cuisantes, lancinantes ; la jambe enflait depuis la plante
du pied jusqu'au genou, devenait brûlante, dure, rouge, luisante, au milieu de violens élancemens, de cuissons et de déchiremens. Depuis un an, il se formait aussi, le troisième jour,
de la fièvre, ordinairement sur l'enflure, mais surtout autour
des chevilles, des pustules pemphigoïdes de la grosseur d'un
pois et même d'une noisette, nombreuses, pleines d'une sérosité jaunâtre, qui crevaient au bout de douze à vingt heures,
se séchaient (l'enflure diminuant en proportion) et formaient
une croûte mince, brunâtre, qu'on pouvait lever sans peine
pendant plusieurs jours, tandis que d'autres suintaient encore
un peu jusqu'à ce qu'elles fussent pareillement sèches. Pas un
remède n'a pu apporter encore la moindre amélioration dans son
état, je ne parle pas de le guérir. Je lui ai donné *dulcam.* 24,
gutt. 1, le 6 septembre 1833 ; *dulcam.* 24 gutt. 1/12, le 8 ;
dulcam. 6/24, le 11 ; *dulcam.* 3/24, le 15 ; *dulcam.* 1/24, le 20 ;
tinct. sulphur. 2/30, le 6, le 11, le 16, le 26 et le 31 octobre ;
calcar. carb. 1/30 à respirer tous les deux jours depuis le 15
au 25 novembre ; *lycopod.* 8/30 dans huit cuillerées d'eau, une

cuillerée tous les matins, depuis le 7 au 14 décembre ; *arsen.* 6/30 dans une tasse d'eau, une cuillerée toutes les quatre heures, le 28 décembre, le 4, le 11 et le 18 janvier 1834 ; *ipecac.* 10/6, tous les jours trois doses, depuis le 30 janvier au 12 février ; *sepia* 3/30, le 22, le 28 février, le 6, le 12, le 18, le 24 et le 30 mars, dans un verre de bierre qu'il but peu à peu, en une heure, administrant chaque fois ensuite, pendant deux jours, *sepia* 6/1500 ; *canthar.* 1/30, le 10, le 17, le 24 et le 31 mai. Du 5 juin jusqu'à la fin d'août, il se joignit aux autres symptômes de violentes crampes d'estomac que je fis cesser par *nux, coccul.* et *carbo veget.*; mais l'ancien mal reparut tout aussi souvent et avec tout autant de violence.

Je lui donnai *lachesis* 1/30, le 26, le 30 octobre, le 4, le 10, le 14, le 18, le 22 et le 26 novembre. Du 5 au 20 décembre, il eut une fièvre nerveuse rhumatismo-gastrique, contre laquelle *nux, veratr.*, *chamom.*, *china* me rendirent des services ; mais les accès restèrent les mêmes, seulement ils revinrent moins fréquemment depuis. Il en eut le 19 décembre, le 11 et le 22 février, et le 9 mars. J'ai fait prendre, le 1ᵉʳ février, *graphit.* 1/30. Si ce remède n'opère pas, je le répéterai, ou bien je donnerai *caustic., baryt.* et *bovist.*, selon le cas.

1355ᵉ OBSERVATION, PAR M. WAHLE (1).

W..., femme d'une cinquantaine d'années, qui n'était plus réglée depuis long-temps, d'un tempérament vif, était souffrante depuis plusieurs années. Elle s'était déjà adressée plusieurs fois à la médecine, et on lui avait pratiqué maintes saignées. Elle se plaignait alors d'un abattement général et de déchiremens tantôt dans une partie du corps, tantôt dans une autre. Je l'en délivrai bientôt. Une année après, elle ressentit des démangeaisons et une mordication aux deux pieds, telle qu'elle devait sans cesse se gratter. Les pieds suintaient constamment, et il s'y forma des croûtes monstrueuses. Comme je logeais à quatre

(1) Gazette homœop., vol. VII, pag. 249 ; 1835.

lieues, la malade, croyant d'ailleurs que c'était un mal purement extérieur, fit appeler le médecin le plus voisin, qui lui fit aussitôt une saignée et lui appliqua sur les pieds un onguent; les croûtes séchèrent bientôt. Mais la malade perdit le sommeil, commença à faire toutes sortes de folies, ne se plaignant pas toutefois de souffrir en aucune partie du corps; elle n'osait rester seule, voulait toujours travailler, et dès qu'elle avait entrepris quelque ouvrage, elle le jetait de côté, sans s'inquiéter où il tombait; elle ne parlait que de mort, tout en tremblant à la seule idée de mourir. Ses traits, qui respiraient la bonté dans les jours de santé, étaient tout renversés; elle ne cessait de soupirer et de gé-mir en silence, et redoutait l'avenir quoiqu'elle ne manquât de rien, de son propre aveu. Elle ne dormait qu'une ou deux heures avant minuit. Humeur sournoise. Soif vive. Peu d'appétit; elle ne mangeait pas, elle dévorait. Jambes de nouveau humides et douloureuses depuis quelque temps. Moral toujours aussi affecté néanmoins. Constipation. En santé, elle avait un teint fleuri, avait fait dix enfans, les avait tous nourris, mais avait été fort épuisée par de nombreuses saignées et par le quinquina qu'on lui avait administré. Je lui donnai d'abord *nux vomic.* 3o, comme médica-ment préparatoire, sans résultat; *sulphur* 3o, qui ne produisit rien non plus; *silic., lycop., mezer., veratr.*, et plusieurs nouvelles doses *sulphur*, sans remarquer la moindre amélioration. Je soumis les symptômes à un nouvel examen; ils étaient toujours les mêmes. Je lui fis donc prendre *sulphur* 3g, en recommandant à son mari de me donner de ses nouvelles, au bout de sept jours. A l'époque fixée, le fils vint me dire que sa mère dormait mieux, qu'elle était plus tranquille le jour, que son appétit s'était un peu amélioré et qu'elle ne mangeait plus avec autant d'avidité. Mais depuis la veille, elle était plus agitée. Je lui donnai *sulphur* 3/6o. Il devait revenir au bout de huit jours, mais je l'attends encore. J'appris plus tard que le dernier re-mède l'avait complétement guérie. J'eus occasion de la voir quel-que temps après. Elle était gaie et joyeuse; ses pieds mêmes étaient guéris; jamais elle ne s'était sentie si bien portante.

1356ᵉ OBSERVATION, PAR LE DOCTEUR SÉGIN (1).

Une femme de quarante-cinq ans fut atteinte, dans sa première couche, d'un exanthème qu'on jugea être la gale. Pendant sa jeunesse elle avait toujours joui d'une bonne santé ; plus
tard seulement elle devint sujette aux érysipèles ; à la moindre
occasion, sa figure enflait, ce qui l'obligeait chaque fois de garder la chambre pendant quelques jours ; fréquemment aussi elle
souffrait du mal de dents. Le dernier accès d'enflure de la face
eut lieu il y a cinq ans. A cette époque il commença à se manifester, dans les parties génitales, une douleur qui, astreinte à
des retours périodiques , devenait chaque fois de plus en plus
vive. Malgré tous les moyens employés, la maladie suivante,
qui laissait peu d'espoir, se dessina : épuisée et amaigrie, au
point d'avoir de la peine à parler, la femme est étendue dans son
lit , ayant l'air cachectique. Les taches d'un jaune pâle au visage était presque d'un jaune noir au commencement de l'accès
actuel. Plusieurs fois par jour il se manifesta , à la région ombilicale, de violentes douleurs constrictives , qui, tiraillant de
haut en bas, occasionent dans la cavité pelvienne une pression
semblable à celle qu'éprouve une femme sur le point d'accoucher.
Pour peu qu'il se soit amassé d'urine dans la vessie, elle éprouve
un vif besoin d'uriner, et l'écoulement n'a jamais lieu qu'au milieu des douleurs dont il vient d'être parlé. Ces phénomènes
constans sont accompagnés tantôt d'asthme, tantôt de spasmes
dans les jambes, qui s'étendent jusqu'à la plante du pied, de
perte d'appétit, de goût amer, et de sécheresse de la bouche. La
soif est forte ; si la malade boit beaucoup, la douleur en urinant est moindre. Si elle se retourne d'un côté sur l'autre, elle
ressent une forte douleur dans le vagin, à la paroi antérieure,
correspondant à la partie inférieure de la vessie. Je trouvai cette
partie très-chaude , mais sans nulle altération organique ; le
doigt lui cause la même douleur que celle qu'elle éprouve en

(1) Hygea, vol. II, pag. 167; 1835.

se mettant d'un côté sur l'autre. Les selles sont tantôt régulières, tantôt paresseuses. Propension aux affections hémorrhoïdales. *Nux vomic.* 10 gutt. 3 , *bellad.* 10 gutt. 3 et *pulsat.* 4 gutt. 3, furent prescrites alternativement et à doses répétées ; les douleurs dans la cavité pelvienne en devinrent beaucoup plus modérées et plus rares , de sorte que je pus administrer des substances douces , d'une action plus longue. Je donnai donc *arsen.* 10 gutt. 1 ; et un mois après *spir. sulph.* 10 gutt. 3. Il fut impossible de méconnaître les bons effets de ces deux médicamens : on n'apercevait plus que des douleurs , reparaissant encore à l'époque des règles. *Coccul.* 4, gutt. 3, administré plusieurs fois de suite, procura du soulagement, et *calcar. carb.* 10, gutt. 3 , termina la cure, qui dura cinq mois , avec de longues interruptions pendant lesquelles la malade se sentit assez bien. Un an après , précisément à la même époque où l'accès se reproduisait chaque année avec tant de violence , les mêmes phénomènes eurent lieu , mais à un degré modéré. Une seule dose *pulsat.* 4, gutt. 4, suffit pour faire cesser ce léger accès , et la malade reprit ses forces et sa santé , qu'elle a conservées depuis.

1357ᵉ OBSERVATION , PAR LE DOCTEUR SCHWARZE (1).

F., meunier de C., dans la basse Lusace, jeune homme de vingt-trois ans, grand et élancé, blond , d'un caractère doux et bon , s'était toujours bien porté jusqu'à l'âge de dix ans , excepté les maladies d'enfance. Mais il lui était venu alors sur la joue droite près du nez une dartre farineuse qui s'était bientôt élargie et qui avait finalement envahi toute la face jusqu'au cuir chevelu et aux oreilles , malgré les remèdes domestiques ou autres et les bains qu'on lui avait fait prendre. Le malade présentait un singulier aspect avec son visage couvert d'une dartre humide qui s'était séchée et qui présentait une multitude de gerçures. Il se plaignait de tension et de cuissons , au froid, ne pouvait plus se laver qu'avec peine, osait à peine se faire la barbe , à

____

(1) Guérisons homœop., pag. 24 ; 1836.

cause de l'exacerbation des douleurs. Du reste, il se portait fort bien.

Je lui fis prendre, le 5 janvier 1831, *tr. sulphur.* 12 gutt. 1, dose que je répétai le 15. A la fin du mois, le seul changement qui se fût opéré, c'était une augmentation des cuissons surtout au froid. J'administrai le 3o janvier et le 14 février, *graphit.* 3o gutt. 1. A la fin du mois, quelques petites parties de la dartre se détachaient au front et aux joues, et bientôt il en tomba de plus grandes du nez et du menton. Les places découvertes étaient excessivement sensibles au froid et lui causaient une tension douloureuse.

Je continuai l'administration de *graphit.*, et la guérison fit nouveaux progrès jusque vers la fin d'avril, où les dartres étaient à moitié guéries. Mais tout à coup l'amélioration resta stationnaire, et une nouvelle dose *graphit.* resta sans effet. Je répétai donc *tr. sulphur.* 12, que je laissai agir huit jours, après quoi je lui fis prendre de nouveau *graphit.* Cinq semaines après, la dartre était guérie sur tout le visage, excepté les paupières et la bouche. Ce reste de maladie céda à deux doses *silic.* 3o gutt. 1, en trois semaines, et depuis quatre ans, le malade est resté bien portant, à ce que m'a dit sa sœur.

1358ᵉ **OBSERVATION, PAR LE DOCTEUR SCHWARZE** (1).

Un jeune homme de vingt-deux ans, de taille moyenne, blond, pléthorique, à la mine florissante et au tempérament vif, qui n'avait jamais été malade, qu'il sût, à l'exception de quelques saignemens de nez, souffrait depuis quelques années d'un exanthème qui s'était étendu sur toute la face, mais surtout sur le front, et qui consistait en petits boutons, élevés, rouges, pruriteux, quelquefois cuisans, de la grosseur d'un grain de millet, et entourés d'un aréole rouge.

Il m'assura qu'il menait le genre de vie le plus simple et qu'il s'abstenait de toute boisson échauffante.

Il avait déjà pris souvent des pillules purgatives et de la tisane

(1) Guérisons homœop., pag. 25; 1836.

dépurative, mais sans résultat, et, depuis six mois, il avait perdu la plus grande partie de ses cheveux.

Je le traitai depuis le 25 janvier 1833 jusqu'au 19 février par *rhus*, sans succès, et je lui prescrivis en conséquence, le 26, *marum* 9 gutt. 1, une dose tous les six jours jusqu'au 21 mars. Ce remède n'opéra pas non plus d'amélioration bien remarquable.

Je lui donnai donc *bovist.* 9 gutt. 1, tous les huit jours. Au bout de quelques semaines, diminution de l'exanthème plus visible sur les joues et le nez que sur le front.

Dès lors je ne répétai la dose qu'autant que la guérison paraissait s'arrêter, et le remède avoir cessé d'agir, ce qui arrivait toujours entre le neuvième et le douzième jour. Je continuai ainsi jusqu'à la fin de juin, où l'exanthème disparut.

La chute des cheveux s'arrêta pendant la cure; mais, ceux qui étaient tombés ne revenant plus, je prescrivis *acid. nitr.* 24 gutt. 1, tous les quinze jours. Au bout de deux mois de traitement, la tête du malade était couverte d'une foule de petits cheveux.

1359ᵉ OBSERVATION, PAR LE DOCTEUR GROSS (1).

Un jeune homme d'environ trente ans, d'une constitution robuste et replète, m'écrivit la lettre suivante :

« J'ai une dartre qui s'étend sur tout mon visage, et qui se montre surtout lorsque je me suis échauffé. Ma figure se couvre alors de taches rouges qui se transforment en écailles blanches, qui me causent des picotemens, des cuissons et des démangeaisons ; quelquefois mes paupières en sont tellement couvertes que je ne puis pas voir. Je souffre en outre d'une grande faiblesse d'estomac, d'aigreurs, d'éructations, de flatuosités, de gonflemens, et même de constipation et de demangeaisons cuisantes à l'anus ; mon sang est agité, brûlant ; j'ai des battemens de cœur, quelquefois des douleurs dans le dos ; enfin mes nerfs sont excessivement irritables.

(1) Archives homœop., vol. XV, cah. 3, pag. 36; 1836.

Depuis ma jeunesse je n'ai cessé d'avoir des maladies de peau. Enfant, j'ai eu la teigne; à quatorze et à vingt-et-un ans; un exanthème au visage. A dix-sept, j'en avais eu un aux mains, ainsi que de petites excroissances sur la peau, semblables à des verrues. Elles ne me causaient alors aucune douleur; mais elles n'ont cessé de croître d'année en année en nombre et en grosseur. A vingt-cinq, j'ai essayé de les faire disparaître au moyen d'un remède extérieur; mais dix à douze jours après, elles se sont changées en cette dartre au visage, dont je n'ai pu me guérir jusqu'à présent. J'ai pris de la tisane dépurative, du soufre, du graphite et même du mercure; mais je n'ai pu le continuer que six jours parce qu'il me donnait de violentes diarrhées. J'ai passé aussi six semaines à Carlsbad l'année passée, et je fus délivré pendant plusieurs mois de ma dartre, qui est toutefois revenue depuis long-temps. Ma constipation a diminué depuis que j'ai fait usage de bains de Carlsbad; mais mon estomac est toujours aussi faible. »

Je fis prendre au malade huit doses *arsen. alb.* 30, une toutes les quatre-vingt-seize heures dans une demi-tasse d'eau. Je reçus bientôt la lettre suivante :

« Mon état est encore le même en général. Je dois vous dire, en outre, que tous les mets gras, ainsi que les fruits cuits, me donnent des aigreurs et des glaires; la plupart des légumes, de violentes flatuosités. Mes selles sont maintenant très-irrégulières; je n'en ai quelquefois une qu'après quarante-huit heures, encore est-elle très-dure le plus souvent. Après avoir mangé, je me trouve toujours dans un grand état d'irritation : mon pouls pendant quelques secondes bat vite et violemment. Ce n'est que lorsque ma digestion est parfaitement faite, que je me trouve assez bien. Je ne puis rester assis que peu de temps, parce que bientôt je sens mon sang se porter à la tête et me causer souvent alors des maux de tête et des vertiges. Quant à la dartre, elle n'a pas encore disparu; mais depuis peu il m'est revenu quelques verrues sur les mains, qui, comme auparavant, ne me font aucune douleur. »

Quel médecin n'aurait pas reconnu que les dartres sont du

nombre des maladies les plus opiniâtres ! Heureusement on peut
toujours dire, quand il y a des particularités aussi caractéristiques, qu'elles indiquent d'autant plus sûrement les remèdes
convenables. Que les verrues jouassent un grand rôle dans cette
maladie, je le savais depuis long-temps ; mais je fus affermi
dans mon opinion en apprenant que l'arsenic avait fait reparaître les verrues sur les mains. Je crus donc ne rien avoir de
mieux à faire que de venir au secours de la nature, et je prescrivis au malade une dose *thuja occident.* toutes les quatre-
vingt-seize heures. La première fois, je lui en fis prendre une
demi-goutte ; les cinq autres, quelques petits globules. Les
verrues disparurent de nouveau, et avec elles la dartre qui ne
causait plus alors aucune douleur. Mais le malade se plaignait
encore de mauvaises digestions, et de flatuosités qui lui montaient dans la poitrine et lui coupaient la respiration. Comme la
dartre me paraissait être la principale cause de ces souffrances, je lui administrai encore une dose *thuja.* Je n'ai rien
appris sur le résultat.

1360ᵉ OBSERVATION, PAR LE DOCTEUR GROSS (1).

J'ai guéri promptement une espèce d'éruption dartreuse sur
le dos des mains d'un jeune homme, la quelle s'étendait toujours
davantage et lui causait des demangeaisons, des cuissons, en la
lui faisant laver quelquefois avec *laches.* 30 gutt. 10 dans ℥ij *aq.*
dist., mélé à un peu d'esprit-de-vin.

1361ᵉ OBSERVATION, PAR LE DOCTEUR BIGEL (2).

La fille d'un très-grand seigneur, âgée de treize ans, avait
joui depuis sa naissance jusqu'à l'âge de neuf ans d'une bonne
santé, qui fut momentanément interrompue par les tributs de la
variole et de la rougeole, imposés à l'enfance. Cette dernière

(1) Archives homœop., vol. XV, cah. 3, pag. 48; 1836.
(2) Archives de la médecine homœop., vol. V, pag. 64 ; 1836.

maladie avait laissé sur les joues une légère dartre farineuse plus nuisible à la beauté qu'à la santé. Lorsque la démangeaison qui quelquefois s'y faisait sentir, devenait incommode, on faisait prendre deux ou trois bains qui en faisaient raison. Transportée des régions les plus froides dans le climat brûlant de la Perse, où des nuits très-fraîches succèdent à des jours ardens, elle y contracta un refroidissement qui prit toutes les formes d'une inflammation du bas-ventre. La saignée générale et locale, les lavemens émolliens, le calomel et la friction mercurielle mirent promptement la malade hors de danger ; mais le bas-ventre resta plus volumineux du côté droit, un peu au dessus de l'aîne, où résidait une sensibilité douloureuse qui ne supportait aucune pression ; il s'y joignit une constipation opiniâtre qui ne cédait qu'aux clystères et à de doux laxatifs. La malade passa ainsi une année sans recevoir de la médecine d'autre service que la palliation de son mal. Ramenée dans le climat froid où elle est née, elle y rapporta son affection devenue chronique. Un refroidissement ou toute autre cause lui rendit son acuité première. On vit reparaître tous les accidens qui avaient caractérisé sa première invasion. Même traitement, même succès, mais toujours incomplet, c'est-à-dire que l'affection, redevenue aiguë, repassait à l'état chronique que j'ai décrit, avec addition d'un paroxysme de vomissement qui revint périodiquement chaque mois. C'est en vain qu'on administra tous les remèdes sédatifs, ils étaient incontinent rejetés, ainsi que les alimens et les boissoins. D'abondantes hémorrhagies nasales répétées presque à chaque vomissement, vinrent compliquer cette maladie, ajouter aux anxiétés des médecins, aux craintes de la famille. Dans cet état d'inefficacité de tous les remèdes, on eut recours aux sangsues appliquées sur la région de l'estomac, qui, comme par enchantement, calmèrent tous les accidens. La malade sortit de là tranquille, mais très-affaiblie, tant par l'inanition que par une perte de sang et de sueur. Ainsi se passa encore une année, marquée chaque mois par le retour périodique des accidens ci-dessus décrits, et dans leurs intervalles par une faiblesse croissant avec les paroxysmes, et la permanence du gonflement et de la douleur fixe au côté droit du bas-ventre : telle était la situation de la malade lorsqu'elle me fut confiée.

Quoiqu'il y eût de la témérité peut-être dans cette entreprise, je tentai la cure ; en voici le résultat :

Il était évident pour moi que cet appareil de symptômes plus ou moins graves, toujours calmés, jamais anéantis, couvrait une cause cachée, miasmatique, méconnue par le peu d'importance qu'on leur accordait au conseil du diagnostic ; j'ai presque dit l'oubli dans lequel on l'avait laissée. J'ai dit plus haut que la malade portait sur les joues une dartre farineuse dont on calmait l'irritation, que l'on faisait même disparaître, par l'usage des bains.

Le passage d'un climat froid à un climat chaud ayant donné plus de gravité à cet exanthème, on recourut plus fréquemment aux bains ; d'ailleurs si agréables, si bienfaisans dans les régions chaudes. L'éruption ayant disparu, on se félicita d'une guérison offerte en quelque sorte par la main du plaisir. C'est au sein de ce bonheur perfide qu'éclata la maladie dont j'ai tracé le tableau. Il ne vint à l'idée de personne que la rétrocession de cet exanthème pouvait n'être point étrangère à cet événement.

Après un des paroxysmes de vomissement terminé comme d'habitude par l'application des sangsues sur l'épigastre, je recueillis tous les symptômes survivant à cette période. Faiblesse générale, pâleur extrême, appétit médiocre, langue pure, point de soif. Le côté droit du bas-ventre est élevé sans dureté, et douloureux, surtout quand on le comprime. Constipation opiniâtre. Le sommeil long et paisible ; le caractère, naturellement doux, est devenu irascible, quinteux, la tête est souvent douloureuse du côté droit. C'était toujours par la narine droite que se faisait l'hémorrhagie. La peau de toutes les parties du corps était pure et sans tache. Après avoir réglé le régime, je songeai à combattre la constipation, dont la présence devait influencer l'estomac, ainsi que l'engagement latéral du bas-ventre. *Nux vomic.* et *ellebor.* alternés en triomphèrent en quelques jours. Cet événement fut suivi d'un surcroît d'appétit, d'une augmentation visible des forces et d'une diminution marquée de la douleur de côté. Dès lors je pus me flatter de l'espoir que les paroxysmes mensuels seraient anéantis, ou tout au moins palliés ; le temps de leur apparition approchait.

On m'avait appris que leur approche s'annonçait par l'exacerbation du mal de tête, de la douleur du ventre et un surcroît d'irascibilité dans l'humeur. Le pouls me découvrait quelque stricture de l'artère ; je savais que l'hémorrhagie nasale, qui reparaissait de temps à autre dans l'intervalle des paroxysmes, les accompagnait fidèlement. C'en fut assez pour me déterminer à donner *aconit.*, qui répondait à ces symptômes. Il fut administré vingt-quatre heures avant le retour de l'accès, qui n'eut pas lieu. Le vomissement s'établit le lendemain, immédiatement après le déjeuner. Appelé sur l'heure, je donnai à la malade *nux vomic.* 3o, et lui interdits toute boisson et tout aliment. Cette prescription était fondée sur la remarque que toute ingestion blessait mécaniquement la sensibilité de l'estomac. Je défendis également toute espèce de mouvement, qui, toutes les fois qu'il avait lieu, provoquait la nausée. Ainsi condamnée à l'inaction et à l'immobilité, la malade fut délivrée au bout de vingt-quatre heures de ses vomissemens. Une très-courte hémorrhagie nasale parut dans cette période. Le ventre, constamment serré dans chacun des paroxysmes antérieurs, non seulement resta libre dans celui-ci, mais encore fournit plusieurs évacuations. C'était avoir beaucoup obtenu que d'avoir amené cette période, ordinairement si longue et si affaiblissante, à une durée plus courte, dégagée de pertes de sang et de suc gastrique. Aussi la convalescence fut-elle rapide. Le lendemain, la malade avait repris son train de vie ordinaire ; cependant je ne pouvais me dissimuler que la maladie subsistait encore dans toute son intégrité. Le symptôme périodique du vomissement, tout menaçant qu'il était, était loin de la constituer. Elle gisait tout entière dans l'engagement du bas-ventre, toujours rénitent, toujours douloureux. J'employai tout l'intervalle d'un paroxysme à l'autre à le combattre avec *baryt.* et *hepar sulphur.*, alternés, le premier remède à la dose 3o, le second à la dose 3. C'est à leur action sans doute que je dus le bonheur de voir le futur paroxysme ne revenir que beaucoup plus tard, c'est-à-dire au bout de cinquante-quatre jours, et avec plus de douceur. Il fut composé de deux vomissemens et d'une faible hémorrhagie nasale.

Cependant la tumeur ventrale décroissait à vue d'œil; la douleur était moins vive, avec de longues intermittences. La constipation avait disparu, et l'embonpoint de la malade promettait une prompte guérison. Après avoir répété deux fois *baryt.* et *hepar sulphur.*, je passai au *calcar. carb.*, reconnu si efficace dans les affections scrofuleuses. Il fut administré à la dose 3o, en rapport avec l'impressionnabilité de la malade, visiblement dénuée. L'effet en fut si heureux, que le paroxysme mit deux mois à reparaître, composé seulement d'une évacuation sans hémorrhagie. La malade ne fut point obligée de s'aliter. Après trois semaines de l'action de ce remède, je revins à *baryt.* et *hepar sulphur.*, qui terminèrent la cure. La mère de cette demoiselle, à laquelle on avait conseillé les eaux de Marienbad, emmena sa fille avec elle, avec prescription de ma part de lui en faire boire.

1362ᵉ OBSERVATION, PAR LE DOCTEUR ROMIG (1).

Un groupe de petites ampoules de la grosseur d'une tête d'épingle, serrées, avec une aréole rouge, sur la joue gauche près de l'œil et de l'angle de la bouche, à droite sur le cou, avec rougeur des joues tirant sur le bleuâtre et fortes douleurs de refroidissement, a été guéri dans deux cas par *dulcam.* 1/3o.

1363ᵉ OBSERVATION, PAR LE DOCTEUR SCUDÉRY (2).

Me trouvant pour affaires à Scaletta, à seize lieues de Messine, il se présenta pour me consulter la fille de A. Zagami, jeune enfant de douze ans, ayant la figure toute couverte d'une espèce de teigne, exanthème commencé depuis quarante jours

(1) Archives homœop., vol. XV, cah. 3, pag. 156; 1836.
(2) Archives de la médecine homœop., vol. V, pag. 378; 1836.

environ, et qui aurait d'abord envahi le front et était descendu
sur tout le masque. Voilà son portrait : la figure tout entière et
les bords du cuir chevelu, excepté la portion occipitale, toute
couverte par une épaisse croûte tuberculeuse et couleur de café.
Elle était enflée surtout vers les paupières, les lèvres, les narines et les oreilles, ce qui donnait à la malade un aspect mons-
trueux semblable à l'éléphantiasis des Grecs. En détachant un
lambeau de la dartre, l'intérieur était rouge et rempli d'une
sérosité diaphane qui s'épaississait en découlant. Les yeux
étaient fermés par les paupières gonflées, un peu rouges à l'intérieur. Les narines, gonflées aussi, laissaient couler une mucosité
fétide, la bouche produisait aussi une abondante salivation. Mal
de tête, surtout la nuit ; agitation et insomnie ; douleur tensive
et prurigineuse à la figure. En lui recommandant la diète homœopathique, je lui laissai deux doses *rhus toxic.* 3/30, à
prendre de trois en trois jours. Je lui donnai aussi *arsen.* 2/30
à prendre après huit jours en cas de non-guérison. Après dix
jours, elle vint à Messine et se présenta à ma consultation. Je
fus surpris de voir une belle figure, très-peu de jours auparavant cachée sous une maladie si hideuse. Je la reconnus seulement à de grandes taches rouges qui lui restaient encore sur la
figure et qui ne disparurent qu'après un mois. Elle m'apprit que
trois jours après avoir pris la première dose *rhus*, ces grandes
croûtes avaient commencé à se dessécher et peu de temps après,
à se détacher à grandes plaques.

1364e OBSERVATION, PAR LE DOCTEUR BURDACH (1).

Dans un cas opiniâtre de herpès universel chez un enfant d'un
an, *psorin.* 3/30 à doses répétées, fit tomber toutes les croûtes
et sécher en partie la peau, tout en diminuant considérablement
l'agitation. Cependant, comme il restait encore plusieurs places
suintantes et pruriteuses, je donnai, à des intervalles convenables, quelques doses *lycopod.* La première : *lycopod.* 30 gutt. 1,

(1) Gazette homœop., vol. VIII, pag. 5 ; 1836.

diminua sur-le-champ le prurit, et il s'établit une desquamation furfuracée.

1365e OBSERVATION, PAR LE DOCTEUR ELWERT (1).

Guillaume Heimberg de Bierbergen, âgé d'à peu près vingt-six ans, souffrait depuis quatorze ans sans interruption d'une éruption croûteuse aux reins, qui suppurait en plusieurs endroits. Il s'était administré à lui-même des remèdes de toute espèce. Il éprouvait à la partie malade des démangeaisons qui augmentaient le soir.

Le 2 mars, je lui donnai une dose *sulphur* 6/20. Il en prit ainsi cinq, tous les cinq jours une, et le 1er avril il allait mieux. Je continuai donc, et il en prit quatre autres 20. Le 3 juin, il était et resta parfaitement guéri.

1366e OBSERVATION, PAR J. K. (2).

Un jardinier du comte C. fut atteint, en travaillant dans le jardin, d'un exanthème sur le dos de la main droite, qui était tout enflée et dont il lui était impossible de se servir. Cet exanthème consistait en grosses pustules rouges, un peu élevées, entourées d'une aréole inflammatoire, et lui causait de violentes cuissons. Je lui donnai *arsenic.* 1/30. Le lendemain et le surlendemain, la main avait repris sa forme naturelle, et l'exanthème avait disparu, ainsi que les douleurs.

1367e OBSERVATION, PAR M. N. (3).

Un homme robuste de quarante-sept ans me fit appeler au sujet de la maladie suivante : Il avait une grosseur sensible, recouverte d'une pellicule bleuâtre, couleur de perle, dans le pharynx sur l'amygdale gauche. L'amygdale elle-même était un peu

(1) Gazette homœop., vol. VIII, pag. 122; 1836.
(2) *Ibid.*, pag. 234.
(3) *Ibid.*, vol. IX, pag. 93; 1836.

rouge, ainsi que le voile du palais jusqu'à la luette. Toutes ces parties étaient chargées d'une matière visqueuse blanche et lui causaient une distension accompagnée d'élancemens, surtout lorsqu'il avalait, parlait ou riait. En la touchant avec une sonde, je trouvai la tumeur élastique, peu molle, peu sensible, presque sèche. L'état général du malade ressemblait parfaitement à ce que le D. Knorre a décrit dans la Gazette homœopathique, vol. 6, pag. 24, et appelé dartre gonorrhoïque. A quel titre? C'est ce que je ne déciderai pas; car ni la cause de la maladie ni sa guérison ne me l'ont appris.

Lorsque le malade s'adressa à moi, il était déjà souffrant depuis plusieurs semaines et avait employé divers remèdes domestiques qui avaient tellement empiré son état qu'il s'était vu forcé enfin de recourir à moi, à ce que je supposai. Je lui fis prendre quatre doses *mercur. viv.* 4, une soir et matin.

Le troisième jour, les élancemens et la pression avaient cessé, la rougeur avait diminué; mais la grosseur était toujours aussi considérable. Je renouvelai deux fois le même remède. Enrouement, sommeil agité, fièvre le soir, salivation assez forte. Quoique l'enflure me parût moins grosse, je lui donnai *acid. nitr.* 6, six doses, une tous les deux jours. Cet acide parut d'abord produire d'heureux effets; mais après la troisième répétition, le mieux rétrograda. Toutes les dents lui faisaient mal; il éprouvait un sentiment de cuisson dans l'estomac, et avait une diarrhée accompagnée d'épreintes. *Sulph.* 30, administré pendant trois semaines, une dose tous les trois jours, puis tous les quatre, opéra quelque amélioration dans les symptômes accessoires; mais le mal principal resta dans le même état; l'inflammation paraissait même s'étendre davantage. *Thuya* 15 sembla, au bout de quinze jours, produire quelques effets favorables; mais cela ne dura pas long-temps. *Mercur. sublim.* 15, deux fois par jour, n'avait rien opéré au bout de dix jours. *Thuya* 15 gutt., deux fois par jour, resta également sans effet, quoique j'eusse fait humecter l'endroit malade avec *tinct. thuya.* Je revins donc à *mercur. sublim.* 4 gutt., tous les jours, qui produisit quelqu'amélioration; mais la salivation me força d'administrer chaque jour deux doses *acid. nitr.* 6; les douleurs diminuèrent en partie. Pression plus forte dans le cou, diarrhée, lèvres enflées, grand abattement, agitation la nuit. Le malade, impatienté par la lenteur de la guérison, eut l'idée de se brûler assez fortement, à ce qu'il me parut, avec de la pierre infernale. Inflammation violente, douleur et enflure de toutes les parties molles de la bouche et du gosier, fièvre, difficulté d'avaler, telles furent les suites de son imprudence. Quelques doses *aconit.* 15, toutes les une ou deux heures, des gargarismes d'eau tiède et de lait, le guérirent en trois ou quatre jours de ces nouvelles souffrances. *Bellad.* 10/30, deux fois par jour, pendant six jours, le soulagea beaucoup; mais son état empira ensuite. *Ozænin.* 10/30, une dose tous les matins pendant six jours, produisit des effets si heureux, que je renouvelai la dose avec un égal succès; mais à la troisième répétition du remède, l'espoir que j'avais conçu disparut de nouveau. Il lui vint sur l'amygdale droite une grosseur pareille à celle qu'il avait sur l'amygdale gauche et couverte comme celle-ci d'une pellicule bleuâtre. *Aurum* 6 soir et matin n'ayant rien produit au bout de six jours, j'admistrai *sabadilla* 12, une dose tous les jours, qui opéra une amélioration sensible d'abord, mais qui bientôt resta sans effet, ainsi que *ozænin.* *Lachesis* 30, tous les quatre jours, n'avait pas fait faire un pas à la guérison au bout de seize jours. *Zincum* empira l'état du malade, en sorte que je lui fis prendre de nouveau *mercur.* 4, cette fois avec succès. *Carbo animal.* 18 et *calcar.* 18, tous les trois jours, ne produisirent rien. Les symptômes suivans se déclarèrent à la suite de la seconde dose *silic.* 18, administrée tous les huit jours. Vertiges, rétrécissement du côté droit du visage, en sorte que les lèvres ne se posaient pas exactement les unes sur les autres et que le malade ne pouvait se faire comprendre qu'avec peine; grande inquiétude, perte de la mémoire, salivation, insomnie, distorsion du visage. Un messager vint m'annoncer en toute hâte cette hémiplégie.

Je m'empressai d'envoyer *spirit. camphor.* et *spirit. nitr. æther.*, à faire respirer au malade, et j'eus le plaisir deux jours après d'apprendre que tous ces symptômes menaçans avaient disparu. *Silicea* n'a pas exercé non plus peu d'influence sur le mal de gorge;

la tonsille droite paraissait être revenue à l'état normal et la gauche un peu diminuée. J'administrai successivement *aurum, zincum, ozaenin, acid. nitr.*, etc., (je n'osai pas essayer encore une
fois *silicea*), et ces remèdes n'ayant fait faire aucun progrès
à la guérison, je donnai *laches*. 3o, d'abord toutes les deux heures, puis de plus en plus rarement. Je lui en fis prendre ainsi 21
doses à des intervalles de plus en plus longs, et ce fut ce médicament qui parvint à guérir petit à petit cette maladie opiniâtre.
Il y a trois mois déjà que j'ai cessé le traitement, et dès lors le
malade n'a pas cessé de jouir d'une bonne santé.

1368ᵉ **OBSERVATION, PAR M. N.** (1).

Une jeune fille de quinze ans, qui n'avait pas encore ses règles,
aux joues rouges, à la constitution robuste, vit venir sur sa lèvre supérieure du côté gauche de petits abcès qui, en quelques
jours, se couvrirent de croûtes et lui causaient de violentes démangeaisons. Elle ne fit rien pour se guérir; mais cette efflores-
cence ne cessant de s'étendre et ayant gagné enfin la moitié de
son visage, ses parens inquiets lui firent prendre différens remèdes domestiques, mais en vain. Enfin ils me firent appeler. Trois
doses *arsen*. 3o, une chaque jour, suffirent pour guérir cette croûte
serpigineuse. La guérison fut complète, puisque depuis deux ans
il ne s'est pas présenté un seul indice de cette maladie.

1369ᵉ **OBSERVATION, PAR M. N.** (1).

Un homme de trente-six ans, non marié, qui ne se souvenait
pas d'avoir jamais été malade, fut envoyé en qualité de secrétaire
de chancellerie dans un pays étranger où il se trouvait mieux sous
tous les rapports que dans sa patrie. Après s'y être parfaitement
bien porté pendant un an, il fut atteint d'une éruption mordicante au visage, qui le tourmentait beaucoup et ne lui laissait de
repos ni jour ni nuit. Il consulta des médecins allopathes qui cru-

(1) Gazette homœop., vol. IX , pag. 108 ; 1836.
(2) *Ibid.*

III.   22

rent devoir chercher la cause de cette maladie dans la syphilis et qui le traitèrent long-temps par le mercure. Mais le mal, loin de diminuer, ne fit que s'étendre davantage. Tout son visage se couvrit d'abcès qui répandaient une odeur si désagréable que le malade n'osait plus sortir. Désespéré, il m'écrivit en me suppliant de venir à son secours, si cela était encore possible. Il regardait comme la cause de sa maladie le cidre dont on buvait dans ce pays. Je lui envoyai six doses *arsen.* 10/30, à prendre tous les trois jours une. Quinze jours après, j'appris qu'il était parfaitement guéri.

1370ᵉ OBSERVATION, PAR LE DOCTEUR MUHLENBEIN (1).

Un homme de trente-neuf ans souffrait de dartres humides sur tout le corps, mais particulièrement aux jambes. On m'appela le 3o janvier 1836, et je trouvai les symptômes suivans :

Il prenait tous les ans les bains de mer à cause de la faiblesse de ses nerfs, et depuis la dernière fois, les dartres s'étaient étendues surtout aux jambes. Il en avait aussi sur les bras et le ventre; mais c'étaient celles des tibias qui suintaient le plus. Il y éprouvait des démangeaisons et des brûlures ; souvent le soir, accès d'angoisses. Sommeil bon en général, mais souvent interrompu par les démangeaisons des dartres. Douleurs hémorrhoïdales. Depuis plusieurs années, nodosités à l'anus. Il avait eu aussi une fois des fics au pénis, et dans son enfance, une légère teigne. Les dartres des jambes avaient un aspect rouge-brun ; quelques places suintaient, il y avait même de petits trous sur le tibia. Il avait aussi sué auparavant des pieds; mais la sueur n'avait pas une mauvaise odeur. Toutes les autres fonctions à l'état normal. Son père, son oncle et son frère souffraient également de dartres.

Je lui fis prendre, le 3o janvier 1836, six doses *tr. lachesis* 3o gutt. 1, une tous les cinq jours le soir. Les plaies se fermèrent et l'état des dartres s'améliora. Le 2 mars, je lui donnai *tr. graphit.*

___

(1) Gazette homœop., vol. IX, pag. 214; 1836.

i5 gutt. 1, quatre doses, une tous les sept jours, le soir. La guérison fit de nouveaux progrès.

Le 6, le malade allant bien, je répétai *graphit.* et je lui permis,
sur sa demande, de boire quelque temps d'une tisanne de *genista.*

Le 3o juillet, il vint me voir. Non seulement il se sentait parfaitement bien à l'intérieur ; mais il n'éprouvait plus la moindre
incommodité de ses dartres , et se regardait comme guéri. Je ne
partageais point son opinion; car la peau des jambes était encore
un peu furfuracée et n'était pas encore parfaitement pure ; du
reste, les taches foncées en avaient entièrement disparu, et il n'y
ressentait plus de démangeaisons.

1371ᵉ OBSERVATION, PAR LE DOCTEUR CLAYVAS (1).

Josette F. , âgée de dix-neuf ans, contracta la gale dans le
courant de sa douzième année et fut traitée par des pommades
en friction qui firent disparaître l'éruption , de manière que la
fille parut être délivrée de cette maladie. Cependant il survenait
toujours quelques boutons parsemés sur la peau , avec prurit
dans les membres, sans que les parens soupçonnassent l'existence réelle voilée de la gale qu'on croyait guérie.

En janvier 1835 , le nez de Josette devint le siége d'une inflammation érysipélateuse qui fut combattue par des purgatifs,
des fumigations et la diète. Ce traitement parut influer en bien,
quoique le nez conservât toujours un peu de rougeur et de tuméfaction. Cet état se prolongea jusqu'en mai, où des croûtes
commencèrent à se former dans la cavité nasale et allèrent tellement en augmentant, que les parens, croyant à l'existence d'un
cancer, réclamèrent mes soins pour le combattre. Après avoir
pris connaissance des antécédens , je les rassurai sur le mal qui
les épouvantait, leur disant que j'allais délivrer leur fille d'une
gale qui ne l'avait point quittée. Le traitement fut commencé, le
15 juin 1835, par *lycopod.* , qui, après quelques jours, procura
une éruption générale. Tout le corps était chargé de boutons ,

(1) Bibliothèque homœop., vol. VI , pag. 161; 1836.

la figure et les paupières n'en furent pas exemptes. Le 23, *thuja*
parut encore donner à l'éruption une nouvelle force, tandis que
le nez allait sensiblement en s'améliorant. Le 3o, une dose
graphit. fut le dernier moyen employé, et le 10 juillet, il ne
restait aucune trace de la maladie.

1372ᵉ OBSERVATION, PAR LE DOCTEUR SCHULER (1).

L'inspecteur Sch., respectable pasteur de H., avait déjà
souffert de dartres pendant ses études. Long-temps il s'était
fait traiter allopathiquement, mais sans succès. Il vivait dès lors,
comme toujours, sobrement et régulièrement, mais ne prenait
plus de remèdes. A l'âge de soixante-deux ans, l'exanthème qui
lui couvrait les avant-bras, devint de plus en plus incommode,
bien que l'état général de sa santé n'en fût pas troublé, et il
désira se délivrer enfin de ce mal chronique. Séduit par les merveilles qu'on publiait des cures d'eau, il s'adressa aux hydro-
pathes, dont il suivit le traitement pendant neuf mois. L'exanthème se sécha peu à peu, et il se sentit plus de forces ; mais
cette guérison apparente fut de courte durée. Il découvrit que
sa colonne vertébrale commençait à dévier, ce que d'autres
avaient remarqué avant lui, et ce à quoi le traitement allopathique pourrait bien avoir contribué. L'exanthème, chassé de
la peau, se porta sur le bas-ventre. Pression dans l'estomac,
flatulences, constipations, etc. On consulta un allopathe qui
prescrivit une mixtion et des lotions d'eau froide chaque jour.
La courbure de l'épine dorsale augmenta, les douleurs du bas-
ventre devinrent plus sérieuses, permanentes, la force vitale
commença à diminuer, et cet homme, très-actif autrefois, ne
put plus remplir les devoirs de sa charge. Au bout de plusieurs
mois, pendant lesquels on avait continué à lui administrer de
l'eau froide intérieurement et extérieurement, ce qui n'avait
pas empêché les douleurs de croître sans cesse, le médecin de
la maison déclara qu'il devait s'être formé un squirrhe dans les

(1) Archives homœop., vol. XVI, cah. 1, pag. 104; 1837.

organes digestifs. Ce fut dans ces circonstances qu'on eut recours à l'homœopathie. Je fus appelé au mois de juin 1833. Le
malade ne pouvait se lever et marcher qu'avec peine. La courbure de l'épine ressemblait parfaitement à une lordose ; les extrémités inférieures étaient presque paralysées ; aussi le malade
passait-il presque toute sa journée assis. Les symptômes déjà
cités d'une mauvaise digestion se manifestaient surtout après les
repas, principalement par des dégurgitations et des éructations
pénibles. Il ne pouvait manger que peu d'alimens solides, parce
que les douleurs s'exacerbaient aussitôt. Ce qu'il préférait, c'é-
tait une soupe de farine ou de gruau d'avoine claire. Constipation nécessitant l'administration de lavemens. Grande prostration des forces ; mais l'âme conservait toute sa viguenr et paraissait croître en énergie à mesure que le corps s'affaiblissait. Afin
de régulariser le système reproductif, dont le trouble annonçait
la désorganisation, ou au moins de rendre cette désorganisation
moins sensible, je donnai au malade à six heures du soir une
goutte *nux* à la plus haute puissance. Cette première dose produisit
déjà une étonnante amélioration de tous les symptômes. Les
douleurs pendant le temps de la digestion devinrent moins fréquentes et moins intenses. Il eut une selle sans lavement. Mais
les évacuations étaient tantôt vertes, tantôt comme carbonisées.
Cinq nouvelles doses *nux*, administrées tous les deux jours le
soir, n'opérèrent pas avec moins d'efficacité. Le huitième jour,
les dartres reparurent sur les mains ; très-rouges auparavant,
mais toutes pâles alors, elles ressemblaient beaucoup pour la
forme aux herpès pustuleux. Il s'y joignit des démangeaisons
dans plusieurs autres parties du corps, et en même temps les
symptômes intérieurs parurent diminuer d'intensité, puisque le
malade pouvait alors supporter non seulement le bouillon, mais
la viande. Cette métamorphose lui fit un plaisir extrême. Il se
reprochait d'avoir été si long-temps au nombre des adversaires
de l'homœopathie.

1373ᵉ OBSERVATION, PAR LE DOCTEUR SCHULER (1).

Dans le même temps j'avais à traiter une demoiselle qui avait fait disparaître une dartre au moyen d'onguens et à laquelle il était venu une tumeur dure et grosse dans le sein droit, où elle éprouvait parfois des élancemens. Je lui donnai quelques doses *bellad.* L'exanthème reparut, et la tumeur se perdit. Encouragé par ce résultat, je donnai au malade précdent une goutte *tr. bellad.* 3o, qui retint dans de justes bornes les douleurs du bas-ventre, mais qui n'eut aucune influence sur l'exanthème, parce que la force réactive nécessaire manquait. Le mieux se soutint ainsi pendant un mois, et je me décidai alors à attaquer le mal chronique par les antipsoriques. Malheureusement le malade ne put supporter ni *arsen.*, ni *sulphur*, ni *carb. veget.*, ni *calc. carb.*, même aux plus petites doses, parce que ces remèdes exacerbaient les douleurs gastriques, preuve évidente que les organes reproductifs étaient déjà trop attaqués pour pouvoir être guéris. Dans ces circonstances, je me vis réduit aux palliatifs qui eurent au moins pour résultat de faire végéter le malade sans douleur. Ses selles tantôt verdâtres, tantôt noires, me décidèrent à lui faire prendre encore deux doses *lauroceras.* 10. Les affections douloureuses diminuèrent un peu, mais ni la quantité ni la qualité des matières fécales ne changèrent. La vitalité commença dès lors à déchoir de plus en plus par suite des vices du système nutritif ; l'exanthème sécha, la face et les extrémités devinrent œdémateuses, le malade tomba dans le délire et mourut quelques jours après.

1374ᵉ OBSERVATION, PAR LE DOCTEUR SCHULER (2).

L'inspecteur des forêts S. y à Z., souffrait depuis des années d'éruptions cutanées chroniques de différentes espèces. L'allo-

(1) Archives homœop., vol. XVI, cah. 1, pag. 107 ; 1837.
(2) *Ibid.*, pag. 108.

pathie n'avait pu le guérir radicalement , et la maladie, écartée pour quelque temps , n'avait jamais tardé de reparaître. En 1831 , séduit par les éloges qu'on donnait aux cures d'eau , il se soumit à ce traitement avec tant de succès qu'au bout de deux mois , l'exanthème disparut comme par enchantement. Mais sa joie ne fut pas de longue durée. Bientôt il éprouva des malaises continuels ; il perdait journellement de ses forces ; son appétit , excellent auparavant, disparut ; il ressentit des douleurs dans le bas-ventre ; ses selles devinrent irrégulières, tantôt dures , tantôt liquides ; quelquefois même il n'y en avait pas du tout. Il eut recours de nouveau aux allopathes, qui, ne sachant comment vaincre la maladie , envoyèrent le médecin aux bains. Il y dépensa beaucoup d'argent , mais ne recouvra pas la santé. A son retour , il s'adressa à moi sur-le-champ ; car, il se sentait plus mal que jamais. Je m'aperçus de suite de la présence d'un miasme chronique qui n'agissait pas du reste sur sa santé ; mais son teint manifestait déjà clairement une maladie chronique. Il se plaignait surtout des douleurs que lui causaient le bas-ventre et la poitrine. Il avait une toux sèche permanente accompagnée de douleurs asthmatiques. Les fonctions digestives paraissaient dérangées. Peu d'appétit. Pour peu qu'il mangeât, pression dans le cardia, flatulences, selle pénible, dure , marronée, d'un rouge pâle. L'attouchement me fit découvrir une induration de tout le foie. Deux doses *nux* et deux doses *tr. sulphur.* rendirent la toux humide, et le malade éprouva des démangeaisons sur la peau , preuve vivante de la présence de la psore. Les deux remèdes agirent avec efficacité même sur les affections du bas-ventre ; les vents sortirent avec plus de facilité, ainsi que les selles. Je lui fis prendre alors contre l'induration du foie et la couleur jaunâtre , terreuse de son teint, six poudres imbibées de *tr. laurocer.* Non seulement le foie , mais les organes respiratoires devinrent libres. Les démangeaisons qui troublaient son repos la nuit et qui faisaient desquamer l'épiderme, furent diminuées par une infusion de *hedera terrestr.*, dont il but, matin et soir. Pendant tout ce temps , il évacua une urine sédimenteuse qui répandait une forte odeur. Il ne tarda pas à se rétablir , mais comme je ne croyais pas avoir extirpé entièrement la psore, je lui recommandai un homœopathe du voisinage.

1375e OBSERVATION, PAR LE DOCTEUR SCHULER (1).

La fille cadette de M. Fr. qui, ainsi que ses frères et sœurs, n'était pas exempte d'une psore latente, fut atteinte au mois de juillet 1835, d'un exanthème pruriteux sur tout le corps. On fit venir une sage-femme qui prescrivit de la laver souvent avec de l'eau froide. L'exanthème disparut bientôt, mais bientôt aussi se déclara une diarrhée accompagnée d'une toux violente, sèche, menaçant de la suffoquer. On appela le docteur G., adversaire connu de l'homœopathie, qui ne trouva rien à blâmer dans les prescriptions de la sage-femme, et qui ordonna les remèdes nécessaires. Au bout de huit jours, la maladie n'ayant fait qu'empirer, on eut recours à l'homœopathie. Une dose *sulphur* fit reparaître l'exanthème et cesser la toux et la diarrhée. *Lachesis* provoqua la desquamation et guérit la malade.

1376e OBSERVATION, PAR LE DOCTEUR BERNSTEIN (2).

Une jeune fille adulte avait les avant-bras, surtout le dos des mains, couverts de grosses croûtes informes, brunes, en partie suintantes, en partie sèches, sur un fond rouge. Décoctions et frictions n'ayant servi de rien, je donnai *sulphur*, qui fit sécher toutes les croûtes. Une seconde dose, administrée six jours après, les fit tomber par gros lambeaux, laissant sous eux de grandes taches rouges. Une troisième dose, le dixième jour, enleva ces dernières traces de la maladie en huit jours.

1377e OBSERVATION, PAR LE DOCTEUR BERNSTEIN (3).

Un jeune homme de vingt-cinq ans avait depuis son enfance

(1) Archives homœop., vol. XVI, cah. 1, pag. 111; 1837.
(2) Gazette homœop., vol. X, pag. 99; 1837.
(3) *Ibid.*, vol. X, pag. 136.

à la conque de l'oreille gauche une dartre furfuracée rouge.
Cinp ans auparavant, il lui en était venu sur la joue droite une
pareille qui s'était étendue peu à peu. Au mois de mars de l'année précédente, les doigts avaient enflé; il ne marchait qu'avec
peine, et il lui sortait de l'urètre une mucosité blanche. Son médecin l'envoya aux eaux de Tœplitz, d'où il revint plus malade
qu'il n'y était allé; ce que voyant, on lui fit prendre *tr. colchici, sulphur, aur., ant.*, etc., sans plus de succès. Il s'adressa
enfin à moi. L'état présentait les symptômes suivans : Face gonflée, couverte de dartres sales sous lesquelles on apercevait la
grande dartre rouge, furfuracée, de la joue droite et celle de
l'oreille gauche, en partie sèche, en partie humide. Chute des
cheveux aux parties attaquées; yeux ternes, ouïe et mémoire
faibles, dents et gencives vacillantes, couvertes d'une mucosité
sale, exanthème dartreux sec sur ses lèvres, raideur douloureuse des membres, surtout du coude droit et de l'articulation
du genou, enflure des pieds, exacerbation des douleurs la nuit.
Amaigrissement, chaleur le soir avec délire, prostration des
forces avec abattement complet, ulcères profonds, semblables
à des chancres, au gland. Attribuant d'abord cette maladie à la
syphilis et à l'usage du mercure, malgré les dénégations du malade, je lui administrai, le 13 octobre 1835, *sulphur*, que je lui
fis prend e dissous dans de l'eau, tous les jours, laissant seulement quelques jours d'intervalle, toutes les deux ou trois semaines. Le cinquième mois de ce traitement, se montrèrent les
symptômes suivans : Dans la première quinzaine, le malade,
maigre et affaibli, put quitter le lit et se promener dans la chambre, s'appuyant sur un bâton. Les petites dartres sales commencèrent à disparaître ainsi que l'enflure de la face, et la chute des
cheveux s'arrêta. La dartre de l'oreille suintait davantage; celle
de la joue creva et jeta un sang noir; après quoi elle devint
plus pâle. Les croûtes de la tête augmentèrent d'abord, puis
elles disparurent. Les yeux suppurèrent beaucoup, puis devinrent purs et reprirent de l'éclat. De ses oreilles sortit à plusieurs
reprises une matière puante, et la faiblesse de l'ouïe diminua.
De son nez coulait souvent une mucosité épaisse, visqueuse,

glaireuse, mêlée fréquemment à des caillots de sang. Les dents et les gencives se raffermirent. Expectoration fréquente de glaires. Les ulcères des parties génitales se nettoyèrent bientôt, jetèrent beaucoup de pus, et se guérirent tard. Il lui vint dans la région inguinale des bubons, dont l'un, celui du côté gauche, avait la grosseur d'un œuf d'oie, jeta une matière brunâtre, sale, puis se guérit. Sur tout son corps, surtout sur les fesses et les jambes, se formèrent des furoncles de différente grosseur qui guérirent bientôt. Les douleurs dans les membres diminuèrent. De dessous les ongles des doigts sortit une matière purulente ; les mains se couvrirent d'ulcères, la raideur des articulations se perdit (du coude et du genou en dernier lieu), et au mois de décembre, le malade pouvait sortir même la nuit et malgré le mauvais temps. Ses facultés intellectuelles recouvrèrent leur vigueur ; en un mot, son état s'améliora peu à peu, à l'exception de la dartre de la joue, qui plusieurs fois encore jeta un sang noir. Cependant elle finit par diminuer de volume, elle devint plus plate, plus pâle, et même en quelques endroits aussi unie que la peau. Le malade, ravi de sa guérison, bien qu'incomplète, me déclara qu'il ne prendrait plus rien.

EXCORIATION.

1378e OBSERVATION, PAR LE DOCTEUR CROSERIO (1).

Le petit Joseph Barr..., huit jours après sa naissance, avait des écorchures aux plis du col, des aines, des jarrets et des aisselles.

Il s'agitait et criait continuellement quoiqu'il prît bien le

(1) Journal de la médecine homœop., pag. 48 ; 1834.

sein et exécutât toutes ses autres fonctions d'une manière régulière.

Le 12 septembre, je lui mis sur la langue la dose ci-dessus indiquée, de teinture de soufre, administrée le matin. L'enfant devint plus tranquille quelques heures après, et le 14 il ne restait plus de traces de ses écorchures.

1379ᵉ OBSERVATION, PAR LE DOCTEUR CROSERIO (1).

La petite Eugénie Mart..., âgée de quatre mois, grosse et grasse, nourrie par sa mère, était coupée dans tous les plis de sa peau, qui était très-fine. On avait inutilement employé la plus grande propreté et les poudres absorbantes, l'écorce de chêne, etc., etc. La mère, habituellement constipée, jouissait, du reste, ainsi que l'enfant, d'une bonne santé; mais, dans l'espoir d'avoir un peu de repos en procurant la guérison de son nourrisson, elle se soumit facilement au régime homœopathique, et prit deux globules de *tinct. spirit. sulphur.* trentième atténuation, le matin du 25 octobre, à jeun.

Le 27, la petite fille paraissait beaucoup moins souffrante, les coupures étaient moins rouges et moins humides.

Le 2 novembre, elles étaient entièrement guéries. Ni la nourrice ni l'enfant n'éprouvèrent aucun autre effet sensible. La mère ressentit, le quatrième jour, un peu de remuement de ventre suivi de deux selles molles diarrhéiques.

Depuis ce temps, ses évacuations alvines se sont régularisées, et elle supporte beaucoup plus facilement les fatigues de sa nourriture.

1380ᵉ OBSERVATION, PAR LE DOCTEUR KNORRE (2).

J'ai plusieurs fois vu cette affection très-étendue chez de petits enfans. Derrière les oreilles, au cou, sous les bras, à la région inguinale, entre les cuisses, la peau était largement exco-

(1) Journal de la médecine homœop.; pag. 48; 1834.
(2) Gazette homœop., vol. VI, pag. 20; 1835.

riée, fort rouge et suintante, çà et là couverte d'une épaisse sérosité puriforme, de mauvaise odeur. Une à deux doses *tr. sulphur.* procuraient la guérison en peu de jours.

1381ᵉ OBSERVATION, PAR LE DOCTEUR HARTMANN (1).

On ne peut guère se dispenser d'administrer *merc. solub.* dans les cas d'excoriation chez de petits enfans, si le siége du mal est non seulement dans les plaies qui lui sont propres, c'est-à-dire dans celles où la peau forme des plis, comme aux aisselles, aux parties génitales, etc.; mais aussi dans d'autres parties du corps, en sorte que la chair ressemble à un morceau de chair crue.

Merc. solub. 12 rend dans ce cas tous les services qu'on est en droit d'en attendre. Rarement il est nécessaire de répéter la dose.

EXOSTOSE.

1382ᵉ OBSERVATION, PAR LE DOCTEUR SCHULER (2).

Un montagnard du Harts avait été infecté de la gale en 1813. Il l'avait fait disparaître au moyen d'onguens; mais ce n'avait pas été pour long-temps, et, sur le point de se marier, il s'était adressé à un barbier qui lui avait promis de l'en guérir radicalement. Il lui avait donc donné un onguent gris qui avait fait disparaître de nouveau l'exanthème, mais non sans que la robuste constitution de ce jeune homme s'en ressentît. Il se plaignait surtout de pesanteur pénible et d'affections douloureuses de différentes espèces, sans être cependant précisément malade. Tous les remèdes étant inutiles, ses parens lui persuadèrent qu'un changement d'air lui ferait du bien, et il partit effectivement

(1) Sur l'Aconit, la Bryone et le Mercure, vol. II, pag. 101; 1835.
(2) Correspondances pratiques, pag. 22; 1827.

en 1824. Le voyage parut d'abord agir sur lui favorablement,
mais à Brunschwick déjà le bras droit commença à lui faire mal
et à augmenter de volume. Il éprouvait en même temps de légers accès de fièvre. Des cataplasmes froids et des remèdes anti-
phlogistiques eurent bientôt fait cesser ces accidens, et il continua joyeusement sa route. Cependant les douleurs reparurent
quelques jours après. Son corps se couvrit en plusieurs endroits
de taches enflammées, érysipélateuses, qui lui causaient de légers cuissons. Arrivé à Francfort, il s'adressa à un chirurgien
qui voulut lui faire l'amputation, ce à quoi il ne voulut pas consentir. A Erfurt, terme de son voyage, il se hâta de déposer le
chargement qu'il conduisait, et se remit promptement en route
pour sa patrie. Un jeune chirurgien auquel il s'adressa ayant
refusé de se charger d'un traitement qui ne promettait aucun
résultat favorable, il eut enfin recours à moi. Je trouvai son bras
droit attaqué d'une exostose notha ou d'une hypérostose, comme
on l'appelle aussi. Il était fortement tuméfié depuis l'articulation
de l'épaule jusqu'au coude et tout faisait supposer une prompte
métastase de l'intérieur. On y apercevait plusieurs taches rouges
enflammées où commençait à se former une fluctuation sous l'épiderme. Le malade me dit éprouver dans les organes de la peau
des démangeaisons qui troublaient son sommeil ; du reste, il ne
se plaignait de rien ; toutes ses fonctions étaient à l'état normal ;
au moins, s'il éprouvait quelque incommodité, c'était peu de
chose en comparaison du mal local. Il attendait, plein d'inquiétude, une décision, et sa joie fut vive lorsque je lui dis que
l'amputation ne me paraissait pas nécessaire pour le moment.
Je lui donnai ensuite une dose *ess. dulcam.* 20, sans lui prescrire
de remèdes extérieurs. Plusieurs jours après, je lui fis prendre
staphis. 20. Les places enflammées s'ouvrirent et il en sortit une
matière ichoreuse ; l'enflure dure, œdémateuse, diminua. Sur
différentes parties du corps s'élevèrent des pustules cuisantes,
pruriteuses, qui, pour la forme, n'avaient que peu de ressemblance avec l'exanthème psorique. Au lieu des douleurs qu'il
avait ressenties, le malade n'éprouvait plus qu'une cuisson et
un fourmillement dans tout le bras. Lorsque le remède eut cessé

d'agir, je lui fis prendre *tr. rhois toxic.* 3o gutt. 1 , que je laissai agir pendant dix jours. Tout allait alors selon mes désirs. Les plaies du bras continuaient à jeter de la matière, et l'enflure diminuait en proportion. L'exanthème était général. Je répétai la dose. La guérison continua à faire des progrès. L'exanthème se développait avec force, les places enflammées du bras pâlissaient ; l'humidité cessait, la tumeur des os diminuait de plus en plus, et le bras malade lui-même se couvrit de boutons pruriteux. Dès que l'exanthème se fut répandu à peu près également sur tout le corps, j'administrai *sulphur depur.* 3, et en deux mois, l'homœopathie eut triomphé de la maladie. Le malade jouit encore d'une excellente santé.

1383ᵉ OBSERVATION, PAR LE DOCTEUR SCHULER (1).

Une forte exostose de tout le tarse du pied droit, chez un vieux buveur d'eau-de-vie, laquelle commençait à causer de violentes douleurs et menaçait de crever, a été guérie par deux doses *merc. solub.* 12. Un chirurgien l'avait traité inutilement pendant six semaines.

1384ᵉ OBSERVATION, PAR LE DOCTEUR HARTMANN (2).

M., petite fille de douze ans, avait souffert souvent déjà de diarrhées, qui avaient duré jusqu'à six mois, et que l'allopathie ne pouvait guérir. Heureusement la nature venait toujours à son secours ; et chaque fois elle éprouvait sur la peau des démangeaisons particulières, quoiqu'on n'aperçût point d'exanthème. La dernière fois, la diarrhée avait duré trois mois et avait beaucoup affaibli la malade, lorsqu'elle ressentit sur le tibia gauche des démangeaisons qui la forçaient à se gratter. La diarrhée cessa. Les démangeaisons diminuèrent ; mais d'un autre côté il s'y joignit parfois des douleurs tiraillantes, lancinantes dans le tibia. Bientôt on s'aperçut qu'il se gonflait, et l'on se hâta d'appeler un médecin. Celui-ci déclara que ce gon-

<hr>

(1) Correspondances pratiques, pag. 89 ; 1827.
(2) Archives homœop., vol. VIII, cah. 2 , pag. 42 ; 1829.

flement était une enflure lymphatique, et prescrivit des sangsues et des frictions. Mais l'enflure et la douleur augmentèrent
beaucoup, surtout après l'application des sangsues, en sorte que
la malade avait peine à marcher.

Seize semaines après, on consulta un chirurgien habile qui reconnut dans la maladie une exostose, et qui prescrivit des frictions d'onguent mercuriel, sans rien donner intérieurement.
Pendant les dix-huit semaines que dura ce traitement, la maladie ne fit qu'augmenter, et on s'adressa enfin à moi. Je trouvai
les symptômes suivans :

Deux doigts au dessus de la tubérosité du tibia, commençait
une exostose qui allait en s'élevant jusqu'au milieu de l'os, où
elle était le plus grosse, par devant et par derrière, et qui diminuait ensuite, mais d'une telle sorte, que l'on n'apercevait
ni ne sentait la malléole interne. Au milieu de l'exostose, il y
avait une place de la grosseur d'un écu, un peu rouge et sensi-
sible à la pression. Les endroits où avaient été appliquées les
sangsues, étaient tous entourés d'un cercle d'un rouge bleuâtre.
La peau sur l'os malade était plus épaisse que la peau saine, et
ressemblait à du cuir au toucher. Douleurs sourdes, tiraillantes,
fouillantes, plus vives dans le repos que dans le mouvement.
En marchant, douleur plutôt tensive, la forçant à boîter un
peu. Teint pâle; pas de turgor vitalis; chair flasque. Appétit
peu considérable, selles peu naturelles; sommeil souvent troublé par les douleurs. Moral affecté; inquiétude sur son état,
abattement ; propension à pleurer.

Depuis ce moment jusqu'à celui où la tumeur sur l'os creva,
il n'y eut qu'un petit intervalle pendant lequel l'inflammation
qui se formait au milieu de l'enflure se manifesta avec plus
d'évidence. Elle s'était formée pendant les frictions de mercure,
et la carie se serait certainement mise dans l'os si on les avait
continuées. Ce qui me parut le plus important, ce fut de combattre et de détruire l'effet du mercure sur l'organisme affaibli.
Pour cet effet, je fis prendre à la malade *china* 2/18, le 13 juin,
remède qui était non seulement propre à servir d'antidote au
mercure, mais qui répondait en outre à la faiblesse résultant

de la diarrhée et aux accidens cutanés qui en étaient également
la suite. Le mieux ne tarda pas à se déclarer. L'inflammation et
les piqûres des sangsues qui étaient encore visibles disparurent.
Mais le médicament n'exerça aucune influence sur l'exostose
elle-même, et le 4 juillet, l'état étant le même, je donnai à la
malade *asa fetid.* 2/9, qui produisit jusqu'à la fin du mois tout
ce qu'il était en état de produire. L'enflure du tibia disparut
entièrement depuis le haut jusqu'au point culminant dans le
milieu, et en partie au dessous, assez au moins pour qu'on
pût sentir la cheville interne. La peau prit aussi un aspect un
peu plus souple et moins dur, et l'humeur de la malade se rassé-
réna. Le 10 août, j'administrai *mezer.* 2/6, qui répondit parfaitement à mon attente. La malade gagna en énergie, le turgor
vitalis reparut ; les chairs perdirent leur aspect mollasse ; l'appétit lui revint ; son sommeil fut plus tranquille, parce que les
douleurs étaient moins fortes ; mais l'os lui-même ne paraissait
nullement perdre de son volume. Tel était son état le 1 septembre, lorsque je lui fis prendre *silic.* 21. Les forces continuèrent
à lui revenir de plus en plus, son air devint florissant ; mais, au
bout de six semaines, on ne remarquait pas le moindre changement dans l'exostose. Seulement elle y éprouvait de légers tiraillemens et des démangeaisons à l'extérieur, preuve que *silic.*
avait cessé d'agir. Je n'étais pas peu surpris de l'inefficacité de
tous mes remèdes. Il devait nécessairement y avoir quelque
chose qui troublait ainsi l'effet des médicamens ; les démangeaisons furent pour moi un trait de lumière. Je donnai au malade,
le 16 octobre, *spir. vini sulphur.* Non seulement les tiraillemens et les démangeaisons disparurent, mais l'exostose diminua
sensiblement jusqu'au 18 novembre, où je répétai *asa.* Le 21 décembre, j'administrai une seconde dose *silic.* L'épaisseur de la
peau, seul reste de la maladie, disparut également après une
dose *sulphur* 6, administrée le 10 février, et le malade fut parfaitement guéri.

1385ᵉ **OBSERVATION, PAR LE DOCTEUR GROSS** (1),

Un tisserand qui avait mal au bras entra à l'hôpital dans le mois de mai 1830. On le traita un an sans le moindre succès ; son mal ne fit qu'empirer. Il sortit une quantité d'esquilles, et d'un commun accord, chirurgiens et médecins déclarèrent qu'il n'y avait d'autre ressource que de l'amputer. Le malade, las de souffrir, y consentit et l'opération fut fixée au 26 juin. La veille, il alla voir son bienfaiteur et lui raconta le sort qui l'attendait. Celui-ci le dissuada de se laisser couper le bras et me l'envoya pour savoir mon avis sur cette maladie. Le bras était certes dans un triste état ; mais je ne désespérai pas de le guérir. Le 26 arrivé, les opérateurs s'assemblèrent, mais le malade ne voulut plus entendre parler d'amputation. On le renvoya donc de l'hôpital le 30, et il vint me trouver. Sa maladie présentait alors les symptômes suivans :

N. W., âgé de vingt-huit ans, né de parens sains, avait eu toutes les maladies d'enfance et avait été atteint d'une teigne qu'on avait fait disparaître au moyen d'un onguent gris. Neuf ans auparavant, il était tombé d'un arbre, et, son bras ayant porté contre un vieux tronc, il s'y était fait des contusions ; mais il en avait été guéri en quatre mois par des onguens et des spiritueux, assez au moins pour pouvoir s'en servir. Depuis cette époque cependant il y éprouvait toujours des douleurs et ne pouvait pas le remuer avec facilité. Deux ans plus tard, il lui était venu sur ce bras un furoncle qu'aucun onguent n'avait pu guérir. Bientôt après, il s'en était formé un second absolument semblable, puis un troisième, et ainsi de suite jusqu'à cinq. Ils n'étaient point encore guéris et il en était souvent sorti des fragmens d'os. Le malade paraissait assez robuste et ne se plaignait que d'une douleur très-vive, déchirante dans le bras avec enflure depuis le carpe jusqu'à trois doigts au dessus du coude. La douleur ne lui laissait pas de repos la nuit ; il fallait qu'il mît son bras tan-

(1) Archives homœop., vol. XII, cah. 1, pag. 86 ; 1832.

tôt à droite, tantôt à gauche, sans en éprouver de soulagement réel.

Je lui donnai d'abord *arnic. mont.* 4/18. Huit jours après, la douleur avait cessé presque entièrement. J'administrai alors *silic.* 3/3o, que je laissai agir pendant deux mois entiers, puis *calcar.* 2/3o, et neuf semaines après, *spir. vini sulphur.* 2/3o. L'amélioration fit des progrès de jour en jour. Après *calcar.* déjà, il ne restait plus que deux petites plaies et un peu de raideur dans l'articulation du bras, qu'une dose *colocynth.* fit promptement disparaître.

Depuis trois semaines, le malade est retourné à son métier, qu'il avait négligé pendant six ans.

1386ᵉ OBSERVATION, PAR LE DOCTEUR GROSS (1).

N., cordonnier, âgé de vingt-huit ans, né de parens sains, avait fait heureusement toutes les maladies de l'enfance et s'était bien porté en général jusqu'à vingt-cinq ans. A cet âge, il lui vint sur le côté externe de la jambe gauche près du genou et sur la partie inférieure de la cuisse, un exanthème dartreux que les bains de Tœplitz firent disparaître. S'étant avisé un jour de rompre un bois sur sa cuisse gauche, il ressentit six mois après dans cette partie une violente douleur. Comme il était alors sur le point de se marier, il n'y fit aucune attention, mais six semaines environ après son mariage, la douleur était devenue plus vive, et le pied avait enflé au point de l'empêcher de marcher. Un médecin qu'il consulta alors, lui donna un onguent et des gouttes, lui prescrivit des cataplasmes chauds de plantes médicinales ; mais au bout de six mois de traitement, son état était absolument le même. On appela donc un second médecin qui ne fut pas plus heureux, puis un troisième ; car la douleur augmentait sans cesse et privait le malade de tout sommeil. On lui ouvrit le pied. Il en sortit une incroyable quantité de pus, mais la douleur n'en resta pas moins aussi insupportable.

(1) Archives homœop., vol. XII, cah. 1, pag. 89; 1832.

On continua pendant une année entière le traitement par les cataplasmes et les frictions sans obtenir le moindre résultat, et on proposa enfin l'amputation ; mais le malade n'ayant pas voulu y consentir, les médecins l'abandonnèrent à l'exception du docteur G., qui continua à le visiter quelquefois. Sa femme vint me trouver au mois d'octobre 1830 pour me prier d'aller le voir. Je lui fis une visite le 24. A peine étais-je entré que le docteur G. parut. Nous fîmes une espèce de consultation. Il était d'avis que l'amputation était le plus sûr remède. Je m'y opposai en lui faisant observer que le malade était trop faible pour subir l'opération, qui ne produirait d'ailleurs aucun résultat parce que l'os était attaqué trop haut, pour qu'on en pût retrancher toute la partie malade. Je déclarai donc que je voulais le traiter homœopathiquement. Je trouvai les symptômes suivans :

Le malade était si maigre qu'il n'avait pour ainsi dire que les os sur la peau. Sueur terrible jour et nuit, maux de tête lancinans, déchirans, fort bruissement dans l'oreille droite. Face pâle, défaite, pommettes saillantes, couvertes d'une sueur visqueuse, yeux à moitié fixes et sans éclat, cerclés de noir ; nez effilé et tout sec ; lèvres blanches et sèches. Soif ardente, mais pas d'appétit et toujours un goût amer. Tantôt selles diarrhéiques, tantôt constipation ; cependant la diarrhée était la plus fréquente et ressemblait à de l'eau. Eternuement de dix à douze fois par jour. Violens hoquets toutes les demi-heures, qui le secouaient tellement qu'il croyait que son cœur allait se détacher de sa poitrine. Forte toux jour et nuit, avec abondante expectoration blanche, tirant sur le verdâtre. Respiration pénible ; il devait rester presque assis. Terrible douleur dans la cuisse sur la partie antérieure au dessous du genou, qui était restée la même depuis le commencement de la maladie. C'était une douleur déchirante, lancinante et térébrante à la fois, qui l'empêchait de fermer l'œil la nuit. La cuisse enflée depuis le genou jusqu'à l'aine ; il sortait soir et matin de la plaie qui s'y trouvait, une demi-chopine de pus mêlé de sang. Pouls très-rapide, petit, faible.

Je lui donnai, le 25 octobre 1830, *arnic. mont.* 4/12, le matin à jeun.

Le lendemain, lors de ma visite, le malade me raconta, plein de joie, qu'il s'était endormi de suite après la prise du remède, et que son sommeil avait duré pendant huit heures de suite. En se réveillant, il s'était senti très-soulagé ; la douleur terrible de la cuisse avait entièrement disparu et il n'éprouvait plus que de la cuisson autour de la plaie. L'écoulement du pus avait considérablement diminué et pour la première fois depuis deux ans, il se sentait un peu d'appétit. Le docteur G. ne fut pas peu surpris en entendant tout cela ; mais son étonnement fut bien plus grand encore lorsque je déclarai que je laisserais agir le remède pendant douze jours. La guérison fit effectivement des progrès pendant dix jours. Le onzième, elle parut rester stationnaire. La maladie présentait alors les symptômes suivans :

Appétit presque régulier ; il pouvait manger sans s'en sentir incommodé le moins du monde. L'amertume de la bouche avait disparu, les selles s'étaient régularisées. Il éternuait encore, mais beaucoup moins souvent. Les hoquets étaient encore violens. La toux n'avait pas diminué, non plus que l'expectoration. La sueur excessive, sur tout le corps également, était encore forte la nuit, surtout sur le dos et la poitrine, où elle sentait mauvais. La douleur de la jambe était alors plutôt cuisante et ne se faisait sentir qu'au moment où l'on pansait la plaie. Le reste de la cuisse n'était douloureux ni au toucher ni au mouvement, et l'exostose avait diminué de moitié. Pouls encore faible, mais régulier.

Je fis prendre au malade *lycopod. clarat.* 4/28, le 5 novembre. Tous les symptômes diminuèrent dès lors d'intensité à vue d'œil, à la grande admiration du docteur G. Le défaut d'appétit se changea en une faim vorace, les symptômes de phthisie pituiteuse disparurent peu à peu, et le malade prit un air de santé.

Le 28 février 1831, *lycopod.* avait cessé d'agir, et le malade se portait bien, à l'exception de la jambe malade. La plaie du reste ne le faisait plus souffrir , l'écoulement du pus n'était plus que peu de chose et indiquait une très-bonne sécrétion. L'exos--tose ne se laissait plus apercevoir.

Je lui administrai, le 1 mars, *silic.* 3/30. La suppuration continua à diminuer de jour en jour ; et le 18, je trouvai la plaie fermée. Je n'y avais fait mettre extérieurement que de la charpie.

Cet homme jouit aujourd'hui d'une santé parfaite, travaille comme avant sa maladie, et sa jambe n'offre plus la moindre trace de la maladie.

1387e OBSERVATION , PAR LE DOCTEUR ÆGIDI (1).

M. C. me fit appeler , en l'absence du médecin de la maison ; pour son fils qui était dangereusement malade. Il y avait quel-ques semaines qu'il était tombé du haut des escaliers sans se fracturer cependant aucun membre, et, la première douleur passée, il ne s'était plaint de rien. Mais je ne sais au milieu de quels phénomènes , s'était développée graduellement la maladie suivante qui paraissait alors avoir atteint son point culminant. Je trouvai le malade au lit , couché sur le ventre , seule position qu'il lui fût possible de garder. Sa tête était rejetée en arrière de telle sorte qu'elle touchait presque le dos; sa face pâle, dé-faite , contournée , couverte d'une sueur froide , levée vers le ciel ; les crampes toniques continuelles des muscles de la nuque avaient donné lieu à une tumeur goîtreuse considérable] au cou. La colonne vertébrale était déplacée ; au toucher ou lors-qu'on les courbait , les vertèbres des lombes faisaient entendre un craquement comme si l'articulation était déboitée. Dans la région du sacrum , il s'était formé une monstrueuse exostose dont le toucher rendait les douleurs insupportables , ainsi que celles de la colonne vertébrale. Ces douleurs étaient déjà telle-ment violentes par elles-mêmes, que le malade ne cessait de pousser les hauts cris. Les extrémités inférieures étaient com-

(1) Archives homœop., vol. XII; cah. 1, pag. 128; 1832.

plétement paralysées. Souvent le malade ne pouvait uriner, ou s'il urinait, ce n'était que goutte à goutte, au milieu des plus violentes pressions sur la vessie ; l'urine était d'un rouge de sang ; constipation complète, les clystères mêmes n'étaient pas en état de lui procurer une selle. Pas d'appétit ; maigreur extrême, soif vive, fièvre continuelle avec exacerbation le soir. Sommeil agité, plein de rêves terribles, de peu de durée. Fortes secousses par tout le corps qui le réveillaient souvent.

On lui avait déjà donné toutes sortes de remèdes, on lui avait appliqué des sangsues, des sinapismes, des vésicatoires, etc.

La maladie étant trop grave pour que j'osasse espérer de la guérir, je refusai de me charger de la cure ; mais je consentis à assister à une consultation qui eut lieu le lendemain. On tomba d'accord qu'il n'était pas possible de sauver le malade, et que tout ce qu'on pouvait espérer, c'était de diminuer un peu ses souffrances. Je quittai la maison bien décidé à ne plus être témoin de ses horribles douleurs. Quelques jours après, je le croyais mort lorsque je rencontrai son père qui me reprocha d'abandonner ainsi son fils. Le malade avait refusé l'opium qu'on avait voulu lui administrer pour assoupir ses douleurs, et était absolument dans le même état qu'auparavant. Il me supplia, quand ce ne serait que pour tranquilliser sa malheureuse mère, de lui donner quelques unes de mes petites poudres. Je prescrivis donc *rhus* 1/30, huit doses dans du sucre de lait, une tous les jours. Je n'allai cependant pas voir le malade parce que je n'attendais aucun résultat favorable de ce remède. Six jours après, une promenade m'ayant conduit devant la maison où habitaient les parens, sa mère accourut à ma rencontre pour me dire que depuis la première poudre, son fils allait mieux et que son état s'améliorait de jour en jour.

J'entrai, et ma surprise fut grande en le voyant. Il était assis dans son lit, sa tête avait sa position normale, sa face n'était plus pâle, la tumeur goîtreuse avait sensiblement diminué ; l'enflure du sacrum était moins grosse de moitié, les sécrétions étaient à l'état normal, l'urine avait une couleur brun foncé. Le sommeil et l'appétit étaient revenus ; il n'éprouvait plus de

douleur qu'en remuant le corps ; cependant la colonne vertébrale était loin d'être à sa place , et les jambes étaient complète-
ment paralysées.

Je conseillai de lui faire prendre les deux dernières poudres ;
plus tard je lui donnerais quelque autre chose. Mais un voyage
m'empêcha d'aller le revoir , et à mon retour , je fus atteint
d'une incommodité qui me retint en chambre quelques semaines. Ma première visite fut pour lui. Je n'en avais plus entendu parler et je l'avais presque oublié. Je le trouvai habillé ,
assis devant une table , agitant ses jambes sans la moindre difficulté. Il vint à ma rencontre d'un pas assez ferme. Il paraissait bien portant et ne se plaignait plus que de faiblesse dans les
jambes , qui étaient enflées et un peu œdémateuses dans la région des chevilles. En mon absence , on lui avait fait prendre
quatre fois encore *rhus* , et chaque fois avec un succès visible.
On lui en administra encore une dose. Il ne fut pas nécessaire
de lui rien faire prendre d'autre. La colonne vertébrale retourna
à sa place , les extrémités inférieures revinrent à l'état normal ;
il fut parfaitement guéri.

1388ᵉ OBSERVATION , PAR LE DOCTEUR KNORRE (1).

Une femme de moyen âge avait depuis près de quatre ans
des exostoses , quand une apparition subite de la maladie l'o-
bligea d'invoquer les secours de l'art. Il y avait accroissement
des douleurs dans les os malades ; ces douleurs arrivaient surtout
au plus haut degré de violence pendant la nuit et la privaient de
tout sommeil. Elles étaient tiraillantes et térébrantes , occupant la tête entière, surtout l'occiput, les os de la face, les
dents , les os molaires, les extrémités', etc. Parfois , violent
prurit à la tête; gonflement des glandes de la nuque , ulcère
des gencives ; tous les jours, plusieurs vomissemens amers et
acides; le peu d'alimens que prenait la malade semblaient se con-
vertir en acide , d'où rapports aigres et brûlans , ardeur dans

(1) Gazette homœop., vol. V , pag. 309 ; 1834.

la bouche, l'œsophage et l'estomac, hoquet continuel, tranchées brûlantes, constipation, soif, amaigrissement, teint blafard, grande faiblesse, propension à la syncope en redressant la tête; faiblesse paralytique dans le bras et à la jambe du côté droit; dartre au coude gauche, prurit périodique par tout le corps, petits furoncles. Les exostoses se trouvaient aux deux os du front, au pariétal gauche et à l'occipital; elles avaient le volume d'un haricot, jusqu'à celui d'une noisette. Les deux plus grosses occupaient l'extrémité sternale de la clavicule droite et l'endroit de la grande fontanelle. La clavicule avait le double de son volume ordinaire; l'exostose de la tête, large comme une pièce de cent sous, était haute d'un demi-pouce; elle se continuait peu à peu vers l'os sain; les parties molles qui la couvraient et l'entouraient étaient saines; sous une forte pression du doigt, ces exostoses causaient de la douleur, mais ne cédaient pas le moins du monde.

Je lui donnai pendant près de quinze jours, *phosphor.* 3o gutt. 1, tous les jours. Cessation des vomissemens, diminution de l'acide de l'estomac, retour de l'appétit; les selles se régularisent, les douleurs ostéocopes cessèrent.

Je lui fis prendre ensuite tous les jours pendant trois semaines *phosphor.* 3o gutt. Après ces trois mois d'emploi du phosphore, il ne restait que l'exostose de la tête, réduite à moitié, et celle de la clavicule, qui n'étaient douloureuses qu'à une forte pression. Les petites avaient disparu sans laisser de trace. Quelques mois suffirent pour opérer la résolution de ces deux dernières.

— **1389ᵉ OBSERVATION, PAR LE DOCTEUR GASTIER** (1).

Après avoir, dans un traitement de deux mois environ, opposé, sans succès apparent, à une exostose considérable des deux tibias, résultant, chez un jeune homme de dix-neuf ans, d'une induration mercurielle, successivement *aurum, asa, sulphur, mezereum;* je me décidai, quinze jours après l'emploi de ce der-

_____
(1) Bibliothèque homœop., vol. 3, pag. 208; 1834.

nier remède, à donner à mon jeune malade, que des douleurs vagues avec élancemens parfois aux régions affectées n'empê- chaient pas de vaquer, en boîtant un peu, à quelques occupa- tions actives, deux globules *phosphor*. 3o. Le mieux très- marqué qui survint au bout de douze à quinze jours de l'admi- nistration de ce nouveau remède, me sembla être une indication d'y revenir, ce qui fit que je réitérai à la dose d'un seul globule et sans aucun remède intermédiaire dès que la légère exaspéra- tion des douleurs qu'il avait fait naître eut cédé; l'exostose, bien que diminuée, persistant cependant à un degré encore consi- dérable. L'ostite, un mois et demi plus tard, ayant complète- ment disparu, sans que dans cet intervalle j'aie fait usage d'aucun autre remède, j'en ai conclu que la guérison était due essentiel- lement à *phosphor*., dernier agent employé.

1390ᵉ OBSERVATION, PAR LE DOCTEUR GASTIER (1).

Je venais d'obtenir ce resultat, lorsqu'un homme de cinquante- six ans environ me fut amené ici d'un pays voisin, en proie à une affection de même nature que la précédente, seulement plus gé- nérale, c'est-à-dire occupant un plus grand nombre de pièces osseuses et se compliquant d'un vice (le vice scrofuleux) subsistant chez lui depuis l'enfance.

Cet homme, indépendamment de trois ulcères fort anciens, situés l'un vers la base de l'olécrane, et les deux autres à la partie inférieure ou cubitale de l'humérus gauche, ulcères qui n'étaient que l'aboutissant de caries atteignant les régions correspondantes de ces os, offrait soit dans les deux tiers supérieurs des tibias, soit dans la totalité des deux pariétaux et dans une partie du coronal, des exostoses fort remarquables par leur étendue et par la douleur dont elles étaient le siége. L'ostite, surtout du pariétal droit, était, ainsi que celle occupant la portion droite de l'os du front, le siége de douleurs intolérables, avec élance- mens qui, la nuit principalement, s'accompagnaient d'un état

<hr>

(1) Bibliothèque homœop., vol. 3, pag. 209; 1834.

fébrile, consistant en une chaleur générale très-vive, toux sèche, pouls fréquent, petit et dur, soif très-vive pendant la
chaleur, et cessant à l'apparition de la sueur qui terminait l'accès. Le malade avait çà et là par la figure, et surtout sur le
front, des petits boutons ou pustules douloureuses au toucher,
à base dure et rouge, et à sommet conique plein d'un pus de
couleur jaunâtre. Il était impatient, colère et en général fort irritable ; ses mains étaient presque toujours agitées d'un léger
tremblement. Dans le plus haut degré d'exacerbation de ses
douleurs, bien que les régions souffrantes fussent brûlantes, il
éprouvait le besoin d'ajouter quelques nouveaux tissus à ceux
de laine ou de soie dont elles étaient constamment couvertes ;
ses urines alors étaient rares, rouges et rendues toujours in-
complétement et avec peine. La durée d'un tel mal, qui datait
de neuf ans, l'inutilité des soins divers dont il avait été l'objet
de la part des médecins, en grand nombre, auxquels il avait
eu recours, l'acuité et la constance de ses souffrances, avaient
profondément altéré le moral du malade, que l'idée du suicide
préoccupait sans cesse, et l'avaient réduit à un grand état de
maigreur.

Spirit. sulph., *aurum*, *asa fœtida*, *calcarea*, *china*, secondés
par un régime bien observé, avaient, au bout de deux mois,
apporté un grand amendement à l'état du malade. Ses atroces
douleurs de tête avaient disparu, au point que, dans le temps
d'orage seulement, il en éprouvait un léger ressentiment ; les
accès fébriles avaient totalement cessé ; les boutons avaient
abandonné la face et n'existaient que fort rares au front. Les
douleurs ostéocopes des tibias avaient fait place à un état de
raideur générale des membres inférieurs, qui n'empêchait pas au
malade de faire près d'une heure d'exercice chaque jour ; l'embonpoint avait reparu avec tant de rapidité même, que la face
du malade paraissait bouffie ; les ulcères dont aucun n'était ci-
catrisé, avaient un meilleur aspect, et rendaient un pus plus
rare, plus consistant.

L'état du malade était celui-ci : Exostose légère des pariétaux, avec douleur superficielle lancinante à la région pariétale.

du côté droit ; ulcères sus-mentionnés au bras droit ; exostose
des deux tibias peu diminuée ; douleurs vagues avec raideur des
membres inférieurs à l'approche de l'orage ; sensibilité au froid ;
impatience, irritabilité subsistant, bien qu'à un moindre degré ;
persistance du tremblement des mains.

Le souvenir récent que m'avaient laissé des bons effets de *phosphor.* dans l'ostite des tibias l'observation précédente, joint
au rapport homœopathique qu'il me sembla voir entre les symptômes ci-dessus et quelques uns des effets pathogénétiques de
cette substance, m'engagea à la prescrire au malade, qui en reçut en conséquence deux globules 3o.

A ma visite du lendemain, le malade et son domestique, qui
était auprès de son lit, m'accueillirent par des éclats de rire auxquels j'eus peine à mettre fin en en demandant itérativement
l'explication. Y avez-vous bien pensé, me dit-il alors, en me
donnant votre remède d'hier, qui a rempli ma nuit de songes
érotiques, et m'a mis dans un état d'érection permanent dont
je vous prie bien de me délivrer, s'il est possible? J'apaisai,
selon les désirs du malade, ces effets du phosphore, au moyen
de l'odeur du camphre qu'il flaira tout le jour.

Au bout de quinze jours, ne voyant aucun changement dans
l'état général du malade, et présumant que l'action du phosphore avait pu être complétement annulée à son début par celle
du camphre, je me décidai à administrer le même remède, avec
le soin, cette fois, de le donner à la plus faible dose possible.
Je choisis parmi quatre à cinq cents globules le plus petit, qui
n'équivalait guère qu'au quart des deux globules précédemment
reçus par le malade, et le lui donnai. Mêmes effets ressentis par
le malade; qu'il fallut encore calmer, le lendemain, au moyen
du camphre, dont il n'abusa pas comme la première fois.

Curieux de savoir si le jeune homme auquel j'avais donné le
phosphore pour un cas en partie semblable, en avait éprouvé
de tels effets, je l'interrogeai sur ce point, et j'appris de lui que
son dernier remède ne lui avait fait que cet effet-là, c'est-à-dire
qu'il n'en avait manifestement ressenti que ce seul effet; quoi
qu'il en soit, l'état de mon dernier malade ne s'améliora pas

sensiblement sous l'influence du remède auquel j'avais cru devoir rapporter la guérison du premier, ce qui jeta quelques doutes dans mon esprit sur la réalité de cette guérison, par ce remède. Je me décidai alors à lui donner une goutte de la troisième dilution *mezereum;* mais je ne pus point en suivre l'effet, le malade étant, presque aussitôt après l'avoir prise, retourné chez lui, où quelque inquiétude sur ce qui s'y passait pendant son absence, semble avoir motivé son retour subit.

Ce qui m'est resté de plus clair et de plus positif de ces deux observations, touchant les effets du phosphore, c'est la puissance aphrodisiaque énergique et prompte de cet agent.

FIÈVRE BILIEUSE.

1391ᵉ OBSERVATION, PAR LE DOCTEUR ROMANI (1).

Un homme de cinquante-six ans, irascible, se mit un jour tellement en colère pour un affront qu'on lui avait fait, que tout son corps tremblait convulsivement et que sa langue ne pouvait articuler distinctement les sentimens qui l'agitaient. Il fut attaqué d'une fièvre bilieuse qui présentait les caractères suivans :

Douleur pressive, sourde dans la tête. Rougeur des joues. Teinte jaunâtre de la face et des yeux. Langue visqueuse avec goût amer. Inappétence. Envies de vomir, vomissemens d'alimens et de bile. Langue sèche; soif inextinguible. Abdomen dur et gonflé. Gonflement des hypochondres par des vents. Selles bilieuses, brûlantes, fréquentes, fétides. Urine bilieuse. Douleur dans le bas-ventre. Pouls fort et fréquent. Grande chaleur par tout le corps. Il ne pouvait supporter la couverture à cause de l'augmentation de la chaleur extérieure. Inquiétude

_____

(1) Discours sur l'Homœopathie, pag. 164; 1828.

produite par la chaleur fébrile. Agitation continuelle dans le lit. Humeur irritable, morose.

Je lui donnnai *chamom.* qui fit merveille. La soif, la chaleur, l'agitation, les douleurs d'estomac s'apaisèrent peu à peu et disparurent, ainsi que la fièvre. Le lendemain, le pouls était à l'état normal. Mais la diarrhée augmenta pendant les cinq jours suivans. Jugeant que cette évacuation ne pouvait que lui faire du bien, d'autant plus qu'elle n'était plus douloureuse, je ne cherchai pas à la combattre. Le malade se sentant un peu faible, je donnai une dose *tr. chin.* 12 gutt 1.

1392ᵉ OBSERVATION, PAR LE DOCTEUR ROMANI (1).

Une dame, à la fleur de l'âge, s'étant mise en colère, fut attaquée d'une fièvre bilieuse que l'on traita d'abord allopathiquement par les purgatifs et les autres moyens ordinaires. Je lui donnai *cham.*, qui fit cesser la fièvre, enleva les douleurs et arrêta la diarrhée.

1393ᵉ OBSERVATION, PAR LE DOCTEUR HARTMANN (2).

J'ai eu à traiter dernièrement un homme de trente-six ans à qui de fréquens chagrins avaient donné une espèce de fièvre bilieuse. Elle céda parfaitement en quarante-huit heures à *cham.*, mais revint peu de temps après à la suite d'un nouveau chagrin. Aussi violente que la première fois, elle guérit aussi promptement. Un léger chagrin la fit reparaître. *Chamom.* ne l'ayant guéri qu'en partie, je donnai *nux* et ensuite *merc.*, qui achevèrent la guérison.

1394ᵉ OBSERVATION, PAR LE DOCTEUR KAMMERER (3).

Le 2 juillet 1828, Anna-Marie Arnold, âgée de soixante-et-

(1) Discours sur l'Homœopathie, pag. 165; 1828.
(2) Archives homœop., vol. VIII, cah. 3, pag. 66; 1829.
(3) *Ibid.*, vol. IX, cah. 2, pag. 99; 1830.

onze ans, fut prise de violens vomissemens des alimens et de diarrhée; manque d'appétit, soif ardente, frisson et chaleur, tête rouge et brûlante, peau brûlante, bouche sèche, moins quand elle buvait de l'eau; lassitude, somnolence le jour, mordication et prurit sur tout le corps, éruption de boutons rouges, enflure et rougeur sur la jambe droite, pouls rapide, petit.

Je lui donnai *bellad*. 5o gutt. 1.

La nuit suivante, sommeil paisible; deux fois, transpiration abondante, suivie d'un grand soulagement; cessation des vomissemens et de la diarrhée, diminution de l'enflure et de la rougeur.

Le 7, j'administrai contre le reste de l'enflure *tr. bryon*. gutt. 1.
Je ne sais pas ce que ce remède a produit.

1395e **OBSERVATION, PAR LE DOCTEUR GASPARY** (1).

Le 7 mars 1830, je fus appelé auprès de la femme de M. M. G. , qui était malade depuis huit jours.

Elle était âgée de quarante-deux ans, mère de quatre enfans bien portans, n'avait jamais été malade, à l'exception des maladies d'enfance, avait depuis l'âge de quatorze ans ses règles qui avaient toujours été régulières, sans douleur, et jouissait de la meilleure santé.

Douze jours auparavant, elle s'était disputée avec un voisin qui l'avait battue. Les coups n'avaient pas laissé de traces sensibles; mais la honte, le chagrin et la frayeur l'avaient rendue malade.

Maux de tête qu'elle ne pouvait décrire. Pression dans les tempes et le front. Vertiges et défaillances. Taciturnité et somnolence, sans pouvoir dormir. Teinte jaune du blanc des yeux, de la face et de la peau. Goût amer, bilieux dans la bouche, avec sécheresse de la bouche et langue chargée, d'un jaune sale. Défaut d'appétit, elle n'avait envie de rien. Soif vive, elle ne cessait de boire des boissons froides et acides. Répugnance pour le café et toutes les boissons chaudes. Eructation à vide. Malaise et

(1) Annales homœop., vol. II, pag. 184; 1831.

envies de vomir. Selle tous les deux jours. Urine trouble, s'é-
paississant quand on l'agitait et formant un dépôt jaune. Grande
chaleur par tout le corps, avec oppression, inquiétude; il lui semblait que sa poitrine ne se dilatait pas assez. Tous les membres
raides et comme paralysés, elle ne pouvait se lever un seul instant.
Grande faiblesse, abattement et défaillance. Elle s'attendait à
mourir bientôt. Somnolence, pas de sommeil ni la nuit ni le jour.
Je lui donnai *chamom.*

Le jour même et toute la nuit, les symptômes parurent s'aggraver; mais le 8, vers le soir, il y eut rémission de tous les accidens, la fièvre cessa. La malade dormit d'un sommeil paisible.
Le 9, elle se trouvait beaucoup mieux.

Le 11, plus de fièvre, esprit plus tranquille, sommeil bon,
un peu d'appétit.

Comme elle était extrêmement faible et avait toujours un goût
amer, je lui fis prendre ce jour-là une petite dose *china.*

Le 12, elle put se lever quelques heures.

Le 14, elle était parfaitement guérie.

1396ᵉ OBSERVATION, PAR LE DOCTEUR BETHMANN (1).

Une jeune paysanne de 15 ans, toujours bien portante jadis
ayant été mouillée quelques jours auparavant, fut prise d'é-
tourdissemens et de vertiges au point de ne pouvoir lever la
tête. Paupières enflammées et sécrétant une mucosité puriforme
abondante. Goût amer, bilieux dans la bouche. La veille, fréquens vomissemens de glaires mêlées de bile verte, et fréquentes
selles claires, muqueuses. Avant chaque vomissement, douleurs
déchirantes dans le ventre, frissonnement continuel. Élancé-
mens dans l'oreille droite. Chaleur fébrile avec face rouge, enflée, peu de soif. Prostration complète. Taciturnité, insensibilité.
Yeux constamment fixés sur un point.

Je lui donnai une dose *aconit.* 3/24, et deux heures après,
pulsat. 3/15.

(1) Annales homœop., vol. III, pag. 405; 1832.

Le premier jour déjà, il lui revint un peu d'appétit et elle resta levée une demi-heure. Le second, elle ne resta presque pas au lit. Le troisième, elle était guérie.

1397ᵉ OBSERVATION, PAR LE DOCTEUR GUEYRARD (1).

Le nommé **, domestique de M. P., quai Saint-Clair à Lyon, après quelques jours d'anorexie et de malaises précurseurs, est atteint subitement, le 14 jun 1832, de vomissemens bilieux très-abondans, avec faiblesse extrême, abattement, face injectée, conjonctive et teint jaunâtres, langue rouge aux bords, saburrales et jaune au centre, épigastralgie n'augmentant point par la pression, soif ardente, pouls fréquent, vif et dur, 120 pulsations. Le docteur Lorrin, appelé concurremment avec moi, prescrivit ce jour-là plusieurs doses successives *ipecac.* 6. Suspension des vomissemens, mais persistance des autres symptômes. *Nux* 1/30 le soir.

Le 15 au matin, amélioration, mais légère. *Nux* 1/30, répétée.

Le 16, mieux général. Trois bouillons. Eau sucrée.

Le 17, guérison confirmée.

1398ᵉ OBSERVATION (2).

X. Rosine H., âgée de vingt-six ans, servante de L., fut reçue le 10 juillet.

Elle avait eu les maladies ordinaires de l'enfance, avait fréquemment souffert de la teigne et avait eu une inflammation de poitrine et une fièvre intermittente, quelques années auparavant. Sa menstruation était toujours régulière, il n'y avait que trois semaines que ses règles avaient paru pour la dernière fois. Quelques semaines auparavant, elle avait éprouvé plusieurs chagrins, et bientôt après, ses pieds avaient enflé d'une manière peu considérable. Il y avait six jours, qu'elle avait éprouvé des frissons et

(1) Bibliothèque homœop., vol. I, pag. 430; 1833.
(2) Annuaire de l'Institut homœop., vol. III, pag. 43; 1834.

de la chaleur, des élancemens dans la poitrine, de violens maux de tête, du malaise. Elle avait dû se coucher et n'avait pas quitté le lit depuis. On lui avait fait prendre deux vomitifs et d'une infusion de camomille, mais son état n'avait fait qu'empirer. La maladie présentait les symptômes suivans :

Violente douleur pressive du dedans au dehors à l'occiput. Vertige en se soulevant. Goût amer. Sécheresse de la bouche. Soif ardente, pas d'appétit. Langue chargée, jaune, avec propension à la sécheresse. La région du foie douloureuse au toucher, et le décubitus sur cette partie difficile. Elancemens dans le creux de l'estomac vers les deux hypochondres, surtout en toussant ou en aspirant profondément. Une selle peu copieuse, aqueuse, le jour même. De temps en temps, toux sèche avec tension dans le ventre. Pouls plein et modérément rapide. Fréquens frissonnemens alternant avec une chaleur fugitive. Respiration courte, accélérée. Douleur de brisure dans les membres et grande faiblesse. Sommeil agité, rêvasseries. On lui donna *aconit.*

Nuit très-agitée jusqu'à quatre heures, où les symptômes commencèrent à diminuer. Langue nette et humide. Tête et respiration plus libres. Un peu d'appétit. Seulement la région du foie et celle du creux de l'estomac étaient encore sensibles. Beaucoup de gargouillemens dans le ventre. On lui donna, le matin, *aconit.*, et le soir, *nux.*

Le cinquième jour, amélioration. La malade pouvait un peu se lever, se coucher sur les deux côtés, sans éprouver de douleur. Elle ne remarquait plus qu'une légère douleur dans le creux de l'estomac à la pression. On lui fit prendre *merc. solub.*

L'amélioration fit des progrès de jour en jour. Elle pouvait rester levée quelque temps, seulement la toux et la pression lui causaient encore de la douleur dans le creux de l'estomac. Selles régulières. On lui administra donc le neuvième jour, *nux.*

Le onzième, exacerbation la veille dans l'après-midi, sans cause connue.

Maux de tête, chaleur, pouls irrité, soif plus forte, violente douleur dans le creux de l'estomac, troublant le sommeil. On lui donna le soir *bryon.*

Le lendemain, amélioration ; mais ce qu'il y eut de remarquable, c'est que, pendant plusieurs jonrs, il y eut exacerbation
considérable dans l'après-midi, ce qui nous engagea à administrer
nux, le treizième jour dans la soirée.

L'état commença à s'améliorer, seulement le sommeil était
toujours troublé par la toux. Appétit meilleur. Selle au moins
tous les deux jours. La malade reprenait des forces. Le vingtième
jour, on répéta *nux*, et le vingt-troisième, *chamom.*

Le vingt-sixième, exacerbation l'après-midi, depuis deux
jours, avec légers frissonnemens suivis de chaleur. On prescrivit
pulsat.

Cette exacerbation se répéta encore quelquefois, puis elle
cessa. La malade sentait son état s'améliorer de jour en jour, et
le trente-et-unième, elle demanda à s'en aller, ce que nous ne
pûmes lui refuser.

1399ᵉ OBSERVATION, PAR LE DOCTEUR SANNICOLA (1).

Un homme de vingt-six ans, d'une constitution robuste et d'un
tempérament sanguin, fut pris de fièvre après l'action de diverses
causes occasionelles. Appelé auprès de lui, je le trouvai dans
l'état suivant :

Teinte jaunâtre de la conjonctive et de la peau qui entoure les
yeux et les côtés du nez; face rouge, céphalalgie, anorexie, langue sèche et jaunâtre, goût et renvois un peu amers, soif intense;
grand désir des boissons acidules; pouls fréquent et très-dur;
cardialgie, bas-ventre tendu, urine et matières fécales bilieuses,
chaleur accrue par tout le corps.

Je prescrivis une portion d'un grain *chamom.*, à prendre le
lendemain matin. Vers le soir, diminution des symptômes. Le
troisième jonr, retour à une santé parfaite.

Le malade, sanguin au plus haut degré et tourmenté d'hémorrhoïdes, réclamait une saignée, que je ne voulus point ac-
corder.

(1) Archives de la médecine homœop., vol. III, pag. 147; 1835.

1400ᵉ OBSERVATION, PAR LE DOCTEUR SCHWARTZE (1).

Théodore M., âgé de sept ans et demi, blond, vif, peu développé pour son âge, né d'une mère hystérique, souffrait depuis sa
première dentition de spasmes, et avait eu dans sa troisième année la coqueluche, dont je l'avais guéri au moyen de quelques
doses *drosera*. Il s'était bien porté ensuite jusqu'au mois de février, où il fut pris, le 15, de maux de tête, de frissons avec
malaise, et où il vomit quelquefois beaucoup de bile jaune,
vomissemens qui furent suivis de chaleur et de soif.

Il dut se mettre au lit, et on lui fit prendre plusieurs tasses
d'une infusion de sureau pour le faire suer. La sueur ne parut
pas; mais il se manifesta une chaleur brûlante avec aggravation
du mal de tête, nouveaux vomissemens de bile verte. La mère
me fit donc appeler le lendemain.

J'allai le voir vers midi. Il était en proie à une chaleur sèche,
brûlante. Front brûlant. Face assez rouge. Douleurs pressives
dans la tête. Soif ardente. Malaise. Goût amer. Langue fortement
chargée de mucosité d'un blanc jaunâtre ; odeur infecte par la
bouche ; yeux vitreux, larmoyans et légèrement rouges. Tout le
bas-ventre, surtout la région du foie, assez tendu, mais sans
douleur. Pouls fort, sans être dur ou plein, et donnant cent
vingt-cinq pulsations par minute. Le malade n'avait pas fermé
l'œil la nuit précédente, il avait été très-agité, et n'avait cessé
de rejeter sa couverture. Pas de selle depuis trente-six heures.
Urine peu copieuse et très-saturée.

La fièvre appartenant déjà à ce qu'on appelle synoche, je commençai par lui faire prendre *aconit*. 18 gutt. 1, que je répétai sept
heures après, l'état étant resté le même. Pour boisson, sirop de
frambroise dans de l'eau.

Le 16, à dix heures du matin, le malade se plaignait moins des
douleurs de tête que d'élancement dans l'oreille droite, qui
l'empêchait d'entendre de cette oreille. Il avait peu dormi la
nuit, mais beaucoup bu, et avait vomi de la bile le matin. La

(1) Guérisons homœop., pag. 171 ; 1836.

chaleur brûlante, la tension du ventre, le goût amer, ainsi que la fièvre et les autres symptômes, étaient encore au même degré.

J'examinai son oreille, où je ne remarquai rien d'anormal. Pendant qu'il était assis dans son lit pour faciliter cet examen, il vomit de nouveau par deux fois, sans efforts particuliers, une grande quantité de bile vert clair.

Je lui administrai *pulsat.* 18 gutt. 1 A huit heures du soir, j'appris par sa mère que les vomissemens ne s'étaient plus renouvelés et que son fils allait un peu mieux en général. Je laissai donc agir le remède jusqu'au lendemain matin.

Le 28, à neuf heures, j'allai le voir. Il avait dormi à plusieurs reprises une demi-heure d'un sommeil assez paisible et n'avait plus vomi. Du reste, son état était le même que la veille. La constipation persistait toujours.

Nux vomica me parut convenir. Je lui en donnai donc une demi-goutte 18, et comme le sirop de frambroise lui répugnait, j.e prescrivis pour boisson une décoction de pommes.

Le 19, à dix heures du matin, le goût amer, l'odeur par la bouche et le malaise avaient disparu, et tous les autres symptômes, surtout la fièvre et l'enduit de la langue, avaient un peu diminué. La nuit fut assez tranquille, le malade dormit plusieurs heures ; mais il n'avait pas encore eu de selle, et l'urine paraissait plus jaune et formait un épais sédiment d'un jaune clair.

Le 20, à huit heures du matin, j'appris que le malade s'était trouvé beaucoup mieux la veille. Il avait eu dans l'après-midi une selle copieuse, après quoi il s'était endormi pendant deux heures. Sommeil bon la nuit. Il avait d'ailleurs meilleure mine, la fièvre était modérée, la température de la peau peu élevée, la soif peu importante et la langue nette. Pas encore d'appétit.

Le 21, à neuf heures du matin, le mieux se soutenait. Le malade ne se plaignait plus que d'un sentiment d'abattement. Je lui administrai le soir une seconde dose *nux* 18 gutt. 1/2.

Le 22, à onze heures du matin, la fièvre avait entièrement cessé ; il avait dormi toute la nuit et avait mangé avec appétit, d'une soupe pour la première fois la veille, à midi et le soir. Il se sentait beaucoup plus fort, était gai et demandait de se lever.

Le 23, à dix heures du matin, il avait eu la veille une selle normale qui se répéta le jour même. Du reste, il était assez bien pour ne plus avoir besoin de mes soins.

1401ᵉ OBSERVATION, PAR LE DOCTEUR SANNICOLA (1).

Un homme dans la vigueur de l'âge, de formes athlétiques, de haute stature et d'un tempérament sanguin bilieux, après s'être fortement échauffé, fut pris le soir d'orgasme fébrile, avec trouble des fonctions digestives. Lassitude; céphalalgie sus-orbitaire; pouls dur, fort et fréquent; chaleur mordicante; douleur à l'épigastre; bouche amère; langue rouge à la pointe et sur les bords, couverte dans le reste de son étendue d'une couche d'un blanc jaunâtre; urines rares et rouges; constipation; teinte bilieuse du visage et des yeux; soif; caractère très-irritable.

Dans la matiné, le malade prit une petite partie d'un grain d'extrait de *camomille*. La fièvre cessa, et dans l'espace de vingt-quatre heures, la santé se trouva rétablie; le ventre s'ouvrit de lui-même, quoique le malade fût habituellement sujet à la constipation, par rapport à laquelle il avait coutume de recourir à l'usage de la crême de tartre.

FIÈVRE CATARRHALE.

1402ᵉ OBSERVATION, PAR LE DOCTEUR ROMANI (2).

Un jeune jurisconsulte de vingt-quatre ans, d'une sensibilité exquise, d'un tempérament ardent, était en proie à une affreuse hypochondrie qui le consumait. Il lui était déjà arrivé plusieurs fois de remarquer dans ses crachats une petite goutte de sang, rarement une quantité plus considérable. Très-enclin à la transpiration, il fut atteint d'une fièvre catarrhale, soit qu'il se fût

(1) Archives de la médecine homœop., vol. III, pag. 150; 1835.
(2) Discours sur l'Homœopathie, pag. 155; 1828.

refroidi en marchant, soit pour toute autre cause. Sa maladie présentait les symptômes suivans :

Lassitude. Frissons et frissonnemens fébriles. Pesanteur douloureuse et chaleur de la tête. Forte douleur au dessus de la cavité des yeux. Yeux légèrement enflammés, versant quelques larmes. Visage brûlant et un peu gonflé. Légère douleur dans la gorge, avec picotemens passagers. Titillation continuelle dans la gorge. Enrouement. Serrement douloureux sur la poitrine Toux sèche, s'exacerbant le soir. Picottemens dans le sternum, en toussant. Pouls accéléré, dur. Chaleur. Sécrétion plus abondante d'urine. Froid des pieds. Appétit bon. Aversion pour tous les acides. Insomnie.

Bellad. le guérit en trois jours.

1403e OBSERVATION, PAR LE DOCTEUR ROMANI (1).

Raphaëla Sonnino, napolitaine, âgée de onze ans, d'un tempérament vif, fut atteinte d'une fièvre catarrhale au mois d'août dernier. J'allai la voir cinq ou six heures après le premier paroxysme.

Face rouge et brûlante. Violente céphalalgie. Violente douleur de gorge. Toux assez fréquente. Crachats liquides. Pouls dur, fort, accéléré. Chaleur intense par tout le corps. Coryza. Langue nette, humide, vermeille. Sommeil profond. Délire et babil en dormant. Fonctions du bas-ventre régulières.

Je lui donnai, sur-le-champ, *aconit.*

J'allai la revoir trente-deux heures après. La fièvre avait déjà beaucoup diminué. Elle avait eu cinq selles liquides et fétides. Accès de toux rares. Plus de douleurs ni dans la tête ni dans la gorge. Expectoration abondante d'une mucosité épaisse et jaune; mucus jaune et épais lui coulant des narines. Je lui donnai *bellad.* 31 gutt. 1/2.

Le soir, je la trouvai sans fièvre et sans toux. Il ne restait plus que l'écoulement et l'expectoration de mucosité qui cessa en trois jours.

(1) Discours sur l'Homœopathie, pag. 156; 1828.

1404ᵉ **OBSERVATION, PAR LE DOCTEUR ROMANI** (1).

Le jeune jurisconsulte dont j'ai déjà parlé et qui était retombé malade quelque temps après, et avait été guéri par le
même remède en cinq jours, fut attaqué une troisième fois de
la même fièvre. Je commençai alors la cure par *aconit*. 24, que
je répétai vingt-quatre heures après. Outre les symptômes que
j'ai déjà mentionnés, j'observai encore les suivans : Crachats
plus sanguinolens que les premières fois. Abattement extrême
du moral. Tristesse profonde. Taciturnité. Crainte de la mort.
Habile musicien, il négligeait son piano, qui avait fait autrefois
ses délices.

Les deux doses d'aconit n'opérèrent cependant que peu d'amélioration. Je soumis de nouveau les symptômes à un examen
attentif, et je trouvai ce qui suit :

Chaleur de la tête, de la gorge, des mains et des pieds.
Toux chaque fois qu'il lisait ou réfléchissait ; toux après le dîner. Toux un peu plus forte en étant couché la nuit, durant
plusieurs heures, mais avec des intervalles. Douleurs de la tête
s'exacerbant fortement au lit, et redoublant quand le malade
toussait. Pesanteur et douleur de la poitrine, principalement
dans la région du sternum. Crachats d'un goût doux. Douleurs
dans les hypochondres, plus fortes dans le gauche que dans le
droit. Insomnie. Somnolence le matin. Transpiration copieuse,
désagréable pendant et après le sommeil et pendant tout le temps
qu'il était au lit. Constipation. Faiblesse dans les membres.
Grand appétit. Irascibilité plus grande. Crainte continuelle que
le mal ne s'aggrave, et que, changeant de nature, il ne le précipite au tombeau.

Je lui donnai, le troisième jour, *nux vomic*.

Le septième, la fièvre persistait encore ; la constipation n'avait pas cessé. Dans les crachats, grumeau de sang de la grosseur d'un grain de raisin.

(1) Discours sur l'Homœopathie, pag. 158 ; 1828.

J'eus recours à *bryon. alb.* 3o gutt. 1/2. La fièvre céda le quatorzième jour; la toux s'apaisa, l'expectoration cessa, les fonctions du ventre étaient régulières. Pendant toute sa maladie, le sujet eut une grande faim, et mangea autant qu'un homme bien portant. Il abhorrait le lit, et ne voulait y rester que la nuit et quelques heures de la matinée.

1405ᵉ OBSERVATION, PAR LE DOCTEUR MUHLENBEIN (1).

Drabert fils, âgé de quinze ans, avait été pris, à la suite d'un refroidissement de frissons, suivis de chaleurs et de douleurs dans le dos, ainsi que d'élancemens dans la poitrine, en toussant et en aspirant. Au bout de quatre jours, après qu'il eut employé inutilement comme sudorifique l'infusion de sureau, son père me fit appeler. Il était dans l'état suivant :

Tête entreprise. Horreur de la lumière. Nez sec et obstrué. Langue jaune, chargée, mais humide. Soif vive. Beaucoup de toux. Expectoration de mucosité grise, sale, souvent striée d'un sang noir. Peu de douleurs cependant dans la poitrine. Respiration très-accélérée; douleur dans le dos et dans la poitrine, en aspirant profondément. Fréquentes éructations d'air. Inappétence. Diarrhée, huit fois en vingt-quatre heures, d'une odeur putride. Urine trouble, d'un rouge foncé. Pouls rapide et tendu. Peau humide et brûlante.

La maladie fut enlevée en sept jours, par trois doses *aconit.* 15 et une dose *pulsat.* 11.

FIÈVRE GASTRIQUE.

1406ᵉ OBSERVATION, PAR LE DOCTEUR ROMANI (2).

Giuseppa Nobilione, napolitaine, âgée de vingt-sept ans, pe-

(1) Archives homœop., vol. XII, cah. 3, pag. 127; 1833.
(2) Discours sur l'Homœopathie, pag. 160; 1828.

tite de taille, d'une constitution forte et d'un tempérament sanguin, fut atteinte d'une fièvre gastrique, au mois de juin 1825.

Joues rouges et enflammées. Violentes douleurs piquantes
dans la tête, surtout dans le front. Douleurs dans les yeux avec
une sensation de tiraillemens en dedans ; si elle les ouvrait ou les
tournait, les maux de tête en augmentaient. Horreur de la lumière. Abondante mucosité dans la bouche : enduit jaunâtre sur
la langue ; salive écumeuse avec un goût acide. Pas d'appétit.
Aversion pour la viande ; désir de manger des choses acides.
Soif ardente. Picotemens dans l'estomac avec sensation de cuisson. Légères douleurs dans l'épigastre au toucher. Douleurs
dans les lombes. Pesanteur, prurit et douleur à l'extrémité du
rectum. Chaleur intense générale. Pouls accéléré et fort.

Je vis la malade le second jour de la maladie. Je lui fis prendre *ignat.* 12 gutt. 1/2. Quatre ou cinq heures après, les maux
de tête cessèrent, et les douleurs des yeux diminuèrent considérablement. Le soir, la température du corps était presque naturelle, le pouls un peu agité, la bouche amère, la région épigastrique un peu douloureuse. L'eau qu'elle buvait avait un goût
mauvais. Salivation extrêmement abondante. Elle mangea quelques cuillerées de bouillon.

Le troisième jour, il n'existait plus de trace de fièvre. Constipation. Salivation, mais moins abondante. Je lui donnai *pul-*
sat. 12 gutt. 1/2. Elle mangea sobrement après cinq heures.
Le lendemain, elle était guérie et se leva. Evacuations d'excrémens d'une couleur et d'une consistance naturelle. La convalescence fut très-courte.

1407ᵉ OBSERVATION, PAR LE DOCTEUR ROMANI (1).

Un jeune homme robuste de vingt-sept ans, valet de chambre
de D. Giuseppe Peretti, fut attaqué d'une fièvre gastrique semblable à la précédente, à peu de chose près. Les envies de vomir qu'il éprouvait, l'engagèrent à prendre un vomitif. On

(1) Discours sur l'Homœopathie, pag. 161 ; 1828.

m'appela le second jour. Les maux de tête étaient insupportables, la chaleur du corps excessive. Je lui donnai *ignat.* 12 gutt. 1/2. Le troisième jour, les douleurs de tête étant tout aussi fortes et la fièvre tout aussi intense, je répétai la dose.

Transpiration la nuit et le lendemain. Le malade fit un lombric. Le soir, le pouls était à peine agité. Toutes les douleurs avaient cessé. Le cinquième jour, plus de fièvre. Evacuation de matières fécales naturelles, dures d'abord, molles et claires ensuite.

1408ᵉ OBSERVATION, PAR LE DOCTEUR ROMANI (1).

D. Tommaso Pugliese, étudiant en droit, d'un tempérament mixte, c'est-à-dire ardent et mélancolique, ayant soutenu un brillant examen, au mois d'août 1823, passa la nuit sans dormir et tomba malade. Le 16, quoiqu'il eût la fièvre, il alla à ses occupations. Le 17, la faiblesse et la fièvre augmentèrent, il se mit au lit et but une limonade. Le 18, je fus appelé et je le trouvai dans l'état suivant :

Face peu enflammée. Douleur et pesanteur dans la tête, surtout dans le front. Douleur pressante, picotante dans les yeux. Horreur de la lumière des bougies. Langue blanche, visqueuse. Gosier sec. Goût amer dans la bouche. Désir d'acides. Pas de soif, pour ainsi dire. Chaleur générale, sans être excessive. Pouls petit, dur, assez fréquent. Selles très-peu copieuses, dures. Insomnie. Faiblesse. Tranquillité d'esprit.

Je lui fis prendre *pulsat.* 12 gutt. 1/2. Fièvre plus forte dans la journée. Douleurs dans la tête, plus violentes la nuit ; elles l'empêchèrent de s'endormir avant l'aurore. Légère sueur. Le quatrième jour, dans la matinée, pouls mou, peu agité. Apparente stupidité se lisant sur sa face. Taciturnité ; il ne parlait pas et répondait seulement aux questions qu'on lui adressait. Il refusa de manger. Nouvelle exacerbation de fièvre vers le soir; cependant il dormit quelques heures la nuit et transpira un peu. Le lendemain, humeur plus sereine et vivacité plus grande.

____

(1) Discours sur l'Homœopathie ; pag. 161 ; 1828.

Evacuation copieuse d'excrémens d'une bonne consistance. Le soir, pouls à peine agité. Le sixième jour, il était guéri.

1409ᵉ **OBSERVATION , PAR LE DOCTEUR ROMANI** (1).

D. Gaetano Zirl, âgé de vingt–neuf ans, d'un tempérament ardent, d'un esprit vif, d'une activité extrême, avait dîné, le 8 juillet 1828, quatre heures plus tard, mais non plus copieusement cependant qu'à son ordinaire. Deux heures après, il monta dans une barque et cotoya le rivage de Mergellina, non sans quelque inquiétude. Dès qu'il eut débarqué, il se sentit comme brisé et comme s'il avait fait une grande route à pied; il bâillait; il n'était pas content de lui-même. Après avoir pris un sorbet, il alla se coucher. A une heure du matin, il fut attaqué de la fièvre.

Vertige. Froid aigu par tout le corps. Faiblesse très-grande dans les genoux et les reins. Douleurs pressives, sourdes, dans la tête, dans tout le front et sur les yeux. Joues ardentes, front brûlant. Afflux abondant de salive dans la bouche. Langue blanche. Eructations arrivant de la partie supérieure de la poitrine. Haut-le-corps, dégoût général, envies de vomir. Vomissemens avec efforts et compression de l'estomac, suivis d'un léger soulagement. Un peu plus tard, douleurs dans la partie supérieure du bas-ventre; tranchées; picotemens; évacuations abondantes d'excrémens durs d'abord, puis liquides, noirs et d'nne odeur fétide. Nouveau soulagement. Mais une demi-heure après environ, tranchées plus violentes et seconde évacuation, suivie bientôt après d'une troisième. Insomnie. Le onzième jour, il prit une once de crème de tartre; bouillon; orangeade. Quelques évacuations d'excrémens jaunes et noirs, avec cuisson à l'anus. Le soir, quand je le vis pour la première fois, je trouvai les symptômes suivans :

Pouls fort et accéléré; maux de tête; visage brûlant; langue sale et humide; goût désagréable dans la bouche; estomac gâté; faiblesse; douleurs dans les genoux; tristesse.

(1) Discours sur l'Homœopathie, pag. 163; 1828.

Je substituai l'eau sucrée à l'orangeade, et lui administrai *asar.*
12 gutt. 1, le lendemain dans la matinée. Le soir il était parfaitement guéri.

1410ᵉ OBSERVATION, PAR LE DOCTEUR ROMANI (1).

Un sexagénaire, attaqué d'une fièvre gastrique avec vomissement et une bonne partie des symptômes observés dans le cas
précédent, prit immédiatement une dose *asar.* 12 gut. 1.

Exacerbation des maux de tête, auxquels il avait été sujet de
tout temps au moins une fois par mois. Grand amateur de café,
il en but une demi-tasse le lendemain, de son propre chef, en
disant qu'il le délivrait de ses douleurs de tête.

Le troisième jour, fièvre moins forte que le second, et ainsi
de suite jusqu'au quatrième jour, où elle cessa. Le sixième jour,
le malade fut entièrement guéri.

1411ᵉ OBSERVATION, PAR LE DOCTEUR ROMANI (2).

D. Gabriel Smargiassi, jeune homme robuste, doué d'un esprit vif, peintre en paysage, animé du désir de la gloire, devait
partir pour Rome. Le jour de son départ était fixé au premier
lundi; mais le samedi, il fut attaqué de violentes coliques et
d'une fièvre gastrique. J'allai le voir le dimanche à midi. Je lui
donnai *ignat.* 12 gutt. 1/2. Je croyais que la maladie le re-
tiendrait au lit plus d'un jour. Le lundi je courus chez lui de
bonne heure. Il était parti depuis le lever de l'aurore. Les douleurs s'étaient calmées après la prise du remède, la fièvre avait
cessé dans la nuit, et le malade arriva sans accident à Rome,
ainsi que je l'ai appris plus tard.

1412ᵉ OBSERVATION, PAR LE DOCTEUR SCHRETER (3).

K. Z..., âgée de trente-trois ans, régulièrement réglée et

(1) Discours sur l'Homœopathie, pag. 164; 1828.
(2) *Ibid.*, pag. 202.
(3) Annales homœop., vol. I, pag. 195; 1830.

d'ailleurs toujours bien portante, s'étant permis un excès, et ayant éprouvé un chagrin se plaignit, bientôt de malaise et vomit. Son état ne s'étant pas amélioré, elle me fit appeler le 11 avril 1828. Je trouvai les symptômes suivans :

Pesanteur de la tête avec maux de tête déchirans, surtout à minuit. Les angles des yeux pleins de pus, le matin. Mal de gorge avec les glandes des oreilles enflées. Goût amer dans la bouche avec haleine infecte. Nausées. Coliques de vents avec le bas-ventre ballonné, exacerbées par les éructations, mais diminuant par l'application de linges chauds. Selles douloureuses, diarrhéiques, vertes, consistant en excrémens et en mucosité. Soubresauts en dormant. Quelquefois frissons dans certaines parties. Vers le soir, forte chaleur et sueur dans la nuit. Moral affecté, découragement, plaintes et gémissemens.

Je lui donnai *chamom.* 3/12. Elle fut guérie en quatre jours.

1413ᵉ OBSERVATION, PAR M. TIETZE (1).

A., de N. G., vieillard de quatre-vingt-sept ans, s'était toujours bien porté. Il pouvait manger les mets les plus grossiers, fussent-ils même corrompus, sans s'en ressentir, malgré son grand âge, et il aimait beaucoup le café.

Ce genre de vie, peut-être aussi la mauvaise saison, ou les deux causes à la fois, eurent enfin une influence funeste sur son corps, et pour la première fois de sa vie, il tomba sérieusement malade. Jamais médecin ne l'avait encore traité ; jamais il n'avait pris de remède ; mais huit jours après, il se vit forcé de recourir à moi.

Quoique vieux, il désirait ardemment vivre encore. Sa face était maigre, toute ridée, ses cheveux blancs. Teint jaune, terreux ; lèvres toutes sèches. Nez comme obstrué, sec ; il ne pouvait respirer par là. Langue nette, mais toute sèche, comme un morceau de bois. Palais tout sec ; pas la moindre trace de salive dans la bouche. Les alimens n'avaient aucun goût, quoi qu'il

(1) Annales homœop., vol. I, pag. 195 ; 1830.

mangeât. Pas d'appétit. Soif extraordinaire, inextinguible. Langage inintelligible, quelquefois même impossibilité de parler, avant que de s'être humecté la bouche. Selles paresseuses, une tous les quatre jours. Urine claire comme de l'eau. Grande faiblesse générale , l'empêchant de marcher. Sommeil court, troublé constamment par une soif cruelle. Après avoir dormi, goût amer dans la bouche. Intérieurement, sentiment de chaleur dans la tête ; transpiration générale , affaiblissante , surtout le matin. Pouls dur , irrité. Tremblement et tressaillement dans les bras et les doigts, presque continuels.

Je lui donnai , le 28 décembre 1828, *nux vomic.* 30, la petite partie d'une goutte. Le 31, aucune amélioration ne s'étant déclarée, je lui fis prendre *stramon.* 9. Jusqu'au 9 janvier, la soif devint moins cruelle ; le malade eut quelques selles dures ; mais en général , il était facile de voir que je n'avais pas choisi le remède spécifique.

Je lui administrai donc, le 9 janvier 1829, *bryon.* 30.

Dès le lendemain , le mieux se déclara. Bouche plus humide, plus de soif , parler plus intelligible, selles et sommeil réguliers au bout de quelques jours.

Le mieux se soutint jusqu'au 28 , sans autre remède. Le malade était assez bien pour que je pusse discontinuer mes visites.

Depuis un an, il n'a pas cessé de se bien porter, quoiqu'il se fût remis à manger de la choucroute et de mauvais pain.

1414ᵉ OBSERVATION , PAR LE DOCTEUR GASPARY (1).

R. Sch. , âgé de douze ans, né de parens sains , s'était toujours bien porté, à l'exception des maladies de l'enfance et d'enflures scrofuleuses des glandes. On me fit appeler auprès de lui, le 20 juillet 1826. Il avait une fièvre gastrique qui présentait les symptômes suivans :

Etourdissemens ; grande faiblesse ; pouls accéléré, dur, mais petit ; teint jaunâtre ; langue sèche, chargée, jaune ; beaucoup

(1) Annales homœop., vol. II, pag. 183 ; 1831.

de soif ; manque d'appétit ; éructations amères ; constipation ;
somnolence ; bas-ventre ballonné, dur, tendu autour de la région du nombril. Il était malade depuis trois jours. Je lui donnai *veratr. alb.* à haute dilution et prescrivis une diète sévère.
Au bout de quelques heures, amélioration dans son état. Le 22,
il put se lever, et le 24, sortir de la chambre. Il était guéri.

1415ᵉ OBSERVATION, PAR M. TIETZE (1).

La femme Sch., de Ob. Fr., âgée de quarante-quatre ans, venait de sevrer son enfant, quand elle fut attaquée d'une violente
fièvre aiguë pour laquelle je prescrivis *aconit.* 24, une demi-
goutte.

J'allai la voir le lendemain, et je trouvai les symptômes sui-
vants :

Etourdissement continuel, en se soulevant, avec voile devant
les yeux. Lèvres gercées, sèches, couvertes de croûtes brunes.
Goût amer dans la bouche en mangeant. Sensation de sécheresse
dans la gorge. Beaucoup de mucosité visqueuse dans la bouche.
Pas d'appétit. Soif cruelle. Eructations d'un goût amer. Quelquefois des élancemens, sans motif, dans la poitrine au dessous des
fausses côtes du côté gauche. Trois selles diarrhéiques dans la
journée. Urine rouge. Fleurs blanches depuis long-temps. Suppression des règles depuis ses couches. Toux avec expectoration
de glaires, sans douleur. Pesanteur, lassitude, tiraillemens dans
les membres. Prostration générale des forces. Pas de sommeil.
Sensation continuelle de chaleur par tout le corps, sans suer.
Peau sèche. Gesticulation au lit ; elle n'était bien nulle part.

Elle prit, le 8 décembre, jour où la chaleur était un peu
moindre, mais où les élancemens dans le côté étaient beaucoup
plus violens, une partie d'une goutte *scilla* 18. Le 15, sans autre remède, elle fut assez bien rétablie pour retourner à son
travail.

(1) Annales homœop., vol. II, pag. 184 ; 1831.

1416ᶜ OBSERVATION, PAR LE DOCTEUR GUEYRARD (1).

Le nommé Pierre... domestique, âgé de 36 ans, maigre et brun, soupçonné de vol, en conçoit un chagrin voisin du désespoir et s'alite le 24 juillet 1832, avec une fièvre ardente. A notre visite le 25 au matin, le malade présente tous les symptômes de la gastrite la plus intense ; sa face exprime plutôt le chagrin que la souffrance ; des larmes roulent dans ses yeux ; la langue est couverte de saburres blanches ; soif inextinguible ; l'épigastre est le siége d'une douleur gravative qui augmente par la pression ; l'urine rare ; le pouls dur, à cent trente-cinq pulsations par minute. A ces symptômes s'ajoutent des hoquets, le rejet des boissons, la céphalagie et la brisure générale.

Thérapie. La cause étant connue, on débute par *acid. phosphor.* 9. Eau sucrée pour boisson.

Le 26, ni hoquets, ni céphalagie ; face calme, épanouie ; le malade ne songe plus à son chagrin et s'étonne de la facilité avec laquelle il s'était livré au désespoir ; l'état du pouls et celui des autres symptômes ne sont pas changés.

Le 27, mêmes symptômes de gastrite ; calme moral. *Strychnos* 30.

Le 28, mieux général ; pouls presque normal, langue meilleure. Bouillon.

Le 30, le malade a repris son service. La maladie a duré cinq jours.

1417ᵉ OBSERVATION, PAR LE DOCTEUR GASPARY (2).

F. P., jeune fille de douze ans, bien portante, vive, jusque-là, ayant trop mangé de gâteaux et d'œufs durs froids pendant les fêtes, et ayant beaucoup couru par un temps froid et humide, tomba malade et était au lit depuis deux jours lorsqu'on me fit appeler. Je trouvai les symptômes suivans :

(1) Doctrine homœop., p. 114 ; 1832.
(2) Annales homœop., vol. III, pag. 405 ; 1832.

Maux de tête, violens dans le front surtout. Face pâle, terreuse, jaunâtre. Pupilles dilatées. Sécheresse et tremblement des lèvres. Langue chargée d'un épais enduit muqueux, d'un jaune sale, avec sécheresse du palais et de la gorge. Odeur infecte par la bouche. Eructations, malaise, vomissemens pénibles dès qu'elle mangeait. Goût amer ; tout lui semblait amer. Pas d'appétit, dégoût pour les alimens, quand elle en apercevait. Soif vive pour de l'eau ; à peine avait-elle bu, qu'elle redemandait à boire. Douleur et pression, sentiment de plénitude dans le creux de l'estomac. Tranchées et douleurs augmentées par la pression sur le ventre. Selles fétides, deux ou trois fois par jour, précédées de tranchées et de maux de ventre. Elle restait couchée comme engourdie ; on pouvait à peine la tirer de sa torpeur. Pouls petit, dur, souvent intermittent ; peau sèche, brûlante. Abattement ; elle ne pouvait s'asseoir sur son séant sans retomber aussitôt ; il fallait la soutenir quand elle buvait ou qu'elle était à la garde-robe.

Je lui donnai sur-le-champ *Ipecac.*, qui fit cesser le malaise, les vomissemens, les maux de tête et de ventre, et la soif. Le lendemain, elle était beaucoup plus gaie, le pouls se releva et elle put dormir plus tranquillement. Quoique très-faible encore, elle pouvait au moins rester assise dans son lit pendant plusieurs heures.

Mais le troisième jour, son état avait empiré. La fièvre gastrique se changea en fièvre tierce avec frisson, chaleur, malaise, mal de tête, sans soif. J'attendis, pour m'en convaincre, le prochain paroxysme, sans lui rien donner. Dès que l'accès eut cessé, je lui fis prendre *ignat.* Elle n'en eut pas de nouveau le lendemain, et se rétablit promptement.

1418e OBSERVATION (1).

Jean David Werner, âgé de vingt-et-un ans, cordonnier de Kochre près de Leipsig, qui avait eu dans son enfance la petite.

(1) Annuaire de l'Institut homœop., vol. I, pag. 138 ; 1833.

vérolc, la rougeole et la gale, et qui avait souffert d'enflure des glandes du cou et d'une fièvre qui lui avait duré six semaines, trois ans auparavant, entra dans l'établissement le 16 février.

Alternatives de frisson et de chaleur; face brûlante avec le reste du corps froid. Malaise ; plusieurs fois des vomissemens au commencement de la maladie, consistant en une masse verdâtre. Violentes douleurs de tête pressives, surtout dans le front, élancemens dans la région temporale droite jusque dans l'oreille. Enflure molle, rouge, sur la joue droite, sur le côté droit du cou et de la poitrine ; la rougeur ne disparaissait pas à la pression du doigt. Douleur lancinante dans le cou en avalant, l'intérieur du palais et de la gorge rouge. Toux forte, brève, plutôt sèche, avec élancemens dans le cou et au dessous du sternum. Ardeur dans la poitrine, que l'expectoration diminuait. Coryza sec. Langue chargée d'un enduit léger, d'un blanc jaunâtre. Goût amer. Haleine infecte. Manque d'appétit. Beaucoup de soif. Constipation depuis six jours ; le seize, selle dure, mais insuffisante. Pressions douloureuses dans le ventre au dessous du nombril, augmentées par la pression. Pouls fréquent, plein.

On lui donna, le soir même, une dose *aconit*.

Le lendemain, les élancemens dans le cou avaient diminué ; mais par contre, le malade avait des vertiges en se levant et en marchant.

On lui prescrivit pour le soir *nux vomic*.

Le troisième jour, nuit assez bonne, abondante transpiration ; peu de toux. Son état resta le même le lendemain.

Le cinquième jour, le malade s'était trouvé moins bien la veille après midi. Il se plaignit de malaise, de maux de ventre, d'embarras dans la tête et d'une grande faiblesse, symptômes qui diminuèrent après une selle copieuse, dure. Il avait bien dormi la nuit, et était beaucoup mieux. Le malaise avait cessé, l'appétit était meilleur. Il se plaignait de bourdonnemens dans l'oreille droite qui affaiblissaient l'ouïe. Pouls quelquefois un peu irrégulier. Comme on n'avait plus rien à attendre de *nux*, on lui donna *bryon*. Le lendemain, le malade se sentit très-soulagé.

Le septième jour seulement, il se plaignit de nouveau d'une toux violente et de grands maux de tête. La toux était accompagnée cependant d'une légère expectoration. On lui donna *pulsat.* 2/30.

Le huitième jour, douleurs déchirantes dans la région temporale droite lui répondant dans l'oreille, avec dureté de l'ouïe du même côté. Toux sonnant creux avec expectoration facile de glaires épaisses, jaunes. Un peu d'abattement. Du reste, il allait assez bien.

Le neuvième jour, les symptômes perdirent de leur intensité. Le malade resta levé toute la journée et se sentit assez bien portant pour quitter l'établissement le lendemain.

1419ᵉ **OBSERVATION** (1).

J. Gottlob H., âgé de vingt-cinq ans, charron, de B., fut reçu le 17 juillet. Doué d'une constitution robuste, et toujours bien portant auparavant, à ce qu'il prétendait, il était arrivé le 14 à Leipsig. Dès le lendemain, il avait été pris d'un mal de tête assez léger, puis d'un fort frisson et de céphalalgie plus violente, auxquels avaient succédé de la chaleur et de la sueur, qui avaient résisté jusqu'à ce jour au traitement allopathique. Sa maladie offrait les caractères suivans :

Violente céphalalgie cuisante, comme des charbons ardens, surtout sur la partie frontale, en sorte que ses cheveux mêmes lui paraissaient douloureux. Grande agitation ; il voulait à chaque instant changer de place, aller d'un lit dans un autre. Soif violente, sécheresse de la bouche, pas d'appétit ni de sommeil. Douleur tiraillante dans l'omoplate droite. Langue blanche, chargée, muqueuse, disposée à la sécheresse. Pouls dur, plein, fréquent. Face rouge ; yeux troubles, humides. Gémissemens anxieux, soupirs, plaintes et agitation. Chaleur du corps, avec sueur.

Après deux jours de constipation, les remèdes allopathiques

(1) Annuaire de l'Institut homœop., vol. III, pag. 46; 1834.

lui procurèrent ce jour-là une selle. Cessation de la pression dans le bas-ventre, mais accroissement de l'agitation et des maux de tête.

Nous prescrivîmes *aconit.*

Le troisième jour, le malade se trouvait beaucoup soulagé en général; mais il se plaignait encore d'un peu de vertige en se soulevant, et avait très-peu dormi la nuit, quoique son sommeil n'eût pas été interrompu par les douleurs ou par quelque autre cause. Pouls encore plein. Peau brûlante; soif considérable. Il prit le matin *aconit.* et le soir *nux.*

Le lendemain, légère exacerbation; les symptômes déjà existans devinrent un peu plus intenses; mais il n'en parut pas de nouveau. Nous lui donnâmes donc, le cinquième jour, une dose *pulsat.*

Tous les accidens diminuèrent d'intensité. Le sixième jour, le malade put rester levé. Goût meilleur, pouls plus tranquille, soif plus modérée, appétit meilleur. Nous crûmes bon de répéter *pulsat.* le onzième jour. Sa santé se rétablit peu à peu. Il ne se plaignait plus que d'un peu de vertige; du reste, il se portait bien, et il quitta l'établissement le dix-huitième jour.

1420ᵉ OBSERVATION, PAR LE DOCTEUR GUEYRARD (1).

M. V. de S. D. R. Sala, à Lyon, seize ans, blond, mince, sujet aux migraines, malade depuis deux jours.

25 mars 1832. Douleur frontale gravative; frissons fugaces, figure triste; peau chaude et sèche; pouls vif, serré, fréquent; langue couverte d'une couche épaisse de saburres blanchâtres; sensation de barre transversale avec tension épigastrique, articulations douloureuses; anorexie; soif; constipation. Ce même jour, *aconit.* 1/30.

Le 27, nul changement; *antim. crud.* 2/12.

Ce jour-là, légère aggravation, plus prononcée vers cinq heures. A six heures, tout a disparu, enduit lingual et céphalalgie.

(1) Bibliothèque homœop., vol. I, pag. 429; 1833.

Le 28 , état normal.

La disposition brusque et presque instantanée d'un épais enduit saburral, faisant place à une langue nette et rose, fut pour moi, dans cette circonstance, l'objet d'une singulière surprise.

1421° **OBSERVATION** (1).

Wilhelm Robert L., âgé de treize ans, ramoneur de L., fut admis le 12 septembre.

C'était un enfant d'une constitution délicate qui souffrait depuis trois ans de dysécie, et qui avait eu deux ans auparavant la fièvre intermittente.

Depuis un mois, il se plaignait de douleurs déchirantes, tensives dans l'oreille droite, d'où coulait quelquefois une sérosité claire, douleurs qui lui répondaient dans la mâchoire inférieure.

Le 31 août, il avait mangé quelques poires, et depuis, il souffrait des douleurs suivantes :

Malaise, fréquens vomissemens des alimens et d'une mucosité visqueuse ; il rendait tout ce qu'il prenait. Constipation qui n'avait cessé que la veille par deux selles. Douleur lancinante dans l'hypochondre gauche, augmentée par la respiration profonde. Alternatives de frissons et de chaleurs. Langue chargée, légèrement blanche. Appétit bon, mais il vomissait à l'instant tout ce qu'il mangeait. Abattement.

Il reçut une dose *chamom*.

Son état s'améliora d'une manière étonnante. Les vomissemens cessèrent le second jour. Le malade avait bien dormi. Maux d'oreilles moindres, mais écoulement plus considérable. Plus de douleur dans l'hypochondre.

Le troisième jour, vomissement après avoir mangé d'une soupe. La veille, deux selles claires, goût glaireux ; du reste, il allait mieux.

On lui donna *pulsat*.

(1) Annuaire de l'Institut homœop., vol. III, pag. 66 ; 1834.

Il vomit encore une fois après avoir mangé sa soupe, mais ce fut la dernière, et il se rétablit bientôt. Selles régulières ; appétit bon. Plus de douleurs dans l'oreille ni ailleurs ; il entendait même mieux.

Nous ne nous opposâmes donc pas à sa sortie de l'établissement le huitième jour.

1422e OBSERVATION, PAR LE DOCTEUR HARTMANN (1).

Pour que *bryon.* soit un remède efficace dans les fièvres gastriques, il faut que la maladie présente plusieurs des symptômes suivans :

Froid et chaleur de tout le corps avec anxiété extrême. Langue chargée, sale ; amertume dans la bouche, malaise, haute-le-corps à vide, afflux d'eau dans la bouche, inappétence, grandes envies de vomir après avoir mangé ou bu, vomissemens des alimens et ensuite de bile, puis soif inextinguible. Après avoir mangé, le malade se plaint ordinairement, outre les envies de vomir, d'un sentiment de plénitude insupportable, de serrement dans le creux de l'estomac et la région du foie, avec forte douleur pressive dans la tête, qui augmente l'agitation et l'anxiété. Le plus souvent la face est rouge et brûlante, quoique le malade se plaigne de frissonnemens. Pouls plein et accéléré. Constipation ou au moins selles pénibles.

Il est rare qu'une fièvre pareille provienne d'une indigestion; le plus souvent elle se déclare après de violentes émotions, surtout après quelque grand chagrin.

Dans des cas pareils, j'ai administré avec succès, souvent à doses répétées, *bryon.* 18.

1423e OBSERVATION, PAR LE DOCTEUR SCHROEN (2).

Dans des fièvres gastrites avec douleurs dans le front, langue chargée, goût amer, envies de vomir, pression dans l'estomac,

(1) Sur l'Aconit, etc., vol. II, pag. 37 ; 1835.
(2) Hygea, vol. V, pag. 111 ; 1837.

selles paresseuses, *bryon.* 3-6 m'a rendu de grands services, administrée à doses répétées. Le degré de la fièvre détermine l'administration de une ou plusieurs doses *aconit.*, avant ou pendant l'emploi de *bryon.* Si dans de pareilles fièvres il existait des dispositions à vomir, des évacuations de bile suivaient, dans beaucoup de cas, l'administration de *bryon.*, et souvent elles recommençaient à chaque dose nouvelle.

En général, j'ai vu souvent des vomissemens de bile suivre l'administration du remède homœopathique convenable, mais donné à doses raisonnables, et cette observation que j'ai pu faire aussi après *aconit.*, m'a conduit à cette conclusion qu'un médicament bien choisi est en état de porter la réaction de l'organisme à un degré assez haut pour que les matières corrompues amassées dans les intestins, nommément la bile, puissent s'évacuer d'elles-mêmes par le haut, sans le secours d'un vomitif. On pourrait en conclure aussi que les vomitifs ne doivent pas être rejetés d'une manière absolue, mais que dans beaucoup de cas on pourrait s'en passer. Le vomitif paraît cependant être encore le plus souvent l'arme la plus puissante et la moins funeste du médecin antipathique. La saignée, les purgatifs ont toujours des suites plus ou moins nuisibles à la convalescence. Des malades très-affaiblis peuvent néanmoins être tués aussi par l'action indirecte d'un vomitif. Avant que de connaître l'homœopathie, j'ai eu à traiter une jeune fille qui était très-affaiblie par une longue maladie. Elle souffrait depuis un mois des symptômes suivans : Douleurs dans le front, langue chargée, goût amer, dégoût, appétit pour les mets acides; elle avait en outre le bras gauche enflé au point d'être du double plus gros qu'à l'ordinaire, et il lui était impossible de le remuer. J'avais souvent vu obtenir et j'avais obtenu moi-même les plus heureux résultats d'un vomitif en pareil cas. Comme le médecin qui l'avait traitée avant moi avait déjà employé inutilement toutes sortes de remèdes, j'eus recours au vomitif. Les vomissemens furent suivis d'un point de côté aigu; mais le bras revint à sa grosseur naturelle. Je traitai le point de côté, *lege artis*, par des sangsues, par le nitre et par des révulsifs. Il disparut , mais pour faire place à une fièvre nerveuse et à un pourpre blanc que l'organisme ne fut pas en état de faire sortir entièrement, et la malade mourut. Dans un autre cas, j'ai vu une dame qui avait déjà été traitée long-temps pour une maladie du foie par des mixtures *dissolvantes ,* prendre un vomitif en poudre composé de *tart. emet.* et d'un peu *ipecac.* Le vomitif agit sur les intestins , la diarrhée continua , il se forma des abcès sur les intestins, et la malade mourut d'un typhus abdominal. La méthode homœopathique , avec ses petites doses , qui ne doivent pourtant pas être microscopiques, a donc l'avantage dans de pareilles circonstances, en sorte qu'elle peut se vanter de ne pas nuire.

FIÈVRE INTERMITTENTE.

1424ᵉ OBSERVATION, PAR LE DOCTEUR SONNENBERG (1).

Un garçon brasseur avait depuis trois mois la fièvre quarte dont n'avaient pu le délivrer plusieurs fortes doses *china.* Je lui en donnai une goutte 1, deux fois sans résultat. Ayant remarqué qu'il toussait la nuit et que cette toux sèche troublait son sommeil , je lui fis prendre *hyosc.* 3. Il fut guéri et de la toux et de la fièvre.

1425ᵉ OBSERVATION, PAR LE DOCTEUR SONNENBERG (2).

Le chevalier Erbenstein de Oerber, directeur des fortifications, âgé de cinquante-cinq ans , d'un tempérament colérico-sanguin , avait depuis deux mois une fièvre tierce et gardait le lit, lorsque je fus appelé. Deux médecins lui avaient administré

(1) Archives homœop., vol. IV, cah. 1, pag. 117 ; 1825.
(2) *Ibid.,* vol. V, cah. 2, pag. 77 , 1826.

inutilement *china, gentian., valerian., sulphur, mentha, melissa, napht., acet., tamar.*, etc. Je trouvai les symptômes suivans le 19 octobre 1825.

Céphalalgie frontale, plus forte le matin que la nuit, augmentant quand il se baissait, comme si le front allait éclater. Fréquens crachemens d'une salive aqueuse. Répugnance pour tous les alimens. Dégoût pour les boissons. Soif toute la journée, surtout pour le lait. Il vomissait tout ce qu'il mangeait, sans exception. Vomissement de mucosité bilieuse. Après les repas, pression dans le creux de l'estomac, puis vomissement. Bouillonnement dans le bas-ventre de bas en haut, avec chaleur à la tête plus forte. Après avoir mangé, gonflement produit par des vents; tout ce qu'il prenait semblait se changer en flatuosités qui lui causaient des angoisses. Maux de ventre avec sentiment de sécheresse des lèvres et chaleur de la face. Besoin anxieux d'aller à la selle. Après avoir uriné, pression dans le col de la vessie. Grande faiblesse de tout le corps; il n'était pas en état de se remuer tout seul. Grande maigreur. Après midi, froid des mains et des pieds, frisson au moindre mouvement avec chaleur et pouls plein, fréquent. Une bagatelle le mettait en colère.

Je lui fis prendre le lendemain, une heure avant de se coucher, une goutte *nux vomic.* 24. Le cinquième jour déjà, il se portait parfaitement bien.

1426ᵉ OBSERVATION, PAR LE DOCTEUR RUMMEL (1).

Une demoiselle de vingt ans, un peu contrefaite, bien réglée, était guérie depuis six semaines seulement d'une espèce de chorée, dans laquelle toutes les espèces imaginables de spasmes alternaient avec le délire et le somnambulisme spontané. Déjà elle avait été jadis plusieurs fois atteinte de fièvres intermittentes, larvées, et maintenant l'affection paraissait vouloir reparaître sous la forme d'une tussiculation fatigante qui survenait la nuit.

(1) Archives homœop., vol. VI, cah. 2, pag. 52; 1827.

Le 30 octobre, je fus appelé, parce que le mal avait acquis une intensité inquiétante, et je trouvai la malade dans l'état suivant.

... Entre cinq et six heures du soir, sans aucun prodrome, la malade commençait à tousser, par suite d'un chatouillement continuel et profond dans la trachée-artère. Cet état de choses allait toujours en croissant et dégénérait en une toux continuelle, rauque, imitant le cri d'une poule, qui suspendait presque entièrement la respiration, et dont chaque secousse retentissait douloureusement dans la tête. Elle ne cessait que pour quelques secondes, après quoi elle reprenait avec la même violence. La malade ressentait bientôt une vive douleur dans la partie inférieure de la poitrine et le bas-ventre, ce qui faisait qu'elle s'appuyait les deux mains sur les flancs, et que, le corps ployé en avant, elle s'agitait en tous sens, pleine d'impatience. La plupart du temps, la toux était tout-à-fait sèche; parfois elle amenait quelques mucosités d'aspect vitré; la tentative de parler semblait reproduire l'accès prêt à se terminer. Au bout d'une demi-heure, ou de trois quarts d'heure, laps de temps pendant lequel la malade était trempée de sueur, la toux cessait, le corps s'étendait, la tête se renversait en arrière, les bras s'allongeaient spasmodiquement, les yeux devenaient fixes, et la malade dormait pendant quelques minutes. A son réveil, elle se sentait très-fatiguée. La nuit, elle avait un sommeil agité et rêvait beaucoup. Elle était exempte jusqu'au soir de la toux qui l'accablait. Les premiers jours, l'appétit avait été peu troublé; plus tard, il diminua beaucoup. Le caractère était très-irritable et violent, mais le pouls presque normal. Durant les accès, on ne pouvait le sentir, à cause de l'agitation continuelle. Après l'accès, le cœur battait violemment, et la respiration était longtemps difficile.

Mosch., *ipecac.*, *hepar sulphur. calc.*, *cina* et *ignat.*, furent pris en vain l'un après l'autre. Chacun d'eux ne répondait qu'à quelques symptômes.

Le 6 novembre, tout était encore presque dans le même état seulement l'appétit avait beaucoup diminué, et il ne survenait plus de sueurs, quoique l'accès continuât à être aussi fort que par le passé. Les pandiculations, après l'accès, étaient fort peu de chose ; mais il y avait souvent des renvois amers et acides pendant la nuit. Je donnai, à la suite d'un accès, une goutte *china* 12. L'amélioration qui s'ensuivit fut frappante : la toux chatouilleuse cessa tout-à-fait le soir suivant, et il n'y eut qu'une toux fatigante et grasse ; mais le 8 novembre, celle-ci revint plus forte et titillante, sans s'élever à la même intensité que par le passé. Une pareille dose *tr. chin.* fut prescrite. La toux rauque et titillante, avec chatouillement continuel, cessa ensuite d'une manière durable, mais non la maladie elle-même qui, le 10 novembre, revint presque à la même époque qu'auparavant, sous une autre forme.

En même temps que la toux, s'établit un serrement de gorge, non pas tel qu'on a coutume de l'éprouver avant de vomir, mais tel à peu près qu'on le ressent lorsqu'on veut s'exciter soi-même à vomir, plutôt une sorte de hoquet, dont les vives et brusques contractions du diaphragme semblaient être la cause, mais si violent que la malade était menacée de suffocation totale. Elle ne rendait d'ailleurs que des mucosités visqueuses, rarement accompagnées d'alimens.

Mosch. et *stannum*, vanté dans les spasmes du diaphragme, et *nux vomic.* n'ayant rien produit, je donnai le soir du 14 novembre, après l'accès, une goutte *arsen.* 30. L'accès revînt une heure plus tard, mais plus fort qu'à l'ordinaire, et pour la dernière fois ; car, à dater de ce moment, il n'y eut plus ni toux, ni serrement de gorge, et les forces se réparèrent promptement.

1427ᵉ OBSERVATION, PAR LE DOCTEUR MUHLENBEIN (1).

Le fils d'un acteur, Jules Gr., enfant de neuf ans, malade depuis deux mois, avait une fièvre intermittente compliquée d'hydropisie. Je le trouvai dans l'état suivant :

(1) Archives homœop., vol. VI, cah. 3, pag. 76; 1827.

Sommeil bon et réparateur. Avant et après la fièvre, constriction douloureuse du devant de la tête vers les tempes. Enchifrènement, mais parfois aussi écoulement de mucus nasal. Après la fièvre, élancemens dans les deux oreilles. Souvent une douleur pressive dans les dents. Les amygdales se tuméfiaient fréquemment. Élancement au côté gauche de la poitrine, mais seulement pendant la fièvre; ensuite survenait une toux sèche et brève, une douleur analogue se manifestait en courant. Palpitations de cœur en marchant vîte. Peu d'appétit; après avoir mangé, rapports ayant le goût des alimens ; pression douloureuse dans le creux de l'estomac. Sous les fausses côtes droites, sensation désagréable se portant vers l'estomac et la poitrine, impossibilité de se coucher sur le côté droit ; le décubitus sur le côté gauche excitait de la douleur dans le droit. Ventre tendu et ballonné au côté gauche. Tous les deux jours, une selle dure. Urine normale. La jambe gauche œdémateuse; les deux jambes faibles, les pieds et les mains chauds. Pouls à cent vingt pulsations pendant la fièvre, à quatre-vingt-dix pendant l'apyrexie. Peau très-pâle et flasque. Grande propension à suer. La fièvre, d'abord quotidienne, était devenue tierce ; elle durait depuis une heure après midi jusqu'à cinq, avec mal de tête, froid, chaleur sèche et sueur. Tempérament très-sanguin; parfois des caprices.

Après avoir réglé le régime, je prescrivis une goutte *arsenic.* 36, le 28 mai 1836. Le troisième jour, la fièvre avait complétement cessé et elle ne reparut plus ; mais il restait encore l'enflure que *helleb.* 9 enleva tout-à-fait. La santé est restée parfaite depuis.

1428ᵉ OBSERVATION, PAR LE DOCTEUR RUMMEL (1).

Rodolphe B...., petit garçon de cinq ans, d'une constitution robuste, était malade depuis quelque temps lorsque j'allai le voir le 25 août 1825. Grand affaissement; il voulait toujours

(1) Des avantages et des vices de l'Homœopathie, pag. 72; 1827.

être couché, ou avoir la tête penchée en avant et appuyée sur quelque objet. Manque absolu d'appétit. Extérieur misérable. Pouls de temps en temps accéléré par la fièvre. Quelques jours après, sa maladie offrait tous les symptômes d'une fièvre inter—mittente qui finit par devenir soporeuse et qui s'exacerbait sur—tout les après-midis. Après m'être assuré que sa famille était sujette à une affection idiopathique de la tête, je lui fis prendre de l'ammoniac, des vomitifs, de légers purgatifs et de nouvelles doses d'ammoniac avec les amers. Mais le 3 septembre, son état s'était empiré, et il présentait le lendemain les symptômes sui—vans :

Pas d'appétit, soif vive, extérieur misérable, grande indif—férence, pas de plaintes, grande faiblesse. Le matin, il pou—vait marcher, bien qu'avec peine, mais à quatre heures de l'après-midi, il tombait dans un sommeil profond, agité, dont il ne sortait que tard. Je lui fis prendre à deux heures *tr. opii* 6 gutt. 1. Pas de sommeil ce jour-là ; gaîté, un peu d'appétit. Le lendemain, mieux encore plus sensible ; il n'appuyait plus la tête et courut toute la journée. Le 6 septembre, les symptômes avaient disparu, à l'exception de la faiblesse et de l'abattement. Je lui fis prendre *tr. chin.* 12. Il fut parfaitement guéri en quelques jours.

1429ᵉ OBSERVATION, PAR LE DOCTEUR HAUPTMANN (1).

Il a régné l'année passée, et cette année encore, surtout au printemps, des fièvres intermittentes de caractères si divers qu'il fallait administrer un autre remède pour ainsi dire à chaque individu.

Il y en a eu cependant un grand nombre, caractérisées par du froid et de la chaleur accompagnés de soif, ou par des al—ternatives de chaleur et de froid, ou par du froid suivi de cha—leur, qui ont été guéries par *nux vomic.* ou par *drosera*, quand il existait en même temps des envies de vomir. Quand la soif ne

(1) Correspondances pratiques, pag. 66 ; 1827.

se déclarait pas dans la période de froid, *ignat.* était un bon remède. Quand après le paroxysme, le malade vomissait une ou plusieurs fois, c'était *cina* qui rendait le plus de services. Quand avant le frisson, il y avait soif ardente, et que le malade buvait beaucoup, et quand cette soif continuait dans la chaleur, mais que le malade buvait alors modérément, il fallait administrer *arnica.* Quand, au contraire, la soif ne se déclarait ni pendant le froid ni pendant la chaleur, et que l'accès était suivi de violentes douleurs de tête pressives dans la région frontale, *arsenic.* était donné avec plus de succès.

Quatre fois, j'ai administré *staphis.* dans des cas caractérisés par du froid, le soir, sans chaleur, et *valerian.* dans d'autres où il n'existait pas de frisson, mais seulement une violente chaleur avec soif et tête fortement entreprise. J'ai presque toujours employé les plus hautes dilutions.

Bellad., bryon., nux vomic., tart. stib., coccul., chamom., merc., pulsat., rhus, sabad.; spigel., thuya, veratr. et *china.,* selon les symptômes, m'ont aussi rendu des services. Je dois avouer cependant qu'il s'est présenté des cas où, le traitement homœopathique ne suffisant pas, surtout dans des fièvres de quinquina, j'ai dû recourir au quinine.

1430e OBSERVATION, PAR LE DOCTEUR ÆGIDI (1).

Caroline M., âgée de quatre ans, née de parens sains, robustes, qui avait joui jusque-là d'une excellente santé, ayant fait un voyage par un temps froid et humide, fut attaquée, à la suite d'un refroidissement, selon toute apparence, d'une fièvre que le médecin traita vainement par les diaphorétiques, les anti-rhumatismaux et les anti-gastriques. Il déclara donc que c'était une fièvre quarte, et en conséquence il administra les remèdes suivans pendant un traitement de onze semaines :

℞. *Cort. chin.* unc. ß coq., *aqua font.* unc 8 ad. col. unc. 4, c. adm. *syrup. aurantior.* semunc. A prendre toutes les heures une cuillerée. La malade en prit quatre fois.

(1) Archives homœop., vol. VII, cah. 2, pag. 90; 1828.

♃. *Cort. chin.* semunc. coq. aq. unc. 8 colat. unc. 4, adm. *vini rhen.* unc. 2, *syr. aurant.* semunc. A prendre une cuillerée toutes les heures.

♃. *Cort. chin.* unc. 1, *flor. arnicæ* drachm. 3, coq. aq. font. j. ad. col. unc. 5 c., adde *syr. diacodii* semunc. A prendre une cuillerée toutes les heures.

♃. *Cort. chin. flor.* drachm. 6, *cort. cinamom.* drachm. 1 f. pulv. divid. in. p. XVI æqu. A prendre toutes les deux heures. Cette portion fut répétée trois fois.

♃. *Extr. chamom.* drachm. 2 solve in aq. *menth. pip.* unc. c. add. *ammonii muriatici dep.* drachm. 1, *vini stibiat.* scrup. 2. A prendre une cuillerée toutes les heures.

♃. *Rad. valerian.* et *min.* drachm. 3, inf. aq. fervid. unc. 6 col. Add. *tinct chin.* et *comp.*, *spirit. sulfur. æth.* aa. drachm. 1. A prendre une cuillerée toutes les heures.

♃. *Chinini sulphurici* gr. XII, *sacchar. alb.* drachm. 2 in. f. pulv. divid. in. p. XII, æq. A prendre toutes les heures. L'administration de cette poudre fut répétée trois fois.

Cependant l'état de la malade, loin de s'améliorer, ne fit qu'empirer de jour en jour, et le médecin cessa de la voir. L'enfant était attaquée d'une fièvre violente avec consomption. Il était impossible de la sauver ; tout ce qu'on pouvait faire, c'était de lui faire prendre tous les jours un bain tiède. Cette déclaration mit les parens au désespoir et ils s'adressèrent à moi.

J'allai voir la malade le 7 juillet à trois heures de l'après-midi. Je la trouvai couchée sur les genoux de la mère, semblable à un véritable squelette et ne donnant signe de vie que par ses gémissemens. Du reste, son état était le suivant :

Face défaite, terreuse, physionomie décomposée. Elle ne voyait pas, ses yeux avaient perdu tout leur éclat. Peau rude, sèche, d'un jaune sale. Nez et lèvres noirâtres. Langue dure, sèche, chargée, noirâtre. Répugnance pour toute espèce d'alimens, désir de boire de la bierre, quelquefois éructation d'air infecte et régurgitations d'une matière rance. Elle rendait les alimens non digérés et souvent une matière semblable à du goudron, sanguinolente, corrosive, qui excoriait l'anus. Pen-

dant ces évacuations qui se renouvelaient deux ou trois fois par
jour et autant la nuit, elle ne cessait de pousser des gémissemens plaintifs. Prolapsus de l'anus. Urine peu copieuse, très-
rouge, comme mêlée de sang, devenant trouble un quart d'heure
après l'éjection, séreuse et répandant une odeur insupportable.
Ejection involontaire. Bas-ventre enflé, comme ballonné par
l'air (météorisme), et causant au toucher, ainsi que d'autres
parties du corps, des douleurs terribles. L'enfant se repliait
sur elle-même, ses traits se contractaient; respiration pénible,
brève, forte. Violens battemens de cœur. Elle ne trouvait de
repos dans aucune position. Il fallait la coucher tantôt sur le
côté droit, tantôt sur le côté gauche, quelquefois sur le dos,
d'autres fois il fallait la porter. Cependant tout mouvement un
peu rude lui déplaisait, et elle restait le plus souvent couchée
sur les genoux de sa mère, les jambes retirées. Gémissemens
continuels, pas de réponse quand on lui parlait. Agitation,
tristesse, mauvaise humeur, somnolence. Froid continuel de
tout le corps. Enflure œdémateuse des deux pieds jusqu'aux
genoux. Maigreur générale. Pouls irrégulier, à peine sensible.
Yeux à moitié ouverts, sans éclat; si elle les fermait, et cessait
de gémir, on croyait voir un cadavre.

L'analogie de ces syptômes avec ceux de *china* me frappa dès
le premier instant. Aussi, dès que j'eus appris quel traitement le
premier médecin avait prescrit, je n'hésitai pas à regarder cette
maladie comme provenant de l'abus du quinquina.

J'administrai donc une dose *hydrargyr. oxydul. nigr.* qui
répondait plus que tout autre remède a l'ensemble des accidens. L'enfant prit une poudre de trois grains qui contenait 1/10
grain *hydrarg.* 12, à six heures du soir. Elle ne la rendit pas
heureusement.

J'allai la revoir à neuf heures et demie; mais je ne trouvai pas
de changement essentiel dans son état. Le lednemain, pas d'amélioration non plus. Sensibilité plus grande, plus d'agitation,
évacuations de matières semblables à du goudron, sanguino-
lentes, plus fréquentes, avec tenesme. Tous les autres symptômes comme la veille. Le 9 juillet, le matin, amélioration

étonnante. L'enfant voyait, ses traits n'étaient plus contractés, et avaient entièrement changé d'expression. Lèvres et langue humides, peau molle et serrée. L'enfant était moins agitée, restait tranquillement couchée, sans demander de changer de position ou d'être portée. Respiration paisible, douce; sommeil réparateur. La sopeur avait disparu. Les gémissemens avaient cessé et ne se faisaient plus entendre que pendant les selles. Elle n'en avait eu qu'une seule pendant la nuit. Excrémens moins sanguinolens et noirs, plus bruns et muqueux. Ventre moins enflé, mou; la pression ne causait plus de douleur. Sécrétion d'urine fréquente, copieuse. L'urine était encore rouge, mais avec le temps elle cessa d'être séreuse et déposait un sédiment blanc, semblable à du sable. Eructations quelquefois encore, mais plus de vomissemens. Plus de battement de cœur, pouls lent et plus plein. Enflure des pieds moindre, elle avait disparu depuis les genoux jusqu'aux chevilles.

Le 10, dans la matinée, le mieux se soutenait. OEil plus clair, serein. Peau molle, sans teinte jaune. Langue humide, couverte d'un léger enduit muqueux. Depuis la veille au soir, plus de sang dans les évacuations; dans la matinée, une selle en bouillie, muqueuse, abondante. Urine d'un jaune rougeâtre, déposant toujours le même sédiment. Pouls plus élevé. Respiration libre; mais toux et expectoration facile et fréquente de mucosité. L'enfant demanda avec instance une soupe au lait, mais n'en mangea que deux ou trois cuillerées. L'enflure des pieds avait encore diminué. Etat plus tranquille, retour des forces; la malade pouvait se retourner toute seule dans son lit et s'y asseyait même, bien qu'avec un peu de peine. Sommeil paisible; elle ne s'était réveillée qu'une seule fois dans la nuit pour uriner.

La guérison fit dès lors des progrès de jour en jour. Les symptômes disparurent les uns après les autres. L'enfant recouvra des forces; onze jours après, elle pouvait courir déjà. Elle dormait bien, mangeait avec appétit. Je ne crus pas nécessaire d'administrer d'autre remède. Ce fut ainsi que je la guéris en moins d'un mois.

143ı^e **OBSERVATION, PAR LE DOCTEUR ROMANI** (1).

D. Anselmo del Zio, prêtre, précepteur du |jeune prince de Lequile, agé de quarante-un ans, d'une constitution robuste, d'un tempérament très-vif, fut attaqué à l'improviste, le 23 maj 1828, de faiblesse, de bâillemens, de maux de tête, et d'une sensation désagréable de froid au dos ainsi qu'à l'extrémité des doigts des pieds et des mains. Il vint me trouver vers midi. Il avait la conjonctive un peu jaune, la bouche un peu amère, la langue couverte de mucosité d'un blanc jaune; le pouls rapide, faible et petit, il était constipé. Je lui donnai *ignat.* 12, la moitié d'une goutte, qu'il prit aussitôt rentré chez lui. Une heure et demie après, se manifesta la chaleur accompagnée d'une sueur très-abondante par tout le corps, qui continua jusqu'à huit heures du soir. Dès qu'elle cessa, il se sentit très-soulagé. Il eut de l'appétit et mangea un peu. Sommeil tranquille la nuit.

Le 24, il ne se plaignait que de faiblesse, et sortit en voiture.

Le 25, à dix heures du matin, grande lassitude. Mal de tête, d'estomac et de foie. Froid extraordinaire, tremblement, pendant trois heures; puis chaleur intense et sueur générale pendant six heures. Urine bilieuse sans sédiment. La constipation persistait. Je prescrivis une diète sévère, et ordonnai pour le soir un clystère d'eau de puits auquel on devait joindre quatre onces d'huile d'olive; ses excrémens étant peu copieux et durs. Au milieu de la nuit, avant qu'il se couchât, il prit une goutte *Tr. nux vomic.* 30. Peu de sommeil, interrompu, inquiet. Quelques accès de toux rendant la respiration pénible.

Le 26, il se portait presque aussi bien que dans ses jours de santé. Il prit deux tasses d'excellent bouillon bien dégraissé.

Le 27, deux heures après minuit, froid et tremblement, forte douleur de tête, de foie; d'estomac et de reins; les articulations douloureuses. Grande anxiété, fréquens accès de toux.

(1) Disconrs sur l'homœopathie, pag. 141; 1828.

Il ne savait comment se mettre dans son lit ; cet état dura jusqu'à trois heures après-midi. La peau de la tête, des jambes et des cuisses, tout ridé. Ensuite chaleur et sueur abondante. La fièvre dura seize heures. Eruption de pustules sanieuses, qui, en séchant, se couvrirent de croûtes, aux lèvres et au menton. Urine bilieuse et sans sédiment. Il ne prit qu'une tasse de bouillon. Nuit bonne.

Le 28, apyrexie. Je lui conseillai de se lever et de marcher par la chambre. A midi, il mangea d'une soupe.

Le 29, à quatre heures du matin, fièvre accompagnée des mêmes accidens que l'avant-veille, mais beaucoup moins intense et beaucoup plus supportable. Le froid dura quatre heures, et fut suivi d'une transpiration très-abondante.

Le 30, état en tout semblable à celui du 28. J'administrai *sabadilla* 3 gutt. 1/2. Le malade mangea à midi et le soir, sans excès. Rêves dans la nuit, sueur.

Le 31, deux évacuations alvines, les seules depuis celles du 25. Fièvre à trois heures du matin ; frissonnemens momentanés ; fourmillement piquant aux mains et à la partie antérieure des cuisses. La peau n'était pas ridée. Pieds humides pendant la fièvre. Quelques légers accès de toux. Douleur de tête peu considérable, et modérément croissante. A six heures, le froid avait atteint le plus haut degré ; sueur ; à neuf heures, la fièvre cessa. Le paroxysme terminé, le malade se leva et se mit à se promener dans sa chambre.

Le 1ᵉʳ juin, apyrexie. Il mangea d'une soupe et d'un poulet rôti.

Le 2, à deux heures du matin, le bout des doigts insensible et comme endormi. A trois heures, froid aigu général. A six, douleur de tête beaucoup moins forte ; puis chaleur et sueur discrète. Après le paroxysme, gaîté extraordinaire.

Le 3, apyrexie. Je lui donnai *arsen.* 3o, la quatrième partie d'une goutte. Bien-être général.

Le 4, il était guéri.

Le lendemain, il sortit dans la matinée et le soir. Toutes ses fonctions étaient à l'état normal.

1432ᵉ OBSERVATION, PAR LE DOCTEUR ROMANI (1).

J'avais à traiter à peu près dans le même temps un autre individu de même âge, de la même complexion et du même tempérament, attaqué d'une fièvre tierce qui ne différait pas beaucoup de la précédente. Elle ne dura que onze jours. Je la combattis par *ignat.*, par *nux vomic.*, par *sabadilla* et par *arsenic*. Le malade avait une grande hernie fémorale à droite, depuis 1815, qui l'obligeait à porter constamment un bandage. Dès que la fièvre eut cessé, la hernie diminua; aussi bénissait-il la fièvre tierce.

1433ᵉ OBSERVATION, PAR LE DOCTEUR ROMANI (2).

Dans les mois de septembre et d'octobre 1825, j'ai eu à traiter une trentaine de cas de fièvres intermittentes à Vasto, sur les bords de l'Adriatique. Les malades étaient des paysans qui avaient contracté ces fièvres en portant leur lin macérer dans l'Asinello, petite rivière à six milles de la ville. Je les guéris tous en peu de temps par *arsenic.*, quelquefois seul, quelquefois suivi de l'administration d'*ignat.*, de *nux vomic.*, de *sabadilla*, d'*arnica*, d'*artemis.*, de *camom.*, de *china*, de *dulcam.*, de *drosera*, de *hyosc.*, d'*ipecac.*, de *piper*, de *pulsat.*, de *rhus*, selon les symptômes. *Arsenic.* répondit parfaitement à mon attente chez trois forestiers venus des montagnes, qui, outre la fièvre quotidienne, avaient depuis longtemps des tumeurs du foie et de la rate. Ils me consultèrent tard, aussi n'eus-je pas le temps d'essayer de les guérir des obstructions, guérison qui est toujours longue. Je ne sais pas s'ils observèrent toujours scrupuleusement la diète; il est probable que la misère les en empêcha.

1434ᵉ OBSERVATION, PAR LE DOCTEUR RUMMEL (3).

J'avais eu souvent l'occasion de remarquer la difficulté qu'il y

(1) Discours sur l'Homœopathie, pag. 144; 1828.
(2) *Ibid.*
(3) Archives homœop., vol. VIII, cah. 1, pag. 83; 1829.

a à choisir le remède convenable dans les fièvres intermittentes.
J'ai donc été d'autant plus charmé d'en découvrir un aussi sûr
que prompt lors de l'épidémie qui régnait au printemps de 1828.
La fièvre était ordinairement tierce ; tantôt elle gardait son type,
tantôt le paroxysme anticipait, rarement il retardait. Le plus
souvent le frisson était accompagné de vomissemens de bile et
de glaires ou des alimens. Quelquefois cependant ce symptôme
ne se manifestait que pendant les premiers accès et disparaissait
ensuite. Il était rare qu'il vînt plus tard, quand il ne s'était pas
déclaré dès le principe. Mais le symptôme essentiel, selon moi,
était une soif ardente qui se déclarait déjà avec le frisson. Elle
diminuait ordinairement pendant la chaleur. Quand ce symptôme
existait, *ignat.* 2/12 guérissait presque toujours. La fièvre ne
reparaissait pas ou revenait au moins beaucoup plus faible. Plusieurs fois cependant l'accès suivant n'en fut que plus violent
et anticipa. Une seconde dose, dans ce cas, achevait la cure.
Ignat. se montrait efficace même quand des vomissemens ou
d'autres symptômes paraissaient exiger un autre remède, pourvu
que la période de chaleur fût accompagnée de soif. Mais ce
symptôme caractéristique n'existait-il pas ? *Ignat.*, administrée
pour essai, ne produisait rien. La fièvre n'offrait pas toujours
les mêmes caractères, même dans une seule famille, quelquefois
il y avait moins de frisson et beaucoup de chaleur sèche. *Bellad.*,
valerian., *opium*, rendaient alors des services. D'autres fois, la
soif, moins vive, était accompagnée de symptômes gastriques
avec langue très-chargée, goût amer, éructations et défaut
d'appétit. *Antimon. crud.* était alors le meilleur remède. Souvent cependant il fallait en employer encore d'autres, tels que
ipecac., *arnica*, *nux vomic.*, *drosera*, *china*, *arsenic.*; mais
jamais dans ce cas la guérison n'était aussi prompte que quand
ignat. convenait. L'homœopathie eut toujours au moins cet
avantage que les rechutes furent beaucoup plus rares chez les
malades qui furent traités d'après ses principes, que chez ceux
qui le furent par *chinin. sulphur.*, auquel je ne me vis pas forcé
de recourir alors comme j'avais dû le faire auparavant. Les malades se rétablirent d'ailleurs beaucoup plus promptement. Un

cas chez une femme rachitique qui avait souffert long-temps avant que de s'adresser à moi, d'une fièvre intermittente avec accès d'oppression de poitrine et sueur abondante, lassa presque ma patience. Je fis prendre vainement, depuis le 22 mai, *ignat.*, *ipecac.*, *antimon.*, *nux*, *capsic.*, *china*. Enfin, le 18 juin, je lui donnai une dose *spirit. vini sulphur. 2.* Il n'y eut plus que deux légers accès, et la fièvre cessa. La malade se rétablit peu à peu parfaitement.

On pouvait regarder comme un indice certain que l'on avait choisi le bon remède et que la fièvre disparaîtrait bientôt, la différence essentielle du paroxysme suivant, même quand il anticipait et était plus violent; il n'était pas nécessaire d'administrer d'autre médicament. Je me bornais à répéter la dose. On ne saurait trop recommander dans cette forme de maladie d'attendre patiemment que le remède agisse, s'il est bien choisi; autrement on court risque d'en troubler les effets et d'arrêter la guérison.

1435ᵉ OBSERVATION, PAR LE DOCTEUR HUMMEL (1).

H., paysan de Sehkopau, avait eu un accès ordinaire de fièvre intermittente; il éprouva du chagrin dans l'intermission et au lieu du paroxysme ordinaire, il fut pris de violens vomissemens de bile avec un peu de diarrhée et une colique qui lui faisait pousser les hauts cris. Je le vis trois heures après. Il était tellement épuisé qu'il ne pouvait parler. Ses signes seuls me firent comprendre qu'il souffrait du ventre. Envies de vomir continuelles, suivies d'efforts sans résultat. Une petite dose *chamom. 1/12* enleva tous les symptômes en un quart d'heure. Je lui donnai encore le soir une petite dose *nux vomic.*, pour prévenir toute récidive, quoique cela ne fût pas nécessaire. La fièvre intermittente ne reparut pas, et le malade se rétablit promptement.

(1) Archives homœop., vol. VIII, cah. 1, pag. 34; 1829.

1436ᵉ OBSERVATION, PAR LE DOCTEUR ÆGIDI (1).

Mon fils Louis, âgé de quatre ans, fut atteint au mois de février 1823 d'une fièvre tierce alors endémique dans la contrée. Outre les symptômes ordinaires, cette affection avait encore cela de particulier qu'il arrivait parfois au malade pendant l'accès de se plaindre d'élancemens violens dans les oreilles. Il eut recours de suite aux remèdes homœopathiques, mais sans avoir le bonheur de rencontrer celui qui convenait au cas concret. Au milieu de ces essais infructueux, le quatorzième accès se déclara, et comme les forces du petit malade diminuaient sensiblement, je me déterminai à lui donner le sulfate de quinine à dose allopathique. La fièvre s'arrêta ; mais il survint quatre récidives de trois en trois semaines, et le malade ne fut complétement rétabli qu'après avoir fait avec moi un voyage d'une vingtaine de lieues qui nous tint pendant huit jours éloignés de la maison. Au bout de quelques années, l'enfant fut pris d'une dureté d'ouïe des deux oreilles, d'abord à peine sensible, mais qui, dans l'espace de trois mois, augmenta jusqu'au point de le rendre presque entièrement sourd. Quelque haut qu'on l'appelât, il ne comprenait ce qu'on lui disait qu'en regardant ceux qui lui parlaient ; il finit même par ne plus distinguer le bruit des trompettes. Auparavant vif et jaloux de s'instruire, il devint paresseux et perdit beaucoup de sa mémoire et de sa facilité. Après avoir étudié avec soin son état, je lui donnai *calcar.* 2/30. Je ne changeai absolument rien au régime. Cependant au bout de trois semaines déjà, j'aperçus les premiers signes d'une amélioration. L'enfant était plus gai ; il redevenait sensible à des choses qui lui étaient devenues tout-à-fait indifférentes, la mémoire lui revint et avec elle l'ouïe, qui, au bout de six semaines, était rétablie dans toute son intégrité. L'action de *calcar.* paraissait durer même encore au bout de quarante jours ; car la santé de l'enfant s'affermit de plus en plus à tous égards,

(1) Archives homœop., vol. VIII, cah. 3, pag. 59; 1829.

sans que j'eusse besoin de lui faire prendre d'autres médicamens.

1437ᵉ OBSERVATION, PAR LE DOCTEUR HARTLAUB (1).

L., femme de trente-et-un ans, d'une complexion un peu
molle, tomba malade le 7 août 1826 : pâleur de la face, lassitude, nausées, défaut d'appétit, constipation et fréquens frissons. Quatre jours après, le 11, la maladie prit la forme d'une
fièvre intermittente avec les symptômes suivans :

Vers midi, grand froid intérieur et extérieur, surtout en haut
du corps avec frisson, mais aussi avec chaleur à la tête et rougeur de la face. L'accès durait jusqu'à huit heures du soir et se
terminait par un frissonnement mêlé de chaleur. Pendant toute
sa durée, soif, et après, un peu de sueur. Cinq accès avaient eu
lieu quand je fus appelé, et pendant ce temps, la malade avait
éprouvé de l'insomnie, défaut d'appétit pendant le jour et boulimie durant la nuit.

Le 16, à dix heures du matin, je donnai *china*. 12. L'accès
de ce jour fut beaucoup plus faible. Celui du lendemain fut
presque insignifiant. Le 18, il n'y en eut point. Le 20, il en
reparut un fort léger qui tenait peut-être à l'humidité froide de
la saison. Je fis prendre encore une dose *china*. La santé se rétablit et la boulimie nocturne cessa.

1438ᵉ OBSERVATION, PAR M. MSCHK (2).

M., âgé de trente-huit ans, fut atteint, au moins de septembre 1827, d'une fièvre intermittente qu'il traita pendant trois
mois par des moyens allopathiques, surtout par *china* et finalement par *sulf. de quinine*. La fièvre fut supprimée, mais non
guérie. A sa place, manque d'appétit et faiblesse considérable du
corps et de l'esprit. Le 2 décembre, elle reparut elle-même. On
m'appela, et je trouvai les symptômes suivans :

(1) Annales homœop., vol. I, pag. 165 ; 1830.
(2) *Ibid.*

La veille, après dîner, malaise général, éructations avec le goût des alimens; quelques frissonnemens. Le lendemain, accès de fièvre complet. Comme il était déjà passé, j'attendis au lendemain pour lui administrer un remède. Le 3, tout au matin, légers battemens dans la tête aux tempes, bouche muqueuse, frisson s'étendant des reins et des cuisses par tout le corps, durant trois heures. En même temps douleur, comme de lassitude, dans la hanche et le mollet droit; déchirement passager dans la jambe gauche. Pendant le frisson, soif, puis chaleur générale, pendant laquelle le malade avait des frissons s'il se remuait. Face terreuse, yeux d'une couleur sale. Après la chaleur, abondante sueur d'une odeur aigre. Le malade se plaignait en même temps de bourdonnemens dans les oreilles augmentant dans la chaleur, avec un peu de dureté de l'ouïe, d'insomnie et de coryza.

Je lui donnai *nux vomic.* sans succès. La fièvre prit le caractère d'une fièvre tierce double. J'administrai *rhus.* Il y eut encore deux accès seulement. L'appétit et les forces lui revinrent, il fut guéri.

1439ᵉ OBSERVATION, PAR M. SEIDEL (1).

Andreas, soldat, âgé de vingt-huit ans, d'une constitution forte et robuste, natif de L., près de Bautzen, contrée marécageuse où la fièvre intermittente est presque endémique, fut atteint de cette maladie en arrivant dans son cantonnement à quatre lieues de son endroit natal. Il eut une après-midi un faible accès de fièvre auquel il ne fit aucune attention pensant que la marche le ferait bientôt cesser. Mais le lendemain, il eut à la même heure un second accès plus fort. Je le vis quatre heures après et je le trouvai encore dans la période de sueur. Je dus me contenter de ce qu'il m'apprit, quoique ce fût loin d'être satisfaisant. Il avait éprouvé des douleurs dans les membres et dans la tête et s'était vu bientôt obligé de se coucher. Il avait été pris

(1) Annales homœop., vol. I, pag. 166; 1830.

alors d'un violent frisson, suivi de chaleur, puis de sueur. Il était
au lit, couvert jusqu'aux yeux; tout son corps était couvert
d'une sueur assez abondante, et dès qu'il se découvrait un peu,
il éprouvait des frissonnemens. On pouvait à peine lui arracher
une parole; tout ce qu'on pouvait en tirer, c'était un oui ou un
non. Je parvins ainsi à savoir qu'il souffrait de maux de tête et
de douleurs dans le creux de l'estomac; mais quelle espèce de
douleur éprouvait-il, c'est ce que je ne pus apprendre. Il n'avait
pas eu d'appétit à midi, n'avait pas encore de soif, quoiqu'il
eût bu déjà plusieurs fois de l'eau. Il n'avait pas encore eu de
selle dans la journée; son bas-ventre était enflé, mais mou du
reste, sa peau chaude et ses joues rouges, sa langue blanche,
chargée et assez humide, ses lèvres sèches et gercées, son pouls
petit, sans être accéléré.

Arsenic. m'ayant déjà rendu maintes fois des services dans
des cas pareils, j'en fis prendre au malade, le soir même, une
dose 25.

Le résultat ne répondit pas à mon attente, quoique la nuit se
fût passée au milieu d'une transpiration continuelle et que le
lendemain l'état fût assez bon, à l'exception d'un peu de faiblesse. Mais le troisième jour, l'accès revint à la même heure que
les jours précédens, et même avec beaucoup d'intensité. Dans
l'intervalle, je m'étais efforcé de faire parler le malade, et j'étais
enfin parvenu à apprendre quelque chose de plus positif sur les
symptômes.

L'accès s'annonçait par de fréquens et violens bâillemens,
par des pandiculations. Vers deux heures après midi, violens
frissons, surtout dans le dos et les bras, désir de boire de l'eau
froide. Une heure après, chaleur par tout le corps, excepté les
pieds, qui restaient froids, sans que le malade s'en aperçût. Il ne
cessait de se plaindre de frissons intérieurs, quoique ses joues
fussent rouges et sa peau chaude. Le frisson ne disparaissait
qu'une demi-heure après, c'est-à-dire quand la sueur se montrait. Alors le malade avait chaud intérieurement. La sueur
durait plusieurs heures et laissait une faiblesse générale. Pas de
soif pendant la chaleur et la transpiration. Fréquens accès de

douleurs pressives ; du dedans au dehors, dans la tête avec déchiremens dans le front ; diminuant quand il se tenait tranquillement couché, commençant déjà le matin avant l'accès de la fièvre, mais forts surtout pendant l'accès. Douleur pressive sourde dans le creux de l'estomac. Oppression de la poitrine. Manque d'appétit quelques jours auparavant ; mais alors son appétit était bon ; presque fort, et les alimens avaient leur goût naturel. Une selle dure, une fois par jour, ordinairement après plusieurs épreintes. Pesanteur dans les membres, surtout dans les extrémités inférieures ; avec douleur dans les articulations. Pendant la fièvre, grande lassitude au moindre mouvement, et en marchant, ploiement des genoux. Sommeil profond la nuit, accompagné de ronflemens. Pendant et après les accès ; taciturnité qui ne lui était pas naturelle et engourdissement. Il restait assis ou couché, plongé dans ses réflexions en apparence, et si on lui adressait la parole, il tressaillait comme effrayé. Langue chargée, blanchâtre et humide. Lèvres gercées et sèches. Face pâle et yeux ternes, hors des accès et pendant la période des frissons. Pouls petit et un peu accéléré pendant la fièvre.

Je lui fis prendre le lendemain matin une goutte *ignat.* 9.

Je réussis mieux cette fois que la première. Le lendemain, l'accès de fièvre n'eut pas lieu ; et il ne reparut pas. Le malade n'avait plus que la tête un peu embarrassée et éprouvait encore un peu de faiblesse ; mais ces symptômes disparurent également sans autre remède. Le huitième jour, le malade avait recommencé son service.

1440ᵉ OBSERVATION, PAR M. SEIDEL (1).

Jean Johne, de Milstrich près de Camenz, âgé de vingt-neuf ans, d'une constitution forte et robuste, fut atteint d'une fièvre tierce au mois de juillet 1827. Conduit à l'hôpital, il y fut traité par le quinquina et en sortit au bout de dix jours ;

(1) Annales homœop., vol. I, pag. 170 ; 1830.

comme étant guéri. Au mois d'août de la même année, après avoir souffert quelque temps de respiration courte et de constipation, il fut pris de nouveau de la fièvre, et retourna à l'hôpital, où pendant un mois on lui administra de fortes doses de quinquina. Les accès cessèrent, mais à sa sortie de l'hôpital, Johne était loin de se bien porter. Son extérieur seul trahissait déjà le trouble de l'organisme; sa face était enflée et jaunâtre, ses yeux sans éclat, sa respiration très-pénible et halétante, son bas-ventre dur et ballonné, ses pieds enflammés, érysipélateux jusqu'aux chevilles. Il se plaignait en outre d'embarras dans la tête et le front, de goût amer dans la bouche, de défaut d'appétit, d'oppression de la poitrine, de tussiculation brève, sèche, de pression à travers l'épigastre, de diarrhée une ou deux fois par jour, précédée d'épreintes, de frisson le soir, de somnolence, d'un grand abattement, de douleurs déchirantes dans les articulations des pieds. Sa langue était fortement chargée, jaunâtre, son pouls lent et dur.

Voyant dans ces symptômes les effets de l'abus du quinquina, je lui donnai *arnica*, trois doses en douze jours, les deux premières à la première et la dernière à la troisième trituration. Toutes les douleurs disparurent. Il reprit son service et partit huit jours après, après avoir obtenu son congé. Je lui fis frictionner ses pieds enflammés avec une faible infusion *arnica* ʒj dans ℔j d'eau. Au bout de huit jours, l'inflammation et la douleur avaient entièrement disparu.

1441ᵉ OBSERVATION, PAR M. SEIDEL (1).

Georges Jentsch, de Lubschubrau, près de Bautzen, soldat, âgé de vingt-cinq ans, grand, d'une constitution délicate, ayant été attaqué de la fièvre intermittente et quotidienne, fut traité pendant trois semaines par de fortes doses de quinquina. Renvoyé, comme guéri, à son corps, il se plaignait des douleurs suivantes :

(1) Annales homœop., vol. I, pag. 171; 1830.

Violens maux de tête déchirans ; maux de dents déchirans, surtout dans la mâchoire supérieure du côté droit ; goût glaireux dans la bouche ; manque d'appétit, et dès qu'il mangeait, pression plus forte dans le creux de l'estomac ; selles dures, une tous les jours ordinairement ; grand abattement ; le moindre mouvement l'oppressait ; lassitude et ploiement des genoux. Tous les quatre jours, vers le soir, au milieu de maux de tête plus violens, faiblesse, bâillemens et pandiculations ; violent frisson, suivi bientôt, pendant une heure, de chaleur avec soif et plus tard d'une sueur qui durait encore davantage. Face défaite, terreuse ; yeux enfoncés, entourés de cercles bleus ; la joue droite enflée ; la langue blanche, humide ; odeur putride par la bouche ; bas-ventre tendu ; enflure œdémateuse des pieds; pouls petit, fréquent.

Tous les symptômes indiquant évidemment l'abus du quinquina, je lui fis prendre *ipecac.*, 1 goutte de la teinture-mère, dose que je répétai le matin du troisième jour. Un grand nombre des accidens se perdirent ; les accès de fièvre seuls ne voulurent pas céder. Il s'était formé, du côté droit de la mâchoire supérieure, une parulie qui sécrétait une grande quantité de pus clair, mais qui guérit dans l'intervalle.

Le dixième jour, je lui administrai *arsenic.* 18 gutt. 1. Le lendemain, l'accès de fièvre n'eut pas lieu, et il ne se manifesta pas pendant les quinze jours suivans, où j'eus plusieurs fois l'occasion de voir le malade. Son air indiquait la santé, il recouvra de l'appétit et des forces ; sa respiration était libre ; l'enflure des pieds avait disparu ; en un mot, après trois semaines de traitement, il se portait parfaitement bien, à l'exception d'un peu de faiblesse, lui qu'on aurait pu croire au bord du tombeau.

1442e OBSERVATION, PAR M. SEIDEL (1).

Georges Hansel, de Milstrich, près de Camenz, attaqué d'une fièvre intermittente, fut porté à l'hôpital, où de fortes doses de

(1) Annales homœop., vol. I, pag. 172 ; 1830.

quinquina l'en délivrèrent bientôt. Il souffrait cependant toujours d'affections opiniâtres de la poitrine. Ce symptôme, joint à quelques autres, me prouvèrent qu'on lui avait fait prendre trop de quinquina, et que la cure n'avait pas été radicale, ce qu'indiquait d'ailleurs son extérieur.

Mais, joyeux d'être guéri au moins de la fièvre, il se fit mieux portant qu'il ne l'était réellement, pour pouvoir aller en congé.

Il mourut l'année suivante, de phthisie.

1443e OBSERVATION, PAR LE DOCTEUR GASPARY (1).

L..., femme d'une soixantaine d'années, me consulta le 26 juillet 1826, au sujet d'une fièvre intermittente qu'elle avait depuis quatre jours. Les symptômes étaient les suivans :

L'accès arrivait tous les jours à deux heures après midi, accompagné de violens maux de tête, de malaise, sans vomissemens, de violens frissons, sans soif, durant une heure et demie; puis soif et chaleur par tout le corps avec lèvres brûlantes. Cette chaleur se prolongeait assez avant dans la soirée, après quoi arrivait la sueur, qui continuait toute la nuit. Ce n'était que vers le matin qu'elle cessait, ainsi que les maux de tête, et la malade se portait bien toute la matinée. Appétit le matin.

Je lui donnai *tr. chin.* gutt. 1. Le jour même, accès beaucoup plus faible. Le 28, la fièvre cessa ; mais les maux de tête et la sueur nocturne persistèrent. Il s'y joignit même de la constipation. *Opium* fit disparaître ces symptômes.

1444e OBSERVATION, PAR LE DOCTEUR GASPARY (2).

R. S., de T., petit garçon de dix ans, d'une santé florissante, avait depuis quinze jours une fièvre tierce dont les accès le prenaient le soir par de violens frissons et une soif ardente. Le frisson alternait avec une chaleur souvent extrême. Il avait en outre des vertiges, éprouvait du malaise. Jamais ses boissons

(1) Annales homœop., vol. I, pag. 354; 1830.
(2) *Ibid.*, pag. 355.

n'étaient assez froides. Deux heures après, arrivait une forte chaleur pendant laquelle il ne pouvait étancher sa soif. Il cherchait à rejeter ses couvertures et délirait. Face très-rouge, tête entreprise. Vers le matin, sueur abondante, sans soif, avec face pâle. Peu de sommeil, qui ne lui faisait aucun bien. Pouls petit et dur. Le matin, il se portait bien, avait de l'appétit et des selles régulières.

Je lui fis prendre, le matin, *veratr. alb.* Le jour même, l'accès fut moins fort et vint beaucoup plus facilement. Mais pendant toute la journée, maux de tête plus violens. Il se sentait très-abattu et craignait l'air.

Le lendemain, ces derniers symptômes avaient disparu. L'accès ne vint pas, le malade dormit toute la nuit d'un sommeil paisible, et se réveilla parfaitement bien portant. Il n'a pas eu de rechute.

1445ᵉ OBSERVATION, PAR M. MSCHK (1).

N. souffrait depuis quatre mois d'une fièvre tierce pour laquelle il avait déjà pris inutilement grand nombre de remèdes, entre autres des gouttes d'un chirurgien, qui contenaient vraisemblablement de l'arsenic. Ces gouttes ont guéri promptement, il est vrai, plusieurs cas ; mais bien des malades aussi s'en sont trouvés plus mal. Je citerai, par exemple, une jeune fille dont elles ont détruit la santé. N. vint me trouver, le 15 septembre 1828.

Teint terreux, d'un jaune noir; yeux sans éclat; tête entreprise au dessous des yeux, l'extérieur de la tête très-douloureux au toucher ; il tremblait de faiblesse ; bruissement dans les oreilles ; pas d'appétit ; après avoir mangé, somnolence et plénitude dans l'estomac ; il lui était impossible de supporter les courans d'air. Accès de fièvre quotidien, depuis quinze jours. Le matin, frisson, précédé de soif et suivi de chaleur et de sueur affaiblissante. Sommeil agité, plein de rêvasseries.

(1) Annales homœop., vol. I, pag. 355 ; 1830.

Je lui donnai une demi-goutte *china* 12, après le paroxysme, c'est-à-dire à cinq heures du soir. Dès le lendemain, plus d'accès, seulement vers onze heures, chaleur agréable par tout le corps. Il fut guéri.

1446ᵉ OBSERVATION, PAR LE DOCTEUR HARTLAUB (1).

L., jeune paysan de vingt-quatre ans, ayant été attaqué d'une fièvre tierce, s'adressa à un apothicaire qui lui donna du quinquina en poudre. La fièvre cessa ; mais elle reparut huit jours après. Il vint me trouver le 24 juillet 1830. Il avait de nouveaux accès depuis huit jours.

Chaque jour à dix heures du matin, froid du corps, commençant par les pieds. Au bout de deux heures et demie, chaleur générale de peu de durée. Après le froid et la chaleur, forte soif. Après la chaleur, maux de tête jusqu'au soir. Peu d'appétit, teint jaunâtre, abattement et somnolence, le jour. Selles et sommeil bons.

Je lui donnai *natr. mur.* 2/30.

Le lendemain, l'accès ne parut pas et ne revint plus. Le troisième jour, le malade se portait parfaitement bien.

1447ᵉ OBSERVATION, PAR LE DOCTEUR HARTLAUB (2).

J. H., jeune fille de vingt-quatre ans, avait depuis un mois une fièvre tierce qu'elle avait fait disparaître au moyen d'une poudre achetée chez l'apothicaire, mais qui était revenue huit jours après avec le type quotidien. Elle durait depuis quinze jours.

Chaque jour à dix heures du matin, frisson durant une ou deux heures, avec déchiremens dans les os et soif. Grande chaleur par tout le corps, avec violens déchiremens dans la tête et soif excessive, pendant deux ou trois heures. Teint jaunâtre ; goût amer dans la bouche ; langue blanche, chargée ; pas d'ap-

(1) Annales homœop., vol. II, pag. 338 ; 1831.
(2) *Ibid.*, pag. 339.

pétit; pas de sommeil; toux brève; abattement, même dans l'apyrexie, en sorte qu'elle devait rester presque toujours couchée; exanthème dans la bouche.

Elle souffrait depuis trois mois déjà de douleurs d'estomac périodiques; mais alors elle éprouvait jour et nuit une pression presque insupportable dans le creux de l'estomac, qui lui répondait jusque dans le côté droit du ventre. Creux de l'estomac douloureux à la pression.

Huit jours auparavant, elle avait eu ses règles, qui n'avaient duré qu'un jour au lieu de trois ou de quatre qu'elles duraient ordinairement.

Je lui donnai, le 6 octobre 1830, *natr. mur.* 2/30.

Elle eut encore deux accès extrêmement faibles; mais il se passa encore quinze jours avant qu'elle n'eût recouvré l'appétit, le sommeil et les forces.

1448ᵉ OBSERVATION, PAR LE DOCTEUR HARTLAUB (1).

H., jeune fille de vingt-deux ans, souffrait depuis six semaines d'une fièvre intermittente pour laquelle elle avait inutilement pris du quinquina.

C'était une fièvre tierce, retardant de trois heures chaque fois dans les trois premières semaines, mais avançant de trois heures dans les trois dernières.

Le matin, violent frisson, durant deux heures, avec froid extérieur, soif vive et besoin d'uriner. Déchiremens dans les dents et les membres. Puis (forte chaleur dans le commencement) vertige au point de pouvoir à peine se tenir debout, durant trois ou quatre heures, avec peu de soif. Pas de sueur. Appétit bon; elle en manquait d'abord. La région de l'estomac enflée et douloureuse. Grand abattement, pâleur, amaigrissement. Peu de sommeil, selles régulières. Suppression des règles depuis six semaines.

Je lui donnai, le 24 octobre 1830, *natr. mur.* 3/30.

(1) Annales homœop., vol. II, pag. 340; 1831.

Le 2 novembre, son état était le suivant :

Pas de frisson, mais frissonnement précédé de violens déchiremens dans les os et les dents, puis chaleur à la tête. Peu de soif. Beaucoup de sueur ensuite. Estomac enflé et douloureux après les repas.

Carbo veget. 2/30 fit disparaître ces symptômes.

1449e OBSERVATION, PAR LE DOCTEUR HARTLAUB (1).

H., homme robuste de trente-quatre ans, avait depuis trois semaines une fièvre intermittente, tierce d'abord, quotidienne alors.

L'accès arrivait à une époque indéterminée, mais ordinairement le matin.

Violent frisson de trois heures avec ongles bleus et claquemens des dents. Chaleur pendant trois heures, également avec rougeur de la face, cuisson dans les pieds, obscurcissement de la vue, vertiges, élancemens dans toute la tête et soif vive ; puis sueur peu considérable. Pendant le paroxysme, douleur dans le dos. Peu d'appétit.

Le 12 juillet 1830, après l'accès, je lui administrai *natr. mur.* 2/30.

Le lendemain, accès beaucoup plus fort qu'à l'ordinaire, très-faible le troisième jour : ce fut le dernier. Les autres symptômes disparurent avec la fièvre, excepté les vertiges, qui persistèrent encore quelques jours.

Quelques jours après sa guérison, cet homme fit un voyage et retomba malade. L'accès de fièvre arrivait de deux jours l'un, l'après-midi, avec frisson durant une heure et demie, suivi de chaleur, rougeur de la face, malaise et vertige. Grand abattement.

Je lui donnai, le 5 août, *carbo veget.* 2/30. Il n'avait pas la fièvre ce jour-là ; elle ne reparut plus.

____

(1) Annales homœop., vol. II, pag. 340 ; 1831.

1450ᵉ OBSERVATION, PAR LE DOCTEUR HARTLAUB (1).

Frédérique K., jeune paysanne de vingt ans, souffrait depuis dix semaines, avec de courtes intermissions que lui procurait l'usage du quinquina, d'une fièvre intermittente tierce d'abord, puis quotidienne.

Le matin à quatre heures, fort frisson général durant quelques heures. Puis chaleur générale avec battemens douloureux dans la tête. Aussitôt après le frisson et la chaleur, soif. Abattement et peu d'appétit.

Le 22 juin 1830, je lui fis prendre *natr. mur.* 1/30.

Pendant quelques jours, tous les matins à sept heures, battemens douloureux dans la tête, mais sans frisson et sans chaleur. Au bout de six jours, elle était parfaitement guérie.

1451ᵉ OBSERVATION, PAR LE DOCTEUR HARTLAUB (2).

R., petite fille de sept ans, avait depuis quinze jours une fièvre d'abord tierce, ensuite quotidienne.

Le matin, froid continuel, avec pâleur de la face et des lèvres, et violent mal de ventre, pendant une heure. Ensuite, chaleur générale, avec pâleur de la face et délire, pendant deux heures. Quand le froid avait duré un quart d'heure, la soif se déclarait et durait pendant tout l'accès. Point de sueur. Mal de tête durant tout l'accès et quelque temps après. Durant l'apyrexie, manque total d'appétit, et dans la nuit, peu de sommeil agité.

Le 19 juin 1830, je lui donnai *nux* 3/30, qui ne produisit rien.

Le 23, je lui fis prendre *natr. mur.* 1/30. La fièvre vint, toujours quotidienne, mais une heure plus tard et beaucoup moins forte jusqu'au 14 juillet.

Pendant ce temps les parens avaient donné à mon insu du *cina* à la malade, parce qu'elle avait rendu des vers.

Le 14 juillet, vers midi, froid qui dura un quart d'heure,

(1) Annales homœop., vol. II, pag. 341; 1831.
(2) *Ibid.*

avec mal de ventre pendant et après; puis, chaleur durant deux heures, avec soif et pâleur de la face. Je lui administrai ce jour-là *china.* 3/12. La fièvre cessa de suite pour toujours.

1452e OBSERVATION, PAR LE DOCTEUR HARTLAUB (1).

C. H., homme de trente-quatre ans, fut atteint d'une fièvre intermittente, dont il avait déjà eu neuf accès lorsqu'il s'adressa à moi.

Type tierce, avançant. Accès arrivant le soir et se manifestant par un fort frisson avec claquemens des dents, durant trois heures. Ensuite, légère chaleur, seulement la température de la peau un peu élevée; mais pendant quatre ou cinq heures, violent mal de tête, comme si la tête allait éclater. Presque pas de soif. Peu d'appétit. Selles dures, pas tous les jours. Croûtes sur les lèvres.

Le 22 juin 1830, je lui donnai *natr. mur.* 1/30, pendant l'apyrexie.

Dès le second jour, les croûtes tombèrent et la peau devint lisse. La fièvre ne se manifesta plus comme à l'ordinaire; l'accès ne consista qu'en un frissonnement, accompagné cependant d'un cruel mal de tête.

Le 27, mal de tête seulement. A compter de ce jour, le malade fut guéri.

1453e OBSERVATION, PAR LE DOCTEUR HARTLAUB (2).

Ch. A., âgé de quarante ans, avait depuis trois semaines une fièvre quotidienne, pendant les quinze premiers jours, mais tierce alors, pour laquelle il avait pris inutilement différens remèdes domestiques et même du quinquina.

Le matin, toujours en avance de quelques heures, accès de frissons pendant une heure, avec froid extérieur, grande soif et violens maux de tête. Il était tout étourdi, au point de ne

(1) Annales homœop., vol. II, pag. 342; 1831.
(2) *Ibid.*, pag. 343.

savoir où il était. Dans les premiers jours, le frisson était suivi d'une grande chaleur, qui n'était plus que peu de chose alors et qui était accompagnée d'un peu de sueur. Grand abattement, même dans l'apyrexie, en sorte qu'il craignait de marcher. Faiblesse de la vue. Selles dures et manquant quelquefois. Appétit, d'abord mauvais, alors bon.

Le 30 juillet 1830, il reçut *natr. mur.* 2/30. Il n'eut plus que trois accès.

1454ᵉ OBSERVATION, PAR LE DOCTEUR HARTLAUB (1).

R., enfant d'un an, avait depuis trois semaines une fièvre quotidienne.

Après midi, pendant un quart d'heure, froid violent avec ongles bleus. Puis, pendant une heure et demie, chaleur avec soif. Langue blanche, chargée. Appétit, selles et sommeil bons.

Je lui donnai, le 19 juin 1830, *nux vomic.* 1/30.

Elle n'eut plus que trois accès.

1455ᵉ OBSERVATION, PAR LE DOCTEUR HARTLAUB (2).

H., paysan de trente ans, avait depuis huit jours une fièvre tierce qui le prenait le matin, mais de manière que l'accès avançait chaque jour de quelques heures. Frisson modéré, pendant deux heures, avec ongles bleus, sans soif. Avant le frisson, soif. Après le frisson, forte chaleur générale durant trois ou quatre heures, avec élancemens dans les tempes et soif ardente. Ensuite un peu de sueur.

Dans l'apyrexie, vertiges, tête tremblante, lorsqu'il la remuait; abattement; manque total d'appétit; tout ce qu'il prenait avait un goût pénétrant. Depuis deux jours, exanthème sur les lèvres et le nez; constipation.

Je lui fis prendre, pendant l'apyrexie, le 28 mai 1830, *nux vomic.* 15 gutt. 1/2.

(1) Annales homœop., vol. II, pag. 343; 1831.
(2) *Ibid.*

Le lendemain, il eut un accès, mais ce fut le dernier. Il ne restait plus qu'un peu de vertige et un léger tremblement de la tête, que *pulsat.* fit disparaître.

1456 OBSERVATION, PAR M. NG. (1).

J. D., valet de ferme, âgé de vingt ans, d'une constitution faible, brun et d'une humeur assez sombre, qui avait séjourné long-temps en Hongrie et y avait attrapé la fièvre, entra dans différens hôpitaux pour se faire traiter, mais ne fut guéri que très-imparfaitement. Au bout de sept semaines, pendant lesquelles il prit une foule de remèdes sans succès, il retourna chez ses parens, non sans peine. On m'appela. Je trouvai les symptômes suivans :

Fièvre d'abord quarte, puis quotidienne ; mais depuis quinze jours variable, le prenant tous les six ou sept jours. L'accès se manifestait par frisson et chair de poule, puis chaleur passagère, de peu de durée. Peu d'appétit, répugnance pour le lard, mais non pour la chair de porc ; faiblesse dans les genoux ; langue blanche, chargée ; pas de soif ; selles rares et dures ; ardeur dans l'estomac, comme s'il avait faim ; goût souvent amer ; régurgitations et rapports depuis l'estomac jusque dans le cou, tous les jours après s'être levé et après avoir déjeuné ; taches rouges, pruriteuses sur le côté droit de la poitrine, cuisantes quand il s'était gratté, mais passant bientôt.

Deux doses *ipecac.*, à des intervalles convenables, enlevèrent tous ces symptômes, et cet homme se porte bien maintenant, à en juger par l'apparence ; car il porte en lui une psore latente qui se manifestera sans doute bientôt, soit par un exanthème, soit par quelque autre forme de maladie.

1457ᵉ OBSERVATION, PAR LE DOCTEUR GASPARY (1).

Ch. S., de L., jeune fille de quinze ans, fraîche et bien por-

(1) Annales homœop., vol. II, pag. 343 ; 1832.
(2) *Ibid.*, vol. III, pag. 42 ; 1832.

tante , avait fait toutes les maladies d'enfance et ne se souvenait pas d'avoir jamais eu ni exanthème ni teigne. Jamais elle n'avait été malade , et n'avait jamais éprouvé ces incommodités qui précèdent souvent l'apparition des règles. Il y avait six semaines qu'elle avait été prise subitement d'un malaise qui l'avait obligée à rester au lit toute la journée. Le lendemain , l'accès revint et peu à peu se développa une fièvre tierce compliquée , qui présentait les symptômes suivans :

Elle était malade de deux jours l'un. Le jour de la fièvre , l'accès s'annonçait le matin par des vertiges et des maux de tête avec pression dans toute la tête , comme si elle allait éclater. Il fallait qu'elle se mît au lit. Bientôt après , frisson , tension et tiraillemens dans les membres ; le frisson augmentait d'intensité; elle tremblait de froid et claquait des dents. Soif ardente , langue sèche , visqueuse , dégoût pour les alimens et les boissons ; malaise et vomissemens , à chaque accès. Au bout de deux heures , au frisson succédait de la chaleur , alternant d'abord avec le froid , puis augmentant peu à peu et devenant excessive. Maux de tête plus violens , soif inextinguible. La chaleur durait jusqu'au soir, à peu près six heures , puis elle diminuait et faisait place à une sueur abondante qui continuait toute la nuit. Avec la chaleur, cesssaient les maux de tête, et la soif devenait plus supportable. La fièvre était accompagnée d'une toux sèche , trèspénible , avec de violens élancemens dans la poitrine , augmentant à chaque mouvement, devenant plus violens à mesure que la fièvre croissait , lui causant une oppression complète. En respirant , elle éprouvait les plus violens élancemens sous le sternum et dans le côté droit. Le dégoût et le malaise augmentaient la toux et la faisait vomir. La toux et les élancemens dans la poitrine diminuaient avec la fièvre , et disparaissaient même dans la sueur. Dans l'apyrexie , la malade se portait fort bien.

Je lui fis prendre , le matin à jeûn , un jour qu'elle n'avait pas la fièvre , une petite dose *ipecac.* Le lendemain , le malaise fut moins violent, mais la fièvre et les élancemens dans la poitrine restèrent les mêmes.

Je lui donnai donc le soir, au moment où la sueur commençait, une petite dose *bryon.*, que je répétai le lendemain matin à jeun.

L'accès suivant fut très-léger et ne dura que la moitié du temps ordinaire. Toux et élancemens dans la poitrine, supportables.

Une nouvelle dose *bryon.*, après cet accès, acheva de la guérir. Il n'y eut pas de récidive.

1458ᵉ OBSERVATION, PAR LE DOCTEUR CASPARY (1).

T. V. Z., petit garçon de six ans, doux et obéissant, avait depuis quelques mois une fièvre tierce que l'usage de *chinin. sulphur.* avait souvent fait cesser, mais qui était toujours revenue quelques jours après. Il était fort affaibli et devait prendre des doses de *china* de plus en plus fortes. On s'adressa enfin à moi.

La fièvre qui avait le type tierce, revenait toujours à huit heures du matin, accompagnée d'un violent malaise, quelquefois de vomissemens, de soif, de mal de tête et de vertiges. L'enfant ne pouvait décrire ce mal de tête, mais quand il se soulevait, il chancelait de côté. Le frisson, la chaleur et la sueur n'était pas parfaitement distincts.

Je lui donnai après un accès *ipecac.* L'accès suivant arriva sans malaise et sans vomissemens, mais les maux de tête n'en furent que plus violens, et tout se passa d'ailleurs comme à l'ordinaire, si ce n'est que l'enfant dormit beaucoup pendant l'accès et que ce ne fut qu'avec peine qu'on put le tirer de son engourdissement.

Je lui fis prendre, le matin à jeun, une dose *bryon.*

J'attendis trois accès, espérant que la fièvre cesserait; mais il n'en fut rien.

Les accès étaient plus faibles, il est vrai, et l'enfant, dans l'apyrexie, était plus fort, mieux portant, mais il n'était pas guéri.

(1) Annales homœop., vol. III, pag. 44; 1832.

J'eus recours à *pulsat.*, à cause du changement qui s'était opéré dans son humeur. De doux qu'il était, il était devenu pleureur, irritable.

L'accès suivant fut à peine sensible, et ce fut le dernier.

Seize jours après, il en eut un nouveau, très-léger. Aussitôt après, je répétai *pulsat.* Il fut radicalement guéri. La faiblesse qui lui restait, disparut bientôt.

1459° OBSERVATION, PAR LE DOCTEUR CASPARY (1).

Madame R. de Z., âgée de quarante-trois ans, s'était toujours bien portée dans son enfance et ne se souvenait pas d'avoir jamais eu d'éruption cutanée ni de teigne. Ses règles lui étaient venues à l'âge de seize ans, sans incommodités importantes. La menstruation était régulière et semblait rendre sa santé encore meilleure. Elle avait grandi jusqu'à dix-neuf ans, et était d'une taille plus que moyenne. Son caractère était gai, joyeux, tourné à la plaisanterie. Mariée à dix-neuf ans, elle avait eu plusieurs enfans tous bien portans ; les couches s'étaient toujours parfaitement bien passées, ainsi que les grossesses. Elle était veuve depuis quelques années. Il y avait six semaines qu'elle avait été attaquée d'une fièvre tierce pour laquelle elle prit vainement *chinin. sulphur.*, ce qui la décida à s'adresser à moi. Je trouvai les symptômes suivans :

Maux de tête, tête comme trop lourde ; la malade devait rester couchée, elle ne pouvait se tenir debout. Elancemens dans le front, au dessus des yeux, dans les tempes, pression du dedans au dehors. Les douleurs étaient plus violentes du côté droit que du côté gauche sur lequel elle se couchait. Exacerbation des accidens quand elle s'enfonçait sous ses couvertures. Douleurs dans les yeux qui étaient sensibles à la lumière. Pendant les accès, elle ne pouvait la supporter ; aussi fallait-il non seulement fermer les jalousies, mais même placer un paravent devant son lit. Goût mauvais, dégoûtant, dans la bouche,

(1) Annales homœop., vol. III, pag. 45 ; 1832.

toutes les fois qu'elle avait mangé ou bu. Pression et oppression dans le creux de l'estomac avec anxiété. Pesanteur, pression et tension dans l'estomac.

Obstruction ; selle tous les deux ou trois jours seulement, sans douleur. Menstruation régulière.

Maux de reins avant l'accès et dans la fièvre, augmentant quand elle se levait après l'accès. Douleur de brisure dans tous les membres avec grand abattement et paresse.

L'accès arrivait vers midi, tous les trois jours. D'abord frisson sans soif durant une heure et demie ou deux heures. Puis chaleur par tout le corps avec soif ; vif désir de boire de la bierre ; grande agitation ; elle aurait voulu dormir et ne le pouvait pas. Face très-rouge, pouls plein, dur. La chaleur durait jusqu'au soir, où il s'y joignait de la sueur pendant quelques heures.

Je lui donnai, le 20 juin 1830, après un accès, une dose *pulsat.* Le 22, accès beaucoup moins fort, ainsi que le 24 et le 26. Je lui fis prendre *bryon.* Le 28, la fièvre cessa et la malade se sentait parfaitement bien.

Le 3 juillet, après un refroidissement et une espèce d'indigestion, à ce qu'elle croyait, la fièvre reparut telle qu'auparavant, avec cette seule différence que les maux de tête étaient moins violens et qu'il n'y avait pas d'obstruction. Je lui donnai, le 14 au matin, une dose *pulsat.* Le 15, la fièvre reparut, mais plus faible. Le 17, la malade fut guérie. Elle jouit depuis d'une excellente santé.

1460ᵉ OBSERVATION, PAR LE DOCTEUR GASPARY (1).

Monsieur C., de Sch., âgé de quarante ans, autrefois fort et bien portant, mais alors malade depuis neuf mois, s'adressa à moi le 28 juillet 1829.

Chasseur de profession et toujours au grand air depuis sa jeunesse, il s'était vu exposé à bien des mauvais temps, en paix et en guerre ; mais sa santé n'en avait point été altérée et

(1) Annales homœop., vol. III, pag. 46, 1832.

il ne se souvenait pas d'avoir jamais fait de maladie sérieuse. Il
y avait neuf mois qu'il avait été attaqué d'une fièvre qui régnait
alors dans la contrée. Tierce d'abord, sa fièvre était devenue
quotidienne et avait cédé à différens remèdes domestiques. Cependant elle avait reparu bientôt sous la forme de fièvre quarte,
et après avoir changé quelques fois encore de type, elle était
redevenue quotidienne. Il avait employé tous les remèdes domestiques qu'on avait pu lui recommader ; il avait consulté deux
médecins allopathes qui lui avaient donné *chinin. sulphur.*,
chin. reg., *ammon. mur. dep.*, etc. ; mais tout avait été inutile. Il recourut alors à l'homœopathie. Sa maladie présentait
les symptômes suivans :

Vertige avec grande faiblesse ; avant l'accès, douleurs de tête
étourdissantes. Tête lourde et embarrassée, pendant l'accès, il
restait couché comme privé de connaissance. S'il se soulevait,
violentes douleurs et vertiges. Vue troublée par la faiblesse.

Bourdonnemens dans les oreilles, pendant l'accès seulement.
Sécheresse de la bouche, qui était pleine de mucosité, sans soif.
Peu d'appétit, avec goût bon, même dans l'apyrexie et
après avoir mangé ; éructation, pression dans l'estomac et
malaise. Selle régulière chaque jour. Fièvre, tous les quatre
jours, le matin, bâillemens, pandiculations, avec sensation
extrêmement désagréable, se changeant peu à peu en fort frisson, avec mal de tête ; oppression de la poitrine, froid dans le
bas-ventre, sans soif. Il devait se coucher.

Au bout de deux heures, le frisson faisait place à une forte
chaleur ; le malade devenait tout rouge ; bouche visqueuse,
muqueuse, sans soif.

La chaleur durait jusqu'au soir ; puis le malade s'endormait ;
mais il se réveillait vers minuit au milieu d'angoisses et de
sueurs abondantes, qui duraient jusqu'au matin.

Ensuite abattement général, mauvaise humeur, inquiétude,
tristesse ; la moindre chose l'affectait péniblement.

Je lui donnai *arsenic*. Il eut encore deux accès à la même
heure, mais beaucoup plus faibles, ce furent les derniers. Il
se rétablit promptement.

Au mois d'août 1830, il fut pris d'une maladie en tout semblable à la première. Trois accès de fièvre. Je répétai *arsen.* Il fut guéri aussitôt. Au mois d'octobre, il continuait à se bien porter malgré le mauvais temps.

1461ᵉ OBSERVATION, PAR M. SEIDEL (1).

Jacob Tschermak, de Cannevitz, près de Kœnigswarthe, âgé de vingt-cinq ans, d'une faible constitution, soldat depuis trois ans, avait eu trois fois une fièvre intermittente quarte à laquelle il était déjà sujet auparavant. Dans les intervalles mêmes, il ne cessait de se plaindre de douleurs rhumatismales dans les membres et de différentes affections du bas-ventre. Depuis quelques jours il éprouvait les prodromes ordinaires : maux de tête, goût amer, soif ardente, inappétence, paresse, lorsque l'accès arriva, le 6 août 1826, à dix heures du matin. Fort frisson durant près d'une heure, suivi de chaleur et d'une sueur visqueuse, infecte. Le frisson avait été précédé d'une syncope assez forte : il se plaignait d'embarras dans la tête, d'une violente pression dans le front, d'un goût très-amer, d'oppression de la poitrine, d'une forte pression et d'une cuisson depuis le creux de l'estomac jusque dans l'hypochondre gauche. Pas de selle depuis vingt-quatre heures. Auparavant déjà constipation ou diarrhée pendant quelques jours. Bas-ventre gonflé, surtout l'hypochondre gauche, dur et douloureux au toucher. Soif inextinguible. Langue sèche, blanche. Lèvres enflées, gercées. Mucosité visqueuse aux coins de la bouche. Face terreuse et fortement enflée. Grand relâchement et anxiété.

Je lui donnai le soir une goutte *arsenic.* 24.

Le 7 août, quoiqu'il eût assez bien dormi, son état était peu changé, cependant il paraissait moins abattu et pouvait rester levé.

Le 8, un peu d'appétit, soif modérée. Goût amer, quand il n'avait pas mangé depuis long-temps. Selle, la veille et le jour même.

(1) Annales homœop.; vol. III, pag. 48; 1832.

Le 9, dans la matinée, légères traces de frissons suivis de chaleur plus forte durant quelques minutes seulement. Douleur de l'hypochondre plus modérée. Appétit. Air plus vif. Les forces commençaient à lui revenir.

Le 10, violent déchiremens dans les dents qui troublèrent son sommeil vers le matin.

Le soir, je lui fis prendre *nux vomic.* 24.

Le 12, pas de nouvel accès de fièvre. Le malade était assez bien pour rentrer dans son corps.

La désorganisation des organes du bas-ventre ne permettait pas d'espérer qu'il jouirait long-temps d'une bonne santé. Quoiqu'il n'eût pas eu d'accès de fièvre jusqu'au 25 septembre, on lui donna son congé.

1462ᵉ OBSERVATION, PAR M. SEIDEL (1).

C. Simon, de Ps., âgé de vingt-six ans, d'une constitution forte et robuste, toujours bien portant, ayant été envoyé, il y a un an, sur les frontières de Pologne, fut attaqué de la fièvre tierce qui règne souvent dans ce pays. Transporté à l'hôpital, il y fut traité pendant trois mois par toutes sortes de médicamens. La fièvre ayant cessé, on le renvoya à son corps. Mais il n'avait pas recouvré son ancienne santé, il éprouvait dans tout le corps une sensation pénible, désagréable; la respiration lui manquait souvent au moindre effort; son humeur était sombre, taciturne, il ressentait toujours un abattement général.

De retour dans son endroit natal, il se mit aux gages d'un paysan et ne tarda pas à être attaqué de nouveau d'une violente fièvre quarte. Frisson violent pendant une heure, suivi d'une chaleur modérée et d'une sueur qui durait presque toute la journée. D'abord les accès étaient revenus à la même heure; mais alors ils étaient en retard d'une demi-heure. Dans les intermissions, prostration extrême des forces, relâchement général du corps. Il ne pouvait quitter le lit. Il ressemblait à un

(1) Annales homœop., vol. III, pag. 49; 1832.

homme qu'on vient de tirer d'un profond sommeil. Manque total d'appétit. Goût fade. Tête entreprise. Vertiges et battemens dans le front en se soulevant. Sommeil agité, non réparateur. Soif vive. Langue blanche, chargée, assez sèche. Antipathie pour le tabac, qu'il avait beaucoup aimé. Tout le corps couvert presque constamment d'une sueur froide, visqueuse. Selle tous les jours. Hypochondres tendus, un peu enflés relativement au reste du ventre, mais sans douleur particulière. Oppression de la poitrine dès qu'il s'exposait à l'air froid. Pouls assez rapide, plein. Yeux ternes. Teint blême. Grandes inquiétudes sur sa maladie, anxiété.

Je lui donnai, le 21 novembre, le soir, une dose *arsen.* 30.

Le 23, dans la matinée, accès une demi-journée plutôt qué le précédent, très-violent. Le lendemain, le malade se sentit assez bien pour quitter le lit. Il se sentait comme régénéré; il avait recouvré des forces, de l'appétit, de la sérénité.

Le 26, dans la soirée, légères atteintes d'un nouvel accès, consistant en pendiculations et en prostration des forces. Une demi-heure après, il allait bien de nouveau.

Tous les symptômes disparurent dès lors. Le malade se rétablit promptement, et le 29, il retourna à son travail parfaitement bien portant.

1463ᵉ OBSERVATION, PAR LE DOCTEUR KOPP (1).

Un jeune homme des bords du Main avait été attaqué dix fois de la fièvre intermittente, et chaque fois on l'avait fait disparaître au moyen de fortes doses de *phinin. sulph.* Il était toujours en danger de tomber dans un nouveau paroxysme, et souffrait en outre de graves affections du bas-ventre. *Nux vomic., bryon. alb., ignat., arsen., veratr., bellad., ipecac.,* le guérirent parfaitement. Il n'y a plus eu de récidive.

(1) *Faits mémorables dans ma pratique médicale,* vol. II, p. 291; 1832.

1464ᵉ OBSERVATION, PAR LE DOCTEUR KOPP (1).

C., domestique, d'une constitution robuste, arriva ici de Vorms au mois d'octocre 1827, avec une fièvre quarte. Il avait déjà été traité pendant un mois par différens remèdes. Je lui donnai:

♃. *Chin. sulphur.* gr. 16, *pulv. Rad. bellad.* gr. 1.; *succ. liquir. depur.* q. s. 1. ut f. pil. unc. 16. Consp. *sem. lycop.*, deux pillules le matin, après-midi, le soir et avant de se coucher.

La fièvre cessa bientôt. Je fis continuer les pillules, mais à dose moins forte. Pendant quinze jours, il n'eut pas d'accès de fièvre, mais elle reparut avec le même type au bout de ce temps. Le même moyen la fit cesser encore, non seulement cette fois, mais plusieurs fois ensuite. Les accès revenaient ordinairement tous les douze ou seize jours. Je lui fis prendre alors de la teinture de Fowler. La fièvre disparut et l'intermission fut beaucoup plus longue ; cependant elle reparut avec le type tierce. Ce paroxysme commença par un fort frisson accompagné de malaise et de vomissemens, suivi de chaleur et enfin de sueur. Pendant l'apyrexie, froid et embarras de tête. Je prescrivis le régime convenable et administrai le lendemain de l'accès, le matin à jeûn, une goutte *R. fort. semin. sabadillæ.* Pas d'accès le lendemain. Quelques jours après, je répétai la dose. La fièvre ne reparut plus et la guérison fut parfaite au mois de février 1828. Il n'y a pas eu de récidive depuis.

1465ᵉ OBSERVATION, PAR LE DOCTEUR WOLF (2).

Mademoiselle C. S., âgée de seize ans, de M., où la fièvre intermittente règne fréquemment, en avait déjà été atteinte plusieurs fois au printemps et n'en avait jamais été guérie avant

(1) Faits mémorables dans ma pratique médicale, vol. II, p. 291; 1832.
(2) Archives homœop., vol. XII, cah. 2, pag. 25; 1832.

dix semaines. Le 15 mai, elle avait passé la journée parfaitement bien portante, dans un jardin public.

Le 16, à neuf heures du matin, sans frisson précurseur, vomissemens après avoir bu d'une infusion de camomille; puis chaleur et sueur; pendant la chaleur, céphalalgie et soif modérée; du reste, pas d'autre accident. Après l'accès, abattement, goût amer, muqueux, langue chargée, très-blanche.

Je lui donnai, le soir, *pulsat.* 15 gutt. 1.

Le 17, au matin, langue et goût un peu meilleurs; le soir, amélioration encore plus sensible, moins cependant que je ne l'aurais désiré. Je répétai *pulsat.*

Le 18, à huit heures et demie, accès, attendu à onze heures seulement; moins de frisson et de sueur, mais chaleur sèche plus forte. Accès plus court.

J'administrai, le soir, *nux vomic.* 30.

Le 19, au matin, la malade allait un peu mieux; mais elle se plaignait toujours d'un goût mauvais. Langue encore très-chargée. Je répétai *nux* dans l'après-midi.

Le 20, pas d'accès; seulement quelques indices. Goût meilleur, sans être bon cependant, répugnance pour les alimens.

Le 21, je donnai, le soir, *nux.*

Le 22, plus de fièvre; elle alla se promener.

Le 23, langue nette; elle ne se plaignait plus que d'un goût amer. J'administrai *bryon.* 15.

Le 25, elle se portait fort bien, cependant elle avait éprouvé un frissonnement la veille et le jour même.

Carbo veget. 4/30 acheva de la guérir.

1466ᵉ OBSERVATION, PAR M. SEIDEL. (1).

Jean Walter, manœuvre de Niestritz, homme de trente ans, qui paraissait robuste, avait eu déjà plusieurs accès de fièvre au type tierce, lorsqu'il s'adressa à moi, le 16 mai. Les périodes de frissons et de chaleur n'avaient jamais été encore égales, tantôt

____

(1) Gazette homœop., vol. I, pag. 106; 1832.

l'une, tantôt l'autre était la plus violente, mais toutes deux étaient accompagnées, dès le principe, d'une prostration totale des forces. Le malade se plaignait en outre de violens battemens dans les parties frontales, surtout en se baissant ou en marchant en plein air. Goût amer et éructations. Inappétence. Constipation. Beaucoup de soif pendant et après la période de chaleur. Face jaunâtre. Langue chargée, blanche.

Trois doses *nux vomic.*, une chaque soir avant de se coucher, réduisirent l'accès suivant à bien peu de chose. Ce fut le dernier.

1467ᵉ OBSERVATION, PAR M. SEIDEL (1).

F. Gottfried Weinhold, de Niestritz, homme de trente ans passés, grand et fort, fut attaqué, le 10 mai, d'une fièvre intermittente dont les accès se répétaient tous les deux jours et consistaient en violens frissons durant plusieurs heures, mêlés de chaleurs brûlantes ; grande faiblesse ; abattement ; pesanteur dans les jambes ; moral abattu; violente céphalalgie; douleur pressive du dedans au dehors et élancemens dans la région temporale gauche ; goût mauvais et dégoût pour toute spèce d'alimens pendant l'accès ; constipation ; lèvres enflées, couvertes de croûtes.

Trois doses *arsenic.*, une le 16, le soir, les autres le 17, soir et matin, firent cesser les accès, sans avoir provoqué d'autres symptômes.

1468ᵉ OBSERVATION, PAR M. SEIDEL (2).

La femme Ehrlich, de Niestritz, avait depuis quinze jours une fièvre intermittente tierce qui la prenait ordinairement la nuit, et contre laquelle elle avait employé en vain différens remèdes domestiques. Depuis la veille, la fièvre était devenue quotidienne, et était caractérisée, comme auparavant, par des frissons qui la prenaient régulièrement à la même heure, et qui

(1) Gazette homœop., vol. I, pag. 107; 1832.
(2) *Ibid.*

étaient suivis de soif, de chaleur excessive avec forte céphalalgie.
Trois doses *aconit.*, quelques heures avant les accès, ne produisirent aucun effet ; mais trois doses *sabadil.*, administrées de la même manière, la guérirent parfaitement.

1469e OBSERVATION, PAR M. SEIDEL (1).

Christiane Rossler, de Niestritz, agée de 12 ans, souffrait depuis plusieurs semaines d'une fièvre intermittente tierce, que les remèdes domestiques avaient fait cesser une fois déjà, mais qui avait reparu depuis quelques jours avec une grande violence. Après un frisson assez fort, le matin, violente chaleur avec soif vive ; violente anxiété ; agitation ; ses vêtemens lui semblaient trop étroits ; violente céphalalgie ; délire ; respiration rapide, oppressée ; défaut d'appétit ; langue rouge, sèche ; faiblesse extrême avec tremblement des membres ; douleurs vagues dans quelques parties du corps ; sueur avec diminution de tous les symptômes, le soir.

Aconit. n'opéra qu'un léger soulagement ; mais deux doses *arsen.*, les deux jours suivans, le soir, enlevèrent complétement les douleurs.

1470e OBSERVATION, PAR M. SEIDEL (2).

Fraugott Schulze, de Leuba, paysan fort et robuste, de trente et quelques années, qui n'avait jamais fait de maladie grave, à l'exception d'une inflammation de poitrine, mais qui avait eu la gale dans son enfance, fut attaqué après quelques jours de malaise, d'une fièvre intermittente, dont les accès arrivaient de deux jours l'un, et présentaient alors les symptômes suivans :

Période de frissons irrégulière, tantôt violens frissons, tantôt léger frissonnement seulement, mais toujours dans la matinée, quoiqu'à des heures indéterminées. Avec le frisson, souvent

(1) Gazette homœop., vol. I, pag. 107 ; 1832.
(2) *Ibid.*, pag. 106.

même avant lui ; soif pour les boissons froides , surtout pour la
bière ; ensuite , chaleur excessive , durant jusqu'au soir ; et suivie
quelquefois de sueur ; d'autres fois la sueur ne se déclarait que
la nuit ; pendant la chaleur , respiration très-accélérée , avec
oppression de poitrine , face et yeux rouges , céphalalgie frontale extrêmement violente , pressive , dureté de l'ouïe et agitation ; avant la période de frissons , grand relâchement de corps
et d'esprit , allant quelquefois jusqu'à la syncope. Dans l'apyrexie , le malade se sentait un peu abattu ; mais du reste , toutes
ses fonctions étaient à l'état normal.

Je lui donnai sans succès *ignat.*, *bellad.*, *pulsat.*, *arsen.*, *china*
et de nouveau *arsen.* Dix-huit jours après, son état était le même.
Je ne pus résister plus long-temps au désir du malade d'être
promptement délivré de la fièvre , et je lui fis prendre quelque
temps avant l'accès quatre grains *chin. sulphur.*, en deux doses.
Les deux accès suivans furent encore plus violens , surtout la
période de froid. J'administrai donc pendant l'apyrexie , douze
grains *chin. sulphur.*, en six doses. L'accès suivant ne consista
qu'en un grand abattement et en céphalalgie. Les choses restèrent dans le même état quinze jours pendant lesquels les accès
reprirent peu à peu leurs anciens caractères ; après quoi , le malade éprouva de nouveau quelques violens accès , qui ne déterminèrent à lui faire prendre encore huit grains *chin. sulphur.*,
dans une intermission. Je n'obtins pas néanmoins de guérison
radicale ; car, quoique trois semaines se fussent passées sans accès,
le malade éprouvait un abattement continuel , et de violens
niaux de tête , avec faiblesse de mémoire et dureté de l'ouïe
pendant les apyrexies. Au bout des trois semaines , les accès
reparurent avec moins de violence cependant, et je me vis forcé
d'avoir recours de nouveau à l'homœopathie. L'expérience
m'avait appris dans l'intervalle les heureux effets de la répétition
des doses. Je fis donc prendre au malade , à des intervalles convenables , trois doses *ignat.*, trois doses *nux vomic.* et *arsen.*
Tout ce que j'obtins néanmoins, ce fut de faire cesser les accès
proprement dits ; mais l'abattement, la mauvaise humeur , la
céphalalgie , la faiblesse de mémoire et la dureté de l'ouïe per-

sistèrent. L'opiniâtreté du mal me décida à employer les anti-psoriques. Je donnai donc une dose *sulphur*. Ce remède n'ayant produit aucun effet, j'administrai trois doses *sepia* tous les jours. Tous les symptômes disparurent enfin d'une manière durable.

1471ᵉ OBSERVATION, PAR M. SEIDEL (1).

F. Gottlob Lammer, de Patzdorf, souffrait depuis dix jours, d'une fièvre intermittente dont les accès arrivaient toutes les après-dinées, et se manifestoient par des frissons suivis de chaleurs brûlantes. Ces accès étaient accompagnés de toux allant jusqu'au vomissement, de goût amer, d'une soif extrême pendant la chaleur, de fortes douleurs dans le dos et suivis de douleurs de brisure générale et de céphalalgie.

Trois doses *arsen.*, une tous les jours, le guérirent parfaitement dès le second jour.

1472ᵉ OBSERVATION, PAR M. SEIDEL (2).

Gottfried Seidler, de Dittersbach, âgé de 22 ans, jeune homme fort et toujours bien portant, était allé servir en Pologne et y avait attrapé une fièvre intermittente qui avait cessé pendant quelque temps, mais qui était revenue depuis. C'était une fièvre quotidienne. Cette fois encore, on la fit disparaître, mais quelques semaines après, les accès se renouvelèrent, et depuis trois mois, elle avait le type quarte, malgré les remèdes qu'on avait employés. Les accès le prenaient à six heures du soir par des tensions et des tiraillemens dans le corps, un grand abattement et une sensation comme si on l'inondait d'eau froide. Bientôt après, il éprouvait une violente chaleur brûlante qui durait deux heures, surtout à la tête, avec soif insupportable, et qui n'était pas suivie d'une sueur considérable. Sa face était terreuse, ses lèvres gonflées et sèches.

Trois doses *arsen.* rendirent moins violent l'accès suivant. La fièvre disparut sans laisser de trace.

(1) Gazette homœop., vol. I, pag. 107; 1832.
(2) *Ibid.*

1473e OBSERVATION, PAR M. SEIDEL (1).

Christophe Tampel, de Patzdorf, jeune paysan robuste, replet, de 21 ans, souffrait, pour la seconde fois, depuis huit jours, d'une fièvre intermittente tierce. Il en avait été guéri un mois auparavant par quatre grains *chin. sulphur*. Les accès se caractérisaient par une prostration totale des forces, par des frissons violens, mais de peu de durée, par une chaleur violente, brûlante, continue avec soif, et suivie de maux de tête.

Je le guéris aussi par *arsen*.

1474e OBSERVATION, PAR M. SEIDEL (2).

André Schneider, de Pire, qui avait fait la dernière campagne de Pologne, était atteint depuis neuf mois déjà, d'une fièvre intermittente, tierce d'abord, mais alors quotidienne. Une quantité de remèdes domestiques et autres, n'avaient pu l'en guérir. Depuis deux mois, il n'en a pas aperçu la moindre trace, après avoir pris *arsen*. Il peut se livrer à ses travaux dans les champs sans difficulté. Je ne puis pas dire les symptômes de cette maladie, puisque tout ce que j'appris moi-même, c'est qu'il avait une fièvre intermittente.

1475e OBSERVATION, PAR M. SEIDEL (3).

Charles Schenke, de Leuba, petit garçon de neuf ans, souffrait depuis six semaines, d'une fièvre intermittente, d'abord tierce, mais quotidienne depuis trois semaines. A onze heures du matin, il éprouvait de violens frissons, et s'endormait d'un sommeil profond, qui durait une heure avec chaleur et sueur ensuite. En s'éveillant, il se plaignait de maux de tête et d'un abattement général.

Je lui donnai *opium*. L'accès suivant n'eut pas lieu, mais le

(1) Gazette homœop., vol. I, pag. 107; 1832.
(2) *Ibid.*
(3) *Ibid.*

second jour, la fièvre reparut comme à l'ordinaire. Je répétai *opium*, deux doses en deux jours, et les accès ne revinrent plus ; depuis quatre mois, il jouit d'une bonne santé.

1476e OBSERVATION, PAR M. SEIDEL (1).

Gottlieb Schulze, de Leuba, âgé de vingt-un ans, d'une taille petite, d'une constitution robuste, d'un caractère silencieux, avait servi comme valet dans un village voisin, et se sentait mal depuis quelques jours, lorsqu'il avait été attaqué d'une fièvre intermittente. Les accès l'avaient pris déjà deux jours de suite, lorsqu'il s'adressa à moi. Forts frissons continus, avec soif vive, taciturnité, plus grande qu'à l'ordinaire. Je lui donnai *ignat.* ; mais, les accès continuant comme auparavant, je répétai le remède au bout de quelques jours. Il en prit trois doses, le matin et le soir. Les accès ne reparurent plus, et sa santé n'en souffrit point.

1477e OBSERVATION, PAR LE DOCTEUR GUEYRARD (2).

Une femme de trente-six ans, pâle, amaigrie, fièvre intermittente tierce qu'on a coupée plusieurs fois, dans l'espace de quinze mois, mais qui n'a jamais été suspendue que pendant peu de jours chaque fois, pour reparaître avec une nouvelle violence. Le frisson débute avec céphalalgie, dure deux heures avec soif intense ; il est suivi de quatre heures de chaleur sèche, et l'accès se termine par deux heures environ de sueur ; dans l'apyrexie, langue saburrale, inappétence. On fait choix d'*igna-tia* 1/12 que la malade prend le matin du 11 août, jour d'apyrexie. Le lendemain 12, l'accès qui ne vient ordinairement que vers onze heures du matin survient à neuf. Il n'est rien changé à ses circonstances. Il est suivi d'une grande faiblesse : *ars.* 1/30. L'accès suivant est à peine marqué ; la soif diminue ; il est survenu des déjections jaunes accompagnées de coliques. Les accès suivans continuent à faiblir, mais le frisson est toujours violent ;

(1) Gazette homœop., vol. I, pag. 107 ; 1832.
(2) Doctrine homœop., pag. 159 ; 1832.

D'après cette dernière observation, on prescrit le 27, *arnica* 1/18 qui supprime dès le lendemain tout frisson. Il manque tout-à-fait à l'heure de l'accès, et celui-ci n'est marqué que par une forte céphalalgie. Un second et un troisième accès se passent de la même manière ; alors à l'état saburral et à la douleur de tête on oppose *strychnos*, 1/30. De ce jour la malade n'a eu aucun ressentiment fébrile et les fonctions digestives se sont parfaitement régularisées.

1478ᵉ OBSERVATION, PAR LE DOCTEUR GUEYRARD (1).

Un homme de trente ans, mince, habitant une campagne près d'un marécage, atteint d'une fièvre tierce qui, coupée plusieurs fois par les moyens allopathiques, reparaît toujours après quelques semaines. Il est jaune, maigre ; frontalgie continuelle augmentant pendant l'accès, perte d'appétit, goût amer, sensibilité à l'épigastre et au foie, rate tuméfiée, faiblesse et douleur contusive des membres avant l'invasion de l'accès, soif modérée. Deux doses de *nux vom.* 1/18 le rétablissent, et l'engorgement de la rate cède à une dose de *china.*1/15.

1479ᵉ OBSERVATION, PAR LE DOCTEUR GUEYRARD (2).

Une femme de vingt-cinq ans ; fièvre depuis trois jours ; type quotidien, accès le soir peu intense, marqué par la frontalgie, la soif ardente, frisson modéré et chaleur long-temps soutenue, serrement de poitrine, accablement. Une dose unique d'*ignatia* 1/12, enlève les accès fébriles.

1480ᵉ OBSERVATION, PAR LE DOCTEUR GUEYRARD (3).

Un cocher, quarante ans, fort et grand, depuis long-temps atteint d'une fièvre intermittente qui a résisté à de très-fortes

---

(1) Doctrine homœop., pag. 160 ; 1832.
(2) *Ibid.*, pag. 161.
(3) *Ibid.*

doses de quinquina ; type d'abord tierce, actuellement quarte ;
soif vive avant et pendant le frisson ; celui-ci précédé de frontalgie avec éblouissement ; diplopie, état fantastique, douleurs
brûlantes dans les membres et dans la région gastrique, colique,
constipation alternant avec diarrhée vers la fin de l'accès.
D'après ces symptômes, et eu égard à l'abus antérieur du quinquina, *veratrum* 1/12, pris le 9 avril 1832, diminue quelques
symptômes ; mais l'accès revient toujours à heure invariable.
20 du même mois, *sabadilla* 1/30.... Un dernier et faible ressentiment fébrile à l'heure ordinaire de la fièvre, qui depuis n'a
plus reparu.

1481ᵉ OBSERVATION, PAR LE DOCTEUR GUEYRARD (1).

Un jardinier aux Moulineaux, sous Meudon, cinquante-
cinq ans, grand, sec, robuste, teint jaunâtre ; fièvre depuis
plusieurs semaines, type quarte, accès venant invariablement à
trois heures de l'après-midi ; deux heures de frisson avec soif ardente, trois heures de chaleur vive et quatre de sueur, sans
soif ; état normal entre les accès.

28 avril, *sabadilla* 1/30. Le jour suivant accès léger. Le 1ᵉʳ
mai la fièvre manque, mais à l'heure ordinaire, à trois heures
et jusqu'à six, sentiment de faiblesse singulière dans les membres. 3 mai, *sabadilla* 1/30 ; depuis lors nulle apparition de
fièvre.

1482ᵉ OBSERVATION, PAR LE DOCTEUR ATTOMYR (2).

Après midi, grand froid avec forte soif, quelques heures
après, chaleur avec soif modérée. Cependant la chaleur dura
presque toute la soirée et la nuit suivante, avec quelques maux
de tête ; vers le matin, sueur aigre.

Je fis prendre, après l'accès, *ipecac.* 3/9, trois doses, une
toutes les quatre heures.

(1) Doctrine homœop., pag. 162 ; 1832.
(2) Lettres d'Attomyr, cah. 1, pag. 92 ; 1833.

L'accès suivant fut très-faible et ne consista presque qu'en froid. Le malade n'eut pas besoin de se coucher.

Après une dose *nux vomic.* 3/30, l'accès n'eut pas lieu, et une constipation habituelle disparut. Dès lors la malade, femme de vingt-huit ans, très-irritable, eut tous les jours une selle, et ses règles, supprimées depuis des années, reparurent sans la violente migraine qui les avait toujours accompagnées.

1483e OBSERVATION (1).

Charles Ziegler, âgé de dix-sept ans, avait depuis trois semaines une fièvre intermittente dont il avait déjà éprouvé quinze accès. Ces accès revenaient tous les deux jours et anticipaient chaque fois de quatre heures. Le frisson durait environ cinq quarts d'heure et était accompagné de céphalalgie. La période de la chaleur était beaucoup plus courte pendant la fièvre. Répugnance pour toute espèce d'alimens, surtout pour le beurre, le jour de la fièvre. Face enflée. Mauvaise humeur, caprices.

On lui donna quatre doses *ipecac.*, le premier jour où il n'eut pas la fièvre, une dose *nux.* le second, une dose *arsen.* quatre jours après; mais sans succès. Au bout de six jours, on administra une dose *pulsat.* qu'on répéta les deux jours suivans, le matin. L'accès suivant fut à peine sensible. Ce fut le dernier. Le jeune homme se rétablit promptement.

1484e OBSERVATION, PAR LE DOCTEUR HARTLAUB (2).

Z., étudiant en droit, jeune homme blond, fort et robuste de vingt-deux ans, replet, n'ayant jamais été malade, à l'exception d'une fièvre nerveuse qu'il avait eue dans sa septième année, était habitué à boire de douze à quatorze cannettes de bière par jour et à manger en proportion, sans que cela parût néanmoins influer sur sa santé d'une manière funeste. Le 9 oc-

(1) Annuaire de l'Institut homœop., vol. I, pag. 196; 1833.

(2) Annales homœop., vol. IV, pag. 150; 1833.

tobre 1832, à huit heures du soir, il se sentit tout-à-coup un violent besoin d'aller à la selle et d'uriner, et en peu de temps il eut de six à huit selles liquides, mais sans pouvoir lâcher d'urine malgré les pressions qu'il éprouvait; il en fut bientôt de même pour les selles. Quoique tourmenté par les plus douloureuses pressions sur les parties génitales et l'anus, il essaya vainement d'uriner et d'aller à la garde-robe, jusqu'à ce qu'enfin, vers minuit, et l'urine et les excrémens sortirent en grande quantité, ce qui le soulagea beaucoup. Pendant tout ce temps, ses parties naturelles étaient restées dans leur état ordinaire; le membre n'était nullement raide et le prépuce recouvrait le gland comme dans l'état de santé.

Le lendemain, le 10 octobre, il se trouva bien jusqu'à huit heures et demie du soir, où les mêmes pressions recommencèrent mais beaucoup plus violentes et sans évacuation cette fois. On me fit appeler en toute hâte à minuit.

Depuis deux jours, il buvait moins de bière, lorsque la maladie s'était manifestée, tempérance dont elle était sans doute la cause, mais il avait bu du bischoff et du thé de camomille, pensant que cela le guérirait. A midi, il avait dîné de toutes sortes de choses, des alouettes, du jambon, de la viande, du poisson, etc. Il était couché, enveloppé dans une robe de chambre et légèrement couvert. Il ne cessait de se plaindre de ces douloureuses pressions qui étaient si violentes qu'il lui semblait que les intestins allaient lui sortir du corps. Ces pressions augmentaient encore d'intensité toutes les cinq minutes, et alors il ne cessait de s'agiter avec impétuosité; il prenait toutes sortes de positions, bondissait sur son lit, se ployait en deux, laissait pendre ses bras et ses jambes, la tête tantôt en haut, tantôt au pied du lit, la face toute pâle. Il fallait veiller sans cesse à ce qu'il ne se donnât pas quelque mauvais coup. Souvent il sautait du lit, courait par la chambre, se repliait sur lui-même pour se relever bientôt avec l'expression de la plus vive douleur. Le besoin d'uriner était plus grand encore que celui d'aller à la selle. Il ne se plaignait de rien d'autre. Son pouls était un peu fréquent, plein, intermittent, irrégulier, s'arrêtant quelquefois à la troisième, d'autres fois à la trentième pulsation.

Je lui fis prendre, cinq minutes après une heure du matin, *nux vomic.* 2/30, qui ne produisit absolument rien. La violence du cas m'engagea à lui donner déjà un quart d'heure après *chamom.* 2/12, parce que je supposais que le thé de camomille qu'il avait bu avait aggravé son état. Un quart d'heure après, n'apercevant aucun changement, j'administrai *hyosc.* 4/12; au bout d'un quart de minute, exacerbation violente de tous les symptômes. Le malade sauta du lit ; quelques minutes après il eut une selle un peu liquide extrêmement peu abondante, mais qui le soulagea néanmoins. Il resta tranquille pendant cinq minutes, après quoi les douleurs recommencèrent avec la même violence. Une petite selle et l'éjection de quelques gouttes d'urine les apaisèrent, mais pour tout aussi peu de temps, car elles revinrent une troisième fois et furent diminuées encore par l'émission de quelques gouttes d'urine. Le remède lui avait donc procuré au moins quelques rémissions, mais ces rémissions devinrent dès lors de plus en plus irrégulières. Plus de sécrétion ni d'urine ni d'excrémens. Je répétai donc la dose une demi-heure après l'administration de la première, c'est-à-dire à deux heures cinq minutes. Quoique je ne lui eusse fait prendre cette fois que deux globules, l'exacerbation fut tout aussi prompte ; mais il y eut moins d'intermission, et vingt minutes après, le malade avait lâché un vent et n'avait eu qu'une selle un peu liquide. Son état, du reste, avait plutôt empiré qu'il ne s'était amélioré. Je lui fis respirer encore une fois *hyosc.*, mais sans résultat autre qu'une légère aggravation. A deux heures et demie, je lui donnai donc *bellad.* 2/30, pendant une rémission de quelques minutes qui fit bientôt place à de nouvelles douleurs, sans qu'il y eût eu d'exacerbation qu'on pût attribuer au remède. A deux heures trois quarts, il demanda à boire de l'eau froide et en but à peu près le tiers d'une cannette, mais sans effet. Bientôt après, il but de nouveau ; cette fois le mal augmenta, et à trois heures moins neuf minutes, les douleurs étaient terribles. Je lui donnai *canthar.* 2/30. Nouvelle rémission avec

deux légères évacuations d'excrémens et d'urine, qui n'empêchèrent pas le mal d'augmenter. Il était impossible d'apercevoir
une amélioration essentielle. De retour chez moi à trois heures
et demie, j'envoyai au malade *arsen*. 3/30.

Après une exacerbation, il s'endormit bientôt, et se réveilla au
bout d'une heure. Fréquentes selles et évacuations d'urine abondantes. Il se trouvait bien. Lorsque j'allai le voir, il me dit être
allé à la garde-robe de sept à neuf fois jusqu'à huit heures, mais
sans souffrir. De reste, il se plaignit dans la journée de manquer
d'appétit. Pas de soif. Langue sèche, jaunâtre, chargée. Grande
faiblesse, le corps comme brisé, flaccidité de la verge, pouls plein,
d'ailleurs régulier. Il se leva un peu à quatre heures de l'après-
midi.

A six heures du soir, la pression se fit sentir de nouveau,
mais elle ne dura que quelques minutes et cessa à la suite d'une
abondante évacuation de matières fécales et d'urine. A sept
heures et demie, frisson pendant quelques minutes, puis chaleur sèche et enfin sueur. Une heure après, la fièvre avait cessé,
et le malade se trouvait comme dans la journée.

Le 12, il avait bien dormi, la nuit, si ce n'est qu'il avait dû
se relever trois fois pour uriner. Dans la journée, il fut comme
la veille, seulement l'appétit était un peu revenu. Le soir, nouvel accès de fièvre. Cette circonstance, jointe à une douleur dans
le côté interne de la cuisse qui l'empêchait de marcher, comme
si les muscles étaient fatigués, me détermina à lui faire prendre
le 13, à midi, une seconde dose *arsen*. 2/30. Le soir, il n'eut
ni évacuation ni fièvre. Le 14, la douleur entre les cuisses était la
même et le malade se plaignait en outre d'élancemens à l'anus.
Pas d'accès de fièvre le soir, non plus que des douleurs. Urine
encore un peu abondante. Pas de selle. Le 15, douleur de la
jambe et élancemens à l'anus beaucoup moindres. Urine tout-à-
fait naturelle. Pour la première fois, selle naturelle. Appétit
bon, ainsi que les forces. Le lendemain, le malade se plaignait
encore d'un peu de faiblesse; mais le 17, il était parfaitement
guéri. Il n'y a pas eu de rechute.

1485ᵉ OBSERVATION, PAR LE DOCTEUR SCHRETER (1).

Mademoiselle E. G., âgée de trente-deux ans, avait eu pour la première fois, à l'âge de seize ans ses règles, qui avaient toujours été régulières. L'écoulement menstruel venait de cesser, lorsqu'elle fut attaquée d'une fièvre intermittente qui commença à dix-heures du matin par une sensation de froid suivie, à six heures du soir, de chaleurs auxquelles succédèrent, à onze, de la sueur durant toute la nuit. L'accès revenait tous les deux jours. Elle prit du thé de camomille, l'accès anticipa. Le dernier accès eut lieu à dix heures du soir, et commença par du froid, sans frisson, jusqu'à minuit. Soif, puis chaleur. Soif plus vive, mal de tête qui la réveillait à chaque instant. Elle s'endormit à cinq heures du matin, sans sueur. Le lendemain, maux de tête pendant toute la journée, surtout le matin. Obstruction. L'olfaction de *carbo veget.* 1/30 la guérit en deux jours.

1486ᵉ OBSERVATION, PAR LE DOCTEUR HARTLAUB (2).

G., jeune homme de vingt-quatre ans, fut atteint au mois d'avril 1831, de la fièvre intermittente qui régnait ici et avait déjà eu quatre accès lorsqu'il s'adressa à moi. Type tierce; arrivée de l'accès à minuit, comme une secousse électrique. Bientôt après, chaleur modérée avec soif, durant quelques heures et accompagnée de maux de tête, de douleur et de raideur dans la région lombaire gauche. Sueur, mais seulement après le dernier accès. Dans l'apyrexie, abattement, inappétence, céphalalgie.

Après une dose *natr. mur.* 3/30, plus d'accès. Il restait des vertiges, des maux de tête, de la pression dans l'estomac et de l'abattement, que *nux vo* . 10/30 guérit bientôt.

1487ᵉ OBSERVATION, PAR LE DOCTEUR NESCHKE (3).

Le colonel baron N. me fit appeler le 31 juillet 1835. Novice

(1) Annales homœop., vol. IV, pag. 179; 1833.
(2) *Ibid.*, pag. 204.
(3) *Ibid.*, pag. 445.

encore dans l'homœopathic, ce ne fut que sur les instances de sa femme que je consentis à le traiter d'après la nouvelle méthode. Il avait une fièvre dont les accès le prenaient tous les deux jours. Frissons si violens, qu'il tremblait de tout son corps, et qu'il claquait des dents; soif; après avoir bu, froid plus grand; au bout de deux heures, chaleur suivie bientôt de sueur; s'il se remuait, frisson; pendant la période de froid, face bleuâtre, ainsi que les mains; mauvaise bouche, pas d'appétit; cependant il mangeait et buvait volontiers du café; constipation; éructations comme acides; douleurs dans la peau du ventre; mauvaise mine; pesanteur dans la tête, surtout en se baissant; brisure générale après le mouvement en plein air; tout son corps était comme rompu; mauvaise humeur.

Le malade avait trente-quatre ans, sa constitution était forte, et, à en juger par l'extérieur, il n'était pas doué d'une grande réceptivité. Aussi lui administrai-je *nux vomic.* 15 gutt. Le lendemain, l'accès fut excessivement violent. On me fit appeler. Je fus effrayé quand je le vis. Il était tout bleu, ses yeux étaient pleins de larmes et rouges; agitation extrême; il était presque au désespoir; pendant la chaleur, sa face redevint très-rouge; sueur abondante; il était couché comme plongé dans un assoupissement. Le paroxysme ne dura que quatre heures au lieu de sept. Le lendemain, nouvel accès; mais moins violent; cependant l'agitation intérieure était encore excessive. Il ne dura que deux heures et demie. J'aurais désiré lui donner un antidote; mais il ne voulut rien prendre. Il fut bientôt parfaitement guéri, à l'exception de quelques symptômes résultant du remède. Son odorat, par exemple, avait une finesse extraordinaire. La mauvaise odeur de la bouche et la teinte jaune du blanc des yeux, disparurent en quelques jours.

1488ᵉ OBSERVATION, PAR LE DOCTEUR DUFRESNE (1).

Le 4 juin, je fus consulté par la fille L., personne âgée de

(1) Bibliothèque homœop., vol. I, pag. 50; 1833.

cinquante-cinq à soixante ans, atteinte d'une fièvre intermittente, qui présentait les symptômes suivans :

La maladie durait depuis dix jours ; les accès étaient quotidiens et irréguliers, arrivant tantôt à une heure, tantôt à l'autre.
Il y avait frisson, mais peu de tremblement, violente douleur
de tête, beaucoup d'angoisses et fortes douleurs dans les membres et le dos, de la soif pendant le frisson, puis chaleur et
transpiration fort abondante, hors de proportion avec le frisson
et la chaleur.

J'administrai 1/10,000ᵉ de grain de *sulfate de quinine* (il était
huit heures du matin, et, selon toutes les probabilités, le frisson
ne devait reparaître qu'à environ midi). L'accès arriva effectivement vers les onze heures, mais avec une aggravation très-no-
table dans tous les symptômes (il y eut délire pendant plus de
quatre heures), excepté dans la sueur, qui fut la même que par
le passé. Le 5, le 6 et le 7, plus de fièvre, la malade est faible
et fatiguée toutes les nuits par la transpiration qui arrive avec
abondance dès qu'elle s'endort et qui dure jusqu'au matin.

Presque encore sans connaissance de la matière médicale homœopathique, j'étais embarrassé pour supprimer cette sueur,
lorsque je pensai que le *suc de sureau* devait remplir cette indication. J'en fis donc piler des feuilles, exprimer le jus, et j'en
administrai 1/200 de goutte le 8, le matin à jeun.

Il n'y eut rien de remarquable pendant la journée ; la nuit,
il y eut de la sueur comme de coutume, mais plus de sommeil
et de calme, et au réveil, des dispositions physiques et morales
meilleures. La nuit suivante fut sans sueur, et il n'en fut plus
question.

1489ᵉ OBSERVATION, PAR LE DOCTEUR PESCHIER (1).

Mademoiselle A. R. était revenue d'un pays très-éloigné
parce qu'elle y avait pris une fièvre tierce, endémique dans
cette localité-là, qui l'avait réduite au dernier degré de faiblesse.

(1) Bibliothèque homœop., vol. II, pag. 39; 1833.

A son arrivée, elle me fit appeler. Comme elle avait voyagé pendant dix-huit jours, je la laissai se reposer afin de juger si son extrême pâleur et le défaut absolu de forces provenaient de la fatigue ou de la maladie, et si celle-ci reparaîtrait; au bout de trois jours, la fièvre revint avec beaucoup d'angoisses. Trois granules d'*ipecac.* répétés quatre fois dans l'apyrexie parurent avoir chassé la fièvre, qui attaqua de nouveau la malade, après quelques jours. La réïtération du remède ne fut pas suivie du même bon effet. Je donnai une seconde dose, et quand je revis la malade, un érysipèle commençait à couvrir les deux joues. Je donnai *bellad.* avec espoir de prompt succès, cet espoir fut déçu. Le lendemain et le surlendemain l'érysipèle s'entendait sur la face, qui était toute boursouflée. Voyant alors dans la chambre de la malade un sien petit frère qui avait de la teigne, je n'eus plus aucun doute sur le psorisme. Je donnai *sulphur*, et dès le lendemain, l'érysipèle diminua et s'évanouit.

Quatre mois s'écoulèrent au bout desquels la malade fut de nouveau saisie de la fièvre tierce; je donnai sans succès plusieurs médicamens. Alors je songeai au *soufre*; j'en donnai trois granules. L'accès attendu n'est jamais venu et la malade s'est trouvée subitement en parfaite santé, sans avoir aucune convalescence.

1490ᵉ OBSERVATION, PAR LE DOCTEUR PESCHIER (1).

Un paysan avait une fièvre intermittente. Dans une intermission il se fâcha très-fortement. L'accès suivant fut remplacé par un très-violent vomissement de bile, avec diarrhée et coliques, qui faisaient pousser au malade les hauts cris. A l'arrivée du médecin, cet état durant depuis trois heures, le malade ne pouvait plus, tant il était harassé et affaibli, ni parler ni même se plaindre, et il était réduit à indiquer par signes que ses douleurs avaient leur siége au ventre; cependant il ne cessait de faire d'infructueux efforts pour vomir. Une petite dose *cham.* 1/12

(1) Bibliothèque homœop., vol. I, pag. 169; 1833.

fit disparaître en un quart d'heure tous les accidens. Une fort petite dose de *nux* administrée le soir du même jour, arrêta complétement la fièvre intermittente, qui ne reparut plus.

1491ᵉ OBSERVATION, PAR LE DOCTEUR GUEYRARD (1).

M. Cr....t, âgé de trente-six ans, blond, grand, coloration ordinaire, bien pris dans sa taille et d'une complexion robuste, possesseur d'une habitation qui avoisine des marais, y contracte une fièvre intermittente, qui cède plusieurs fois au quinquina et qui se reproduit toujours avec des symptômes plus violens. Les saignées, la diète, de nouvelles doses de sulfate de kinine réussissent, avec grande peine, à rompre les accès. Malgré cela, M. Cr....t ne se trouvait point en bonne santé, et il sentit les accidens précurseurs de sa fièvre revenir pour la dixième fois, le 15 mai 1832. Un accès eu lieu le 17. Le malade me consulta le 19. Il était faible, sans appétit, la face pâle avec les conjonctives et le pourtour de la bouche jaunâtres ; langue saburrale ; constipation ; abdomen tendu ; épigastre douloureux au toucher ; il éprouvait des pandiculations qui lui faisaient appréhender son accès pour la journée. Il prit de suite *aconit.* 1/30, et six heures après, *nux* 2/30.

Le 20 mars, l'accès n'a pas eu lieu ; le teint du malade est déjà meilleur ; la langue plus nette ; l'appétit plus prononcé, le moral relevé, etc.

Le 21, le 22, le 23 et le 24 se passent sans accès et avec un bien-être progressif. Le malade prit, le 26, *ignat.* 1/12, et tout continua à s'améliorer.

Le 13 avril, après une partie de chasse, le malade se plaignit de nouveau de malaises ressemblant à ceux qui, d'ordinaire, lui annonçaient les accès de fièvre ; le pouls était déprimé, la peau froide, l'œil jaunâtre. Il prit ce jour-là *arsen.* 30. L'accès n'eut pas lieu et le bien-être reparut. M. Cr...t n'a plus ressenti depuis aucun mouvement fébrile ; sa santé n'a pas même été dérangée.

(1) Bibliothèque homœop., vol. II, pag. 210 ; 1833.

1492ᵉ OBSERVATION (1).

François M., âgé de dix-huit ans, peignier, entra le 6 mars dans l'établissement. A l'exception de la variole et de la rougeole, il n'avait jamais fait de maladie sérieuse.

Six mois auparavant, il avait eu pendant huit semaines une fièvre intermittente dont il avait été délivré par *china* à doses allopathiques; cependant il s'en montrait encore de temps en temps des traces, et quinze jours auparavant, il en avait eu un nouvel accès. Tierce d'abord, elle avait pris, huit jours après, le type quotidien. L'accès arrivait le matin vers huit heures et s'annonçait par un sentiment de lassitude et des douleurs de reins. Violent frisson sur tout le corps durant une heure environ, avec douleur pressive dans le front. Puis chaleur générale et bientôt après sueur et cessation des maux de tête. Soif pendant le frisson. Selle dure, pas tous les jours; pas d'appétit. La nuit, forte toux avec expectoration facile. Enrouement au point de pouvoir à peine parler; gorge rude et sèche.

On lui donna *ipecac.* 3, trois doses.

Le second jour, il avait peu dormi à cause de l'intensité de la toux : expectoration abondante de glaires. A huit heures, accès de fièvre, mais le frisson ne dura pas une demi-heure, fut moins violent et sans maux de tête; chaleur également moins forte, accès plus court. Pouls plein, fort, respiration accélérée pendant l'accès. On lui donna dans l'après midi *nux vomic.*

Le troisième jour, il s'était assez bien trouvé la veille dans l'après-midi et avait bien dormi. Toux de nouveau violente, urine rougeâtre et claire; accès à huit heures, frisson plus violent et plus long, ainsi que les autres périodes, mais pas de soif pendant le frisson. Il but pendant la chaleur une seule fois.

Le quatrième jour, il avait bien dormi; peu de toux, mais expectoration abondante de glaires épaisses; urine trouble et rougeâtre. Accès en retard de trois quarts d'heure, moins intense

(1) Annuaire de l'Institut homœop., cah. II, pag. 25; 1834.

et moins long que celui de la veille , sans maux de tête et sans soif. On prescrivit *pulsat.*

Le cinquième jour, sommeil bon , toux modérée. Vers huit heures, accès qui dura jusqu'à midi, moins violent encore, au dire du malade. Soif peu considérable. Pas de maux de tête.

Le septième jour, nuit bonne, état supportable dans les apyrexies, à l'exception d'un peu de toux et de l'enrouement, qui était toujours le même. Accès de fièvre vers neuf heures, mais plus faible.

On prescrivit *carbo veget.*

Les deux accès suivans furent peu de chose ; le troisième jour, il n'y en eut pas ; mais la toux et les autres douleurs de la poitrine persistaient.

Le douzième jour, pas d'accès sensible, la veille ; mais les lèvres pâles du malade et son pouls encore un peu irrité à l'heure où la fièvre avait coutume d'arriver, en faisaient pressentir le retour. Effectivement il éprouva dans la matinée quelques frissonnemens suivis d'une chaleur modérée. Pouls un peu accéléré. Cela ne dura cependant pas long-temps. On lui donna de nouveau *carbo veget.*

Le quatorzième jour, à six heures du matin , violent frisson pendant une heure , puis chaleur peu considérable et un peu de sueur. Les autres accidens étaient les mêmes. Nous crûmes nécessaire de changer de remède et administrâmes *natr. mur.* Pas d'accès le lendemain. Le malade se leva.

Le seizième jour, vers cinq heures du matin , léger frisson, suivi d'une chaleur modérée, de soif, de mal de tête. On répéta *natr. mur.*

Le dix-neuvième jour, le malade avait éprouvé , vers quatre heures , quelques frissonnemens sans maux de tête , avec chaleur modérée et sueur. Soif ardente. L'accès avait duré jusqu'à neuf heures. Il avait bien dormi la nuit , la toux était peu considérable, mais le pouls un peu irrité dans l'apyrexie. On administra une nouvelle dose *natr. mur.*

Pendant sept jours, pas d'accès proprement dit , ce qui n'empêcha pas de répéter le remède le vingt-deuxième et le vingt-cinquième jour, pour prévenir, autant que possible, les récidives. Mais le mal chronique de poitrine durait toujours et les douleurs étaient très-variables. La toux et l'enrouement, quelquefois modérés, atteignaient bientôt de nouveau un haut degré d'intensité. Sueur le matin. Le vingt-septième jour, léger accès vers neuf heures. Les deux jours suivans pas de fièvre. L'état meilleur du reste.

Le trentième jour, pas de fièvre, voix plus intelligible, mais toux et expectoration considérables encore. Le mal chronique de poitrine nous détermina à administrer *nitrum*.

Le trente-deuxième jour, pouls toujours un peu irrité. Le malade se plaignait de violentes douleurs déchirantes dans les dents avec enflure des gencives, augmentant quand il buvait froid. Nous lui donnâmes une dose *cham.*, qui les fit cesser.

Le trente-cinquième jour, pas de symptômes de fièvre; mais face encore très-pâle et toux violente surtout le matin, expectoration épaisse et jaune, voix plus claire et plus intelligible, mais pouls toujours fréquent et petit. On lui administra le soir *nux vomic.*

Le trente-huitième jour, toux aussi violente, voix plus enrouée, pouls fréquent, sueur par moment, le matin. *Natr. mur.*

Le trente-neuvième jour, dans l'après-midi, tiraillement dans les reins, grand malaise. Vers six heures, froid intérieur avec soif, puis chaleur et sueur. Cependant la nuit fut bonne. Enrouement plus fort, toux violente.

Le quarante-et-unième jour, frisson, la veille à cinq heures du soir, soif et chaleur, toute la nuit; sueur. Nous prescrivîmes *rhus*. A trois heures après midi, léger frissonnement suivi de chaleur et de sueur, soif violente pendant toute la journée; mais toux modérée et voix plus nette. Le lendemain, pas de fièvre; les autres symptômes moins intenses. Cependant le quarante-troisième jour, à deux heures après midi, nouvel accès peu considérable et sueur générale toute la nuit. Quelquefois les paroxysmes arrivaient de deux jours l'un et anticipaient.

Le quarante-septième jour, la veille, à onze heures du matin, et le jour même, à dix heures, légers accès. Du reste, le malade se trouvait mieux. On répéta *rhus*.

Les deux jours suivans, les accès anticipèrent d'une heure.

Le cinquante-unième jour, pas de trace de fièvre, expectoration facile, striée de sang. Le malade se sentit soulagé, et allait mieux du reste. On prescrivit *arnica*.

La fièvre ne reparut plus ; mais l'enrouement augmenta et le malade eut souvent une extinction de voix complète Il se sentait bien néanmoins. Nous lui fîmes prendre *drosera*, qui rendit la voix plus libre.

Au bout de plusieurs jours, comme il n'avait plus eu d'accès et que les accidens de la poitrine avaient beaucoup perdu de leur violence, nous consentîmes à ce que le malade, qui recouvrait chaque jour ses forces, quittât l'établissement, d'autant plus volontiers que nous avions peu d'espoir de le guérir de ses dispositions à la phthisie.

<h3 style="text-align:center">1493ᵉ OBSERVATION (1).</h3>

Christiane Sophie C., âgée de vingt-neuf ans, servante de B., fut reçue dans l'établissement le 13 mars.

Elle avait une constitution forte et robuste, avait eu la fièvre scarlatine dans sa jeunesse, ne se souvenait d'aucune autre maladie d'enfance et n'avait jamais fait de maladie grave ; seulement elle avait souffert, huit ans auparavant, pendant huit mois de déchiremens dans les jambes. Réglée à quinze ans, l'écoulement avait toujours été régulier, mais depuis six mois, il s'était arrêté sans cause connue.

Le 5 mars, elle avait été attaquée d'une fièvre intermittente dont les accès se répétaient trois fois par jour, de deux jours l'un, et qui depuis la veille revenaient tous les jours dans l'après-midi.

Sur l'avant-bras gauche, ulcère guéri depuis peu, il avait été ouvert pendant un an.

(1) Annuaire de l'Institut homœop., cah. II, pag. 55 ; 1834.

A quatre heures de l'après-midi, violent frisson avec douleur déchirante, lancinante, surtout dans la partie frontale, durant une heure. À ce frisson succédait une violente chaleur brûlante, sèche, avec face rouge, ardeur dans les yeux, gémissemens, lappemens, grande agitation, pendant plusieurs heures. Pendant la chaleur, quelquefois frissonnement passager. Sueur modérée et ne formant pas une période bien distincte, mais alternant avec les frissons et la chaleur sèche. Soif violente dans les trois périodes. Douleur de brisure le long du dos. Douleur pressive du dedans au dehors sur le vertex. Pesanteur dans les jambes. Accès fréquens de toux sèche avec envies de vomir et violente céphalalgie. Dégoût, surtout pour la viande. Appétit pour les acides et les alimens froids. Vomissemens après avoir mangé de la soupe. Constipation depuis plusieurs jours.

Le second jour, la malade avait passé la plus grande partie de la nuit au milieu de chaleurs et quelquefois de délire; soif et céphalalgie moins fortes vers le matin; elle était très-abattue, gémissait, avait un goût mauvais, du dégoût, le pouls plein.

Nous prescrivîmes *ipecac.* 6, quatre doses.

La journée se passa au milieu de maux de tête modérés. Toux peu considérable, mais grand abattement, inappétence, dégoût, constipation. A dix heures du soir, frisson durant une heure, un peu moins fort, accompagné de soif. La nuit, chaleur, sueur modérée, violens maux de tête, toux et vomissemens, agitation, insomnie.

Le troisième jour, grand abattement. Elle reçut *ignat.*

Le quatrième, la violence de la toux, des vomissemens aqueux et des maux de tête l'avaient empêché de dormir. Soif vive la nuit. Etat supportable dans la journée. On répéta *ignat.*

Le cinquième jour, accès de fièvre, la veille à onze heures du soir, violent frisson, durant deux heures, avec soif, puis forte chaleur, agitation, toux et vomissemens, presque toute la nuit. Sueur modérée, maux de tête moins violens.

Le sixième jour, état supportable la veille, selle à la suite d'un clystère. A une heure du matin, accès de fièvre avec court frisson, maux de tête modérés, moins de vomissemens, mais forte chaleur et soif jusqu'au matin. La malade se sentait très-affaiblie et tomba en faiblesse en se levant. On lui administra *arsenic.*

L'accès suivant fut un peu moins violent ; il eut lieu à trois heures du matin et fut accompagné de forte soif, de vomissemens plus rares pendant la toux ; la chaleur sèche dura jusqu'au matin.

L'accès suivant n'arriva qu'à cinq heures du matin, et fut moins long et moins violent que le précédent. Soif dans le frisson, maux de tête, grande agitation dans la chaleur sèche, vomissemens rares, selle naturelle.

Le neuvième jour, après une assez bonne nuit, accès de fièvre à sept heures du matin. Le frisson dura une heure, et la chaleur sèche presque toute la journée. Peu d'appétit, toux modérée. On lui donna *carbo veget.* La malade dormit assez bien. L'accès arriva de nouveau deux jours plus tard, à neuf heures, et fut moins fort ; la chaleur dura jusqu'au soir ; selle naturelle.

Le lendemain, accès de fièvre vers midi, frisson pendant un quart d'heure seulement et modéré, ainsi que la chaleur.

Le douzième jour, nuit bonne, tête libre, mais grand abattement, et beaucoup de toux le plus souvent sèche. Accès de fièvre à deux heures après midi, mais plus faible que les précédens. Il dura cependant jusqu'au soir.

Le paroxysme suivant eut lieu à quatre heures et fut plus violent.

Le quatorzième jour, le matin, chaleur modérée et grande faiblesse allant jusqu'à la syncope et au tremblement des membres quand la malade se levait. Cet état dura jusqu'au soir. La nuit, légère sueur, mais sommeil assez bon. Face, jadis rouge, alors jaune.

Le quinzième jour, fort accès de fièvre à six heures du soir. Peu de malaise, et après avoir mangé, vomissemens. Elle était très-abattue et constipée depuis trois jours. Elle prit *ipecac.*

Le seizième jour, accès, la veille, à huit heures, modéré, mais troublant néanmoins le sommeil. Beaucoup de toux et plusieurs vomissemens. Grand abattement. Nous répétâmes *ipecac.* toutes les quatre heures.

Mais la fièvre persista, l'accès se déclara bientôt après huit heures et fut tout aussi violent. Les deux suivans arrivèrent vers neuf heures ; tous les autres symptômes restèrent les mêmes. On prescrivit, le dix-huitième jour, *cina.*

Le vingtième, accès, la veille, à dix heures, au milieu des mêmes symptômes. Peu de sommeil. Oppression de la poitrine. On administra *pulsat.*

Le vingt et unième jour, accès une demi-heure plus tard que la veille, mais plus violent. Pas de sommeil. *Nux vomic.*, le soir.

Le vingt-troisième jour, les paroxysmes étaient toujours très-opiniâtres ; ils revinrent deux fois à dix heures du soir avec les mêmes symptômes. *Chinin. sulph.*

Le vingt-cinquième jour, la veille après midi, forte transpiration et vers onze heures, accès semblable aux précédens. *Sulphur.*

Les trois paroxysmes suivans arrivèrent entre onze heures et minuit, avec une intensité égale à peu de chose près, accompagnés de plus ou moins de soif. Vomissemens plus rares. *Sulphur* fut répété deux jours de suite.

La fièvre anticipait toujours, et le 29, l'accès arriva à deux heures moins un quart. Le frisson dura trois quarts d'heure et fut suivi de chaleur, accompagnée de beaucoup de soif, jusqu'au matin. La malade se plaignait beaucoup de maux de tête et de malaises.

L'accès suivant eut lieu à deux heures et demie. Vomissemens amers, aqueux, avant et après le frisson.

Le trente-et-unième jour, l'accès arriva une demi-heure plus tard que la veille ; frisson durant trois quarts d'heure avec soif, puis chaleur avec vomissement de matières d'un goût amer et d'une odeur aigre avec douleurs pressives dans la partie frontale. Avant l'accès, sommeil paisible ; mais la malade ne se rendormit plus ; sueur peu considérable. Dans la journée, goût glaiseux et afflux de beaucoup d'eau dans la bouche. Toux avec peu d'expectoration. Inappétence. Constipation.

On lui donna *veratr.*

L'accès suivant eut lieu à trois heures et demie ; il fut plus court et moins violent ; vomissemens dans la chaleur, maux de tête, etc.

Trente-troisième jour, accès à quatre heures, qui dura en tout une heure. Vomissemens après le paroxysme. Respiration courte et anxiété.

On répéta *veratrum*.

Les deux accès suivans eurent lieu à cinq heures et ne durèrent qu'une heure, le premier accompagné encore de vomissemens et de beaucoup de soif, le second sans vomissemens. On répéta *veratr.* le trente-cinquième jour. La malade se plaignait d'abattemens, d'oppression de la poitrine, de maux de tête et de vertiges en se soulevant. Elle ne pouvait rester levée. Obstruction depuis quelques jours.

Le trente-septième jour, à six heures et demie, fort frisson suivi de chaleur. Du reste, le même état que la veille. On prescrivit *china* 12.

Le trente-neuvième jour, la malade était restée long-temps levée la veille, elle n'avait pas vomi ; l'appétit était assez bon, le sommeil bon ; la nuit, fréquens accès de toux sèche ; mais fièvre à huit heures comme la veille. On répéta *china*.

L'accès suivant arriva une demi-heure plutôt, avec fort frisson suivi de chaleur ; il fut plus fort aussi et plus long.

Le quarante-et-unième jour, accès plus faible. *Drosera*.

Les deux accès suivans arrivèrent à neuf heures et furent plus faibles.

Le quarante-quatrième jour, accès à neuf heures et demie, moins intense ; peau chaude même dans le frisson ; mais toux encore importante. Nous prescrivîmes *calcar. carb.*

Les deux accès suivans anticipèrent d'une heure et furent modérés.

Le troisième n'eut pas lieu, mais l'après-midi, pendant que la malade était levée, elle tomba en faiblesse et vomit. Bientôt après, chaleur sèche et malaise général, peu de sommeil, malaise, goût amer, tête entreprise, toux sèche, peu d'appétit, pouls rapide et petit. Les deux jours suivans, pas d'accès ;

seulement la malade se sentait abattue et mal à son aise; elle avait vomi plusieurs fois des glaires.

Son état s'améliora dès lors, la toux seule ne voulait pas céder.

Pas d'accès de fièvre depuis plusieurs jours; elle put même rester quelques heures en plein air; appétit, mais sueur nocturne abondante.

Le cinquante-sixième jour, elle prit *ignat.*

Dans l'après-midi, violent accès qui revint le lendemain à deux heures après midi avec une égale intensité, mais sans douleurs accessoires. La transpiration nocturne diminuait aussi peu que la toux. On répéta *ignat.* le cinquante-huitième jour.

Malgré le soin que nous apportions à l'examen des symptômes et au choix des médicamens, la fièvre ne voulait céder à aucun remède; elle était moins violente, il est vrai, mais elle ne tarda pas à reprendre son ancien caractère. Il fallait donc qu'elle eût une cause profonde, inappréciable. La malade perdait naturellement ses forces de plus, en plus et tout faisait craindre que la fièvre ne devînt une fièvre lente. Du 10 au 29 mai, les accès furent quotidiens, arrivant surtout après midi, toujours accompagnés des mêmes symptômes, tantôt plus tantôt moins intenses. On administra *calcar. carb.*, *arsenic*, *veratr.*, deux doses, *natr. mur.*, deux doses, sans succès.

Le 29, la malade témoigna le désir d'aller passer quelque temps chez sa sœur à B. On y consentit. Nous n'avons plus eu de ses nouvelles.

1494ᵉ OBSERVATION (1).

Frédérique Ch. B...z, âgée de vingt-cinq ans, couturière de L., entra dans l'établissement le 17 mars.

Elle avait eu la rougeole dans son enfance et était sujette à des enflures des glandes. Réglée à l'âge de seize ans, l'écoulement avait toujours été irrégulier et peu copieux. Souvent la mens-

(1) Annuaire de l'Institut homœop., vol. II, pag. 61; 1834.

truation ne paraissait pas pendant des mois, motif pour lequel elle avait déjà été traitée sans grand succès, dans un hôpital, huit ans auparavant. L'année précédente, elle était accouchée de trois enfans. Après ses couches, elle s'était sentie mal à son aise, et avait finalement été attaquée, quinze jours auparavant, d'une fièvre intermittente dont les accès revenaient tous les trois jours, accompagnés de délire pendant la chaleur. Le dernier avait eu lieu le 16 à sept heures du matin.

Le 18, sa maladie présentait les symptômes suivans :

Violent frisson à dix heures du matin, précédé de bâillemens, de pandiculations, d'embarras dans la tête ; il dura une demi-heure avec soif, et cessa par un frissonnement intérieur et une sensation de chaleur extérieure.

Ensuite chaleur avec rougeur de la face, respiration anxieuse, soupirs, gesticulations, soubresauts, rêvasseries, soif violente, durant plusieurs heures, au milieu de battemens violens et de tintemens dans la tête ; sueur modérée qui faisait diminuer les autres symptômes. Pendant la fièvre, malaise et quelques vomissemens. Quelquefois léger enrouement et oppression de la poitrine hors des accès. La menstruation n'avait pas paru depuis sept semaines. Constipation. Ell prit *nux vom.*, le soir. Sueur modérée jusqu'au soir ; sommeil assez bon ; le lendemain elle se sentait seulement faible.

Le quatrième jour le paroxysme arriva déjà à sept heures du matin, avec de violens frissons, suivis de chaleur avec les mêmes accidens que les autres fois et des vomissemens de l'eau qu'elle avait bue pendant le frisson. La sueur dura toute la nuit. *Arsenic.*, le soir.

Le lendemain, douleurs déchirantes au visage et dans les dents; plusieurs boutons sur les lèvres et sur la partie supérieure des joues. Embarras dans la tête, peu d'appétit, grand abattement, symptômes qui se perdirent dans le courant de la journée.

L'accès suivant eut lieu deux heures plus tard, mais avec les mêmes accidens. Les règles étaient venues et la malade se sentit assez bien dans l'apyrexie. On décida qu'on lui ferait prendre *bellad.* immédiatement avant l'accès. Celui-ci eut lieu à dix heures du matin ; mais il fut beaucoup moins violent que les précédens, en sorte que la malade put se lever dans l'après-midi ; cependant la faiblesse et des vertiges la forcèrent bientôt à se recoucher. Au lit, elle se trouva beaucoup mieux, mais son sommeil fut agité, et le lendemain elle se plaignait d'embarras et de douleurs lancinantes dans le côté droit de la tête. La menstruation n'avait duré que deux jours.

Le onzième jour, la malade s'était assez bien trouvée la veille ; elle avait bien dormi. Vers dix heures du matin, bâillemens et pandiculations avec chaleur modérée. Depuis quatre jours , pas d'accès de fièvre comme à l'ordinaire. A quatre heures du matin, tressaillemens spasmodiques dans le bas-ventre avec pression dans le creux de l'estomac (symptômes qui s'étaient manifestés plusieurs fois chez elle six mois auparavant à la suite d'un refroidissement des pieds), soubresauts en dormant. On prescrivit *nux*.

Les accidens persistèrent avec quelques intermissions jusqu'au soir , et reparurent le lendemain matin, mais moins intenses , après une nuit agitée. Mauvaise humeur.

Le treizième jour, pas d'accès, la veille ; mais, le soir à huit heures, tressaillemens spasmodiques dans le bas-ventre qui troublèrent son sommeil. Goût amer, pouls irrité. Elle prit *chamom*.

Les symptômes s'affaiblirent beaucoup, mais ne disparurent pas. Sommeil bon, goût amer, avec éructations désagréables surtout le matin, peu d'appétit. *Nux vom.* , le soir.

Les crampes du bas-ventre reparurent tous les jours, surtout le matin, tantôt plus, tantôt moins violentes ; mais la fièvre ne se montrait plus. Nous prescrivîmes, le dix-septième jour, *chamom*. Les crampes diminuèrent peu à peu, et le vingtième, elles avaient cessé. L'état s'était de beaucoup amélioré en général, lorsque sans cause connue, la malade fut prise, ce jour-là, à neuf heures du matin, de malaise, de vomissemens de mucosité, de légers frissonnemens suivis de chaleur. On lui donna *ipecac*. L'après-midi, elle allait bien de nouveau.

Le vingt-deuxième jour, la veille au soir, bâillemens, maux

de tête, peu de sommeil, fréquens sursauts, pouls un peu irrité, anxiété, et malaise après avoir mangé. *Sulphur.*

Goût amer avec malaise, quelques vomissemens, tension au
travers du creux de l'estomac. Elle vomit, après avoir mangé sa
soupe, de la mucosité amère, et cela à plusieurs reprises. Elle
reçut donc, le vingt-quatrième jour, *nux vomic.*

Ce remède ne fit pas non plus cesser les symptômes. Mauvaise humeur. Bouillonnemens et anxiété dans la poitrine, fréquens sursauts; elle se conduisait quelquefois comme une personne hystérique.

Le vingt-huitième jour, les accidens diminuèrent une peu;
mais la malade resta d'aussi mauvaise humeur. Plusieurs symptômes indiquant une forte affection du système utérin, nous lui
donnâmes *platin.*

Les symptômes continuèrent à changer rapidement, tantôt
elle se plaignait de pression au dessous des fausses côtes du côté
droit avec oppression de la poitrine, sentiment de raideur
dans les doigts, sursauts, tantôt de maux de tête subits, d'un
malaise général et de mauvaise humeur.

Le trente-huitième jour, elle se plaignait beaucoup de maux
de tête; depuis douze heures, amertume de la bouche, face
rouge par momens; soif, malaise, sommeil agité, tristesse. On
lui donna *sepia.*

Aux symptômes déjà mentionnés, se joignirent encore les
suivans : perte des idées, pouls un peu irrité, accès de frissonnemens, bourdonnemens dans les oreilles, douleur pressive dans
la gorge en avalant. On lui fit prendre *aconit.* Elle se sentit par
momens assez bien et dormit d'un assez bon sommeil.

Le trente-sixième jour, nuit bonne, mais en se levant frissonnemens. Bras douloureux, comme brisés. Douleurs de poitrine et de tête. Déchiremens dans la face. Pouls irrité. Face
tantôt rouge, tantôt pâle. *Pulsat.*

Vomissemens clairs, verdâtres, douleur lancinante dans le
front, mauvais goût, pas d'appétit, bouillonnemens vers la poitrine, les bras et les jambes comme paralysés; malaise surtout
en se levant, pouls plein et rapide, selles régulières. Deux jours

après, on administr *con. mac.* Les vomissemens et le malaise cessèrent. Taches rouges, passagères à la face et sur le reste du corps avec tête entreprise et bruissemens dans les oreilles. Quelques symptômes avaient donc disparu, mais pour faire place à d'autres.

Le quarante-deuxième jour, les bruissemens dans les oreilles persistaient ; dureté de l'ouïe, grande faiblesse, face défaite, souvent rougeur et chaleur de la face, mauvaise humeur, idées faibles, beaucoup de soif, pouls fréquent, divagation Nous prescrivîmes *arsenic.*

La nuit suivante, la malade fut très-agitée et délira. Les autres symptômes restèrent les mêmes ; le pouls devint petit et rapide, les lèvres sèches. Nous crûmes bon de lui faire prendre *acide phosphor.*, le quarante-quatrième jour. L'état resta le même, la langue aussi commença à devenir sèche. Le lendemain soir, nous lui fîmes respirer *bellad.*

La faiblesse augmenta à tel point que la malade avait de la peine à parler et que, si elle parlait, elle éprouvait des douleurs dans la tête ; aussi sa voix était-elle inintelligible. Bruissemens dans les oreilles, dureté de l'ouïe, délire la nuit, beaucoup de soif, langue devenant sèche, etc. Pouls rapide, mais plein. Le jour, elle resta couchée tranquille, comme assoupie ; mais la nuit, elle avait eu plusieurs selles liquides.

Le quarante-huitième jour, selle liquide et involontaire, la veille au soir. Sommeil paisible, la nuit, peu de délire. Elle prit *aconit.* Sommeil meilleur. Le quarante-neuvième jour, elle se sentait beaucoup mieux.

Le cinquante-deuxième, après avoir pris, l'avant-veille, une dose *stramon.*, l'amélioration s'était déclarée sur-le-champ. Sommeil bon et paisible, la dureté de l'ouïe et les bourdonnemens d'oreilles commencèrent à diminuer, l'appétit revint, l'énergie vitale augmenta. *Stramon.* fut répetée encore deux fois. Le soixante-cinquième jour, la malade était parfaitement guérie.

1495ᵉ **OBSERVATION** (1).

Jeanne F., bonne de vingt-deux ans, de C. près de L., entra dans l'établissement, le 16 mai. L'anamnèse donna les résultats suivans : réglée à vingt-un ans seulement, l'écoulement était très-peu copieux et n'avait lieu que tous les trois mois. Il y avait trois mois à peu près qu'elle n'avait pas eu ses règles. Depuis cinq semaines, elle souffrait d'un fièvre tierce ; les forces diminuaient de plus en plus ; les pieds étaient œdémateux. Elle n'avait pris jusque-là que des remèdes domestiques.

Le dernier accès avait eu lieu la veille à deux heures de l'après-midi. Elle en eut un nouveau le jour même où elle fut reçue dans l'établissement, à une heure après-midi.

Frisson pendant une demi-heure, précédé de malaise et suivi d'une chaleur sèche avec grande soif et maux de tête, durant une ou deux heures, puis sueur modérée. Oppression de la poitrine ; il lui semblait que son cœur allait se fendre. Selle dure, peu copieuse, tous les deux jours ordinairement. Inappétence. Goût amer, langue chargée et blanche. Tranchée dans le bas-ventre. Grand abattement. Enflure des pieds et des jambes.

On lui administra tous les trois heures une dose *ipecac.*

Troisième jour. L'accès de la veille avait eu lieu l'après-midi et avait continué avec la chaleur et la sueur pendant toute la nuit. Enflure des pieds moins considérable, mais maux de tête plus violens.

Cinquième jour. Accès de fièvre avec les mêmes symptômes, la même durée et la même intensité tous les jours à deux ou trois heures de l'après-midi. Nous prescrivîmes *nux.*

Neuvième jour. Accès chaque jour à l'heure accoutumée, la veille à midi, avec moins de maux de tête. Plus d'amertume dans la bouche ; selle tous les deux jours ; on lui donna *calc. carb.*

Quatorzième jour. Accès tous les jours entre onze heures et

(1) Annuaire de l'Institut homœop., vol. III, pag. 17 ; 1834.

midi, accompagné des mêmes symptômes. Nous prescrivîmes *china*. Mais ce remède n'opéra non plus aucun changement, seulement les accès furent un peu moins violens et nous répétâmes donc la dose, le septième jour.

L'accès retarda d'une heure, fut moins violent, mais toujours accompagné de violens maux de tête. On lui fit prendre, le dix-huitième jour, *pulsat.* L'accès suivant arriva plus tôt et fut moins violent, sans maux de tête.

Vingt-et-unième jour. Accès à huit heures trois quarts, peu violent, abondante sueur, maux de tête plus forts; du reste, état supportable. *Pulsat.* fut répétée ce jour-là, ainsi que le vingt-quatrième, où les accès avaient encore diminué d'intensité.

Vingt-septième jour. Accès toujours les mêmes. On administra *aranea*, quatre doses le vingt-neuvième jour, deux le trentième et une le trente-et-unième. Pas de changement essentiel. Les accès anticipaient toujours de telle sorte que le frisson arrivait déjà à sept heures du matin.

On lui fit prendre *bryon.* Le trente-quatrième jour, *veratr.* Le trente-septième, *natr. mur.* Le quarantième et le quarante-quatrième, *sulphur*, quatre doses, une tous les trois à quatre jours, sans succès. Le seul phénomène remarquable, c'est que la malade recouvrait des forces, bien que la fièvre fût toujours la même.

Le soixantième jour, l'accès eut lieu à neuf heures avec frisson un peu plus fort et cessa vers midi. On administra *ferrum acet.*

Ce remède n'ayant non plus produit aucun changement, on recourut à *arsenic*, le soixante-quatrième jour. Le lendemain, on ne remarqua qu'un léger frisonnement. La malade n'eut pas besoin de se coucher. L'état resta le même à peu près pendant quatre jours. On répéta donc *arsenic.* le soixante-neuvième.

L'accès qu'on attendait n'eut pas lieu, mais la malade éprouva des maux de tête violens, des déchiremens dans le front et après midi, des alternatives fréquentes de frissons et de chaleurs. Nous nous crûmes forcé de lui faire respirer *nux.* Ces symptômes disparurent. La malade dormit très-bien la nuit suivante et se trouva bien le lendemain.

Quoiqu'on n'eût pas aperçu une seule trace d'accès pendant trois jours, et que la malade se sentît très-bien, on lui fit prendre encore une dose *arsenic.*, afin de prévenir toute rechute, si c'était possible. Aucun symptôme n'ayant reparu jusqu'au quatre vingtième jour, elle quitta l'établissement.

1496ᵉ OBSERVATION (1).

J.-Christian S..., âgé de vingt-un ans, chapelier, de G..., près de L..., entra dans l'établissement le 13 août.

Il n'avait jamais été sérieusement malade, à l'exception de la gale, qu'il avait eue à l'âge de sept ans et qu'on avait éloignée par des remèdes extérieurs, et il avait été attaqué, le 6, d'une fièvre intermittente, dont les accès arrivaient tous les jours vers trois heures de l'après-midi, s'annonçant par des bâillemens, suivis d'un violent frisson pendant une heure, puis de chaleurs avec soif modérée ; battemens et déchiremens dans le front ; toux sèche, oppression de la poitrine, respiration haletante, sentiment de sécheresse dans le nez et la bouche ; fréquente déglutition, sans soif considérable, durant deux heures et faisant place à une sueur modérée avec cessation des symptômes. Sommeil bon. Pas de douleurs dans les intervalles des accès.

Il prit le soir une dose *nux vomic.*

L'accès suivant eut lieu à la même heure, mais fut plus violent que les précédens. La sueur dura jusque dans la nuit. Plus deux selles liquides.

Cinquième jour. Accès revenant toujours à la même heure avec les mêmes symptômes. *Arsenic.*, le soir, après un paroxysme.

Le remède fut efficace. Le malade eut encore trois accès, le premier très-fort, le second plus faible, le troisième ne consistant qu'en un frissonnement intérieur.

Au bout de quatre jours, les accès n'ayant point reparu, il quitta l'établissement.

(1) Annuaire de l'Institut homœop., vol. IV, pag. 54; 1834.

1497ᵉ **OBSERVATION** (1).

Charles Gottlieb A., âgé de vingt-un ans, menuisier, de Dresde, entra dans l'établissement le 21 août.

Il s'était toujours bien porté dans son enfance. Dix-huit mois auparavant, il avait eu, pendant sept semaines, la gale que le soufre, à l'intérieur et à l'extérieur, avait fait disparaître. Depuis trois semaines, le genre de vie irrégulier qu'il menait, l'avait rendu malade, et le 16., il avait été pris d'une fièvre intermittente dont les accès revenaient tous les jours après midi avec une violence croissante, anticipant chaque fois d'une ou deux heures, et caractérisés ainsi qu'il suit, lorsqu'il fut reçu dans l'établissement :

Soif annonçant la fièvre, puis vertige et douleur pressive dans le front, comme si la tête était brisée et trop étroite. Ensuite frisson violent, durant plusieurs heures, avec soif et maux de tête continuels. Chaleur, pendant plusieurs heures également, avec soif plus forte. Le mal de tête persistait et cessait rarement par une sueur peu considérable. Tussiculation légère avec tiraillemens de bas en haut dans le côté gauche du bas-ventre, pendant la fièvre. Douleur lancinante au dessous de l'omoplate droite, s'exacerbant à chaque mouvement et commençant avant la fièvre, pour durer toute la journée. Sommeil bon, mais un peu de vertiges en se levant. Il n'éprouvait aucune douleur ensuite, jusqu'à l'approche de l'accès. Selles quotidiennes, mais dures. Inappétence, goût amer en mangeant et en buvant. Langue jaunâtre, chargée. Depuis la fièvre, douleurs déchirantes dans une dent creuse de la mâchoire inférieure du côté droit.

Nous prescrivîmes *bryon.*

L'accès suivant eut lieu vers deux heures après midi. Il fut, pour ainsi dire, plus violent que les précédens et dura jusqu'à sept heures à peu près. Les autres symptômes étaient restés les mêmes. Cet accès fut suivi d'un accès moins fort. Le cinquième jour, la fièvre étant redevenue plus violente, on administra *arsenic.*

(1) Annuaire de l'Institut homœop., vol. III, pag. 60; 1834.

Pas de changement; les accès continuèrent à revenir à peu près à la même heure, seulement le frisson était plus violent. On lui donna, le huitième jour dans la soirée, *nux* à respirer.

Les accès diminuèrent, mais ne cessèrent pas. Le onzième jour, on lui fit prendre *nux*, et le quatorzième, les symptômes étant les mêmes, la soif seule un peu moins violente, *natr. mur.*

Les accès diminuèrent de jour en jour d'intensité, et ne consistaient plus qu'en un léger frissonnement avec céphalalgie, sans chaleur ni sueur ; mais ils redevinrent bientôt un peu plus violens, ce qui nous décida à répéter *natr. mur.*, le vingtième jour.

Le vingt-quatrième, les accès n'avaient point entièrement cessé. Celui de la veille avait eu lieu à onze heures, avec frisson modéré suivi de nouveau de chaleur, de céphalalgie, de soif et de sueur. Quand il fut passé, on donna au malade deux doses *ipecac.*, qu'on répéta le lendemain matin. Le soir, on lui fit prendre *nux*.

Le vingt-huitième jour, le malade n'avait pas passé un seul jour sans avoir un accès; deux fois même, le paroxysme avait été plus violent que jamais. Il se plaignait aussi depuis deux jours, outre la fièvre, de tranchées dans le ventre, allant de haut en bas, s'exacerbant dans la profondeur et diminuant par suite d'émission de vents. Quelquefois il n'avait pas de selle, d'autres fois il en avait de liquides. Teint jaune et blême. Nous prescrivîmes *china*.

Les paroxysmes diminuèrent de nouveau d'intensité, et les maux de ventre cessèrent peu à peu. Selle en bouillie chaque jour. *China* ayant produit de si heureux effets, on répéta la dose trois jours de suite. La fièvre fit place à une simple douleur de brisure dans les membres, qui avait disparu également le trente-deuxième jour. La malade dormait bien ; seulement son pouls était encore un peu irrité.

Il quitta l'établissement le lendemain.

1498e **OBSERVATION** (1).

Frédéric M., âgé de vingt-cinq ans, tailleur de pierres, de H., près de Z., fut reçu le 5 septembre.

Dans son enfance, il avait eu la teigne et la gale; mais du du reste, il n'avait jamais été sérieusement malade. Le 29 août, il s'était senti mal à son aise, avait eu de la chaleur, des frissons, des douleurs de poitrine et de tête. Le 1er septembre, il avait dû se coucher. On lui avait fait une saignée et appliqué un vésicatoire. Nous trouvâmes les symptômes suivans :

Vertige tournoyant dans la tête et élancemens, surtout dans le front et la région temporale. Par momens, éblouissemens. Rudesse dans le cou et sécheresse de la bouche. Beaucoup de soif; peu d'appétit, la langue chargée d'un épais enduit jaunâtre. Douleur pressive dans le creux de l'estomac, qui causait une espèce de tournoiement à l'approche de la chaleur. Pas de selle depuis la veille dans la matinée. Maux de reins.

Bientôt après son entrée dans l'établissement, température de la peau plus élevée, puis sueur générale très-abondante, durant quelques heures. Auparavant, la chaleur, qui revenait tous les jours, était suivie de frisson avec froid des pieds, tremblement des membres et vertiges. Pouls un peu fréquent et plein. La sueur dura jusqu'à deux heures de l'après-midi, mais ne fut pas suivie de froid.

On lui donna *arsen.*

Le cinquième jour, il n'avait pas encore eu d'accès régulier, et son état avait été jusque-là assez supportable. Cependant il avait éprouvé des chaleurs avec sueur, mais jamais de frissons. Il avait eu un pareil accès la veille, à quatre heures de l'après-midi. La chaleur avait duré deux heures. Douleur plus forte dans le creux de l'estomac, lui répondant dans le bas-ventre. Soif violente; flatuosités retenues dans les intestins. Il prit *bellad.*

Le septième et le neuvième jour, le paroxysme fut accompagné

(1) Annuaire de l'Institut homœop., vol. III, pag. 63 ; 1833.

de frissons, et il se déclara une fièvre intermittente bien caractérisée. Le frisson dura une heure, mais sans autres accidens remarquables. La fièvre avait le type tierce, retardait et n'était accompagnée de soif que dans la période de chaleur et de sueur; mal de tête, élancemens dans la poitrine, douleur dans le creux de l'estomac, à chaque accès. On prescrivit *china*, le onzième, le douzième et le treizième jour.

Souvent il arrive que des fièvres intermittentes sont irrégulières et sans symptômes caractéristiques, et qu'elles prennent même la forme de fièvres larvées, ce fut le cas.

Après *china*, les accès devinrent moins intenses, mais ne cessèrent pas entièrement. Cependant le malade demanda à quitter l'établissement pour retourner dans son endroit natal. Nous ne pûmes le lui refuser.

1499° OBSERVATION (1).

Christian Winkler, de Gautzsch, âgé de dix-huit ans, s'était toujours bien porté. Il y avait neuf mois qu'il avait été attaqué d'une fièvre intermittente au type quotidien, qui avait cédé au bout de treize semaines à l'usage de *chinin*, mais pour faire place à des douleurs lancinantes et tensives dans la région du creux de l'estomac, qui étaient devenues de plus en plus intenses. Toute cette partie était enflée et excessivement douloureuse quand on la lui touchait ou qu'il marchait. Il s'y était joint, depuis quelques semaines, de nouveaux accès de fièvre, consistant en chaleur pendant une demi-heure, en violentes douleurs pressives du dedans au dehors dans le front, et en soif. Exacerbation de la douleur dans le creux de l'estomac, pendant l'accès. En outre, malaise et goût putride, bas-ventre gonflé, tendu, quoiqu'il eût de l'appétit et des selles régulières.

On lui fit prendre une dose *arsenic*. L'accès suivant fut plus faible; mais les maux de tête continuèrent à revenir tous les jours. Il n'y eut plus d'accès; mais aggravation des douleurs. Le

(1) Annuaire de l'Institut homœop., vol. III, pag. 97; 1834.

malade se plaignait davantage de son ventre, qui était tendu, gonflé, d'élancemens dans la région du foie en respirant ou en marchant, de maux de tête continuels, de soif ardente. Pouls accéléré, langue nette, appétit et selles bons, grand abattement.

On répéta *arsenic.* Quatre jours après, tous les symptômes avaient diminué; la fièvre ne reparut plus. Il quitta l'établissement cinq jours plus tard.

1500ᵉ OBSERVATION (1).

C. Henri Blées, manœuvre de Markleeberg, âgé de trente-quatre ans, avait eu la rougeole dans sa seizième année; mais du reste, il s'était toujours bien porté. Depuis deux mois, il avait une fièvre tierce qui, après cinq semaines de durée, avait disparu pendant trois semaines, mais dont il avait eu de nouveau deux accès, le dernier la veille à six heures du matin. D'abord, maux de tête concentrés dans le front, se manifestant par une violente pression; puis pendant trois quarts d'heure, violent frisson avec mal de tête plus fort et soif ardente; ensuite chaleur et sueur modérées. Goût amer. Inappétence. Constipation, souvent pendant plusieurs jours. Teint jaunâtre. Grand abattement après la fièvre et maux de tête modérés, dans l'apyrexie.

Après une dose *ferrum,* la fièvre ne reparut plus; mais l'inappétence continuait, et le malade n'avait de selle que tous les deux jours.

Le troisième jour, on répéta *ferrum.* L'appétit revint, mais la constipation persista. On lui donna donc, quatre jours après, *nux vomic.* qui fit cesser ce dernier symptôme.

1501ᵉ OBSERVATION (2).

Gottlob Frenzel, de Zöbigker, âgé de trente-trois ans, avait déjà eu la fièvre intermittente dans sa jeunesse; mais n'avait jamais été malade du reste.

(1) Annuaire de l'Institut homœop., vol. III, pag. 98; 1834.
(2) *Ibid.,* pag. 99.

Depuis quinze jours, il souffrait de nouveau d'une fièvre tierce dont il avait eu la veille le cinquième accès. Le paroxysme commençait par un frisson qui lui descendait le long du dos, et qui s'étendait graduellement dans le reste du corps. Il durait une heure et était accompagné de claquemens des dents. Ensuite, violente chaleur avec délire et perte de la connaissance; maux de tête déchirans et soif qui commençait déjà dans le frisson. La chaleur durait également pendant une heure, et était suivie, pendant quelques heures, d'une sueur d'odeur aigre. Croûtes autour de la bouche. Pas d'appétit, dégoût, malaise, goût amer, langue chargée et blanche.

Après une dose *arsen.*, l'accès ne consista qu'en un léger frisson, et le suivant qu'en un peu de vertige. Ces symptômes disparurent, et le malade quitta l'établissement le douzième jour.

1502ᵉ OBSERVATION (1).

Frédéric Siegel, de Zöbigker, âgé de vingt ans, avait eu, l'année précédente, une fièvre tierce que *chinin.* paraissait avoir guérie au bout de sept semaines.

Huit jours auparavant, il avait éprouvé un nouvel accès, au type tierce, qui s'était déjà répété trois fois.

La fièvre commençait par un vertige tournoyant; grand abattement, puis chaleur graduelle et cessant par une sueur qui durait long-temps. Pas de frisson, mais beaucoup de soif pendant la chaleur. Peu d'appétit. Fréquens saignemens de nez.

Après une dose *arsenic.*, l'accès fut très-léger. Ce fut le dernier. Le malade quitta l'établissement le dixième jour.

1503ᵉ OBSERVATION, PAR LE DOCTEUR KNORRE (2).

Première forme : Fièvre quotidienne, froid, vertige, pâleur de la face, froid et pâleur des mains et des pieds ; afflux de mucus à la bouche ; chaleur durant long-temps et violente ; mal de

(1) Annuaire de l'Institut homœop.; vol. III, pag. 99 ; 1834.
(2) Gazette homœop., vol. V, pag. 87 ; 1834.

tête ; grande rougeur de la face ; pouls plein et accéléré ; toux
sèche, spasmodique, fatigante, avec endolorissement des deux
hypochondres et surtout du creux de l'estomac, somnolence ;
sueur pendant la nuit ; soif modérée pendant le froid et le
chaud ; apyrexie : toux sèche, spasmodique.

Seconde forme : Fièvre tierce ; froid en dehors et en dedans ;
chaleur et soif fortes ; sueur abondante. Pendant la fièvre et l'a-
pyrexie, goût, rapports et vomissemens amers, langue chargée
d'un épais enduit jaune brun ; pression au creux de l'estomac,
pression, élancemens et gonflement à la région de la rate ;
teinte jaunâtre pâle de la face.

Troisième forme : Fièvre tierce ; frissonnemens légers et
courts ; ensuite, douleur pressive, violente, sur le devant de la
tête ; afflux du sang vers la tête et la face ; douleur tiraillante
dans la tempe droite et autour de l'œil droit ; ce dernier rouge,
chaud, douloureux, brûlant et si sensible à la lumière du jour,
qu'il faut obscurcir la chambre ; larmoiement des yeux ; chaleur
générale, mais peu intense ; soif grande. L'accès dure dès
avant midi jusqu'au soir. Ensuite forte sueur pendant la nuit ;
dans la journée, disparition complète de l'ophthalmie, mais
anxiété, abattement.

Doses répétées et assez fortes de *china*.

1504e OBSERVATION, PAR LE DOCTEUR KNORRE (1).

Dans plusieurs cas de fièvres intermittentes, *drosera* m'a été
fort utile, lorsque la fièvre était intense et débutait par froid
au visage et froid glacial aux pieds et aux mains, avec des vomissemens bilieux; que la chaleur était accompagnée de violentes
douleurs pressives et pulsatives dans la tête, avec toux spasmodique, et qu'on apercevait des symptômes gastriques pendant
l'apyrexie. En même temps que ces fièvres intermittentes, la coqueluche régnait épidémiquement.

Plusieurs doses de *drosera*.

(1) Gazette homœop., vol. V, pag. 162 ; 1834.

1505ᵉ **OBSERVATION, PAR LE DOCTEUR KNORRE** (1).

Fièvre tierce, consistant en froid violent par tout le corps, pendant plusieurs heures, froid glacial aux mains et aux pieds, soif. A la cessation du froid, la malade tomba dans un sommeil de plusieurs heures pendant lequel elle sua. Apyrexie : grande pâleur de la face, céphalalgie pressive sourde, défaut d'appétit, gonflement et dureté de la région de la rate, douleur pressive dans la rate tuméfiée, sensibilité à l'impression de l'air froid, faiblesse générale. J'employai avec succès *mezereum*.

1506ᵉ **OBSERVATION, PAR LE DOCTEUR KNORRE** (2).

D'après mes observations, *nux vomica* est un des principaux moyens et un des plus fréquemment indiqués dans les fièvres intermittentes. Elle convient également dans la fièvre quotidienne et dans la fièvre tierce, que les accès paraissent le matin ou à toute autre époque de la journée, qu'ils surviennent toujours à la même heure, avancent ou reculent. Paroxysme : Froid par tout le corps, claquement des dents, froid glacial aux mains et aux pieds, ongles bleus, point de soif, douleurs tiraillantes dans les cuisses, les jambes et les reins ; enfin chaleur générale avec douleur pressive, surtout au sinciput, rougeur de la face ; forte soif, quelquefois frisson et froid au moindre mouvement, ou en se découvrant, ensuite sueur. Apyrexie : vertiges, tête lourde et entreprise, douleurs tiraillantes, pressives, pulsatives, surtout au sinciput et dans les tempes ; pâleur cireuse de la face, comme dans la chlorose, maux de dents, langue nette ou chargée d'un mucus jaune brunâtre ; perte du goût et de l'appétit ; goût amer, putride. Vomissement amer, élancemens à la région du foie et dans le côté droit de la poitrine. Grande sensibilité, endolorissement du creux de l'estomac, quand on y touche, gonflement de cette région. Douleur pressive, constrictive de

<hr>

(1) Gazette homœop., vol. V, pag. 273 ; 1834.
(2) *Ibid.*, pag. 279.

l'estomac ; endolorissement et gonflement de l'hypochondre gauche. Enflure de la rate qui ne supporte aucune pression ; quand le malade se couche à droite , ce qu'il ne peut d'ailleurs supporter à cause de l'accroissement soudain des douleurs de la rate ; il lui semble qu'un corps pesant tombe dans le côté droit ; constipation ; élancemens dans le rectum ; toux sèche la nuit ; amaigrissement extrême , anxiété , tristesse inconsolable, avec pleurs violens , sensibilité excessive. Beaucoup de ces accidens persistent aussi pendant les paroxysmes. Doses répétées de *nux* 30.

1507e OBSERVATION, PAR LE DOCTEUR SCHWAB (1).

J. V., sexagénaire, très-corpulent jadis, avait beaucoup maigri par suite d'une fièvre intermittente qui durait depuis deux ans. Lorsque j'entrepris son traitement, c'était une fièvre quarte double, dont les accès commençaient par un frisson d'un quart d'heure suivi d'une chaleur qui durait de huit à dix heures avec pouls fréquent et dur, et délire chaque fois. Lors des paroxysmes, le malade était abattu et se sentait affaibli. Une selle dure tous les jours. Nodosités hémorrhoïdales à l'anus , de la grosseur d'un petit pois, lui causant souvent des démangeaisons. Rarement il faisait du sang. Quelquefois il éprouvait un roulement dans le côté gauche de la cavité de la poitrine, et souvent, vers quatre heures du matin , il était pris de douleurs spasmodiques dans les mollets qui cessaient en marchant. Il avait en outre aux extrémités inférieures plusieurs furoncles douloureux qui étaient durs et tendus. Il avait eu auparavant sur le dos un exanthème consistant en petits boutons rouges, brûlans, prurigineux , très-rapprochés les uns des autres. Les accès correspondaient ainsi : le premier avec le troisième, que nous appellerons accès I, et qui arrivaient vers quatre heures ; le second avec le quatrième, que nous appellerons accès II, et qui arrivaient entre sept et huit heures du soir. Il reçut avant chaque paroxysme, d'abord *ipecac.* 2/12, puis *ipecac.* 4/12.

(1) Hygea, vol. I, pag. 77; 1834.

Les accès II étaient toujours moins intenses que les accès I. Après six doses *ipécac.*, les uns et les autres diminuèrent ; le frisson surtout se changea en un léger frissonnement. Je lui donnai alors *china* 3/15. Les accès I ne reparurent plus, et la fièvre quarte devint simple ; mais les paroxysmes en étaient beaucoup plus violens qu'auparavant. *China* 15 n'ayant rien produit, je revins à *ipecac.* 2/12, toutes les deux heures, mais sans résultat. *Sulphur* 2/30 et *pulsat.* 3/12 furent également administrés sans succès. Seulement les douleurs hémorrhoïdales étaient beaucoup diminuées. Le traitement allopathique (*chinin., ammoniac. sulphur*) fit cesser la fièvre ; mais les affections hémorrhoïdales augmentèrent beaucoup, et il s'y joignit une abondante expectoration de mucosité jaune, consistante, sans goût et sans odeur. Je lui fis prendre *graphit.* 3/30. Il fit du sang. Quelques jours après, élancemens douloureux dans le côté gauche de la poitrine, qui cessèrent une demi-heure après la prise de *squilla* 3/30. Je lui donnai ensuite sans résultat *silic.* 30 et *lycopod.* 30 contre les furoncles et les douleurs hémorrhoïdales ; *sulphur* 2/30, tous les deux jours le soulagea au contraire beaucoup.

Mais au bout de trois mois, la fièvre reparut ; je le traitai allopathiquement. Elle cessa, mais pour revenir quelque temps après, quoique très-légère.

1508ᵉ OBSERVATION, PAR LE DOCTEUR SCHWAB (1).

R., jeune fille de vingt ans, avait eu auparavant une longue fièvre quarte. Elle reparut avec frisson périodique par tout le corps et trouble de la raison. Quelques doses *nux* 2/20 la guérirent. Elle n'est pas revenue depuis six semaines.

1509ᵉ OBSERVATION, PAR LE DOCTEUR SCHWAB (2).

R., petit garçon de deux ans environ, avait des accès irrégu-

(1) Hygea, vol. I, pag. 79 ; 1834.
(2) *Ibid.*

liers de fièvre ; pendant les paroxysmes, frisonnement presque imperceptible, puis chaleur plus forte du corps avec joues rouges et brûlantes, maux de tête et manque d'appétit. Il avait beaucoup perdu de sa gaîté. Deux doses *aconit.* 2/24 firent disparaître tous les symptômes. Il n'y a pas eu de récidive depuis, et l'enfant a recouvré son enjouement.

1510ᵉ OBSERVATION, PAR LE DOCTEUR SCHWAB (1).

R., petit garçon de onze ans, qui avait une fièvre quarte avec chaleur durant dix à douze heures et accès de frissons imperceptibles, mais qui, dans l'apyrexie, était plein d'enjouement, prit à doses répétées, sans succès, *aconit.* 2/24, *valerian.* 24 et *china* 15. *Chinin. sulphur.* gr. ß, en six doses, le guérit le jour même. La fièvre ayant reparu avec enflure de quelques glandes du cou, je lui donnai *bellad.* 2/30. Il fut guéri.

1511ᵉ OBSERVATION, PAR LE DOCTEUR SCHWAB (2).

M., enfant de deux ans, atteint d'une fièvre quarte depuis plus d'un an, fut guéri par deux doses *aconit* 2/24. Les accès le prenaient le soir par des frissons suivis d'une chaleur qui durait dix heures.

1512ᵉ OBSERVATION, PAR LE DOCTEUR SCHWAB (3).

K., vieille femme sexagénaire, qui souffrait depuis plus de deux ans d'une fièvre quarte dont les accès étaient précédés de frissonnemens par tout le corps, qui devait chaque fois se coucher et était très-affaiblie, fut guérie par deux doses *nux* 3/30.

1513ᵉ OBSERVATION, PAR LE DOCTEUR SÉGIN (4).

M., femme de quarante-sept ans, brune, éprouvait depuis

(1) Hygea, vol. I, pag. 79; 1834.
(2) *Ibid.*, pag. 80.
(3) *Ibid.*
(4) *Ibid.*, pag. 90.

trois ans déjà, et surtout par le mauvais temps, les symptômes suivans :

Tous les jours, vers trois heures après midi, ou un peu plus tard, grand froid, sans soif, avec douleur brûlante sur la poitrine et frissons remontant le long du dos jusqu'aux épaules. Au bout de quelque temps, éructations suivies de soulagement; mais, vers les huit heures du soir, renouvellement de l'accès, qui durait jusqu'après minuit. Le matin, la malade se sentait assez bien, seulement elle était un peu fatiguée quand le mal avait duré long-temps. Tristesse et sursauts assez fréquens. Elle ne pouvait assigner aucune cause à sa maladie.

Je lui donnai *pulsat.* 6 gutt. 1. Un mois s'écoula sans le moindre changement. Je donnai donc *arsen.* 3/30. En six semaines, l'état changea au point qu'il n'y avait plus qu'un sentiment de faiblesse le matin, avec malaise et propension au vomissement, ce qui ne s'observait d'ailleurs pas tous les jours. *Nux* 3/30 fit cesser les accidens d'une manière complète et durable.

1514ᵉ OBSERVATION, PAR LE DOCTEUR THORER (1).

Fièvre quotidienne épileptique. — Un homme de quarante-cinq ans, mal nourri et blême, fut pris subitement, à la suite d'une contrariété, d'accès épileptiques qui, d'abord irréguliers, se réglèrent bientôt.

Paroxysme. Tous les jours, à une heure et demie, traction spasmodique dans les mollets; peu après, spasmes douloureux dans l'estomac, sans perte de connaissance, et violent accès d'épilepsie, qui diminue peu à peu, la connaissance revenant très-lentement; de la chaleur, sans beaucoup de sueur, de la pesanteur et des vertiges dans la tête, terminent chaque accès, qui épuise le malade.

Apyrexie. Le malade se plaint d'une faiblesse extrême, et ne peut quitter le lit; grandes roues de feu devant les yeux, beaucoup de sécheresse dans la bouche, et fréquent hoquet. Les autres fonctions sont régulières; appétit et selles dans l'état normal; pouls petit.

(1) Observations pratiques, vol. I, pag. 37; 1834.

Le malade avait eu cinq accès ; aussitôt après le dernier, il prit *hyosc.* 3/4.

Ce qui n'avait point encore eu lieu, un second accès, absolument semblable, se déclara dans la journée ; la nuit suivante, il y eut une très-forte sueur.

Ce nouvel accès ne pouvant être considéré que comme une aggravation homœopathique, on en tira un bon augure. En effet, il n'en revint plus d'autre, et le malade ne prit aucun médicament.

Une quinzaine de jours après, un refroidissement rappela la maladie. Après le second accès d'épilepsie, le malade prit *hyosc.* 3/4. L'accès suivant fut très-faible. Il n'y en a point eu depuis.

1515ᵉ OBSERVATION, PAR LE DOCTEUR THORER (1).

Fièvre tierce, récidive. — Un homme d'un certain âge, bien portant d'ailleurs, fut traité allopathiquement d'une fièvre tierce par la quinine ; trois semaines après, sa maladie reparut, et, au bout du troisième accès, la maladie présenta le tableau suivant :

Paroxysme. Tous les trois jours, à une heure après midi, après de violens maux de tête, grand froid qui dure une demi-heure ; élévation de la température de la peau ; pouls plein et fréquent ; cependant le malade ne se plaint pas de chaleur, quoique la soif soit forte ; sueur très-peu considérable.

Apyrexie. Le malade se plaint de douleurs lancinantes et sécantes à la poitrine, surtout pendant la toux, qui est très-pénible, revient à des époques indéterminées, et n'amène point de crachats ; teint blême ; langue nette ; goût naturel ; point de symptômes gastriques ; pouls comme en santé ; sommeil tranquille.

Bryon. 7, aussitôt après l'accès. Au bout de deux jours, nouvel accès très-faible. Il n'en a plus reparu d'autre.

(1) Observations pratiques, vol. I, pag. 38 ; 1834.

1516e **OBSERVATION, PAR LE DOCTEUR THORER** (1).

Fièvre tierce. Une femme avait déjà éprouvé trois accès de fièvre tierce.

Paroxysme. Il commence le matin, à huit heures, par du froid, suivi, au bout d'une demi-heure, de chaleur, et, deux heures après, d'une sueur modérée.

Apyrexie. Tournoîcmens dans la tête et douleur dans l'estomac ; langue nette, point d'appétit. Toutes les autres fonctions sont régulières.

Pulsat. 4, gl. 3. Deux accès de plus en plus faibles eurent encore lieu, mais furent les derniers. Les tournoiemens et le mal d'estomac persistant, le malade prit encore *pulsat.* 2/4. Deux jours après, *cham.* 3/4, pour une diarrhée, avec maux de ventre, provoquée par un refroidissement.

Comme dans le cas précédent, il n'y eut aucune trace de récidive.

1517e **OBSERVATION, PAR LE DOCTEUR THORER** (2).

Fièvre quotidienne. Un homme de trente-un ans avait déjà eu quatre accès.

Paroxysme. Tous les matins, sur les sept heures, violens maux de tête, puis chaleur, et ensuite froid, durant tous deux au-delà d'une heure.

Apyrexie. Le malade n'accuse que de la lassitude. Il a seulement peu d'appétit.

La circonstance du développement de l'accès le matin, détermina le choix de *nux* 3/10. Il eut encore deux accès, de plus en plus faibles, et qui furent les derniers. On n'observa pas non plus de récidive.

(1) Observations pratiques, vol. I, pag. 39 ; 1834.
(2) *Ibid.*, pag. 40.

1518e OBSERVATION, PAR LE DOCTEUR THORER (1).

Fièvre quotidienne, avec fièvre nerveuse. Un homme de quarante-quatre ans avait eu trois accès.

Paroxysme. Tous les matins, à sept heures, froid qui dure une heure, suivi de chaleur, mais moins forte que le froid; point de sueur.

Apyrexie. La nuit, saignement de nez, quoique le sommeil soit bon; défaut d'appétit; goût amer; langue nette; beaucoup de soif.

Pulsat. 3/4. Le lendemain matin, pas de froid et seulement un peu de chaleur; du reste, peu de changement.

Le surlendemain, la fièvre prend tout à coup le caractère nerveux. Le malade s'est jeté à bas de son lit pendant la nuit, et s'est promené sans connaissance dans la chambre, ce dont il ne se souvient pas le matin; il s'agite beaucoup dans le lit; chaleur légère, carphologie, beaucoup de soif, pouls petit et peu accéléré; mouvemens violens et parole brève; dureté subite de l'ouïe.

Bryon. 3/7. Nuit plus calme, soif encore forte, plus d'accès de fièvre. A la visite du matin, il est plus calme, point de carphologie.

Les deux jours suivans, mieux de plus en plus prononcé, et retour de l'ouïe.

Il n'y eut ni convalescence ni maladie consécutive.

1519e OBSERVATION, PAR LE DOCTEUR THORER (2).

Fièvre quotidienne. Un homme de vingt-trois ans avait eu trois accès réglés.

Paroxysme. Le soir, à six heures, froid violent, qui dura une heure; ensuite forte chaleur et mal de tête, puis sueur, qui dura la moitié de la nuit.

(1) Observations pratiques, vol. I, pag. 41; 1834.
(2) *Ibid.*, pag. 42.

Apyrexie. Mal de tête continuel et très-violent; douleurs de poitrine; forte toux, avec expectoration et goût amer.

Pulsat. 3/4. L'accès du lendemain manque. Il n'en reparut plus aucun.

1520° OBSERVATION, PAR LE DOCTEUR THORER (1).

Fièvre quarte. Un homme, ayant déjà eu plusieurs accès, était jaune et très-accablé.

Paroxysme. Le soir, à cinq heures, froid qui dure trois heures, puis chaleur qui en dure cinq, sans sueur ensuite. Beaucoup de soif pendant le froid, la chaleur et l'apyrexie.

Apyrexie. Les plus violens maux de tête; beaucoup d'anxiété; point d'appétit; goût amer; langue blanche; selles tous les quatre jours seulement; œdème des jambes; beaucoup de boutons à la bouche.

Pulsat. 3/4. A l'époque ordinaire, nouvel accès. Pendant le chaud, constriction spasmodique de la trachée-artère, ce qui fit prescrire le lendemain *ipecac*. 3/3.

A l'époque du second accès, disparition des accidens de l'apyrexie et du spasme de poitrine pendant la chaleur fébrile. Mais l'accès est revenu à l'heure accoutumée. Comme il y avait grande faim canine, on donna *cina* 4/3.

L'accès revint encore. Deux jours de suite on prescrivit *ars*. 2/10, qui ne firent rien, quoique le malade, débarrassé des symptômes accessoires, fût mieux et eût très-bon appétit. On donna *natr. mur*. 2/10, qui fut répété une fois.

Un autre accès reparut, mais ne dura que deux heures, au lieu de huit qu'avaient duré les autres.

Carb. veg. 2/10, enleva toute trace de maladie.

Je ne donne pas cette observation comme parfaite. Le traitement, qui dura un mois, prouve que le choix des médicamens n'était pas bon. Cette circonstance, jointe à l'opiniâtreté ordinaire des fièvres quartes, explique pourquoi un seul remède n'a

(1) Observations pratiques, vol. I, pag. 43; 1834.

point suffi comme dans les autres cas. Cependant les moyens homœopathiques procurèrent une entière guérison.

1521ᵉ OBSERVATION, PAR LE DOCTEUR THORER (1).

Fièvre quotidienne. Une femme de vingt-sept ans avait eu trois accès.

Paroxysme. Tous les jours, à onze heures du matin, froid pendant une demi-heure, puis chaleur qui dure plusieurs heures ; la sueur n'a lieu que durant la nuit.

Apyrexie. Mal de tête ; toux sans expectoration ; douleurs de poitrine ; goût amer dans la bouche ; langue nette ; pouls petit et tranquille.

Il n'est pas rare que la nature guérisse d'elle-même les fièvres intermittentes. Comme les forces de la malade étaient peu affectées, et qu'aucun symptôme n'annonçait d'indication pressante, j'attendis deux jours, en me bornant à régler le régime. Cependant l'accès ayant reparu chaque jour, je donnai le troisième *puls.* 3/4.

La fièvre prit le type tierce, en conservant les mêmes symptômes. La malade ayant pris la pulsatille, non après, mais avant l'accès, je répétai la même dose. L'accès suivant fut faible, avec malaise et sueur seulement pendant une heure. Il y en eut encore deux, de plus en plus faibles, qui furent les derniers. Point de récidive.

1522ᵉ OBSERVATION, PAR LE DOCTEUR THORER (2).

Fièvre quotidienne. Un homme de cinquante-quatre ans, atteint de la fièvre depuis neuf jours, très-affaibli, d'un teint jaune verdâtre.

Paroxysme. Traction spasmodique dans les bras et les jambes ; puis, vers une heure après midi, froid pendant une heure, suivi

(1) Observations pratiques, vol. I, pag. 45 ; 1834.
(2) *Ibid.*, pag. 46.

de chaleur durant une heure et demie ; ensuite sueur , avec accablement général.

Apyrexie. Céphalagie tiraillante ; élancemens à la poitrine ; toux avec expectoration ; défaut d'appétit ; goût amer ; langue assez nette ; éruption aux lèvres depuis plusieurs jours ; sommeil agité ; selles régulières.

Pulsat. 3/4 après le paroxysme. Le lendemain , l'accès ne reparut qu'à quatre heures , mais bien plus faible. Trois jours après , nulle trace de fièvre intermittente. Au bout de six jours , tout à coup et sans cause aucune , élancemens dans la poitrine ; pouls accéléré ; peau brûlante ; forte soif ; langue un peu chargée ; goût dépravé ; *aconit.* 3/10 , répété le lendemain. Le surlendemain , point d'amélioration ; *bryon.* 3/10 , qui guérit radicalement. Une diarrhée survenue pendant la convalescence céda à *cham.* 3/4.

1523ᵉ OBSERVATION , PAR LE DOCTEUR THORER (1).

Fièvre quotidienne. Un homme de vingt ans avait eu deux accès.

Paroxysme. A cinq heures du soir, après un froid grelottant d'une demi-heure , chaleur pendant deux heures , puis sueur.

Apyrexie. Le malade ne se plaint de rien.

La seule circonstance de l'apparition des accès le soir fit donner après le septième accès , *pulsat.* 3/15. L'accès fut faible ; il n'y en eut plus ensuite.

Malgré le petit nombre de ces observations , on peut en tirer les corollaires suivans :

1°. Il est de la plus haute nécessité d'individualiser rigoureusement chaque cas de fièvre intermittente. Chacun offre une image particulière de maladie, lorsque, ne se bornant pas au type seul, on embrasse les symptômes de l'apyrexie ;

2°. La guérison des fièvres intermittentes a lieu facilement et

(1) Observations pratiques , vol. I , pag. 47 ; 1834.

promptement par une seule dose d'un moyen homœopathique, dans la plupart des cas, et alors tantôt l'accès revient plus tôt et à une époque non ordinaire, tantôt les accès s'affaiblissent peu à peu jusqu'à ce qu'ils disparaissent ;

3°. Les récidives sont extrêmement rares, et jamais on n'observa de maladies consécutives. Sur dix cas, je n'ai eu qu'une seule récidive ;

4°. On peut commencer le traitément en tout temps, sans être obligé d'attendre un certain nombre d'accès. C'est à trop de précipitation que l'allopathie attribue les maladies consécutives, tandis qu'elles ne dépendent que du fébirfuge regardé comme souverain, le quinquina.

1524ᵉ OBSERVATION, PAR LE DOCTEUR SCHULZ (1).

Jackisch, de W., jeune homme d'une vingtaine d'années, étant allé servir en Pologne, y fut attaqué d'une fièvre quarte qu'on fit disparaître, il est vrai, mais qui laissa les symptômes suivans :

Tête entreprise; idées obscurcies et vertiges, assis; élancemens dans les tempes ; face gonflée et jaunâtre ; goût putride, quelquefois doux ; langue chargée ; régurgitations et haut-le-corps à vide ; quelquefois soif vive ; anxiété ; région de l'estomac enflée ; hydropisie cutanée générale ; dispositions à la diarrhée ; excrétion d'urine peu copieuse ; urine brûlante ; peu de sommeil.

Je lui donnai, le 14 juin 1832, la petite partie d'une goutte *arsen.* 3o.

L'amélioration fut visible jusqu'au 23. Du 23 au 25, la guérison ne fit plus de progrès, et la maladie présentait les symptômes suivans :

Enflure dans la région de l'estomac, moindre qu'auparavant; mais sensation comme si on avait trop mangé ; le bas-ventre et les jambes enflées; selles régulières ; excrétion d'urine plus copieuse; sommeil bon ; appétit; mais pression dans l'estomac,

(1) Communications pratiques de Thorer, vol. I, p. 176 ; 1834.

avant et après avoir mangé; quelquefois soif et pression dans le bas-ventre.

Le 26, je lui fis prendre *antim. crud.* 4/9. Le 10 juillet, l'enflure, dans la région de l'estomac et le bas-ventre, avait presque entièrement cessé; appétit et goût bons; mais selles paresseuses; pression dans la région du foie; fréquens battemens de cœur; prostration des forces; sueur la nuit; mains et jambes enflées.

Kali carb. 2/30 enleva ce reste de maladie, et Jackisch jouit d'une excellente santé.

1525ᵉ OBSERVATION, PAR LE DOCTEUR SCHULZ (1).

Adam, de L., qui avait fait également la campagne de Pologne, fut attaqué d'une fièvre quarte qu'on fit disparaître; mais il souffrait depuis long-temps d'une hydropisie cutanée générale avec toux violente, sèche, oppression de la poitrine, accès de suffocation, surtout la nuit, ce qui le forçait à rester assis toute la nuit et l'empêchait de dormir. Propension à la diarrhée. Urine peu copieuse.

Je lui donnai, le 12 février, *arsen.* 4/30 qui le soulagea beaucoup.

Plus d'accès de suffocation, respiration plus libre; diminution sensible de l'enflure.

Le 26, le malade se plaignait encore d'amertume dans la bouche; oppression de la poitrine, aggravée depuis quelques jours; toux surtout la nuit avec crachats salés; sueur le matin et froid des pieds.

Sepia 3/30 acheva de le guérir.

1526ᵉ OBSERVATION, PAR LE DOCTEUR SCHULZ (2).

Eissner, de L., homme fort et robuste, d'une quarantaine d'années, fut pris d'une fièvre intermittente qu'il ne tarda pas

(1) Communications pratiques de Thorer, vol. I, pag. 177; 1834.

(2) *Ibid.*

à enlever lui-même par différens remèdes domestiques; mais il se déclara bientôt une hydropisie avec haleine courte.

Lorsqu'on m'appela, je trouvai les symptômes suivans :

Face gonflée; la région de l'estomac, le bas-ventre, le scrotum et les jambes très-rouges; manque absolu d'appétit; goût amer; soif vive; haleine courte; accès de suffocation, surtout en étant couché; peu de sommeil; selles normales; urine peu copieuse et brûlante; pouls petit et accéléré.

Je lui donnai, le 2 février 1832, *arsen.* 3/30. Le 12, je trouvai les symptômes suivans :

Enflure toujours la même, seulement tension dans la région de l'estomac moindre; goût amer; respiration plus libre; scrotum moins rouge; plus de douleur brûlante en urinant; excrétion d'urine encore peu copieuse.

Je lui fis prendre *helleb. nig.* 12 gutt. 1. Le 20, on me manda que l'état était le même, et que le dernier médicament n'avait pas procuré au malade le moindre soulagement.

J'eus recours alors à *solan. nigr.*, dont j'envoyai une goutte teinture-mère. Le résultat surpassa mon attente. Peu de temps après, excrétion d'urine copieuse, disparition complète de l'enflure. Le malade jouit encore d'une excellente santé.

1527ᵉ OBSERVATION, PAR LE DOCTEUR SCHULZ (1).

Kloss, de T., souffrait depuis l'automne de 1831, d'une fièvre quarte qu'il avait rapportée de Pologne. Il s'adressa à moi, le 4 mars 1832; je trouvai les symptômes suivans :

Tous les quatre jours, accès de fièvre, le plus souvent dans l'après-midi ou le soir. Avant le frisson, grande soif qui durait jusqu'à la chaleur. Pendant la chaleur, peu de soif. Céphalalgie pressive extérieurement sur le vertex. Les autres fonctions physiques normales. Appétit bon dans l'apyrexie.

Je lui donnai, après l'accès, *arnica* 6. Le suivant fut déjà plus léger. Pas de soif avant l'accès.

(1) Communications pratiques de Thorer, vol. I, p. 179; 1834.

Dans l'apyrexie : céphalalgie, teint jaunâtre, amertume dans la bouche.

Je lui fis prendre *natr. mur.* 2/30. L'accès suivant fut très-léger. Il n'y en eut pas d'autre. Pas de récidive depuis.

1528ᵉ OBSERVATION, PAR LE DOCTEUR SCHULZ (1).

Specht, de M., petit garçon de dix ans, avait depuis quelques mois une fièvre tierce qui présentait les caractères suivans :

Fièvre tous les trois jours, avec grande soif, malaises, quelquefois même vomissemens, puis chaleur sans soif, maux de tête déchirans dans le front.

Dans l'apyrexie : Maux de tête comme auparavant, pâleur de la face, peu d'appétit, douleur pressive dans le creux de l'estomac, selles régulières, abattement dans les membres.

Je lui donnai, le 9 mai 1832, avant l'accès, deux doses *ipecac.*, et après la fièvre *ignat.* 12, quatre doses, une chaque fois que la chaleur avait cessé.

L'accès suivant fut très-faible ; les autres symptômes avaient beaucoup diminué. Après la troisième dose, la maladie avait disparu et le malade se portait parfaitement bien.

1529ᵉ OBSERVATION, PAR LE DOCTEUR SCHULZ (2).

Kohler, de T., âgé de vingt-neuf ans, avait depuis l'automne de 1831, une fièvre d'abord quarte, mais alors quotidienne, contre laquelle il avait pris inutilement différens remèdes domestiques et du quinquina. Le 24 mai 1832, je trouvai les symptômes suivans :

Tous les jours, quelquefois avant, le plus souvent après midi, frisson précédé de soif. Il buvait beaucoup. La soif continuait dans la chaleur. Vertige. Beaucoup de maux de tête. Goût amer. Grand abattement. Sueur la nuit. Exanthème très-pruriteux. Il me dit avoir eu la gale l'année précédente.

(1) Communications pratiques de Thorer, vol. I, pag. 179; 1834.
(2) *Ibid.*, pag. 180.

Arnica 6, *pulsat.* 12, *natr. mur.* 2/30 lui procurèrent quelque soulagement ; *sulphur* 1/30, tous les quatre jours, le guérit.

1530e OBSERVATION, PAR LE DOCTEUR SCHULZ (1).

Sitte, de T., petit garçon de huit ans, souffrait depuis dix-huit mois d'une fièvre quarte, caractérisée comme il suit :

Enflure au scrotum avec violente douleur brûlante ; pression et enflure dans la région de l'estomac ; peu de frisson ; violente chaleur avec soif ; pas de sommeil ; selles normales.

Arsen. 2/30, administré le le 5 juin 1832, fit disparaître l'enflure du scrotum, et diminua la pression et l'enflure dans la région de l'estomac. Mais la fièvre devint p us violente. Soif encore vive pendant la chaleur. Malaise et vomissement, quelquefois le matin.

Je lui donnai, le 16, *calcar.* 1/30. La fièvre cessa, et le malade fut guéri parfaitement.

1531e OBSERVATION, PAR LE DOCTEUR SCHULZ (2).

Michel, de T., âgé d'une vingtaine d'années, avait depuis six mois une fièvre tierce que l'allopathie avait déjà fait disparaître plusieurs fois, mais qui était toujours revenue huit ou quinze jours après.

Le 30 juin 1832, je trouvai les symptômes suivans :

Depuis trois semaines, fièvre avec fort frisson, peu de chaleur avec un peu de soif ; céphalalgie après la chaleur, peu d'appétit ; lassitude dans les membres ; selles normales ; rêves en dormant.

Je lui donnai, après l'accès, *pulsat.* 4/30. La céphalalgie diminua, le sommeil devint plus tranquille ; mais la fièvre resta la même.

Le 9 juillet, le malade prit *natr. mur.* 2/30. Il eut encore deux accès peu considérables et fut guéri.

(1) Communications pratiques de Thorer, vol. I, pag. 180 ; 1834.
(2) *Ibid.*

[1532e OBSERVATION, PAR LE DOCTEUR SCHULZ (1).

Michael, de T., âgé de trente ans, homme jadis vigoureux et bien portant, fut attaqué en Pologne d'une fièvre quarte dont les accès le prenaient chaque fois dans l'après-midi à la même heure. Les médicamens allopathiques étaient restés sans résultat.

Le 30 juin 1832, je trouvai les symptômes suivans :

Fièvre quarte, frisson avec grande soif, puis peu de chaleur avec soif légère, froid des pieds, gonflement du bas-ventre et maux de reins.

Dans l'apyrexie : Froid dans les membres; il ne pouvait se réchauffer ; région de l'estomac enflée et pression après avoir mangé.

Il prit, le 1er juillet, *veratr. alb.*, 4/12, et quelques jours après *carbo veget.* 3/30. L'amélioration fit des progrès de jour en jour. En trois semaines, il fut parfaitement guéri.

1533e OBSERVATION, PAR LE DOCTEUR SCHULZ (2).

Breitenfeld, de S., âgé de trente et quelques années, souffrait depuis quelque temps d'une fièvre tierce, plus violente à chaque accès, malgré tous les remèdes.

Le 9 septembre 1832, je trouvai les symptômes suivans :

Accès anticipant chaque fois d'une ou deux heures, précédé de vertiges avec céphalalgie, élancemens dans le côté et dans la poitrine en respirant; frisson modéré suivi d'une grande chaleur ; délire ; soif inextinguible accompagnée de toux sèche; enfin sueur.

Deux doses *aconit.* 24 avant l'accès, et après, *bryon.* 3/18, et la fois suivante *bryon.* 2/18, le guérirent parfaitement, sans récidive.

(1) Communications pratiques de Thorer, vol. I, pag. 181; 1834.
(2) *Ibid.*

1534ᵉ OBSERVATION, PAR LE DOCTEUR SCHULZ (1).

Pietsch, de S., âgé de trente ans, jadis vigoureux et bien portant, avait depuis quinze mois une fièvre quarte contre laquelle il avait pris sans succès plusieurs médicamens.

Le 29 décembre 1832, son état était le suivant :

Faible frisson de peu de durée; forte chaleur avec soif; céphalalgie; quelquefois aussi vomissemens, puis sueur. Après la sueur, faim dévorante continuelle; il ne pouvait se rassasier.

Je lui donnai dans l'apyrexie, quatre doses *ipecac.* 4/3 et quatre doses *china* 6/9, à prendre après chaque paroxysme.

La fièvre diminua de plus en plus, et cessa enfin après la troisième dose de *china*, ainsi que tous les symptômes accessoires.

Il n'y a pas eu de rechute.

1535ᵉ OBSERVATION, PAR LE DOCTEUR CROSERIO (2).

Madame Ch., âgée de trente-cinq ans, grande, forte, brune, yeux et cheveux noirs; saine dans son enfance; elle a eu la gale à l'âge de quinze ans; réglée à dix-sept ans, elle le fut toujours bien; mariée à vingt-quatre ans, elle a eu quatre enfans qu'elle n'a pas nourris. Depuis deux ans, elle a une fièvre intermittente, qui a été suspendue pendant ce temps à différentes fois, par des doses énormes de sulfate de quinine; depuis quelques semaines, ce médicament n'a plus aucune action sur la fièvre, et ne fait qu'aggraver l'état de la malade; il y a trois semaines qu'elle ne prend plus rien, et depuis ce temps, elle s'est trouvée mieux.

Le 26 juillet, son état était le suivant :

Tous les quatre jours, accès de fièvre à cinq heures du soir; froid avec tremblement d'une heure et demie, avec soif; chaleur de deux à trois heures avec beaucoup d'agitation, sans soif, avec mal de tête violent au dessus des yeux; sueur abondante

(1) Communications pratiques de Thorer, vol. I, pag. 182; 1834.
(2) Bibliothèque homœop., vol. III, pag. 8; 1834.

jusqu'au matin ; douleur violente dans l'oreille quand le froid vient, qui diminue dans la chaleur, et que l'impression de l'air réveille.

Dans l'apyrexie : Étourdissement ; yeux un peu rouges ; pupilles contractées ; langue un peu blanche ; soif ; bon appétit ; règles arrêtées depuis deux mois ; elle est lasse, fatiguée ; jambes lourdes ; borborygmes ; brûlemens dans la poitrine ; l'accès est précédé par des douleurs dans les épaules, des élancemens dans les bras ; elle est triste, chagrine, craint de ne pas guérir.

Arnica 4/16 le lendemain matin, jour précédant celui de l'accès.

Le 29. Quelques heures après la prise, elle a éprouvé des élancemens dans la tête, comme quand elle a le froid de l'accès ; le lendemain, la fièvre est venue sans mal de tête, plus tard, et à durée bien moins long-temps ; la malade se trouva mieux, la tête libre. Je pense que l'action du médicament va encore continuer.

Le 1ᵉʳ août. L'accès de la veille a commencé à deux heures et demie, par froid, jusqu'à cinq heures, avec des claquemens de dents, soif, beaucoup de mal de tête, bâillemens ; ensuite, chaleur jusqu'à dix, avec soif et mal de tête sur les yeux, qui s'est ensuite dissipé dans la sueur.

Dans l'apyrexie : Très-mal à l'aise ; mal à la tête et dans le dos ; langue un peu blanche, etc. *Capsicum* 1/8.

Le 4 août. *Capsicum* 1/9.

Le 8. L'accès du 3 a été très-faible, et il n'a plus reparu ensuite.

Si j'avais répété à chaque accès l'administration de l'*arnica*, d'après les conseils les plus récens des homœopathes expérimentés, sans égard à la durée présumée de ses effets, il est probable que j'en aurais prévenu le retour sans avoir besoin d'autres médicamens.

1536ᵉ OBSERVATION, PAR LE DOCTEUR PESCHIER (1).

Le 17 juillet, j'ai été appelé auprès de M. Barral, âgé d'environ quarante ans, homme fort robuste, d'un caractère bon et gai, lequel avait eu deux accès de fièvre quotidienne, avec frisson, chaleur et sueur, durant environ trois à quatre heures, et commençant l'après-midi. Sa femme et lui ne savent assigner aucune cause certaine ou seulement probable à l'apparition de cette maladie ; l'accès n'offrait aucun caractère spécial ; l'horror était sans soif, la chaleur avec peu de soif, la sueur était abondante. Il n'y avait après cela aucune douleur notable dans aucune partie du corps, mais seulement une grande faiblesse, avec inappétence ; les selles étaient naturelles ; les urines très-foncées.

Il y avait là bien peu de symptômes pathognomoniques et individuels. M'attachant donc au type quotidien, type rare, à ce que la fièvre commençait après midi et était suivie de faiblesse, je donnai *arsen.*

Le 18, nul changement, *arsen.*

Le 19, voulant laisser agir le remède, je ne vis pas le malade.

Le 20, je ne remarquai aucune amélioration ; la langue s'était un peu couverte, les selles devenaient rares. Je donnai *nux.*

Le 21, nul changement. Je continuai mes questions sur l'intermission et n'obtins aucune nouvelle lumière. *China.*

Le 22, même état. L'accès a seulement commencé une demi-heure plus tard. *China.*

Le 23, nul changement. *China.*

Le 24, n'observant aucun résultat quelconque et songeant à l'origine psorique assignée à la fièvre par nos maîtres, quoique le sujet n'en offrît aucune apparence, je donnai *sulphur.*

Le 25, je ne fus pas plus avancé : même accès, même faiblesse, un peu plus de soif ; ce symptôme me porta à donner *caps.*

Le 26, je n'avais pas été plus heureux ; l'accès s'était seule-

_____
(1) Bibliothèque homœop., vol. III, pag. 376 ; 1834.

ment un peu retardé. Le malade alors se plaignit d'avoir les nuits très-mauvaises par des rêves angoissans , et il me sollicita de lui donner une potion calmante. Je renouvelai alors mes questions pour savoir si aucune émotion , aucune inquiétude morale, n'avait préalablement agité l'esprit du malade ; sa femme me répondit qu'aucun événement nouveau n'était survenu , mais que son mari était depuis long-temps en proie à des inquiétudes ; et que depuis l'invasion de sa maladie , son caractère était devenu exigeant.

Je formulai alors une potion avec *chamom.* gutt. 1. pour quatre onces d'eau , à prendre par cuillerée d'heure en heure , depuis neuf heures du soir jusqu'au sommeil.

Le 27, la nuit avait été calme ; le malade était heureux et redoutait peu l'accès de ce jour ; quoiqu'il m'eût affirmé ne sentir aucune douleur intérieure , que le ventre fût parfaitement souple et que les mouvemens fussent libres , je palpai profondément l'abdomen et l'épigastre et fis éprouver au malade une sensation pénible à la région gatsro-hépatique , qui le surprit fort , parce qu'il ne se doutait pas d'avoir là un organe atteint. Je lui donnai alors *chamom.* gutt. 1. La fièvre n'est pas revenue ; le changement a été prompt et brusque. Immédiatement après avoir reçu le remède , le malade a été guéri ; la bouche , qui était fort mauvaise , a repris son goût naturel ; l'appétit est revenu , et la faculté de manger a été graduelle. L'urine est redevenue naturelle ; les selles se sont rétablies ; les forces seules ont demandé quelques jours à reparaître. Dès que le malade s'est levé , ses pieds ont enflé assez fortement et n'ont désenflé que plusieurs jours après. J'ai continué l'usage de *chamom.* trois jours encore , par prudence et non par nécessité , aucune apparence d'accès fébrile ou de frisson ne s'étant montré depuis la première goutte de ce remède.

1537ᵉ **OBSERVATION , PAR LE DOCTEUR SANNICOLA** (1).

Une jeune fille de dix-sept ans , hystérique et de constitu-

(1) Archives de la médecine homœop., vol. III, pag. 151 ; 1835.

tion robuste, fut affectée d'une fièvre intermittente quotidienne qui, au cinquième accès, céda à une petite partie d'un grain *ipecac.*, prise dans un peu d'eau.

1538ᵉ OBSERVATION, PAR LE DOCTEUR GROSS (1).

Il régnait ici à la fin d'août des fièvres intermittentes véritables qui avaient cependant cela de particulier, qu'il n'y avait pas de période de frisson. Le paroxysme ne consistait qu'en chaleur sèche, suivie plus tard de sueur excessive. Dans la chaleur, la tête était très-entreprise; plusieurs malades avaient le délire, tandis que beaucoup d'autres étaient plongés dans un sommeil profond. Ce fut surtout le cas chez un grand nombre d'enfans qui avaient régulièrement chaque nuit un accès de fièvre pareille, tandis que l'apyrexie avait lieu le jour. Trois doses *pulsat.* 2/30, une chaque matin, guérissaient ordinairement. Dans quelques cas, j'enlevai la fièvre en trois ou quatre jours, en faisant prendre toutes les quatre heures, pendant la journée, *tr. ipecac.* 3 gutt. 1. Quand la fièvre arrivait le jour, ce qui était ordinairement le cas chez les adultes, je donnais avec succès *opium* 6 à 30. J'ai eu à traiter un malade qui, malgré la chaleur fébrile la plus brûlante, ne cessait de se plaindre d'un froid insupportable jusqu'à ce que la sueur arrivât, et claquait des dents. Même quand la sueur existait, il n'osait soulever sa couverture, sinon le frisson reparaissait à l'instant. *Nux vomic.*, qui m'avait rendu le plus souvent des services, n'a rien produit, non plus que *capsicum.* J'aurai soin de faire part au lecteur du résultat de cette cure.

1539ᵉ OBSERVATION, PAR LE DOCTEUR GROSS (2).

Madame S., grande blonde délicate, qui avait déjà fait trois ou quatre enfans et dont les couches avaient toujours été très-pénibles et accompagnées le plus souvent de maladies graves,

(1) Archives homœop., vol. XV, cah. 1, pag. 99; 1835.
(2) *Ibid.*, pag. 107.

fut atteinte sur la fin de sa dernière grossesse, la trente-huitième semaine, d'après son compte, d'une espèce de fièvre intermittente au type tierce. Les paroxysmes ne consistaient ordinairement qu'en chaleur suivie d'une sueur abondante, et
rarément précédée d'une légère horripilation. Dans la chaleur,
graude anxiété, respiration pénible, tête entreprise, étincelles
devant les yeux, l'empêchant de voir distinctement. Elle craignait que ses couches ne lui fussent funestes. J'administrai
bellad. 3o et *pulsat.* sans pouvoir prévenir le retour de la fièvre.
Ayant vomi dans un nouveau paroxysme une grande quantité
de bile, et une diarrhée fréquente s'étant déclarée, elle reçut
pour le lendemain matin plusieurs doses d'*ipecac.* 3, dont elle
devait prendre une toutes les quatre heures. Mais dans la nuit
elle accoucha tout à coup et sans douleur, quinze jours avant
le terme, il est vrai, dans son opinion.

Le lendemain matin, elle se trouvait assez bien, à l'exception d'un grand abattement. Elle transpirait modérément, mais
les lochies ne coulaient pas. Je lui donnai donc une dose *bellad.* 4/3o, et la sécrétion s'établit dans l'après-midi. Le lendemain, nouvel accès de fièvre, mais sans vomissemens; suppression des lochies. Je répétai *bellad.* avec succès. Dès lors il
n'y eut plus d'accès réguliers. La malade avait ordinairement un
peu de fièvre, la peau souvent sèche et brûlante, suait quelquefois, se plaignait fréquemment d'un grand abattement,
d'obscurcissement de la vue, d'étincelles devant les yeux,
d'embarras de la tête ; son urine était chaude, brûlante, peu
copieuse; forte éruption miliaire surtout à la poitrine et à la
nuque; langue chargée d'un épais enduit velouté; délire ; assoupissement interrompu par de fréquens sursauts et non réparateur; grand découragement et crainte de la mort. Lochies
très-peu abondantes, supprimées souvent et répandant une
mauvaise odeur. Légères horripilations.

Je lui fis prendre *secale cornut.* 3/3o, de deux jours l'un.
Les premiers jours, je n'aperçus aucun changement ; seulement
les lochies devinrent normales, c'est-à-dire qu'elles coulèrent
avec plus d'abondance, sans interruption , et perdirent leur

mauvaise odeur. Mais le huitième jour, depuis l'accouchement, tout indice de fièvre avait disparu. Peau molle et couverte d'une légère sueur ; abattement moins grand ; urine normale et plus abondante ; humenr plus gaie, plus sereine, la peau de la langue se levait ; toute la surface en paraissait rouge foncé et était douloureuse au toucher ; sécrétion du lait faible comme toujours. Le dixième jour, la malade put rester levée quelque temps et elle se rétablit complétement, quoiqu'avec lenteur.

1540ᵉ OBSERVATION, PAR LE DOCTEUR GROSS (1).

Madame W., brune assez forte, d'un tempérament très-colérique, avait beaucoup souffert dans sa jeunesse de vices du bas-ventre, nommément d'induration du foie et de l'appareil glandulaire. Elle avait employé différens remèdes et avait pris les bains de Carlsbad, sans succès. A son retour des eaux, il lui était sorti pendant quelques mois du pus du nombril, et lorsque l'écoulement avait cessé, son bas-ventre enflé jusque là, était devenu mou et naturel. Elle s'était mariée plus tard, et était devenue enceinte, mais dès le troisième mois, elle avait fait une fausse couche, sans cause connue. Je craignais non sans raison, qu'elle ne pût jamais amener un enfant à terme, peut-être parce que l'utérus en était incapable par suite de ses douleurs de bas-ventre ; cependant sa grossesse suivante se passa d'une manière assez normale. Il est vrai que dans la trentième semaine, plusieurs indices d'avortement se manifestèrent, mais quelques médicamens les firent bientôt disparaître. Elle comptait donc accoucher dans trois ou quatre semaines, lorsqu'elle fut attaquée tout à coup d'une fièvre intermittente quotidienne. Frisson extraordinaire pendant les accès, qui commençaient par une chaleur brûlante ; ses dents claquaient, elle ne pouvait assez se couvrir pour se réchauffer. Tête fortement entreprise, délire, respiration excessivement oppressée ; abondans vomisse-mens de bile. Cette période de frissons durait plusieurs heures

(1) Archives homœop., vol. XV, cah. 1, pag. 109 ; 1835.

et était suivie d'une sueur copieuse qui continuait tout l'après midi et toute la nuit, et pendant laquelle elle se sentait moins mal. Cependant elle n'osait se découvrir, sans que le frisson la reprît. Le lendemain matin, elle se portait parfaitement bien jusqu'à midi, où le paroxysme recommençait. *Nux. vomic.* et *capsic.* ne produisirent rien. Les accès se répétèrent six fois de suite, et l'oppression, jointe à une toux brève avec vomisse-mens, finit par continuer même dans l'apyrexie. Le septième jour, la fièvre cessa d'elle-même ; mais par contre, vers une heure du matin, la malade fut prise d'accès réguliers de douleurs d'enfantement qui me convainquirent que l'accouchement allait s'effectuer, quoique la sage-femme soutînt le contraire, parce que le soir aucun changement ne s'était encore manifesté dans la matrice. Mais la malade, qui avait déjà souffert de vices du bas-ventre, avait quelque anomalie vraisemblable-ment dans le système utérin, supposition que paraissait confir-mer la disparition spontanée de la fièvre, après avoir résisté aux médicamens ; aussi persistai-je dans mon avis.

Le soir, les accès de douleurs d'enfantement recommencèrent ; la malade s'affaiblissait de plus en plus, et cependant on ne remarquait aucun changement dans la matrice. Je me détermi-nai donc, si la délivrance n'avait pas lieu immédiatement, à administrer *secale cornut.* 2/30. Mais la sage-femme avait jugé à propos d'attendre, parce qu'elle s'était mis dans la tête que l'accouchement n'aurait pas lieu de suite, ensorte que la malade passa toute la nuit au milieu de maux d'enfant sans ré-sultat. Ce ne fut que le matin vers cinq heures que la matrice s'ouvrit un peu, mais les douleurs diminuèrent : on adminis-tra la poudre, et deux heures après, la malade accoucha d'un gar-çon faible, mais bien portant. Je la vis une demi-heure après, et je la trouvai extraordinairement agitée ; elle avait une fièvre considérable et une chaleur brûlante. Une dose *arnica* 3/30, qui rend ordinairement des services dans des cas pareils, ne pro-duisit rien. La malade demanda à manger, avala avec avidité ce qu'on lui présenta, mais le vomit bientôt après. La fièvre devint de plus en plus intense. Une dose *bellad.* 3/30 lui procura quelque repos. Je la quittai pour aller voir une autre malade, mais je retournai le soir quelques heures après, et je fus effrayé de l'état dans lequel je la trouvai.

Cette femme si faible, si abattue, pendant l'enfantement, paraissait forte et robuste, elle commandait, assise au lit, à voix haute, brève, rapide ; tout à coup elle s'élançait du lit, se mettait à se promener rapidement dans la chambre, ou s'agitait dans son lit. Les yeux fixes, étincelans, elle soutenait qu'elle se portait parfaitement bien, mais qu'elle mourrait bientôt, qu'elle le sentait, qu'elle en était bien aise. Puis elle éclatait de rire, frappait des mains, levait sa chemise, etc. Bientôt après, elle se mettait à compter, demandait s'il était midi, comptait les heures sur ses doigts (symptôme de mauvais augure, à ce que m'a appris l'expérience). D'autres fois, elle délirait et parlait des choses les plus confuses, pêle-mêle, sans liaison : d'autres fois enfin, elle parlait de sa mort avec résignation ; le plus souvent elle était en proie à une grande anxiété, à une agitation extrême. Elle ne pouvait rester tranquille une minute, voulait être couchée tantôt d'un côté, tantôt de l'autre, levait souvent les pieds involontairement, soulevait les bras et les laissait retomber ; ses mains travaillaient et se promenaient sur la couverture, elle relevait les genoux et se découvrait, demandait à chaque instant à boire, buvait avec avidité et anxiété, ne souffrait pas qu'on lui touchât le ventre, qui était enflé et brûlant, cherchait surtout à se rafraîchir la paume des mains et la plante des pieds. Tout son corps était en proie à une chaleur sèche, brûlante ; on sentait une chaleur mordicante surtout dans les paumes des mains et à la plante des pieds. Elle se plaignait cependant d'horripilations qui lui parcouraient tout le corps. La respiration était très-oppressée et elle assurait souvent qu'elle manquait d'air. Une toux brève, avec vomissemens, qui lui répondait douloureusement dans le bas-ventre, ne cessait de la tourmenter. Le pouls donnait cent quarante-six pulsations par minute. Les lochies avaient disparu presque entièrement, mais n'avaient pas de mauvaise odeur du reste.

Je conviens que je crus la malade perdue, et je conseillai à ses parens d'appeler un second médecin, qui partagea entièrement mon avis. Je résolus cependant de continuer le traitement et administrai *secale cornut.* 4/30, dose que je répétai le soir. Le lendemain matin, je fus fort surpris, en me réveillant, de n'avoir pas été appelé dans la nuit; mais mon étonnement fut bien plus grand encore, lorsque je trouvai la malade non seulement en vie, mais mieux que la veille. Son état avait été le même jusqu'à minuit, il avait même empiré d'abord; mais depuis, elle avait été plus tranquille et avait même dormi quelques heures. Je trouvai la peau humide, la chaleur assez naturelle et le pouls à cent six, la tête parfaitement libre, la soif modérée, les lochies rétablies, l'utérus plus contracté, le bas-ventre mou et sans douleur. Mon collègue était stupéfait d'un pareil changement.

Dès lors la fièvre continua, le pouls donnait, surtout le soir jusqu'à minuit, cent vingt pulsations par minute; mais les autres symptômes ne reparurent que le quatrième jour, vers le soir, et bien moins intenses. Elle essaya de nourrir son enfant; mais le mauvais état des mamelons l'en empêcha. Il était à craindre d'ailleurs, comme elle prétendait ne pouvoir allaiter couchée, qu'elle n'empirât sa position en se levant souvent. Ce ne fut que le troisième jour des couches, que les seins commencèrent à se gonfler. Le quatrième, ils enflèrent et devinrent douloureux. Ce fut sans doute ce qui causa une nouvelle exacerbation avec délire. J'employai le même moyen que la première fois, c'est-à-dire que j'administrai chaque jour jusqu'au neuvième, 1-2 doses *secale cornut.* Dès le cinquième, tout danger avait disparu, et les couches se passèrent dès lors d'une manière normale, à l'exception du septième jour, où un violent chagrin occasiona un accès de fièvre assez considérable. Frisson, puis chaleur, qu'une dose *secale cornut.* fit cesser sans danger par une légère sueur. La malade n'éprouva plus aucune trace des douleurs qui suivent ordinairement les couches, mais elle se plaignit fréquemment dans la matinée du neuvième jour, de manquer de respiration, de toux brève, avec vomissemens. Je me vis donc

forcé de lui donner une dose *arsenic. alb.* 2/30 , qui acheva de
la guérir.

1541ᵉ **OBSERVATION , PAR LE DOCTEUR HARTMANN** (1).

On a administré quelquefois, avec succès, dans d'autres cas
sans aucun résultat, *aconit.*, à doses répétées, contre des fièvres
intermittentes, en partant du principe que chaque accès isolé de
cette espèce de fièvre est une synoche.

1542ᵉ **OBSERVATION , PAR LE DOCTEUR HARTMANN** (2).

Les fièvres intermittentes sont fréquentes ; mais rarement elles
paraissent seules, le plus souvent elles sont accompagnées de
gastricisme , de rhumatisme , etc. Si le médecin donne moins
d'attention à ces derniers symptômes , qu'au type fébrile , il ar-
rivera souvent que son remède ne produira pas d'effet. Je ne
parle pas ici des accidens gastriques tels qu'ils doivent être,
quand ils se joignent à une fièvre intermittente et exigent l'administration de *bryon.*; ce n'est pas le lieu de les énumérer, non
plus que les symptômes rhumatismaux. Ni le type tierce ni le
type quotidien de la fièvre ne demandent exclusivement l'administration de *bryon.* Ce médicament convient aussi bien dans l'un
ou l'autre de ces deux cas que dans le type quarte, quand il
répond aux symptômes. L'invasion de la fièvre elle-même est
une indication caractéristique pour l'emploi de ce remède : ordinairement , elle est précédée d'embarras dans la tête , de vertiges pendant plusieurs heures. Puis se manifestent des douleurs
pressives dans la tête , dont l'exacerbation est accompagnée de
frissons , de bâillemens , de pandiculations allant jusqu'au
tremblement ; la chaleur intérieure s'annonce déjà par la soif
dont le malade se plaint même pendant la période de froid. La
soif augmente peu à peu avec la chaleur et devient presque inextinguible. La boisson surcharge l'estomac et donne lieu à des

---

(1) Sur l'Aconit, la Bryone et le Mercure, vol. II, pag. 30; 1835.
(2) *Ibid.*, pag. 41.

nausées et à des vomissemens de ce que la malade a pris, mêlé
à des matières bilieuses. L'irritation qui en est la suite dans la
région du larynx occasione une toux spasmodique qui entretient
les envies de vomir. Les moyens analogues sont *ipecacuanha*,
cina, *pulsatilla*, *drosera*, *veratrum*, tous à doses répétées avant
le renouvellement de l'accès. Les basses dilutions de *bryon.* sont
plus utiles que les hautes.

1543ᵒ OBSERVATION, PAR LE DOCTEUR HARTMANN (1).

Merc. solub. m'a rendu des services contre les fièvres intermittentes tierces, seulement si j'oubliais de répéter la dose, il y
avait récidive huit ou dix jours après. Dans ce cas, *merc.* ne
produisait plus rien, parce que les symptômes qui se manifestaient dans la rechute, n'étaient plus les symptômes caractéristiques proprement dits. De deux jours l'un, anticipant chaque fois de deux heures, frisson durant une heure et demie ou
deux heures, puis chaleur brûlante pendant quatre ou cinq
heures avec soif inextinguible qui se déclarait déjà bientôt après
le commencement du frisson. Puis sueur excessive, très-affai-
blissante, qui durait plusieurs heures. Pendant toute la fièvre,
odeur infecte, putride, par la bouche. Lors des accès, grande
faiblesse, vertiges en s'asseyant dans le lit, allant jusqu'à la
syncope, surtout aussitôt après l'accès; sensation dans la
gorge comme s'il y avait une cheville, sensible en avalant; inflammation et douleurs excessives des gencives, principalement
des dents incisives, qui se déchaussaient; fréquens crachats de
salive visqueuse. Ces symptômes devenaient plus intenses pendant les accès.

1544ᵉ OBSERVATION, PAR LE DOCTEUR THORER (2).

G., jeune homme de vingt ans, fort et musculeux, éprouvait

(1) Sur l'Aconit, la Bryone et le Mercure, vol. II, pag. 75; 1835.
(2) Communications pratiques de Thorer, vol. II, pag. 46; 1835.

depuis plusieurs jours à neuf heures du matin un accès de fièvre intermittente tous les deux jours.

1.º Le paroxysme présentait les symptômes suivans : frisson lui montant le long du dos, puis fort frisson pendant une demi-heure, suivi de chaleur pendant une heure, puis de sueur. La soif se déclarait seulement après la chaleur. L'accès durait trois heures.

2º Apyrexie : langue blanche, chargée ; goût putride, quoi-qu'il eût un peu d'appétit ; oppression de la poitrine ; toux avec expectoration ; enflure œdémateuse des jambes le soir ; pas de selle depuis deux jours. Le malade avait été hydropique deux ans auparavant et avait été guéri par l'allopathie.

Le 20 octobre 1832, je lui donnai, après le troisieme accès, *pulsat.* 3/15, et le mis au régime.

Le 22, pas de paroxysme proprement dit ; seulement il y en eut de légers indices. Le 26, tous les symptômes avaient disparu. Pas de récidive. Pas d'affection gastriques. Il fut parfaitement guéri.

1545ᵉ OBSERVATION, PAR LE DOCTEUR THORER (1).

Heisermann, âgé de quarante ans, au teint jaune, souffrait depuis plusieurs jours d'une fièvre quotidienne.

1º L'accès arrivait tous les matins à huit heures par un fort frisson durant une heure, suivi de chaleur sans sueur. Pas de soif.

2º Dans l'apyrexie : douleurs de poitrine, toux en étant couché, de sorte qu'il fallait qu'il s'assît au lit la nuit ; expectoration de mucosité avec râle continuel dans les poumons. Appétit bon, quoiqu'il mangeât peu ; selles régulières.

Le malade avait déjà eu trois paroxysmes bien caractérisés, lorsque je lui fis prendre, le 9 mai 1832, après le quatrième, *pulsat.* 3/15.

Le 10, accès très-léger ; ce fut le dernier. Les douleurs de

_____

(1) Communications pratiques de Thorer, vol. II, pag. 46; 1835.

poitrine n'ayant pas encore entièrement cessé , je répétai *pulsat.*
Le 23, il était parfaitement guéri.

1546ᵉ OBSERVATION , PAR LE DOCTEUR THORER (1).

Hagendorn , jeune homme robuste de vingt ans, d'ailleurs bien portant, vint me consulter le 14 février 1833. Quelques semaines auparavant, il avait été attaqué d'une fièvre quarte contre laquelle il n'avait pris que des remèdes domestiques.

1° Paroxysme. Tous les quatre jours , à deux heures après midi , forte horripilation qui durait près d'une heure, le forçant à se mettre au lit , et s'annonçant par des tiraillemens dans les pieds. Puis forte chaleur et soif pendant une heure. Enfin sueur modérée. La fièvre elle-même paraissait appartenir aux fièvres quartes légères , et la robuste constitution du malade promettait un heureux résultat.

2° Dans l'apyrexie , à l'exception d'un abattement général , le malade, qui ne savait pas s'observer lui-même, ne se plaignait de rien. Les organes digestifs n'étaient point encore troublés, sa langue était pure , son appétit bon dans l'apyrexie , ses selles normales.

Je le mis au régime et lui fis prendre, le 14 , de suite après l'accès, une dose *arsenic* 2/30.

Le 17, il eut un accès semblable en tout aux précédens. Je lui donnai donc, chaque jour, dans la matinée, *arsen.* 2/30 jusqu'au 20, jour de l'accès.

Le 20, le paroxysme fut beaucoup plus faible. Je lui fis prendre encore une dose *arsen.* 2/30. Pas d'autre médicament jusqu'au 23. L'accès attendu n'eut pas lieu ; le malade ne se plaignait de rien.

Le 27 je cessai le traitement. Il n'y a pas eu de rechute.

(1) Communications pratiques de Thorer, vol. II , pag. 47 ; 1835.

1547e OBSERVATION, PAR LE DOCTEUR THORER (1).

Le 17 juillet 1832, Fischer, qui avait déjà eu quatre accès de fièvre quotidienn, s'adressa à moi.

1º Paroxysme : tous les jours à midi, d'abord tiraillement dans les membres, puis frisson jusqu'au soir ; toute la nuit, forte chaleur et sueur le matin. Soif pendant le frisson ainsi que pendant la chaleur. Pouls paisible et sans fièvre dans les inter-missions.

2º Apyrexie : Embarras, vertige et douleur dans la tête, élancemens dans la région précordiale, surtout en toussant. Langue chargée, blanche, goût mauvais ; manque d'appétit ; éructations et nausées continuelles. Chaque jour deux ou trois selles liquides ; fréquens besoins d'uriner et d'aller à la garde-robe en même temps. Ulcères au pied gauche par suite d'un éry-sipèle, maladie à laquelle il était sujet.

Je le mis à un demi-régime et lui administrai le jour même *pulsat.* 4/15.

Le 18, pas d'accès, les autres symptômes persistaient, mais avec moins d'intensité.

Le 19, le malade se plaignait de dormir peu. Bruissement et douleurs dans la tête. Il avait eu trois selles liquides. Je laissai agir *pulsat.*

Le 20, disparition de tous les symptômes ; plus de trace de fièvre ; le malade disait lui-même qu'il se sentait mieux.

Le 30, je cessai de le voir. Il était guéri.

1548e OBSERVATION, PAR LE DOCTEUR THORER (2).

Madame P....i avait eu à Berlin, neuf mois auparavant, une fièvre tierce d'abord, mais qui avait pris depuis le type quoti-dien et dont les accès revenaient régulièrement alors et même plus tard, tous les mois ou toutes les six semaines. *Chinin.,* tan-

---

(1) Communications pratiques de Thorer, vol. II, pag. 48 ; 1835.
(2) *Ibid.,* pag. 49.

tôt avec *opium*, tantôt avec *sulphur*, l'avait fait disparaître chaque fois. Ses règles, qui n'avaient point reparu depuis vingt-et-un mois, c'est-à-dire depuis ses couches, étaient encore supprimées.

Au mois d'octobre 1832, elle avait éprouvé de nouveau quelques accès isolés à des époques indéterminées, et du 3o octobre au 5 novembre, elle avait pris sans résultat deux doses *pulsat.* 5/15 et trois doses *ipecacuanha* 6.

Les paroxysmes devinrent dès lors réguliers; la fièvre prit le type quarte.

1° Paroxysme : Tous les quatre jours à quatre heures de l'après midi, violent frisson avec soif et oppression spasmodique de la respiration; pouls petit, accéléré, lèvres et ongles bleus, etc. Une heure après, chaleur qui durait jusque dans la nuit et la privait de sommeil; la sueur se déclarait après minuit.

2o Dans les intermissions, pression dans le foie, alternant quelquefois avec des douleurs dans la rate; tiraillemens, comme pour enfanter, dans le bas-ventre; plutôt dans le tube intestinal que dans le systême utérin, et sensation pressive sur la poitrine. Dans les jours libres de fièvre, les autres fonctions étaient à l'état normal, seulement la malade se sentait faible et paraissait abattue.

Je voulus essayer de la méthode de Kessenurt, et je lui fis prendre, d'après les indications de ce médecin, huit doses *ipecac.* 3/6 et deux doses *nux vomic.* 2/3o. J'eus beau répéter deux fois ces remèdes, je n'obtins pas le moindre résultat.

Je lui donnai donc *arsen.* 2/3o en deux doses dans l'apyrexie, mais la fièvre et tous les symptômes restèrent les mêmes.

La malade se plaignant de soif pendant le frisson, j'espérai que deux doses *ignat.* 2/12 opéreraient plus efficacement. Les effets primitifs du médicament furent très-sensibles, mais les paroxysmes n'en reparurent pas moins.

La maladie devait donc avoir de profondes racines et reposer sur une disposition psorique de l'organisme. Je résolus par conséquent de recourir aux anti-psoriques.

Le 19 novembre, la malade prit *natr. mur.* 3/3o. L'état pendant l'aperyxie s'améliora beaucoup. Les accès devinrent peu à peu plus faibles et cessèrent enfin le 6 décembre. Le 17, se manifestèrent les prodromes de la menstruation supprimée depuis deux ans, comme nous l'avons dit. Voulant aider à la nature, j'administrai *pulsat.* 15 gutt. 1 ; cependant les règles ne parurent pas.

Des accès de céphalalgie et de douleur de poitrine me décidèrent à répéter *natr. mur.*, qui les fit cesser. La santé de la malade se fortifiait de plus en plus, et elle partit pour Berlin à la fin de décembre. A son retour elle continuait à se bien porter. Je lui donnai, le 11 janvier 1833, *spirit. vin. sulphur.* 2/30, et le 13 février, *graphit.* 2/30. Le principe morbifique qu'elle portait en elle, fut déraciné et le 15 mars, les règles parurent sans douleur, par la seule force de la nature, et coulèrent en abondance. Elle fut parfaitement guérie.

1549° OBSERVATION, PAR LE DOCTEUR THORER (1).

Wenzel, jeune homme de dix-huit ans, avec un colobome de l'iris sur les deux yeux, avait, depuis trois jours, une fièvre quotidienne. Il entra à l'hôpital le 12 mars 1833.

1° Paroxysme : Tous les soirs, à six heures, accès de frisson durant une heure, suivi d'une grande chaleur, avec soif et sueur ensuite. Les deux dernières périodes duraient toute la nuit. Le malade s'agitait dans son lit, et ne pouvait presque fermer l'œil. Le système vasculaire était irrité, la face rouge. Le matin, il se trouvait mieux en général, et se levait ; mais il était très-faible.

2° Intermission : Douleurs pressives dans la poitrine, l'empêchant de respirer librement. Toux avec expectoration glaireuse. Langue chargée, avec goût amer. Peu d'appétit. Constipation depuis huit jours, qui n'avait été enlevée que momentanément par un laxatif.

Je prescrivis contre la constipation un clystère et du gruau d'avoine ; je mis le malade à une demi-diète, et j'attendis, sans

______
(1) Communications pratiques de Thorer, vol. II, pag. 51 ; 1835.

lui rien administer, les accès du 13 et du 14, qui furent violens et arrivèrent à l'heure fixe.

Le 15, je lui fis prendre, le soir après l'accès, *pulsat.* 4/15, que je répétai le lendemain matin.

Le 16, il n'y eut pas de paroxysme, mais seulement légère chaleur.

Du 17 au 20, le malade se trouva mieux. Langue plus nette, appétit bon, fonctions du bas-ventre normales. Je ne lui donnai plus de médicament. Je lui permis de manger de la viande et de boire tous les jours une demi-bouteille de bière. Le 30, il quitta l'hôpital. Il n'y a pas eu de rechute.

1550ᵉ OBSERVATION, PAR LE DOCTEUR THORER (1).

Zippel, jeune homme de vingt-six ans, non marié, s'adressa à moi le 17 juillet 1832, au sujet d'une fièvre intermittente dont il avait été atteint neuf mois auparavant dans la campagne de Pologne, et qu'on avait fait disparaître alors au moyen de chinin. Mais elle est revenue depuis, et il l'avait vainement combattue par une foule de remèdes domestiques.

Cette fièvre présentait les symptômes suivans :

1.° Paroxysme : Type tierce. Accès arrivant toujours le matin, suivi d'horribles déchiremens dans tous les membres, puis de frisson. Le malade devait se mettre au lit. Il n'y avait pas de période de chaleur proprement dite ; mais, vers le soir, il se déclarait une violente sueur. L'accès durait toute la journée.

2.° Dans l'apyrexie, vertige surtout en se baissant et en se remuant, principalement le jour de la fièvre. Chaleur brûlante dans les yeux. Déchiremens dans la nuque. Teint jaune. Visage couvert de taches de rousseur. Il y avait eu jadis un grand nombre de furoncles. Quelquefois, boutons douloureux sur la langue. Appétit assez bon, mais pression dans l'estomac après avoir mangé. Flatuosités très-fréquentes, plus nombreuses qu'il n'était naturel. Selles régulières depuis huit jours. Il avait été

(1) Communications pratiques de Thorer, vol. II, pag. 52 ; 1835.

très-sujet auparavant à la diarrhée. Maux de reins en se baissant. Toutes les nuits, éruption de petits boutons rouges aux jarrets et sur les bras, causant de violentes démangeaisons et des cuissons à la chaleur, mais disparaissant le jour. Les douleurs qu'il éprouvait dans l'hypochondre gauche me décidèrent à le palper, et je trouvai que la rate était d'une grosseur énorme, enflée et dure.

Ces symptômes ne me laissaient rien attendre de bon ; un *placenta febrilis* était évident.

Je lui donnai *carbo veg et*. 3/30 le 18 juillet, et, huit jours après, tous ces symptômes de fièvre avaient disparu.

Le 1ᵉʳ septembre, l'enflure de la rate avait considérablement diminué. La mine du malade était meilleure, les fonctions régulières. Seulement, en se baissant, le sang lui montait encore à la tête. Il y éprouvait des douleurs. Ses membres commençaient à trembler. Il se sentait plus faible. L'après-midi, il ressentait encore quelque pression dans les yeux, et, le matin en se levant, un sentiment d'abattement et de la céphalalgie qui se perdaient en allant et en venant. Il ne sentait plus de pression dans l'estomac qu'après avoir mangé, et, tous les deux ou trois jours seulement, il éprouvait, en travaillant, un point de côté.

Le 3, *carbo veget*. paraissant avoir cessé d'agir, je donnai *natr. mur*. 2/30. Le 20 octobre, le toucher ne me fit plus rien découvrir d'anormal, et le malade était parfaitement guéri.

Il n'y a pas eu de rechute jusqu'à présent (1ᵉʳ mai 1834).

1551ᵉ OBSERVATION, PAR LE DOCTEUR THORER (1).

Le jardinier Fiedler, de M... avait eu le malheur de se crever l'œil droit avec un morceau de bois, le 27 février. Les humeurs en étaient sorties, et le bulbe s'était desséché. Une demi-heure auparavant, il avait été mordu par son chien de garde, ce qui l'avait beaucoup effrayé. Depuis ce jour, il était malade, et sa maladie présentait les symptômes suivans :

(1) Communications pratiques de Thorer, vol. II, pag. 54 ; 1835.

1° Paroxysme : Il était fort bien jusqu'à onze heures du matin ; mais il éprouvait alors un frisson qui durait un quart d'heure, avec sensation de fourmillement, suivi aussitôt, sans période de chaleur, d'une sueur froide, très-abondante pendant deux heures. Il se plaignait alors d'avoir les pieds tout froids. Le même accès se répétait régulièrement à onze heures du soir, et se perdait également par une somnolence complète et une sueur excessive.

2° Apyrexie : Manque d'appétit. Goût fade, salé. Douleurs dans le côté droit de la tête et dans la plaie qu'il avait à l'œil, quoiqu'elle fût complétement cicatrisée et qu'on n'y remarquât rien d'anormal. Soif très−grande. Toux catarrhale. Plénitude dans l'estomac. Grande faiblesse. Air maladif. Amaigrissement.

Cet état était le même depuis sept semaines, lorsque j'entrepris le traitement le 16 avril 1833. Je lui donnai *pulsat.*, trois doses, une tous les trois jours. La sueur et les accès diminuèrent. Je lui fis prendre, du 1ᵉʳ au 7 mai, *nux vomic.* 2/30, qui acheva de le guérir. Depuis six mois, il n'a pas cessé de se bien porter.

1552ᵉ OBSERVATION, PAR LE DOCTEUR THORER (1).

Le fermier K., âgé de quarante ans, homme vigoureux et bien portant, avait depuis neuf jours une fièvre tierce qui l'avait tellement épuisé qu'il n'était plus en état de quitter le lit. Il s'adressa à moi le 10 mars 1834.

1° Paroxysme : Tous les trois jours, accès de frisson durant une heure, et suivi d'une forte chaleur fébrile, avec violente céphalalgie et sueur. Les accès arrivaient à trois heures et demie du matin. Dans la période de froid, plusieurs vomissemens de bile.

2° Intermission : Embarras de la tête. Langue chargée, d'un blanc jaunâtre. Goût amer. Pas d'appétit. Toux, une fois avec vomissemens de glaires et crachemens de sang. Pas de selle depuis deux jours. Pouls très-lent et plein.

(1) Communications pratiques de Thorer, vol. II, pag. 55, 1835.

Le malade ayant eu un accès le jour même, je lui donnai, le soir, *nux vomic.* 2/30. L'accès suivant arriva le 12 ; il fut beaucoup plus léger. Pas de vomissemens de bile. Langue moins chargée. Les symptômes de l'apyrexie furent également moins intenses. Je lui fis prendre *pulsat.* 3/12.

Le 14, au lieu de l'accès, seulement quelques tiraillemens avec chaleur et sueur, sans vomissemens de bile. Je répétai *pulsat.*

Le 16 et le 18, diminution graduelle des symptômes ; seulement de légers indices de la fièvre. L'appétit revenait. La langue était pure. Le malade se sentait beaucoup mieux et se leva. Je ne lui fis rien prendre.

Le 20, les symptômes avaient disparu. Le malade ne se plaignait plus que de l'amertume de la bouche. Langue entièrement nette du reste. Pas de symptômes gastriques ni bilieux. Cela me décida à répéter *pulsat.*

Le 23, il était parfaitement guéri. Depuis neuf mois, pas de rechute.

1553ᵉ OBSERVATION, PAR LE DOCTEUR THORER (1).

Le fils du pasteur R., âgé de quinze ans, jeune homme bien portant, avait toujours été très-disposé à attraper des fièvres intermittentes. Son père habitait une vallée couverte d'étangs. Depuis huit jours, il avait une fièvre tierce qui présentait les symptômes suivans :

1º Paroxysme : Tous les deux jours, à quatre heures après midi, fort frisson durant une heure, avec mains froides et humides. Face et lèvres pâles. Puis chaleur pendant deux heures, sans sueur ni soif.

2º Apyrexie. Maux de tête dans le côté droit du front, chaque jour. Douleurs déchirantes dans l'œil droit. On ne pouvait toucher la région du *pes anserinus*, sans exciter à l'instant de violentes douleurs dans les nerfs, semblables au tic douloureux. Quelques

(1) Communications pratiques de Thorer, vol. II, pag. 57 ; 1835.

jours auparavant, saignement de nez avant l'accès : il ne s'était pas renouvelé. Langue nette, humide. Goût mauvais, et mauvaise odeur par le nez. Trois selles par jour. Appétit, digestion et sommeil bons.

Je lui donnai, le 5 août 1833, *pulsat.* 3/12, à prendre aussitôt après l'accès attendu. L'accès arriva en effet avec toute sa violence première.

Le 7, pas d'accès; mais, par contre, céphalalgie et démangeaisons dans l'angle interne de l'œil droit (au lieu des anciennes douleurs), le matin encore. Une seconde dose *pulsat.* 2/12 enleva ces symptômes, et le malade fut guéri sans autre médicament. Pas de récidive depuis cinq mois.

1554ᵉ OBSERVATION, PAR LE DOCTEUR STRECKER (1).

Il n'y a pas de doute que les fièvres intermittentes puissent être guéries par les moyens homœopathiques, puisque j'ai obtenu moi-même de pareilles guérisons par *arsenic.* Quant à *ipecac.* et *nux vomic.*, ces remèdes si vantés, ils ne m'ont pas rendu de services bien remarquables. Dans la plupart des cas, j'ai dû, après une longue attente, revenir à *china,* qui est le vrai spécifique et qui guérit radicalement, pourvu qu'on l'administre à propos et que le malade suive une diète convenable. L'expérience ne justifie pas les craintes que l'on a d'abuser du quinquina. Qu'il y ait des individus à qui ce médicament soit nuisible, je l'ai observé moi-même, mais ce n'est qu'une rare exception à la règle.

1555ᵉ OBSERVATION, PAR LE DOCTEUR S. (2).

Le canonnier Albrecht, âgé de vingt-deux ans, d'une constitution robuste, étant tombé dans l'eau en 1830, par suite de la rupture de la glace, fut attaqué sur-le-champ de crampes dans les mollets et bientôt après d'une espèce de fièvre tierce. Les crampes dans les mollets cessèrent le printemps suivant,

(1) Gazette homœop., vol. VI, pag. 87; 1835.
(2) *Ibid.*, pag. 90.

mais la fièvre persista, malgré les remèdes domestiques et le quinquina que le malade prit long-temps à fortes doses. En un mot, il avait encore la fièvre lorsque, appelé sous les drapeaux, il fut incorporé, en 1832, dans le premier régiment d'artillerie. En automne déjà, elle avait pris le type quarte. L'usage du quinquina l'avait fait cesser quelquefois, il est vrai ; mais elle était toujours bientôt revenue, ce qui avait déterminé l'administration de nouvelles doses de quinquina. Envoyé à D., il fut mis à l'hôpital bientôt après son arrivée. Le chirurgien du régiment, le docteur B., jeune allopathe renommé, le traita quatre mois sans autre résultat que de procurer au malade quelques intermissions de quinze jours ou trois semaines au plus, et toujours suivies de récidives. Au mois d'août 1833, sa compagnie ayant été cantonnée ici, j'entrepris son traitement.

Je trouvai les symptômes suivans :

1° Pendant l'apyrexie : Pâleur de la face. Déchiremens dans la tête d'une oreille à l'autre. Déchiremens dans les avant-bras, depuis le coude jusque dans les doigts. Déchiremens dans les deux articulations du genou. Mains et pieds froids avec faiblesse ; il ne trouvait rien assez salé. Toux avec légère expectoration de glaires, surtout couché sur le dos. Depuis deux mois, enflure du testicule droit et du cordon spermatique jusque dans le canal inguinal, l'empêchant de mettre ses pantalons et de se pencher, sans quoi la douleur dans le cordon spermatique devenait insupportable.

2° Pendant l'accès. L'accès le prenait entre trois et quatre heures de l'après-midi. Chaleur durant deux heures, précédée de frisson et suivie de sommeil, puis d'une sueur froide, surtout la nuit. Avant et pendant le frisson, soif. Pendant le frisson, violens déchiremens dans les parties supérieures et inférieures ; mains et pieds froids comme de la glace ; mains mortes. Toux pendant le frisson et pendant la chaleur avec légère expectoration. Je lui fis respirer trois fois par une narine, après trois accès successifs, *sepia* 30. Trente jours après la dernière olfaction, je lui donnai *china* 3/30, contre les douleurs du testicule et du cordon spermatique (symptômes d'abus du quinquina).

Le douzième jour après l'olfaction pour la dernière fois de sépia, la fièvre avait disparu, ainsi que tous les accidens accessoires. Trois semaines après china, on n'apercevait plus la moindre trace de l'enflure du testicule et du cordon spermatique. Il y a quinze mois qu'il est guéri.

1556ᵉ OBSERVATION, PAR LE DOCTEUR BARTL (1).

Un des remèdes les plus efficaces contre les fièvres intermittentes produites par les exhalaisons des marais, est le *semen santonici*. J'ai eu l'occasion de m'en assurer souvent.

Cette fièvre est composée de trois, quelquefois aussi de deux périodes seulement : frisson, chaleur et sueur, ou chaleur et sueur. Elle prend le type quarte ou tierce, et est ordinairement très-violen te   très-grave.

Les cas qui demandent *semen santon.* sont les suivans :

Dès l'apparition de la fièvre, le malade est pris de nausées ou même de vomissemens des alimens ou bien de bile, si l'estomac est vide, quelquefois précédés de malaise. En même temps, ou un peu plus tard, diarrhée d'excrémens d'abord, puis de bile. Si ces symptômes ne précèdent pas le frisson, ils le suivent et se manifestent pendant la chaleur. Ces évacuations se succèdent très-rapidement, quelquefois coup sur coup, et consistent finalement en bile mêlée aux boissons. Le malade a ordinairement mauvaise mine ; face pâle, le plus souvent jaunâtre, terreuse jusque dans l'albugine ; face fortement gonflée, rouge, ou tirant sur le violet. Pupilles le plus souvent très-dilatées ; la tunique de l'œil brunâtre, le nez quelquefois effilé. Le tour de la bouche pâle ou violet. Soif ordinairement pendant le frisson, mais souvent aussi dans la chaleur, cessant au commencement de la sueur ; elle est ordinairement vive ; et selon la quantité des liquides bus, les excrétions par le haut et le bas sont plus ou moins abondantes. Quelquefois pincement douloureux dans la région du nombril ; sinon, douleur dans cette région au toucher.

(1) Gazette homœop., vol. VI , pag. 326 ; 1835.

Sueur sur tout le corps, souvent froide sur le front et sur les autres parties du corps. Perte des forces différente, selon les malades, au premier accès; agitation, gémissemens pendant le paroxysme, ou indifférence, insensibilité.

Pendant l'apyrexie, les vomissemens cessent, la violente diarrhée diminue, la face rouge, gonflée pendant la chaleur, devient pâle ou terreuse; mais les pupilles restent dilatées. Langue presque nette, ou couverte d'un léger enduit jaunâtre transparent; souvent le malade a faim. Quelquefois toux sèche, spasmodique. Sommeil ordinairement agité.

Semen santon. fut administré à la dose de dix à quinze grains (dix pour les individus faibles, très-sensibles, quelquefois moins) infusés dans deux ou trois onces d'eau bouillie pendant dix à quinze minutes. On avait soin de prendre la graine fraîche et de donner l'infusion préparée depuis peu de temps. Le malade l'avalait après la sueur, aussi chaude que possible.

Si le malade était délivré de la fièvre le lendemain ou même douze heures après, on répétait la dose. Que l'accès se renouvelât ou non, il fallait donner une seconde dose, tantôt vingt-quatre heures après, tantôt toutes les douze heures, selon la violence du cas, aussitôt que la sueur avait cessé. La fièvre cessait-elle après une ou plusieurs doses, le malade en prenait encore une ou deux, toutes les vingt-quatre heures seulement, et il était parfaitement guéri.

L'infusion *semin. santonic.* a été administrée avec non moins de succès dans les fièvres intermittentes qui n'étaient pas caractérisées par des vomissemens, mais seulement par une diarrhée, ou réciproquement, c'est-à-dire quand il n'y avait pas de diarrhée, mais des vomissemens tels que nous les avons décrits. Les pupilles étaient toujours dilatées et la langue presque pure. C'étaient là les indications caractéristiques pour l'administration de ce remède.

Un grand nombre de fièvres intermittentes produites par les exhalaisons des marais, ont été guéries par une ou deux doses très-faibles de *chinin.*, dès que ce moyen convenait.

Ces cures ont été opérées dans l'hôpital de Mantoue. Mais le docteur Bartl a eu à traiter encore un grand nombre de malades qu'il a promptement guéris par *china*, *arsenic.*, *nux vomic.*, et *bryon.*

1557ᵉ OBSERVATION, COMMUNIQUÉE PAR LE DOCTEUR GROSS (1).

La fièvre quarte avec frisson, chaleur, peu de soif, puis sueur, a cédé le plus souvent à *pulsat.* 3o, à doses répétées, quelquefois à une seule dose. Elle a guéri, administrée à doses répétées, un journalier atteint depuis quatre mois d'une fièvre pareille qui avait résisté à une quantité d'autres remèdes.

1558ᵉ OBSERVATION, PAR LE DOCTEUR BERNSTEIN (2).

André Rovatsch, jeune domestique d'une forte complexion, était attaqué tous les printemps d'une fièvre qui durait jusqu'en automne et cessait en hiver pour reparaître au printemps suivant. L'allopathie, la sympathie et l'antipathie n'avaient pu le guérir par leurs médicamens. J'eus de la peine à le décider à observer quelque temps le régime que je lui prescrivis et à lui faire prendre *arsenic.* 1/3o. Lorsque l'accès, qui durait vingt-quatre heures et qui se caractérisait par défaillance, somnolence, soif, pouls rapide et petit, était passé, ce malade retournait à son travail, mangeait avec appétit et se sentait bien. Ce fut dans une pareille intermission, que j'administrai le remède. Pendant trois jours, le malade se contenta de pain et de soupe. L'accès ne parut plus, et, la faim se faisant sentir, il se dédommagea, le quatrième jour, par une bonne assiettée de choucroute, sans s'en ressentir cependant.

1559ᵉ OBSERVATION, PAR LE DOCTEUR SÉGIN (3).

Un jeune homme de vingt ans, robuste et d'une santé floris—

(1) Gazette homœop., vol. VII, pag. 327; 1835.
(2) *Ibid.*, pag. 368.
(3) Hygea, vol. II, pag. 161; 1835.

sante, habita long-temps une contrée dans laquelle il règne
souvent des fièvres intermittentes. Cependant, il n'en contracta
aucune, mais fut atteint d'une autre maladie, qu'on lui dit être
une fièvre nerveuse. Il ne se rétablit que lentement et avec
peine. A peine fixé dans une localité plus saine, il fut pris d'une
fièvre intermittente qui dura une année entière, avec des interruptions de quatre, six et huit semaines, et pour laquelle on lui
fit prendre une grande quantité de médicamens, principalement
de quinquina. Ayant encore changé de domicile, il resta trois
ou quatre mois exempt de fièvre, en sorte qu'il se crut parfaitement guéri. Cependant c'était une illusion ; à l'entrée de la
saison pluvieuse et froide, en décembre, il fut pris tout à coup
d'un froid très-fort, suivi de chaleur et de sueur ; une soif violente
accompagna le paroxysme entier, ainsi qu'un grand mal de tête.
Après une apyrexie de vingt-quatre heures, les mêmes phénomènes reparurent, avec un fort vomissement de bile. Durant
le prochain intervalle libre, je lui administrai quatre doses d'ipé-
cacuanha 3/6 de six en six heures. L'accès suivant ne fut
point aussi fort ; le froid et la chaleur alternèrent plusieurs fois
ensemble avant que la sueur parût ; une agitation continuelle par
tout le corps obligeait le malade à changer sans cesse de place ;
il avait en même temps des crampes dans les jambes, pour peu
qu'il tentât de les étendre. Après qu'il eut pris *nux* 3/10, il
eut encore deux accès, qui furent très-modérés, et dont le dernier ne s'annonça même que par une certaine agitation dans les
extrémités inférieures. Deux ans se sont écoulés depuis lors, et
le malade n'a plus eu la fièvre depuis. Cependant, une année
après son dernier accès, il éprouva un gonflement inflammatoire
aux alentours de l'anus, qui passa à la suppuration, et dont on
fut obligé d'ouvrir le foyer, à cause de la violence des douleurs
qu'il occasionait. Les moyens mis en usage contre cette inflammation n'étaient point en état d'en raccourcir la durée. Dès
lors, le jeune homme s'est trouvé beaucoup mieux qu'il ne se
souvenait d'avoir été depuis plusieurs années.

1560ᵉ **OBSERVATION, PAR LE DOCTEUR SÉGIN** (1).

Un pauvre homme m'appela auprès de sa femme, qui, depuis long-temps déjà, était dans le plus piteux état. Je la trouvai faible au dernier point, émaciée, avec les yeux troubles et cernés de bleu, le teint pâle, l'aspect cachectique, et les jambes fortement tuméfiées ; elle était couchée dans son lit : l'impression profonde que les doigts faisaient aux jambes ne s'effaçait qu'avec lenteur : une fièvre intermittente, qui l'avait mise dans cette situation, ne paraissait d'abord que tous les trois jours ; mais depuis long-temps déjà elle renouvelait quotidiennement ses accès. Je prescrivis le régime nécessaire, et surtout des alimens restaurans, d'une digestion facile. Au bout de quelques jours, je fis prendre quelques globules d'*ars.* 3. Plusieurs jours après, je ne trouvai aucun changement ; la fièvre était restée la même ; le froid, la chaleur et la sueur duraient tantôt plus, tantôt moins, tantôt avançaient et tantôt reculaient de quelques heures. La malade prit *kali carb.* et *ars. alb.* āā 4, j, *aq. distill.*, *alcool vin.* āā ℥ iij, potion qui lui fut administrée à la dose de vingt gouttes par jour. Déjà après la seconde dose, la fièvre cessa. La malade prit encore plusieurs fois le même médicament ; mais je lui défendis d'en user davantage. Ayant été obligé de quitter l'endroit, j'ignorai ce que cette femme devint : au bout de dix mois, je la rencontrai bien portante ; elle m'apprit que la fièvre l'avait quittée à l'époque dont je viens de parler, et qu'ensuite elle s'était rétablie lentement.

1561ᵉ **OBSERVATION, PAR LE DOCTEUR SÉGIN** (2).

Un garçon de six ans supporta assez bien une fièvre gastrique, qui lui laissa seulement un peu de diminution de l'appétit. Cependant il reprit ses jeux, comme par le passé. Mais, depuis quatre ou cinq jours, vers quatre heures du soir, il se plai-

(1) Hygea, vol. II, pag. 163 ; 1835.
(2) *Ibid.*

gnait d'avoir froid , et demandait à se coucher : il ne tardait pas à
s'endormir , et ne se réveillait qu'au bout de quatre heures ; ordinairement alors il avait un peu sué , et il demandait à boire.
Une goutte de *sabad.* 3 fit promptement cesser , sans aggravation aucune , cet état , qui ne reparut plus.

1562ᵉ OBSERVATION, PAR LE DOCTEUR SCHWAB (1).

J., petite fille de dix ans , avait depuis huit jours , lorsqu'on
me fit appeler le 13 février 1834 , une violente fièvre intermittente dont les accès revenaient toutes les après-dînées , retardant chaque fois. Ils commençaient par un violent frisson qui
faisait faire des soubresauts à l'enfant et qui durait trois quarts
d'heure. En même temps douleurs dans les membres et céphalalgie , avec forte soif. Puis chaleur pendant long-temps avec
mal de tête et enfin sueur. Je lui donnai *ignat.* 2/9.

Le 14, au lieu du paroxysme ordinaire , seulement un peu
de soif.

Le 16, pas d'accès , mais sommeil réparateur.

Le 23, j'appris qu'il y avait encore eu trois légers accès ; je
répétai donc *ignat.* L'enfant se porta bien depuis.

1563ᵉ OBSERVATION, PAR LE DOCTEUR SCHWAB (2).

R., homme robuste de trente ans , était pris tous les soirs
d'une chaleur générale avec violens maux de tête et soif , suivis
de chaleur avec soif. Je lui donnai *china* 2/6, toutes les deux
heures , sans résultat.

Le lendemain soir , la fièvre reparut. La violence des maux
de tête me détermina à administrer pendant le paroxysme plusieurs doses *aconit.* 2/18, qui furent suivies d'une amélioration
visible. Je fis continuer *aconit.* toutes les deux heures après l'accès. Il n'y en eut plus.

(1) Hygea, vol. II, pag. 182; 1835.
(2) *Ibid.*

1564ᵉ OBSERVATION, PAR LE DOCTEUR SCHWAB (1).

H., petite fille de sept ans, avait chaque jour un accès qui présentait les symptômes suivans : frisson avec face bleue et doigts bleus, puis chaleur avec soif et enfin sueur. Je donnai *nux vomic.* 1/24, toutes les deux heures. L'accès suivant parut sans frisson, il y eut seulement chaleur et soif pendant quatre heures, et ensuite sueur. Je fis prendre *china* 1/6, toutes les quatre heures ; mais la fièvre reparut trois fois telle qu'elle était auparavant. Elle céda à *arsen.* 1/30, toutes les quatre heures, en devenant de moins en moins intense à chaque nouvel accès.

1565ᵉ OBSERVATION, PAR LE DOCTEUR SCHWAB (2).

Le 9 avril 1834, je fus appelé auprès d'une autre jeune fille d'une vingtaine d'années, d'un tempérament sanguin. Je l'avais déjà traitée jadis d'une fièvre bilieuse par la méthode allopathique. Elle se plaignait alors de vertige, de manque d'appétit, d'abattement dans les membres et de céphalalgie frontale. Je lui donnai *aconit.* 1/6.

Le 10, on me manda qu'elle avait eu la veille un paroxysme formel de fièvre, caractérisé comme il suit : frisson de deux heures avec forte soif, puis chaleur avec soif ; maux de tête dans le frisson et la chaleur. Après la fièvre, abattement, langue chargée.

Elle reçut trois doses *ignat.* 1/3 à prendre à des intervalles de six heures.

Le 11, la malade ne se plaignit que de vertiges. Voulant attendre l'effet d'*ignat.*, je ne fis rien prendre.

Le 14, aucun accès n'ayant reparu et la malade se plaignant toujours de vertiges et de maux de tête, quoique les autres fonctions fussent normales, je lui donnai une nouvelle dose *aconit.* 3/3, qui lui rendirent bientôt une santé qui n'a pas été troublée depuis.

(1) Hygea, vol. II, pag. 182 ; 1835.
(2) *Ibid.*

1566ᵉ OBSERVATION, PAR LE DOCTEUR SCHWAB (1).

B., garçon de douze ans, avait déjà eu deux accès de fièvre tierce lorsqu'on m'appela le 24 mai 1834. L'accès commençait par un léger frisson suivi de chaleur pendant douze heures avec mal de tête et soif vive, puis sueur avec grand épuisement. Il reçut *china* 1/6, toutes les deux heures. Il n'y eut plus d'accès.

1567ᵉ OBSERVATION, PAR LE DOCTEUR SCHWAB (2).

D., petite fille de neuf ans, avait déjà eu quelques accès de fièvre tierce avec frisson et forte soif, puis chaleur modérée, sans soif. La face et le blanc des yeux paraissaient jaunes. Je donnai *ignat.* 2/3, trois doses, à six heures d'intervalle.

L'accès suivant fut beaucoup moins fort. Je répétai *ignat.*, et la fièvre disparut.

1568ᵉ OBSERVATION, PAR LE DOCTEUR SCHWAB (3).

R., petite fille de cinq ans, souffrait d'une fièvre tierce caractérisée comme il suit : chaleur partout le corps avec céphalalgie et soif, durant cinq à six heures, puis sueur. Je donnai *china* 1/6. Il n'y eut plus d'accès.

1569ᵉ OBSERVATION, PAR LE DOCTEUR SCHWAB (4).

A. M. V., femme de quarante ans, se plaignait des accidens suivans qui revenaient tous les trois jours :

Lassitude, sensation de froid lui parcourant tout le corps, maux de reins, besoin d'uriner, oppression de poitrine, peu de chaleur, pas de soif, manque d'appétit. Dans l'apyrexie : grand abattement.

(1) Hygea, vol. II, pag. 184 ; 1835.
(2) *Ibid.*
(3) *Ibid.*
(4) *Ibid.*, pag. 185.

Je donnai une dose *natr. mur.* 3/30.

L'accès suivant fut plus violent : frisson de cinq heures, avec malaise et vomissemens de glaires. Pression depuis les reins sur l'anus, forçant à pleurer; déchiremens dans les genoux, puis chaleur avec soif durant deux heures ; ensuite nouveaux vomissemens, avec frisson et battemens de cœur; enfin sueur aigre, avec bruissemens dans les oreilles, pendant une heure. J'administrai trois doses *arsen.* 2/30, à des intervalles de six heures. L'accès suivant ressembla en tout au précédent, seulement il dura moins long-temps et fut beaucoup moins violent. Il s'y joignit de l'obstruction. Je donnai alors *nux* 2/30, toutes les quatre heures. Il n'y eut plus de paroxysme. Depuis six mois, la malade n'a pas cessé de jouir d'une bonne santé.

1570ᵉ OBSERVATION, PAR LE DOCTEUR SCHWAB (1).

Un soldat robuste, qui souffrait depuis un an d'une fièvre tierce, que *china* avait fait disparaître huit fois, s'adressa à moi, et je trouvai les symptômes suivans : de deux jours l'un, le matin, frisson avec soif, puis chaleur avec soif, et ensuite sueur. Pendant toute la durée de l'accès, violentes douleurs déchirantes dans la joue et la tempe ; face pâle et un peu enflée.

Je lui donnai *pulsat.* 4/3, une dose chaque jour. Le troisième jour, l'accès attendu n'eut pas lieu ; mais la céphalalgie devint quotidienne. Je lui fis prendre *nux* 3/3. Le lendemain la fièvre reparut avec soif avant et pendant tout l'accès, et parut vouloir prendre le type quarte. Les maux de tête redevinrent tout aussi violens, et le malade se plaignait en outre d'épuisement qui l'empêchait de s'acquitter convenablement de ses devoirs.

Il prit *arsen.* 2/30. Les maux de tête diminuèrent de jour en jour. Un nouvel accès très-léger au type quarte, me détermina à lui donner encore une fois *nux* 3/3. Il n'y eut plus d'accès ; le teint du malade s'éclaircit, et il m'assura ne s'être jamais mieux porté après une cure. Depuis quatre mois, il jouit d'une santé excellente. Je ne l'ai pas revu.

(1) Hygea, vol. II, pag. 185 ; 1835.

1571° OBSERVATION, PAR LE DOCTEUR SCHWAB (1).

H., petit garçon de huit ans, éprouvait tous les deux jours, un fort frisson avec soif, suivi de chaleur avec peu de soif. Il reçut *ignat.* 2/12, toutes les trois heures. L'accès suivant arriva avec frisson et chaleur, avec forte soif pendant l'une et l'autre, et obstruction. Je lui donnai *nux* 1/24, toutes les quatre heures. Il y eut encore trois accès. Je continuai *nux.* La fièvre diminua de plus en plus d'intensité. Le quatrième accès fut à peine sensible, mais il s'y joignit des maux de ventre, accompagnés de selles liquides. Je donnai *pulsat.* 1/18, toutes les quatre heures. Il n'y eut plus qu'un léger accès.

1572° OBSERVATION, PAR LE DOCTEUR SCHWAB (2).

H., jeune fille de 15 ans, avait eu plusieurs fois des accès de fièvre tierce, avec frisson et soif, puis chaleur et oppression de poitrine. Elle prit *ignat.* 2/12, toutes les trois heures, et fut guérie.

1573° OBSERVATION, PAR LE DOCTEUR SCHWAB (3).

B., petite fille de 10 ans, avait depuis quatre ans, une fièvre quarte qu'on avait fait disparaître plusieurs fois pendant un mois à six semaines, mais qui était toujours revenue. Je trouvai les symptômes suivans : la fièvre n'avait pas de type déterminé, elle commençait par un froid violent et une soif ardente, qui étaient suivis de chaleur avec soif peu considérable, et violente céphalalgie ; ensuite se déclarait la sueur ; l'apyrexie n'était pas sans un peu de fièvre, et était accompagnée de maux de tête et de douleurs dans le bas-ventre, avec langue chargée ; manque d'appétit ; enflure de la rate assez considérable. Je donnai *ignat.* 1/12, toutes les quatre heures. Quoique l'accès suivant n'eût pas

(1) Hygea, vol. II, pag. 186 ; 1835.
(2) *Ibid.*
(3) *Ibid.*

eu lieu , les douleurs pendant l'apyrexie ne s'en manifestèrent pas moins , et il s'y joignit de l'obstruction. Je donnai deux doses *nux* 2/12 à prendre à douze heures d'intervalle. L'obstruction persista néanmoins , et la fièvre offrant un caractère synochal , je fis prendre *aconit.* 1/24 , toutes les 24 heures. L'amélioration fut sensible. Sommeil plus paisible ; retour de l'appétit ; diminution considérable de l'enflure de la rate ; soif et chaleur très-légères. Je fis continuer *aconit.* toutes les douze heures. Il s'était déclaré cependant dès le commencement de la cure, une toux sèche , pénible, qui persista après la disparition de tous les symptômes. *Pulsat.* 1/12, *ipecac.* 1/3, et enfin *hyosc.* 1/12, la firent beaucoup diminuer. J'eus à lutter contre cette fièvre opiniâtre depuis le 14 jusqu'au 28 juin 1834. Le 17 août, j'appris qu'il y avait eu un nouvel accès présentant les symptômes suivans : froid avec vomissemens ; chaleur avec soif ; maux de tête ; déchiremens dans les membres ; dans l'apyrexie, bien-être. *Pulsat.* 2/12 toutes les quatre heures, opéra une guérison complète.

1574ᵉ OBSERVATION, PAR LE DOCTEUR SCHROEN (1).

Une jeune dame , mariée depuis un an environ ; enceinte depuis six à sept mois , n'ayant aucun appétit depuis sa grossesse , d'une constitution délicate , excessivement maigre , fut prise de l'accès suivant , le 20 avril 1834 , pendant une partie de campagne, où elle avait fait des efforts inaccoutumés.

Vers le soir , violent frisson à lui faire claquer les dents , avec soif ardente ; oppression de la poitrine et respiration pénible. La malade se sentait excessivement faible. Cet accès dura une heure pendant laquelle elle ne cessa de se plaindre et de gémir. Il fut suivi de chaleur avec anxiété terrible, la soif persista. Pouls faible. La nuit, sueur générale , surtout à la poitrine. Le matin, l'urine déposa un sediment trouble, et la tête était entreprise.

Je cherchai le remède convenable; mais, aucun ne me paraissant répondre suffisamment à cette maladie , je laissai de côté les

(1) Hygea, vol. II , pag. 419 ; 1835.

symptômes du paroxysme, pour ne plus m'occuper que de l'état de la malade pendant l'apyrexie. La tête était souvent entreprise ; douleurs dans les molaires ; très-peu d'appétit. La malade ne mangeait pas de viande ; selles rares et dures.; face pâle et changeant de couleur ; grande maigreur depuis sa grossesse ; lassitude continuelle ; agitation la nuit ; elle se retournait d'un côté et d'autre, parce que les membres lui faisaient mal ; humeur sombre et triste ; pleurs fréquens.

China répondant parfaitement à ces symptômes et même assez bien à ceux de l'accès, j'en donnai le 21 avril, une dose 3 gutt. 1, toutes les trois heures. Vers le soir, il y eut indices d'un accès, sans que l'accès eût lieu néanmoins. La nuit, sueur ; elle dut changer de chemise. Je continuai *china*. Jusqu'au 29, pas d'accès, malgré les sueurs nocturnes, l'oppression et l'anxiété. Le 29, frisson dans la nuit, puis douleur terrible dans le côté gauche du visage, qui dura toute la nuit.

Malgré tout le soin que j'apportais à choisir le remède, malgré l'administration à doses répétées de *china* et d'*arsen.* sous toutes les formes, il y avait toujours la huitième nuit, un violent accès de fièvre, ou une terrible douleur au visage, avec anxiété et angoisse inexprimables.

À chaque accès, le frisson devenait plus violent, et j'en vins à craindre pour les jours de la malade, avec d'autant plus de raison, que l'oppression de poitrine lui enlevait la respiration ; et qu'il s'y joignit des spasmes toniques au commencement de juillet.

Le dernier accès eut lieu dans la nuit du 20 juillet. Le 22, la malade mit au monde une grosse fille. On n'aurait jamais pu croire qu'une femme si chétive et si maigre pût donner le jour à une pareille enfant. L'arrière-faix était d'une grosseur inaccoutumée.

Après l'accouchement, toutes les douleurs cessèrent. Les couches se passèrent fort bien.

1575e **OBSERVATION, PAR LE DOCTEUR ELWERT** (1).

Jean Volmer, de Dinklar, homme de trente-huit ans, un peu corpulent, disposé à se chagriner, souffrait depuis douze jours d'une fièvre dont les accès arrivaient tous les deux jours et pour laquelle il avait pris des mixtions ordonnées par le chirurgien Bahrens. Accès. Vertiges. Battemens douloureux dans le front. Frissons, durant de trois à quatre heures, que la chaleur extérieure ne pouvait faire cesser; sans soif, mais avec vomissemens de bile d'abord, de sang plus tard. Ensuite chaleur, brûlante surtout au dos, sèche, ne cessant que dans la sueur et accompagnée de soif. Toux sèche, même dans l'apyrexie, plus cruelle le soir. Pendant l'accès, grand abattement. Je lui donnai, le 22 avril 1834, *arsen.* 6/30, tous les matins à jeun. Le 26, j'appris que l'accès qu'on attendait n'avait pas eu lieu, et que les douleurs avaient cessé. J'envoyai encore *arsen.* 30, quatre doses, à prendre une tous les deux jours. Il n'y eut pas de récidive et le malade se rétablit promptement. Il jouit encore d'une bonne santé (janvier 1836).

1576e **OBSERVATION, PAR M. J. K.** (2).

Marie Lasnig, âgée de trente ans, mariée, avait depuis quelques semaines une fièvre quarte. Léger frisson, puis chaleur brûlante accompagnée de violente céphalalgie et de soif inextinguible, et suivie d'une forte sueur. Ardeur douloureuse continuelle dans la région de l'estomac. *Nux vomic.* 2/30 ne produisit rien; mais *arsen.* 1/30 enleva sur-le-champ la fièvre qui ne revint plus.

1577e **OBSERVATION, PAR M. J. K.** (3).

Un domestique, âgé de vingt-deux ans, avait depuis trois

(1) Gazette homœop., vol. VIII, pag. 104; 1836.
(2) *Ibid.*, pag. 148.
(3) *Ibid.*

semaines une fièvre quarte accompagnée d'un froid violent, puis d'une forte chaleur avec céphalalgie et soif, et enfin d'une sueur abondante. Dans l'apyrexie, bouche amère, défaut d'appétit, douleur dans le creux de l'estomac, selle dure, douleur et faiblesse dans les membres inférieurs. *Ipecac.* 2/6 et *nux vomic.* 3/30 le guérirent.

1578ᵉ OBSERVATION, PAR M. J. K. (1).

Un étudiant, âgé de vingt ans, avait depuis dix mois une fièvre quarte contre laquelle il avait pris beaucoup de *chinin.* à doses allopathiques, mais dont il n'avait jamais pu prévenir le retour. La fièvre commençait par un frisson d'une demi-heure, ensuite chaleur avec mal de tête, puis sueur. Soif vive dans la chaleur et la sueur; peu d'appétit, bouche amère. *Nux vomic.* 2/18, deux doses, *natr. mur.* 2/30, une dose, *sabadill.* 2/30, deux doses, améliorèrent l'appétit et firent cesser l'amertume de la bouche; mais la fièvre persista, quoique moins forte. *Ipecac.* 2/6, cinq doses, une tous les jours, enleva entièrement la fièvre, preuve que ce médicament est un antidote de *china sulphur.*, dont le malade avait abusé auparavant.

1579ᵉ OBSERVATION, PAR M. J. K. (2).

Ursule Hamman, âgée de cinquante ans, était attaquée d'une fièvre quarte depuis trois semaines. Léger frisson, puis forte chaleur avec délire et violente céphalalgie, et enfin légère sueur. Soif ardente avant et pendant le frisson. Douleur au dessus de la région de l'estomac; éructation à vide avant le frisson. *China* 3/9, deux doses, ne produisit rien; *arsen.* 1/30, deux doses, la guérirent.

(1) Gazette homœop., vol. VIII, pag. 148; 1836.
(2) *Ibid.*

1580ᵉ **OBSERVATION, PAR M. J. K.** (1).

Mathias Faïdiga, âgé de cinquante-cinq ans, avait depuis un mois une fièvre quarte qui était devenue quotidienne. Il était en outre asthmatique depuis long-temps, toussait beaucoup et avait les jambes et les pieds tout enflés et la respiration si courte qu'il devait rester constamment assis, crainte de suffoquer. Il dormait même dans cette position. Il avait vraisemblablement aussi un hydrothorax. La fièvre le prenait à neuf heures du soir par des frissons suivis de chaleur et d'une sueur légère. Soif avant et pendant le frisson, ainsi que pendant la chaleur. Goût amer. Pas d'appétit. Douleurs dans le creux de l'estomac et dans le ventre. Selle dure tous les deux jours seulement.

Il prit, le 24 et le 25 septembre, *bryon.* 2/6; le 26, *nux vomic.* 2/24, qui fut répété le 27; le 28, *natr. mur.* 2/30. Après *natr.* la fièvre redevint quarte avec léger frisson, légère chaleur et sueur froide à la tête. Soif surtout pendant la sueur. Voyant que j'avais à faire à une fièvre quarte très-compliquée, et soupçonnant l'existence de la psore chez le malade, je lui donnai, le 9 octobre, *sulphur* 2/30, trois doses, une tous les cinq jours. La fièvre reparut comme à l'ordinaire, cependant le malade était mieux en général : il pouvait se coucher, respirait plus facilement et avait un peu d'appétit. Le 23 octobre, je lui donnai *chinin. sulphur.*, la vingtième partie d'un grain 1, tous les jours pendant six jours. La fièvre cessa. Mais l'enflure des pieds restait toujours ; elle avait même augmenté pendant l'usage de *china.* Quatre doses *veratr.* 3/12 et deux doses *arsen.* 2/30 et 1/30 en quinze jours, alternativement, la firent disparaître. Le malade est non seulement guéri de la fièvre, mais même de son asthme, et il jouit d'une excellente santé (10 octobre 1835).

(1) Gazette homœop., vol. VIII, pag. 249; 1836.

1581ᵉ **OBSERVATION, PAR M. J. K.** (1).

Sa fille Marie, âgée de neuf ans, avait depuis un an une fièvre quarte contre laquelle elle avait pris sans succès quelques remèdes de vieille femme. L'accès commençait par un frisson dans les os suivi d'une forte chaleur avec céphalalgie, puis d'une sueur copieuse. Soif seulement dans la chaleur, avec envies de vomir et violens déchiremens dans les extrémités. Au reste, elle se plaignait aussi de douleurs dans la région de l'estomac. Depuis un an, elle avait la gale, contre laquelle elle faisait usage d'un onguent soufré. Je lui donnai *nux vomic.* 2/30 et *natr. mur.* 1/30 à prendre après l'accès. Il ne fallut que la première dose pour faire cesser la fièvre qui ne revint plus. Elle ne prit pas *natr. mur.*

1582ᵉ **OBSERVATION, PAR M. J. K.** (2).

Elisabeth, sa sœur, âgée de vingt-cinq ans, mariée, avait depuis cinq semaines une fièvre quarte qui la prenait à onze heures du matin. L'accès commençait par un fort frisson qui durait une demi-heure, avec déchiremens dans les mains, les pieds et les reins, et qui était suivi d'une forte chaleur avec céphalalgie et déchiremens pareils à ceux qui avaient lieu dans le froid. Ensuite violente sueur d'une odeur désagréable. Soif seulement pendant le frisson. Dans l'apyrexie, pression dans l'estomac et éructations d'air. Appétit pour le pain seulement, même pendant la période du froid ; les autres alimens lui répugnaient. Constipation. *Capsic.* 3/9, deux doses, *sabad.* 3/30, deux doses, ne produisirent rien. *Natr. mur.* 2/30, 1/30, répété après chaque accès, enlevèrent la fièvre.

1583ᵉ **OBSERVATION, PAR M. J. K.** (3).

Gaspard Tomschitsch, paysan de soixante ans, avait une fièvre

(1) Gazette homœop., vol. VIII, pag. 149; 1830.
(2) *Ibid.*, pag. 150.
(3) *Ibid.*

quarte qui le prenait régulièrement à trois heures de l'après-midi. L'accès commençait par un frisson au dessus du bas-ventre durant une heure et suivi de chaleur modérée sans maux de tête, puis sueur, forte seulement dans la nuit. Pas de soif. Dans l'apyrexie, douleurs dans les pieds avec chaleur. Appétit et selles à l'état normal. *Sabad.* 3/30, deux doses, et ensuite *pulsat.* 4/12, deux doses le guérirent.

1584ᵉ OBSERVATION, PAR M. J, K. (1).

Ursule Pflegar, agée de ving-un ans, bonne d'enfant, avait depuis huit jours une fièvre quarte accompagnée de frissons modérés, de chaleur avec céphalalgie et sueur très-légère. Soif seulement pendant la chaleur. Appétit assez bon ; mais douleur rhumatismale dans la nuque et l'omoplate droit. *Aconit.* 2/24, deux doses, *pulsat.* 2/12 et 3/24 la guérirent entièrement en six jours.

1585ᵉ OBSERVATION, PAR M. J. K. (2).

Michel Jellonshnig, agé de cinquante ans, avait depuis quelques jours une fièvre quarte qui commençait par des frissons au dessous des genoux, puis des aisselles, enfin au dessus du bas-ventre, suivis d'une forte chaleur générale, avec étourdissement et forte soif, et qui finissait par une sueur abondante. Après la fièvre et pendant l'apyrexie, violent appétit. *Nux vomic.* 3/24 suffit pour enlever la fièvre.

1586ᵉ OBSERVATION, PAR M. J. K. (3).

Josepha Novak, agée de huit ans, avait depuis deux mois une fièvre quarte. L'accès commençait par un frisson d'une heure, puis chaleur avec céphalalgie et délire ; enfin sueur. Soif pendant le frisson seulement. Envie de vomir avant le frisson, souvent même vomissemens, surtout au commence-

(1) Gazette homœop., vol. VIII, pag. 150 ; 1836.
(2) *Ibid.*
(3) *Ibid.*

ment de la maladie, d'une matière verte. Faim aussitôt après l'accès. Dans l'apyrexie, peu d'appétit avec douleur et enflure au dessus de la région de l'estomac. *China* 2/9, deux doses, la guérit sur-le-champ et parfaitement.

1587ᵉ OBSERVATION, PAR M. J. K. (1).

Marie Wirth, âgée de cinquante-trois ans, avait depuis neuf semaines une fièvre intermittente quarte. D'abord frisson, puis un peu de chaleur avec légère sueur, soif avant et pendant le frisson. Pas d'appétit. *Nux vomic.* 2/24, deux doses, améliora seulement l'appétit. *Ignat.* 3/12, deux doses, guérit la fièvre.

1588ᵉ OBSERVATION, PAR M. J. K. (2).

Marie Worinz, âgée de dix-huit mois, avait eu quelques accès de fièvre quarte. Frissons modérés, puis chaleur et un peu de sueur ensuite. Soif avant le frisson, moins forte dans la chaleur. Ventre dur et gonflé, pas d'appétit, langue chargée et blanche. Elle fut guérie par deux doses *nux vomic.* 2/24.

1589ᵉ OBSERVATION, PAR M. J. K. (3).

Agnès Huss, âgée de vingt-huit ans, avait depuis cinq mois une fièvre quarte. Le frisson n'était pas violent, durait deux heures et était suivi d'une forte chaleur générale avec violent mal de tête, puis sueur. Soif avant et pendant le frisson seulement. Dans le paroxysme, déchirement dans les membres. Dégoût pour la viande et le café. *Ignat.* 2/12, trois doses, et *natr. mur.* 2/30, deux doses, la guérirent en quinze jours.

1590ᵉ OBSERVATION, PAR M. J. K. (4).

Marie Erbeshnig, femme d'une trentaine d'années, avait

(1) Gazette homœop., vol. VIII, pag. 151; 1836.
(2) *Ibid.*
(3) *Ibid.*
(4) *Ibid.*

depuis six mois une fièvre quarte double, contre laquelle un allopathe lui avait fait prendre, pendant deux mois, *chinin. sulphur.*, sans pouvoir prévenir les rechutes. Dans l'intervalle, la fièvre était devenue tierce, puis quotidienne, et enfin quarte double de nouveau. L'accès commençait par un froid violent suivi de forte chaleur avec délire et violente céphalalgie ; forte sueur ensuite. Soif avant et pendant le frisson, après le frisson et dans la chaleur. Paroxysmes tantôt anticipant, tantôt retardant. Dans l'apyrexie, bouche amère, inappétence et selle dure. Avant l'accès, élancemens au dessous des côtes du côté gauche. *Nux vomic.* 2/23, trois doses, chaque soir, *natr. mur.* 2/30, deux doses, tous les deux jours, la guérirent parfaitement en huit jours.

1591ᵉ OBSERVATION, PAR M. J. K. (1).

François Terthnik, âgé de quatorze ans, avait depuis plusieurs mois une fièvre quarte qu'il combattait au moyen de remèdes domestiques. Le frisson n'était pas violent. Chaleur avec céphalalgie. Sueur. Soif pendant le frisson ; il buvait peu néanmoins à la fois. *Carbo veget.* 2/15 et 1/15 enleva la fièvre sur-le-champ.

1592ᵉ OBSERVATION, PAR M. J. K. (2).

Un théologien, âgé de vingt-et-un ans, avait depuis huit jours une fièvre quarte. L'accès la prenait après midi. Frisson durant une demi-heure, puis chaleur avec légère céphalalgie, beaucoup plus forte dans le frisson ; un peu de sueur. Un peu de soif dans la chaleur ; peu d'appétit ; bouche amère ; battemens dans la région du nombril. *Nux vomic.* 3/24, deux doses, le guérit en quatre jours.

1593ᵉ OBSERVATION, PAR M. J. K. (3).

François Miksch, âgé de quinze ans, avait depuis sept mois

(1) Gazette homœop., vol. VIII, pag. 161 ; 1836.
(2) *Ibid.*, pag. 152.
(3) *Ibid.*

une fièvre quarte. L'accès arrivait avant midi par un frisson intérieur général. Chaleur générale et forte sueur, surtout à la tête et aux extrémités supérieures. Soif pendant le frisson. Avant l'accès, mal de tête, ainsi que pendant le frisson et la chaleur. Pendant le frisson, déchiremens dans les doigts. *Bryon.* 2/30, deux doses, et *arsen.* 1/30, deux doses, enlevèrent la fièvre en huit jours.

1594ᵉ OBSERVATION, PAR M. J. KE (1).

Marie Smolle, agée d'une quarantaine d'années, souffrait depuis huit mois d'une fièvre quarte dont les accès la prenaient toujours le matin, mais retardaient constamment. Dans l'accès, fort frisson de trois heures, puis chaleur générale sans sueur ensuite. Soif dans le frisson et la chaleur. Dans le frisson, mal de tête et déchiremens dans les pieds. *Caps.* 2/9, deux doses, et *natr. mur.* 2/30 guérirent cette longue fièvre.

1595ᵉ OBSERVATION, PAR M. K. (2).

Un homme de quarante-trois ans, de forte complexion et de tempérament chaud, avait depuis quatre mois une fièvre tierce, contre laquelle il avait pris une quantité de *sulfate de quinine* et de décoction de *kina*, sans pouvoir en empêcher les récidives, ce qui affaiblissait beaucoup ses fonctions digestives. L'accès revenait l'après-midi, vers les deux heures, toujours de la même manière, avec un frisson qui durait environ deux heures, et occupait surtout le dos et les mains. Il était suivi d'un peu de chaleur, puis de très-peu de sueur; il n'y avait pas de soif. Le malade sentait de la lassitude dans tout son corps, surtout aux pieds. Pendant la chaleur, la tête était un peu moins douloureuse, mais plus étourdie; il y avait encore de l'appétit. Le teint de la face et la couleur des yeux étaient jaunâtres; les selles molles; les urines briquetées avec un dépôt jaune.

(1) Gazette homœop., vol. VIII, pag. 152; 1836.
(2) *Ibid.*, pag. 197.

Bellad. 2/30, donnée en premier lieu , n'eut point d'action. Après l'accès suivant, *nux* 2/30 opéra de manière que l'accès subséquent fut béaucoup plus faible; puis *sabad.* 2/30 dissipa si bien le reste de la maladie, que l'accès attendu ne reparut pas, et depuis ce moment le sujet a toujours joui d'une santé parfaite. Dès lors il a pris une telle confiance dans la méthode homœopathique, que , pour toutes ses incommodités , il ne veut pas d'autre traitement.

1596ᵉ **OBSERVATION, PAR M. K.** (1).

Maria Jersheg, âgée de trois ans , avait une fièvre tierce jointe à une coqueluche. Frisson léger, chaleur, puis sueur. Soif vive pendant le frisson et aussi avec la toux. Après une seule dose *ignat.* 1/12 , l'accès fut plus faible et ne fut plus suivi d'aucun autre. *Drosera* 1/30 calma tout-à-fait la toux , au bout de quelques jours.

1597ᵉ **OBSERVATION, PAR M. K.** (2).

Un enfant de deux ans avait une fièvre double tierce , avec vomissemens dans le paroxysme, soif pendant le frisson , chaleur et faim canine. *Cina* 2/9, puis *ignat.* 1/12, firent disparaître la fièvre en quatre jours.

1598ᵉ **OBSERVATION, PAR M. K.** (3).

Un paysan de quarante ans avait depuis quinze jours une fièvre tierce qui le saisissait l'après-midi , avec frisson depuis les pieds jusqu'aux genoux , puis chaleur avec bouche sèche , sans grande sueur. *Bellad.* 1/30 enleva la fièvre ; il ne resta que vertige , que fit disparaître *op.* 1/6.

(1) Gazette homœop., vol. VIII, pag. 198; 1836.
(2) *Ibid.*
(3) *Ibid.*

1599ᵉ OBSERVATION, PAR M. K. (1).

Jacob Orashen, paysan d'environ quarante ans, prit une fièvre tierce. Avant l'accès, il avait des douleurs dans les malléoles qui gagnaient les genoux ; puis survenait un fort frisson suivi d'une chaleur modérée avec céphalalgie ; il n'y avait pas de sueur. La soif apparaissait dans la chaleur. Pendant le frisson, il avait des renvois à vide et des borborygmes avec des nausées. Dans l'apyrexie, pas d'appétit et beaucoup de soif.

Nux 3/24 et *china* 3/12, deux doses, enlevèrent la fièvre en cinq jours.

1600ᵉ OBSERVATION, PAR M. K. (2).

Georges Knaffitz, paysan âgé de quarante-huit ans, avait la fièvre tierce. Elle commençait par un frisson léger, suivi de forte chaleur avec violente céphalalgie, puis sueur. Il y avait peu de soif, et pendant la chaleur seulement. Anorexie, bouche amère et selles dures. L'accès revenait toutes les après-midis, et le frisson partait du ventre.

Ipecac. 2/6, deux doses, puis *china* 2/12, deux doses, firent cesser la fièvre en cinq jours.

1601ᵉ OBSERVATION, PAR M. K. (3).

Maria Knaffitz, âgée de dix-sept ans, était atteinte de fièvre tierce, avec frisson léger, puis forte chaleur et violente céphalalgie, sans être suivie de sueur ; soif pendant la chaleur avec douleurs dans les os, et nausées dans le frisson ; bouche amère et anorexie.

Une seule dose *nux* 3/24 la guérit.

(1) Gazette homœop., vol. VIII, pag. 198 ; 1836.
(2) *Ibid.*, pag. 199.
(3) *Ibid.*

1602ᵉ OBSERVATION, PAR M. X. (1).

M rtin Orashen, paysan de vingt ans, atteint d'une fièvre tierce, avec frisson modéré et nausées, puis chaleur modérée et céphalalgie violente avec sueur à la tête, soif après le frisson, anorexie, fut guéri par deux doses *nux* 2/24 et *china* 3/12.

1603ᵉ OBSERVATION, PAR M. X. (2).

Martin Bernoth, domestique, fut saisi d'une fièvre tierce avec fort frisson, prostration des forces de tout le corps, renvois avec frisson suivi de chaleur intense, de céphalalgie et de prostration, pas de sueur abondante, sans soif; avant et après le frisson, il y avait de violens déchiremens dans les membres. Une seule dose *pulsat.* 3/9, donnée après l'accès, le guérit.

1604ᵉ OBSERVATION, PAR M. X. (3).

Maria Skerl, âgée de trois ans, était atteinte d'une fièvre tierce double. L'accès avait lieu par frisson très-fort, puis chaleur intense suivie d'abondante sueur. La soif avait lieu avant le frisson et pendant la sueur. Pendant la chaleur, il y avait sommeil. L'enfant n'avait pas d'appétit et se plaignait de douleurs dans les pieds. Une dose *nux* 1/30 et deux doses *ignat.* 2/12 enlevèrent rapidement la fièvre.

1605ᵉ OBSERVATION, PAR M. X. (4).

Ursule Sehle, âgée de treize ans, avait depuis un mois une fièvre tierce qui se manifestait à une heure après midi, par frisson, puis chaleur avec céphalalgie violente et soif, sans être suivie de sueur. Elle avait peu d'appétit et se plaignait que tout le corps lui fît mal. *Nux* 2/24 et *china* 2/12, deux doses, firent disparaître en six jours la fièvre. Elle ne reparut pas.

(1) Gazette homœop., vol. VIII, pag. 199; 1836.
(2) *Ibid.*
(3) *Ibid.*
(4) *Ibid.*

1606ᵉ OBSERVATION, PAR M. X. (1).

Elisabeth Faidiga, âgée de vingt-cinq ans, fut prise en avril d'une fièvre tierce avec accès revenant à des heures indéterminées. Celui-ci commençait par un frisson au dos avec déchiremens, et des douleurs à la région de l'estomac, puis suivait chaleur avec céphalalgie et soif ; enfin sueur froide, fétide. Dans l'apyrexie, elle se plaignait de douleurs à la région gastrique, de pesanteur des pieds, de dégoût pour les alimens cuits, et d'appétence pour le pain seul. Pas de selle depuis deux ou trois jours. Les règles étaient arrêtées depuis deux mois. La nuit, il y avait beaucoup de toux et de crachats. *Sulf. chinin.* 3, gr. 1/20, en trois doses, enleva tout-à-fait la fièvre.

1607ᵉ OBSERVATION, PAR M. X. (2).

Gertrude Hotschevar, âgée de plus de trente ans, avait la fièvre tierce depuis trois semaines, revenant avant midi avec type rétrograde. Frisson général, avec douleur aux régions gastrique et hypochondriaque, puis chaleur et céphalalgie, enfin assez forte sueur. Soif vive avant le froid et dans la chaleur; pendant le froid, bouche sèche. Après le paroxysme, tremblement des pieds. Dans l'apyrexie, pesanteur de tête, défaut d'appétit, en particulier pour les alimens chauds et le pain ; les choses froides étaient ce qui lui plaisait le plus. La face et les yeux jaunes. Trois doses *nux* 2/24 firent disparaître tous les symptômes morbides en même temps que la fièvre.

1608ᵉ OBSERVATION, PAR M. X. (3).

Ursule Bisiak, âgée de vingt-deux ans, avait depuis cinq jours une fièvre tierce, avec frisson violent, puis forte chaleur avec céphalalgie suivie de sueur, soif avant et pendant le frisson;

(1) Gazette homœop., vol. VIII, pag. 200; 1836.
(2) *Ibid.*
(3) *Ibid.*

éruption vésiculeuse aux lèvres. *Arnic.* 2/6, puis *china* 3/12, deux doses, firent cesser la fièvre en quatre jours.

1609ᵉ OBSERVATION, PAR M. X. (1).

Un théologien de vingt-deux ans, avait depuis six jours une fièvre tierce qui le saisissait à quatre heures de l'après-midi. Le frisson n'était pas fort, mais il durait trois heures, suivi de vomissemens; puis forte chaleur interne avec céphalalgie; ensuite sueur générale abondante aussi, avec céphalalgie plus violente encore que dans la chaleur sèche. Il y avait de la soif pendant la chaleur, mais plus encore pendant la sueur. Pendant l'apyrexie, goût amer, langue blanche, peu d'appétit; douleur à l'hypogastre; conjonctives jaunes; pesanteur aux genoux et aux pieds; selles dures et urines couleur de café. Après une seule dose de *nux*, la fièvre cessa et le malade fut rétabli en trois jours.

1610ᵉ OBSERVATION, PAR M. X. (2).

Franz Mahrn, âgé de quatre ans et demi, avait depuis quinze jours une fièvre tierce qui commençait le matin avec un peu de frisson précédé de douleurs de ventre, puis chaleur suivie de sueur. La soif avait lieu immédiatement après le frisson et avant la chaleur. Dans l'apyrexie, il y avait constipation et anorexie. *Nux* 2/30, deux doses, une chaque jour, puis *china sulphur.* 1 gr. 1/4, en deux doses, guérirent le malade.

1611ᵉ OBSERVATION, PAR M. X. (3).

Maria Pollainer, âgée d'une trentaine d'années, prit une fièvre tierce qui avançait d'une heure à chaque accès. Pendant l'accès, fort frisson avec nausées, puis chaleur avec céphalalgie, suivie de sueur copieuse; il y avait soif avant et pendant le

(1) Gazette homœop., vol. VIII, pag. 200; 1836.
(2) *Ibid.*, pag. 201.
(3) *Ibid.*

frisson. En même temps, elle se plaignait de dégoût pour la viande et de douleurs dans l'hypogastre ; elle n'aimait que le pain. *Nux*, deux doses, et *ignat.*, deux doses, la guérirent en six jours.

1612ᵉ OBSERVATION, PAR M. K. (1).

Pierre Pollainer, âgé de neuf ans, avait depuis cinq semaines une sorte de fièvre tierce dont les accès n'étaient pas exactement périodiques, et se montraient par frisson ou horripilation particulière, puis un peu de chaleur sans sueur. Soif pendant le frisson. *Veratr.* 2/12, deux doses, le guérit en trois jours.

1613ᵉ OBSERVATION, PAR M. K. (2).

M. P., fut saisi d'une fièvre tierce à type anticipant. D'abord vomissemens des alimens, puis léger frisson général, ensuite chaleur modérée avec céphalalgie, suivie de sueur forte, surtout à la tête. Soif avant et pendant le froid et la chaleur. Appétit nul. Langue très-blanche. Douleurs à la région épigastrique. Diarrhée cinq ou six fois par jour. *Nux* et *pulsat.*, deux doses, améliorèrent l'état gastrique. *Sulph. chinin.* 1 gr. 1/4 en six doses, de trois en trois heures, enleva complétement la fièvre.

1614ᵉ OBSERVATION, PAR M. K. (3).

Une jeune paysanne de sept ans avait une fièvre quotidienne avec frisson, chaleur sans sueur, et soif avant le frisson. Sur ce rapport incomplet, *bellad.* 2/30 fut administrée, et une dose suffit pour faire cesser entièrement la fièvre.

1615ᵉ OBSERVATION, PAR M. K. (4).

Une domestique avait une fièvre quotidienne dont les pa-

(1) Gazette homœop., vol. VIII, pag. 232 ; 1836.
(2) *Ibid.*
(3) *Ibid.*, pag. 233.
(4) *Ibid.*

roxysmes étaient irréguliers. D'abord frisson aux pieds, puis au sacrum, puis chaleur avec céphalalgie, suivie de sueur générale. Soif avant et pendant le froid seulement. Appétit nul. Dégoût du pain. Selles dures et rares. Douleurs à l'épigastre. *Ignat.* 3/12 agit de telle manière que l'accès suivant fut beaucoup plus faible et que la malade ne fut plus obligée de garder le lit. Le second accès n'eut pas lieu. Cependant une dose *nux* 2/30 lui fut donnée par précaution.

1616ᵉ OBSERVATION, PAR M. K. (1).

Une cuisinière d'environ trente ans avait une fièvre quotidienne commençant par un grand froid, suivi de forte chaleur et de maux de tête, puis d'une sueur abondante. Un peu de soif avant le froid, mais beaucoup pendant la chaleur. Appétit nul. Selles dures. Douleurs à l'épigastre. Gonflement de la face et forte enflure des jambes et des pieds. *Nux* 2/24, puis *china* 2/12, trois doses, éloignèrent complétement la fièvre ; mais la malade était restée enflée et n'avait pas eu ses règles depuis trois mois. *Conium* 3/15 fit cesser l'enflure et régularisa les menstrues.

1617ᵉ OBSERVATION, PAR M. K. (2).

Un enfant de trois ans et demi, avait chaque jour avant midi des frissons suivis de chaleurs et d'un peu de sueur. Soif avant et pendant le frisson et la chaleur, et avant chaque accès, maux de ventre *nux* 1/18 et *china* 1/18, une dose après l'accès, agirent de telle manière qu'il parut encore deux faibles accès et qu'il n'y en eut pas de troisième.

1618ᵉ OBSERVATION, PAR M. K. (3).

Mathias Rabscheg, âgé de vingt-six ans, avait une fièvre

(1) Gazette homœop., vol. VIII, pag. 233 ; 1836.
(2) *Ibid.*
(3) *Ibid.*

quotidienne, avec léger frisson; forte chaleur suivie de sueur abondante; soif après le frisson. Pendant la chaleur, céphalalgie et envies de vomir, avec anorexie et pression sur la poitrine. *Ipecac.* 3/6, trois doses, fut sans succès; mais *nux* 3/18 fit cesser la fièvre. Il n'y eut plus d'accès.

1619ᵉ OBSERVATION, PAR M. K. (1).

Mathias Novak, âgé de vingt-trois ans, avait depuis neuf jours une fièvre quotidienne, qui commençait le matin par un fort frisson, suivi d'une violente chaleur et d'une abondante sueur. La soif était médiocre pendant le frisson, mais forte pendant la chaleur. Au premier accès, il vomit pendant le frisson; il se plaignait de douleurs à l'épigastre, n'avait point d'appétit et éprouvait de l'horreur pour la viande, qu'il prétendait ne pouvoir supporter et qui, disait-il, lui donnait la fièvre. *Arnic.* 3/6, deux doses, fit cesser la maladie en trois jours.

1620ᵉ OBSERVATION, PAR M. K. (2).

Joseph Wertschitsch, âgé de quarante ans, avait eu une fièvre quarte, qui, après que le malade eut de lui-même pris du gingembre, se changea en fièvre quotidienne, commençant par un frisson d'une heure, suivi de chaleur et de céphalalgie, avec un peu de soif. Sueur ensuite. Trois ou quatre selles molles par jour. *Pulsat.* 2/12, deux doses, le guérirent.

1621ᵉ OBSERVATION, PAR M. K. (3).

Maria Wertschitsch, âgée de quarante ans, avait depuis longtemps une fièvre tierce qui était passée au type quotidien. Le frisson durait deux heures avec des douleurs dans les articulations et dans la charpente du thorax; puis chaleur avec mal de tête, et sueur la nuit. Il y avait soif pendant toute la durée du

(1) Gazette homœop., vol. VIII, pag. 234; 1836.
(2) *Ibid.*
(3) *Ibid.*

frisson, et point de chaleur. *Nux* 3/24, deux doses, puis *capsic.* 3/9, une dose, la guérirent en quatre jours.

1622e OBSERVATION, PAR M. X. (1).

Un jeune homme de vingt ans, qui étudiait la physique, était atteint chaque matin, à neuf heures, d'un frisson suivi de chaleur, sans sueur et sans soif, avec perte d'appétit. *Veratr.* 3/12, une dose, le guérit en deux jours.

1623e OBSERVATION, PAR M. X. (2).

Jacob Hotscherat, âgé de treize ans, était saisi, chaque jour à midi, d'un frisson si fort, qu'il lui semblait que ses membres allaient se briser, durant une demi-heure; puis forte chaleur avec mal de tête, suivie de légère sueur seulement à la tête, et soif pendant et après la chaleur. Pendant et après le frisson, point au dessous du côté gauche ; toux pendant la chaleur et dans l'a-pyrexie, tranchées. *Nux* 2/24, *china* 2/12 furent employés inutilement. *Natr. mur.* enleva complétement la fièvre, mais laissa chaque matin un déchirement dans la tête que dissipa *tr. camph.* 3, quatre doses.

1624e OBSERVATION, PAR LE DOCTEUR NEUMANN (3).

Vers huit heures du soir, ses pieds et son nez devenaient froids; il demandait à se mettre au lit où il ne tardait pas à s'endormir ; à peine endormi, tout son corps se couvrait d'une abondante sueur, surtout la tête; elle durait une heure.

Hors des accès, le malade avait de l'appétit, une langue pure; mais il était faible et avait souvent des vertiges en marchant. Selles régulières. C'était un enfant de huit ans.

Une goutte *taraxacum* teinture-mère le guérit en deux jours.

(1) Gazette homœop., vol. VIII, pag. 234; 1836.
(2) *Ibid.*
(3) Communications pratiques de Thorer, vol. III, pag. 115; 1836.

1625e OBSERVATION, PAR LE DOCTEUR NEUMANN (1).

Chaleur brûlante par le corps, au front, au visage, avec les mains fraîches et les pieds tout froids. Avant et pendant l'accès, soif modérée. Lèvres enflées. Dégoût pour la nourriture, langue chargée, blanche. Obstruction. Douleurs dans tous les membres, lorsqu'on le touche. Sommeil pendant l'accès, avec les yeux à moitié ouverts. Avant l'accès, outre la soif, envies de vomir et vomissemens de glaires avec toux et rougeur érysipélateuse de la conque de l'oreille droite, qui était douloureuse.

C'était une fièvre tierce, mais seulement dans les deux premiers accès; car dans les autres il n'y avait pas de rémission; l'augmentation de la soif, la toux et les envies de vomir annonçaient seules une nouvelle exacerbation.

Je lui fis prendre *china.* Ce remède diminua la fièvre; mais ne la guérit pas. J'eus donc recours à *chamom.*, dont une seule dose suffit pour la faire cesser.

1626e OBSERVATION, PAR LE DOCTEUR NEUMANN (2).

Dans un cas de fièvre intermittente quotidienne invétérée qui se manifestait par les symptômes suivans :

Frisson durant une demi-heure le soir, sans soif; transpiration la nuit, sans soif. Pas d'appétit : je fis prendre *natrum muriat.* 1/30. Le malade ne fut guéri qu'après la troisième dose.

1627e OBSERVATION, PAR LE DOCTEUR NEUMANN (3).

L'accès arrivait à cinq heures de l'après-midi, et commençait par un violent frisson qui durait une heure, puis chaleur entrecoupée de frissons. Chaleur modérée. Quelquefois après le frisson et pendant la chaleur, soif modérée. Pas de sueur. Vers la fin

(1) Communications pratiques de Thorer, vol. III, pag. 115; 1836.
(2) *Ibid.*, pag. 116.
(3) *Ibid.*, pag. 117.

du frisson, élancemens, pressions et tiraillemens dans le front jusque dans les yeux, au point que le malade devait les fermer. Exacerbation s'il les ouvrait ou s'il se remuait. Goût fade. Sommeil interrompu par des soubresauts. Enflure œdemateuse des pieds. Deux doses *arsen.* 2/30 le guérirent complétement.

1628e OBSERVATION, PAR LE DOCTEUR NEUMANN (1).

L'accès commençait par des bâillemens ; le malade allongeait les bras et les jambes. Déchiremens peu de temps avant et pendant le frisson, qui durait une heure et demie, mais qui n'allait pas jusqu'à le faire trembler. Frissonnemens au commencement de la chaleur. Transpiration de suite après la chaleur. Soif presque nulle.

Pendant toute la durée de l'accès, crampes de poitrine, comme s'il allait suffoquer. Grande angoisse qui ne lui permettait pas de rester tranquille un instant. La fièvre avançait tous les jours de deux heures.

Une dose *arsen.* 1/30, fit cesser la fièvre et les autres symptômes.

Pendant les apyrexies, le malade se trouvait bien, à l'exception d'une grande faiblesse.

1629e OBSERVATION, PAR M. TIETZE (2).

K., âgé de vingt-cinq ans, garçon meunier, brun, d'un tempérament sanguin, d'une taille moyenne, d'une constitution robuste, avait servi sous les drapeaux, mais avait été réformé à cause d'une espèce de fièvre intermittente que les chirurgiens militaires avaient déclarée incurable, après l'avoir traitée sans succès pendant un an.

Le malade, de retour chez lui, s'adressa à un laïc, partisan zélé de l'homœopathie, qui se faisait un plaisir de soulager les pauvres, quand il le pouvait. Après un traitement inutile de quinze jours, l'amateur me l'envoya. Fièvre quotidienne. Fris-

(1) Communications pratiques de Thorer, vol. III, pag. 117; 1836.
(2) *Ibid.,* pag. 174.

sons partout le corps, le faisant trembler, le matin , avec malaise et prostration extraordinaire des forces. Commençant ordinairement à huit heures du matin, ces frissons duraient ordinairement toute la journée. Soif extraordinaire après le frisson et avant l'accès de chaleur. Après le frisson, chaleur extraordinaire avec transpiration durant jusque très-avant dans la nuit. Douleur continuelle dans le front, comme si le cerveau se remuait. Goût amer dans la bouche. Selles normales. *Nux vomic.* fit cesser la fièvre pour quelques jours; mais elle revint bientôt plus violente que jamais. J'administrai , le 31 mars et le 1ᵉʳ avril 1833, *arsenic.* 3/30.

Le malade vint me revoir le 5. Son extérieur indiquait déjà une amélioration sensible. A peine s'il avait pu marcher dans la chambre, lors de sa première visite; mais ce n'était plus le cas. Depuis la seconde dose *arsenic.*, la fièvre n'avait point reparu. Il se trouvait bien et avait bon appétit. Je lui donnai pour le lendemain matin une dose *arsenic.* 3/30. Dès lors la fièvre ne revint plus.

Un an après, il vint me consulter de nouveau. A peine avait-il été guéri de sa fièvre, qu'il était entré au service d'un meunier; mais il n'avait pas tardé à ressentir de nouvelles douleurs.

La poussière de farine lui causait une toux extraordinaire. C'était une toux plutôt sèche qui ne l'en faisait que plus souf-frir. Douleurs cuisantes dans toute la poitrine. Depuis un mois il crachait le sang en toussant. Haleine courte en marchant, sur-tout en commençant à marcher , la respiration lui manquait , il devait s'asseoir.

Tant qu'il avait eu la fièvre intermittente, ces douleurs de poitrine auxquelles il était sujet depuis plusieurs années, ne l'a-vaient pas fait souffrir. Mais elles lui étaient revenues peu à peu depuis sa guérison, et avaient tellement augmenté dans les der-niers temps, qu'il se décida à recourir à la médecine. Il se plai-gnait en outre des douleurs suivantes :

Maux de tête en toussant. Lassitude et abattement extraordi-naires. Oppression violente surtout lors des changemens de temps.

Je lui donnai *natrum muriat.* 1/30, dans deux drachmes d'esprit de vin et d'eau, dix gouttes tous les jours dans une cuillerée d'eau. Aucun changement ne s'étant opéré huit jours après , je lui administrai, le 3 et le 6 septembre, *sepia*. 1/30.

Le 14, il allait beaucoup mieux. Il pouvait marcher vite, et la poussière de farine ne le faisait plus tousser. Je lui donnai, le 15 et le 22 septembre , et le 2 octobre, *sepia*. 1/30. A la fin de novembre il était guéri.

1630ᵉ OBSERVATION, PAR LE DOCTEUR LOBETHAL (1).

La femme de l'économe F., âgée d'une cinquantaine d'années, d'une constitution débile et d'un tempérament colérique, n'avait jamais été malade , à l'exception de quelques crampes d'estomac et de tête. A la fin de mars, elle fut attaquée d'une fièvre que des médecins allopathes traitèrent sans aucun succès par *china* et *chinin*. Amaigrissement croissant, plus d'appétit, jambes enflées, face terreuse, sueurs nocturnes, éjections d'une matière verte purulente. On me consulta.

Je ne pus dissimuler au mari que je concevais peu d'espoir de sauver sa femme. Cependant je fis prendre à la malade une dose *arsenic*. 30. Quelle fut ma joie au bout de quinze jours de voir que les symptômes les plus dangereux avaient disparu. Elle se porte maintenant aussi bien que possible et peut de nouveau vaquer à ses travaux domestiques.

1631ᵉ OBSERVATION, PAR LE DOCTEUR MALAISE (2).

Etienne P..., atteint depuis quatre semaines d'une fièvre intermittente quotidienne, entre à l'hôpital le 29 août. Je ne rapporterai point ici l'histoire de sa maladie, dont j'avais transcrit sur mon cahier tous les détails, et pour laquelle le *carbo veget.* paraissait spécifique. J'en fais mention seulement pour montrer la bonne foi avec laquelle j'ai procédé dans mes expériences ; en effet, le deuxième accès qui se montra pendant son

<hr>

(1) Communications pratiques de Thorer, vol. III , pag. 185 ; 1836.

(2) Bibliothèque homœop., vol. VI, pag. 342 ; 1836.

séjour à l'hôpital étant moindre que le premier, je crus convenable d'attendre, et, le 3 septembre, le malade est entièrement guéri sans avoir subi aucun traitement.

1632e OBSERVATION, PAR LE DOCTEUR CHIO (1).

Marie Brusotto, âgée de dix-huit ans, bien réglée, fut prise de fièvres tierces le 1er mai; le 3, froid et frisson au dos, agitant son corps dans le lit, pendant quatre heures; après un court espace de chaleur, sueur abondante; soif dans chacun de ces stades, nausées, inappétence, lassitude dans l'apyrexie. Le 4, *ipec.* 3/4 toutes les trois heures; le 5, fièvre; le 6, *ipec.*, idem; le 7, fièvre; le 8, *tinct. chin.* 3 toutes les quatre heures; la fièvre cesse.

Le 28 juin, la fièvre reparaît; froid plus intense avec vomissement, peu de sueur, nausées et malaise dans l'apyrexie; le 29, *ipec.*; le 30, fièvre; le 1er juillet, *ipec.*; le 2, fièvre; le 3, *tinct. chin.*, trois doses. Guérison complète.

1633e OBSERVATION, PAR LE [DOCTEUR CHIO (2).

Anne Polidoro, quarante-cinq ans, atteinte de fièvre quotidienne, nausées, vomissemens, douleurs aux jambes et aux bras, sueur très-abondante; troisième accès, 17 juin au matin, *ipec.* quatre doses; le 18 de même; la fièvre cesse.

Le 2 juillet, fièvre tierce; dans les deux premieres apyrexies, *ipec.* toutes les trois heures; le 8, *tinct. chin.*; la fievre cesse. Guérison complète.

J'ai guéri de la même manière plusieurs cas de fièvres des plus opiniâtres, qui tourmentaient les malades depuis un nombre de mois, bien qu'ils eussent pris le *sulfate de chinine* à grandes doses et à diverses reprises.

(1) Bibliothèque homœop., vol. VII, pag. 3; 1836.
(2) *Ibid.*, pag. 4.

1634° OBSERVATION, PAR LE DOCTEUR CHIO (1).

Marie N. N., vingt-huit ans, atteinte de fièvre quotidienne, avec violente soif pendant le froid qui commençait à midi, peu de soif durant la chaleur, et sueur abondante la nuit. Depuis sept mois, le *sulfate de chinine* faisait disparaître la fièvre pendant quinze jours. Durant plusieurs jours, je donnai *ipec.* et *sulph.*, antidotes de *chinin.*; comme la fièvre persistait, je donnai *tinct chin.* deux matins de suite, et la fièvre cessa pour toujours.

1635° OBSERVATION, PAR LE DOCTEUR CHIO (2).

Ursule Sogno, de cinquante-cinq ans, atteinte de fièvre quarte depuis cinq mois; vers le soir, froid de deux heures avec soif, et quelquefois vomissemens; chaleur toute la nuit sans sueur. Le 15 mai, *nux;* le 17, *ipec.*; la fièvre persistant, le 24, *tinct. chin.*; la maladie fut terminée sans retour.

1636° OBSERVATION, PAR LE DOCTEUR CHIO (3).

Jean Allegranza, paysan, vingt-et-un ans, atteint de fièvre quarte depuis dix-huit mois; froid l'après-dînée, comme si on lui versait de l'eau froide le long de l'échine, pendant deux heures; chaleur avec soif durant quatre heures; peu de sueur; borborygmes douloureux dans le bas-ventre le jour de la fièvre. Le 5 mai, *nux;* le 7, fièvre; de violens chagrins étant survenus, les 8 et 9, *ignatia;* le 10, fièvre; les 11 et 12, *tinct. chin.;* nulle apparence de fièvre et de récidive.

1637° OBSERVATION, PAR LE DOCTEUR CHIO (4).

Dans le cas suivant, c'est *puls.* qui a réussi admirablement.

(1) Bibliothèque homœop., vol. VII, pag. 4; 1836.
(2) *Ibid.*
(3) *Ibid.*
(4) *Ibid.*, pag. 5.

Marie Ottino, jeune fille de dix-sept ans, atteinte de fièvre tierce depuis quatre mois, et non réglée dès le même terme, avait pris deux fois le *sulfate de chinine*. Le 15 octobre, fièvre tierce avec froid intense, et une grande sueur; douleur et élévation du bas-ventre, nausées et répugnance pour les alimens. Les 16, 17, 18, *ipec.* toutes les trois heures; les 20, 21, 22, *puls.* 3/4 le matin; les menstrues reparaissent et la fièvre cesse.

1638 **OBSERVATION, PAR LE DOCTEUR CHIO** (1).

Mademoiselle Laure N., dix-sept ans, bien réglée, avait été guérie, en mars, d'une fièvre tierce, par deux saignées, des purgatifs suivis du *sulfate de chinine.* A la fin d'avril, la fièvre reparut, chaque paroxysme avançant de six heures; douleur, au palper, à l'hypochondre gauche, avec augmentation extraordinaire du volume de la rate, et constipation. *Nux*, puis *bry.* répétée; *ipec.* pendant deux jours; *tinct. chin.* coupa la fièvre; mais comme la tension douloureuse et l'augmentation de volume de la rate persistaient, ainsi que la constipation, je donnai *nux* deux soirs, puis durant trois jours *bry.* matin et soir; ensuite de nouveau *nux* trois soirs de suite, ce qui suffit pour faire disparaître tout le reste des incommodités, et ramener la rate à son volume normal.

L'observation suivante me paraît intéressante, parce qu'elle fait bien connaître l'action de l'*ignatia.*

1639⁰ **OBSERVATION, PAR LE DOCTEUR CHIO** (2).

Le chevalier Jules Sornatis, quarante-deux ans, était depuis plusieurs jours (dans son domicile distant de Crescentino de dix milles) atteint de fièvre tierce, avec vomissemens et diarrhée; on lui avait fait deux saignées, donné des purgatifs, etc. J'arrivai auprès du malade au quatrième accès, le 22 juillet;

(1) Bibliothèque homœp., vol. VII, pag. 5; 1836.
(2) *Ibid.*

on lui avait appliqué vingt sangsues à l'épigastre ; j'observai chaleur aiguë, extrême agitation, vomissement de tout ce qu'on ingérait dans l'estomac ; tous les quarts d'heure, évacuation diarrhéique, muqueuse, jaune vert. Je fis enlever les sangsues et fermer les piqûres ; je donnai *ipec.* 3/3 toutes les demi-heures ; les vomissemens cessèrent, il vint une sueur abondante dans la nuit ; le matin, *tinct.* [*chin.* 3, quatre doses ; la fièvre ne reparaît plus.

Au bout d'un mois, il est de nouveau atteint de fièvre tierce dans sa campagne ; d'abord le premier et le second accès sont légers ; au troisième se montrent des symptômes graves. Le malade ne voulant recevoir aucun remède donné par un allopathe, me fit demander en poste ; j'arrivai au quatrième accès ; *ipec.* fit sur-le-champ cesser le vomissement ; mais la céphalalgie susorbitaire comme si le cerveau était pressé du dedans au dehors, la constriction de la poitrine, la douleur à l'épigastre et plus encore des chagrins fort continus que je considérais comme la cause de la récidive, me firent prescrire *ignat.*, répété toutes les quatre heures ; à l'heure de la fièvre, léger paroxysme suivi bientôt de sommeil tranquille, et guérison parfaite en deux jours.

1640ᵉ OBSERVATION, PAR LE DOCTEUR BIGEL. (1).

Je traitais depuis trois mois un malade de la fièvre intermittente tierce, sans pouvoir l'en délivrer. Le traitement, entièrement homœopathique, c'est-à-dire rigoureusement basé sur la similitude des symptômes qui la composaient avec les symptômes médicinaux, suspendit à trois reprises différentes la fièvre, qui reparut autant de fois, toujours avec le même type. Son premier état était le suivant : froid vif, soif ardente pendant le frisson, nausées ; la tête est douloureuse, les membres brisés. Cet état dure deux heures. Une forte chaleur succède, la soif continue, enfin la sueur termine l'accès ; elle est abondante et

(1) Archives de la médecine homœop., vol. V, pag. 178 ; 1836.

dure quelques heures de suite pendant le sommeil. Dans l'apyrexie, l'appétit est nul, le goût amer et la langue chargée et
jaunâtre. Le malade a toujours grande envie de dormir, il est
abattu, de mauvaise humeur, constipé. C'est à la suite d'un refroidissement que s'est développée cette fièvre. Le malade est
d'un tempérament bilieux-sanguin, irritable, violent.

La *noix vomique* renfermait les symptômes caractéristiques
de cette fièvre et avait de plus l'avantage de répondre à la cause
occasionnelle, le refroidissement dont elle était née. Administrée à la fin du paroxysme, son influence sur le paroxysme suivant
fut signalée par une appréciation de symptômes, symbole de
la spécificité. L'accès fut et plus violent et plus long, la constipation fut vaincue, et le malade attendit vainement le troisième
paroxysme. L'apyrexie dura huit jours, après lesquels la fièvre
se rétablit avec son type primitif.

Nulle différence dans les symptômes si ce n'est que la soif
n'était plus attachée qu'au frisson, et que le mal de tête n'occupait qu'un côté du front, circonscrit dans un étroit espace, à
la manière du clou hystérique. Le malade se plaignait aussi de
sentir une profonde faiblesse au creux de l'estomac. A l'entendre, ses intestins lui semblaient n'être pas soutenus, et dans
l'intervalle d'un paroxysme à l'autre, il montrait une grande
sensibilité au froid. Cette fois, le ventre était plus relâché que
resserré.

Ces symptômes étaient contenus dans la *fève de saint Ignace.*
La fièvre céda avec la même facilité à ce remède nouveau. Comme
la durée d'action est courte, il fut renouvelé le cinquième jour.
Bien que la fièvre ne revînt plus, le malade était averti tous les
deux jours qu'il avait été fiévreux à cette heure, ressentant, en
miniature, il est vrai, les principaux symptômes de son mal. Le
remède fut encore réitéré ; mais cette fois sans succès. La fièvre
reparut dans toute sa force primitive, et sous la forme suivante,
frisson de la durée d'une heure, chaleur, rougeur de la face,
pendant que les membres sont agités par le tremblement. Puis
chaleur ardente générale, douleur profonde dans les os, le malade est brisé ; la sueur tarde beaucoup à venir ; mais elle est

abondante et longue ; privation de sommeil ; s'il s'endort, il est tourmenté de rêves effrayans, se réveille en sursaut, hors de lui-même et baigné de sueur ; défaut d'appétit ; le ventre est relâché, la faiblesse est grande, le teint jaune et l'humeur grondante, colère. Les membres sont si douloureux qu'on ne peut les toucher sans causer de la souffrance, comme s'ils étaient meurtris ; absence de la soif.

Cette fois *kina* répondait mieux que tout autre remède aux symptômes caractéristiques. Je le donnai à la dose 6 de la teinture spiritueuse de cette substance. Aggravation marquée du paroxysme suivant, cessation de la fièvre. Le malade recouvre de l'appétit, reprend des forces et un meilleur teint. La guérison paraît complète. Le *kina* est renouvelé le sixième jour, mais à la dose 12 ; malgré la faiblesse de cette dose, le malade eut un ressentiment de fièvre. J'ai tout lieu de regarder ce mouvement fébrile comme un effet du remède. Cet extrait de paroxysme ne se renouvela plus. Le malade était rentré dans son état de santé, à un peu de faiblesse près. Il en jouissait depuis un mois, lorsqu'une vive affection de l'âme vint l'en priver, rendant en lui la fièvre tierce.

On pourrait à moins de frais perdre le courage et la patience. Ma perplexité était égale à celle du malade. La maladie se représentant accompagnée des mêmes symptômes que dans la précédente récidive, j'administrai de nouveau le *quinquina*. Quel fut mon étonnement de voir la fièvre lui résiter. La dose pouvant avoir été trop faible, je la réitérai donnant cette fois la dose 30. Le paroxysme en fut notablement aggravé, même résistance, la fièvre continua. C'est alors seulement que l'idée d'une complication se présenta à mon esprit.

Un nouvel examen des antécédens du malade m'apprit qu'il avait eu pendant de longues années, des dartres que, quelques mois avant d'être atteint de la fièvre, il avait fait disparaître à l'aide de lotions pratiquées avec du savon très-âcre. Conséquemment à cette découverte, je ne balançai pas un instant à lui donner *sulphur*, qui enleva la fièvre comme par enchantement.

1641ᶜ OBSERVATION, PAR LE DOCTEUR SCUDÉRY (1).

N. Feleti, âgé de quarante-quatre ans, d'une constitution faible, marchand fruitier, était sujet depuis trois ans à une fièvre tierce simple qui se montrait vers le commencement de l'automne et dont je l'avais deux fois guéri par le sulfate de quinine. Une troisième fois, je le guéris encore de même ; mais six semaines après, la fièvre revint avec le caractère double tierce ; après un émétique et l'emploi de quinze grains de sulfate de quinine, il se trouva débarrassé de la fièvre.

Vingt-huit jours après, la fièvre revint sous la même forme (double tierce), et sans m'appeler, le malade se guérit lui-même par le même moyen. Quinze jours plus tard, quatrième récidive, on m'appela pour tâcher de mettre fin à ce mal si rebelle. J'eus alors recours à l'homœopathie, et ayant attendu l'apyrexie, j'administrai *arsen.* 3o. Je crus devoir préférer ce médicament, et parce qu'il est l'antidote du quinquina, et parce que j'avais observé les phénomènes suivans :

Le matin, mal de tête semblable à la douleur que produirait une boucle qui serrerait le front ; frissons par tout le corps et froid modéré ; nausées et après quelques heures, grande chaleur ; sécheresse de la peau et de la langue ; soif ardente ; augmentation du mal de tête ; pouls fréquent et dur, sueurs abondantes et retour au bien-être, après une fièvre de huit heures.

État apyrétique : pâleur et aspect jaunâtre, le blanc des yeux participant à cette couleur jaune, lassitude générale, faiblesse, soif et désir de boissons acides, sensation de gonflement au ventre, évacuation de matières jaunâtres et infectes.

Le lendemain, malgré l'administration du remède, le paroxysme revint comme auparavant, et rien ne put me faire soupçonner que l'arsenic eût produit le même effet. Cependant ayant appris le lendemain que le malade, contre ma prescription, avait bu beaucoup de limonade, je lui fis reprendre dans l'apyrexie le même remède à la dose 3o.

(1) Archives de la médecine homœop., vol. V, pag. 354 ; 1836.

Le matin du jour suivant reparut le paroxysme fébrile, avec frissons et violentes horripilations suivies d'un vomissement spontané et abondant de matières jaune verdâtre et amère; mais ce fut le dernier, et, l'habitude morbide une fois détruite, le malade ne tarda pas à se rétablir. Huit jours après, j'administrai *spir. sulphur.* 30, et Fileti, peu de jours après, prit une teinte de santé qu'il n'avait jamais eue de sa vie. Depuis trois ans, la fièvre n'a pas reparu.

1642ᵉ OBSERVATION, PAR LE DOCTEUR SCUDÉRY (1).

Don A. Lucdiero, âgé de vingt-six ans, prêtre, après avoir résidé en qualité de chapelain dans un pays marécageux, fut atteint d'une fièvre quotidienne. Le sel de quinquina coupa la fièvre, mais les récidives étaient d'autant plus fréquentes que le malade avait pris une plus forte dose de ce fébrifuge. Dans cet état, il quitta sa résidence et rentra en ville. Beaucoup de remèdes allopathiques qu'on lui avait vantés et de nouvelles doses de sulfate de quinine, ne firent que le rendre plus malade : quand on m'appela, je reconnus les phénomènes suivans :

Dans l'apyrexie, face maigre et terreuse, bouche amère, langue blanchâtre, soif, inappétence, ventre météorisé, douleur pongitive aux deux hypochondres, dureté manifeste au foie quand on le palpait, constipation et évacuations difficiles qui n'avaient lieu que tous les trois jours au plus tôt, d'une petite quantité de matières ressemblant aux crottes de mouton ; en marchant, haleine courte, fatigue dans les jambes, faiblesse et lassitude générale, sommeil agité.

État fébrile. La fièvre reparaissait tous les jours à midi, précédée de frissons, nausées, soif, bouche aride, langue sèche, et enfin, vers le soir, légère sueur terminant le paroxysme.

Traitement : trois globules *arsenic.* 30, et cessation immédiate du paroxysme fébrile. Six jours après, *nux vomic.* 30, donnée vers le soir, et quarante-huit heures après, évacuations

(1) Archives de la médecine homœop., vol. V, pag. 356; 1836.

de beaucoup de matières fécales. Le malade fut complétement guéri de ses récidives et de sa constipation.

1643ᵉ OBSERVATION, PAR LE DOCTEUR KIRSCH (1).

R., de Bieberick, femme de trente-six ans, toujours bien portante auparavant, avait eu vers le nouvel an 1836, une inflammation de poitrine qui n'avait été guérie qu'après un traitement d'un mois. Elle avait bientôt après été attaquée de la fièvre. Les accès la prenaient chaque nuit. Violent frisson et soif, puis chaleur avec sueur ; *china* l'avait fait cesser, et depuis un mois, à onze heures du soir, ou à deux ou quatre heures du matin, elle éprouvait un paroxysme qui commençait pendant qu'elle dormait. Elle jetait la tête de côté et d'autre et perdait complétement la connaissance. Si ses parens faisaient quelques tentatives pour la rappeler à la vie, elle sentait des bruissemens dans la tête. En s'éveillant, elle se plaignait de grandes chaleurs, quoique son corps fût froid et sa face pâle. Le paroxysme durait d'un quart d'heure à une heure. Pendant la journée, encore vertiges passagers. Menstruation régulière. Raideur des muscles du cou du côté gauche. Tête penchée du côté gauche ; elle ne pouvait la tenir droite qu'avec la plus grande peine. Abattement dans les membres, surtout dans les bras.

Deux doses *bellad.* 30 gutt. 1, le 10 et le 11 mars, le soir, produisirent une amélioration telle que quatre jours après la malade vint me dire qu'il n'y avait plus eu de paroxysme ; mais elle éprouvait la nuit des frissons qui lui parcouraient tout le corps, et la raideur des muscles du cou persistait. Je lui donnai, le 15, *arnica.* 6 gutt. 1. Au bout de quelques jours, ces derniers symptômes disparurent. La tête pouvait être tenue droite, et la malade se sentait guérie.

1644ᵉ OBSERVATION, PAR LE DOCTEUR S. (2).

Le chirurgien R., âgé de vingt-cinq ans, d'une constitution

(1) Hygea, vol. IV, pag. 519 ; 1836.
(2) Gazette homœop., vol. X, pag. 189 ; 1837.

faible et atrabilaire, à la chevelure brune, avait été attaqué, au mois de septembre, à la suite de fréquens refroidissemens, d'une fièvre quotidienne dont les accès le prenaient le matin avec frisson, chaleur et sueur prédominante; toux brève, sèche, oppression de poitrine avant et pendant le frisson, soif dans les trois périodes, douleur pressive dans la partie frontale pendant l'apyrexie, dégoût. Deux doses *arsen.* 1/6 le guérirent en quatre jours. Il se porte mieux que jamais (février 1836).

1645ᵉ OBSERVATION, PAR LE DOCTEUR S. (1).

Le canonnier P. , âgé de vingt-cinq ans, de taille moyenne, blond, teint jaunâtre, avait, l'été passé, une fièvre dont les accès le prenaient le matin avec frisson, chaleur et sueur prédominantes; grande soif pendant la chaleur, tiraillement dans l'occiput vers le front jusque dans les yeux, plus douloureux, couché; toux brève, sèche, avec élancemens dans le côté gauche jusque dans la région de l'estomac; boutons sur la lèvre supérieure; langue chargée, blanche; goût amer. Une dose *latr. mur.* 1/30 dans une tasse d'eau, le guérit promptement. L'accès suivant fut beaucoup plus faible, et il n'y en eut pas d'autre.

1646ᵉ OBSERVATION, PAR LE DOCTEUR S. (2).

Le canonnier P., âgé de vingt-six ans, de taille moyenne, teint pâle, jaunâtre, blond, couvert de taches de rousseur, fut atteint au mois d'octobre 1834, à la suite d'un refroidissement, d'une fièvre quarte dont les accès arrivaient l'après-midi avec froid prédominant, frissonnement intérieur durant près de trois heures, sans chaleur ensuite. Avant l'accès, douleur pressive dans l'occiput. Il était sujet l'été, depuis sa jeunesse, à de violens saignemens de nez et avait des engelures aux doigts des pieds. Je lui donnai *carbo veget.* 1/32 dont trois doses suffirent pour le guérir. Cependant, au mois de février 1835, il eut une légère

(1) Gazette homœop., vol. X, pag. 189; 1837.
(2) *Ibid.*, pag. 190.

rechute pour s'être refroidi et avoir mangé du porc. Frissonnement intérieur et extrémités froides, puis légère chaleur
avec soif modérée ; enfin long et profond sommeil. Cinq doses
pulsat. 1/12 firent disparaître ces symptômes en douze jours.
A la suite d'un effort, il fut pris de nouveau, au mois de mai,
de violens saignemens de nez, suivis le lendemain d'un accès de
fièvre avec frisson, mains froides, somnolence, puis chaleur
avec soif et déchiremens dans la front sans sueur. Pendant la
chaleur, sensation pénible de vide dans l'estomac ; dans l'apyrexie, beaucoup de soif. Les accès revenaient tous les deux
jours, anticipant chaque fois. Deux doses *natr. mur.* 1/30 le
délivrèrent de la fièvre en huit jours. Il n'y a pas eu de rechute
jusqu'à présent (février 1836).

1647e OBSERVATION, PAR LE DOCTEUR S. (1).

Un canonnier, âgé de vingt-un ans, d'une constitution faible,
qui avait eu deux ans auparavant chez ses parens une toux avec
crachement de sang pendant un mois, fut attaqué au mois de
mars de l'année passée d'une fièvre tierce avec chaleur générale
prédominante, élancemens et cuissons dans les yeux ; soif, précédé d'un frissonnement intérieur avec soif et suivie de sueur
seulement aux parties supérieures du corps, à la face et à la poitrine. Après avoir bu, malaise ; l'angle droit de la bouche exulcérée ; en étant debout, vertiges avec propension à tomber sur
le côté. La fièvre céda à trois doses *natr. mur.* 1/30. Cependant
je ne pus le regarder comme guéri qu'à la fin du mois, parce
que la fièvre l'avait fort épuisé. Il jouit depuis d'une santé florissante.

1648e OBSERVATION, PAR LE DOCTEUR S. (2).

Le canonnier G., âgé de vingt ans, délicat, blond, couvert
de taches de rousseur, fut attaqué au mois de juin de l'année

(1) Gazette homœop., vol. X, pag. 190 ; 1837.
(2) *Ibid.*

passée d'une fièvre tierce dont les accès arrivaient le matin, anticipant chaque fois. *Natr. mur.* 1/30 l'en délivra promptement. Les symptômes étaient : soif pendant le frisson. Dans la chaleur et l'apyrexie, violente céphalalgie tressaillante en remuant la tête et en montant les escaliers. Violens saignemens de nez le matin. Il jouit maintenant d'une excellente santé.

1649° OBSERVATION, PAR LE DOCTEUR S. (1).

Le canonnier S., âgé de vingt-quatre ans, taille petite et replète, cheveux bruns, fut pris au mois de novembre dernier d'une fièvre quarte dont les accès avaient lieu le soir, avec frisson prédominant, soif tant dans le frisson que dans la chaleur qui suivait, battemens douloureux dans le front avant et pendant la chaleur ; éruption miliaire chronique sur le dos de la main gauche. Deux doses *rhus toxicod.* 1/6 le guérirent en huit jours de la fièvre et de l'exanthème. Il n'y eut pas de rechute.

1650° OBSERVATION, PAR LE DOCTEUR S. (2).

Le canonnier M., âgé de vingt-quatre ans, fort et replet, blond, souffrait au mois de juin de l'année passée d'une fièvre quotidienne dont les accès le prenaient le matin et se manifestaient par des frissons, de la chaleur et des sueurs. Pendant le frisson, mains froides ; soif après avoir bu, malaise. Douleurs dans les reins en se levant, comme s'ils allaient se déchirer en deux. Trois doses *natr. mur.* 1/30 le guérirent en huit jours, sans récidive.

1651° OBSERVATION, PAR LE DOCTEUR S. (3).

Le canonnier M., âgé de vingt-trois ans, fut attaqué au mois

(1) Gazette homœop., vol. X, pag. 191 ; 1837.
(2) *Ibid.*
(3) *Ibid.*

d'août de l'année passée d'une fièvre tierce au type rétrograde. Le premier accès eut lieu l'après-midi avec maux de reins, puis frissonnement avec mains et pieds froids et bleus, toux brève et sèche, gonflemens du creux de l'estomac, cuir chevelu douloureux au toucher. Deux doses *arsen.* 1/30 le guérirent en huit jours.

1652e OBSERVATION, PAR LE DOCTEUR S. (1).

Le canonnier O., âgé de vingt-deux ans, replet, aux cheveux bruns, fut atteint au mois d'octobre dernier d'une fièvre quotidienne, dont les accès arrivaient l'après-midi. D'abord chaleur à la tête avec rougeur et élancemens dans les côtés de la tête, pression dans l'occiput, horripilation dans le dos durant une heure et demie, avec soif, toux sèche, élancemens dans les hypochondres, enflure des glandes de la mâchoire inférieure du côté droit. Il avait déjà eu six accès lorsqu'il entra à l'hôpital. Je lui donnai *sepia* 1/30. Il fut guéri.

1653e OBSERVATION, PAR LE DOCTEUR S. (2).

Le canonnier H., âgé de vingt-cinq ans, blond, dont la peau du visage était rude et s'écaillait souvent, qui avait les mains gercées, fut pris au commencement de septembre d'une fièvre tierce dont les accès arrivaient tantôt le matin, tantôt le soir. Horripilation, puis chaleur, ensuite sueur surtout au visage; soif dans les trois périodes et même dans l'apyrexie. En outre, démangeaisons au front, vertiges à tomber à la renverse, inappétence, goût amer, élancemens dans la région de la rate en toussant, expectoration de glaires striées de sang, saignemens de nez, élancemens dans les reins en se retournant au lit. Je lui donnai, le 8 septembre, *sepia* 1/30. Le 9, gargouillemens dans le ventre; du reste, état beaucoup meilleur. Le 10, dans la nuit, accès de fièvre. Le 11, répétition de *sepia* 1/30 dans la matinée. Le 14, convalescence; le 20, guérison complète.

(1) Gazette homœop., vol. X, pag. 191; 1837.
(2) *Ibid.*

Le 23 octobre, il revint avec un enflure inflammatoire et un abcès purulent au genou droit, suite d'un coup de pied de cheval. Trois doses *rhus* 6 gutt. 1/2 et une dose *merc.* 3 gr. 1 le guérirent complétement jusqu'au 15 novembre.

1654ᵉ OBSERVATION, PAR LE DOCTEUR S. (1).

Le quartier-maître D., âgé de vingt-six ans, maigre, blond, d'un tempérament sanguino-cholérique, marié depuis un an, n'avait pas cessé d'avoir la fièvre depuis 1829 à 1831, à l'exception de quelques intermissions procurées par *chinin*. Il se porta bien ensuite jusqu'au mois d'août 1834, où il y eut de nouveaux accès de fièvre quotitienne. Quelquefois cependant il n'en éprouvait un que tous les deux jours dans l'après-midi. Frisson avec mains et pieds froids, au point que ses doigts et ses orteils étaient morts, ensuite chaleur et sueur avec soif et dégoût pour la viande, envies d'alimens acides. Il se rétablit cependant sans médicament ; mais au mois de novembre, il se vit obligé de garder le lit. La maladie présentait les symptômes suivans :

Tête entreprise le soir, défaut d'appétit, langue blanche, goût amer et acide, élancemens dans les reins et le côté droit jusque dans le ventre, souvent si violens qu'il poussait les hauts cris, augmentant lorsqu'il se couchait sur le côté gauche ; toux spasmodique, surtout le matin et le soir, avec abondans crachats puriformes ; oppression de la poitrine, insomnie ordinairement la nuit, ou s'il s'endormait, sueur chaude sur tout le corps ; pouls fébrile ; frisson en plein air avec ongles bleus. Le 26 et le 29 novembre, je lui donnai *sepia* 1/30. L'oppression de poitrine et les élancemens dans la poitrine augmentèrent ; mais l'expectoration, la fièvre vasculaire et la sueur nocturne diminuèrent. Le 2 janvier 1815, je répétai *sepia* 1/30. Le 8, je le trouvai à son bureau. L'expectoration, la toux, les élancemens, la fièvre, l'insomnie, l'inappétence avaient disparu. Le 21, on aéra la chambre, qu'il n'avait pas encore quittée. Il se refroidit un peu et

(1) Gazette homœop., vol. X, pag. 201 ; 1837.

éprouva de nouveaux élancemens dans le côté gauche, qui l'empêchaient de respirer profondément, ainsi que des douleurs rhumatismales dans le bras gauche en le remuant. Il ne pouvait se
coucher sur le côté droit sans ressentir des douleurs plus fortes.
Je lui donnai, le 22 au matin, une dose *carbo veget.* 1/30. Les
élancemens dans le côté gauche disparurent dans la journée,
ainsi que les douleurs rhumatismales dans le bras. Il ne restait
plus qu'une légère pression dans la poitrine, qu'une seconde dose
du même médicament, le 26, enleva complétement. Le malade
se rétablit à vue d'œil, et, le 10 février, je le déclarai guéri. Au
mois de février 1836, il jouissait d'une excellente santé.

1655ᵉ **OBSERVATION, PAR LE DOCTEUR S.** (1).

La femme Peuker, âgée de 36 ans, sanguine, pâle, brune,
fut attaquée au mois de juin de l'année passée, d'une fièvre tierce
compliquée d'inflammation des parties molles du palais, de déchiremens dans les articulations des épaules et des genoux, de
carie de la quatrième côte gauche. Je l'en guéris en six jours, par
natr. mur. 1/30. Dans l'intervalle, il lui était venu un exanthème sur la peau, composé de dartres d'un brun clair, de la
grosseur d'une lentille, avec tuméfaction froide de la jambe gauche et de l'articulation du pied ; toux chronique ; légère expectoration, et douleur au dessous du sternum. *Phosphor.* gutt 2,
dans cinq onces d'eau, une cuillerée tous les jours, guérit en un
mois la carie de la côte, avec ulcère fistuleux du côté gauche
externe de la poitrine, suite d'un allaitement. L'induration des
glandes du sein, résultat de frictions mercurielles, céda à *silic.*
1/30, quatre doses en neuf jours, et cela dans l'espace de six semaines. Enfin je lui fis prendre avec le plus grand succès, *aurum*
1/12, contre des ulcères au nez, résultant également des frictions
mercurielles, et une ménostasie qu'elle éprouvait depuis trois
ans, et qui l'avait prise à la suite d'un accouchement. Les règles,
qui étaient supprimées, parurent dès le lendemain, et revinrent
régulièrement depuis.

(1) Gazette homœop., vol. X, pag. 222 ; 1831.

FIÈVRE TYPHOIDE.

1656ᵉ OBSERVATION, PAR LE DOCTEUR HARTMANN (1).

U., cordonnier de H., âgé de trente-deux ans, d'une constitution robuste, et dont l'air annonçait la santé, s'était bien porté jusqu'au 25 novembre de l'année précédente, où il avait été pris subitement d'un violent frisson suivi d'une chaleur brûlante par tout le corps pendant une heure, avec grande soif, violente céphalalgie et pesanteur vertigineuse. Il fut forcé de se coucher. L'état empira de plus en plus, et le second jour, il se déclara en outre au bas du pied droit, une inflammation érysipélateuse, qui l'obligea à garder le lit. Ses parens attendirent néanmoins jusqu'au 30, avant que de me faire appeler, espérant que la nature seule le guérirait. Je trouvai les symptômes suivans :

Il était couché comme ivre, ne reconnaissant personne, jetant sa tête çà et là, parlant à voix basse et inintelligible ; il fallait lui parler très-haut pour le tirer un instant de cet état; grande prostration des forces; il se glissait vers le bas du lit; quelquefois il parlait plus haut, mais toujours d'une manière inintelligible, et cherchait à se lever ; joues très-rouges et brûlantes, ainsi que les paumes des mains, tandis que le reste du corps avait une chaleur naturelle ; pouls rapide et faible ; langue noire, très-rouge sur les bords, et fendillée ; lèvres toutes sèches ; constipation depuis trois jours ; vers le soir, moment où il avait le plus d'instans lucides, il se plaignait de maux de tête, de tranchées, de battemens de cœur, d'angoisses ; il demandait souvent à boire, mais s'humectait seulement la bouche (soif apparente), et refusait toute espèce d'alimens ; quoiqu'il ne suât pas, son corps répandait une odeur putride, qui frappait même sa famille ; le bas

(1) Archives homœop., vol. II, cah. 2, pag. 130; 1823.

du pied droit était enflé depuis l'articulation du genou , jusqu'à la cheville , très-rouge et couvert surtout au mollet de taches noires de la grosseur d'un centime ; tressaillement au moindre toucher du pied malade , et contraction du visage.

Comme il n'avait encore pris aucun médicament , je lui donnai à huit heures du matin , *nux vomic.* 24 , la petite partie d'une goutte. J'hésitai d'autant moins dans le choix du remède, qu'il avait un tempérament de feu , ardent , colérique. Je remplaçai la boisson (eau avec crème de tartre) , par de l'eau panée ou du lait.

J'allai le revoir cinq jours après. Il était tranquillement couché, et ne se plaignait que d'une tension autour de la cheville (son pied était encore rouge et enflé), ainsi que de la faiblesse qui l'empêchait de se lever. Les maux de tête ne le prenaient plus que le matin lorsqu'il s'éveillait, et ne duraient qu'une couple d'heures. Du reste, ils étaient supportables, sans vertige, et diminuaient tous les jours d'intensité. La constipation avait cessé dès le second jour. La chaleur avait disparu. L'appétit revenait. Les taches bleues du mollet étaient couvertes d'une espèce de croûte qui se détachait facilement.

Le onzième jour, il était retourné à ses travaux ; mais la faiblesse l'obligeait à se reposer une heure chaque jour.

1657ᵉ OBSERVATION , PAR LE DOCTEUR SCHUBERT (1).

Monsieur R...n W... de Z., âgé de cinquante-neuf ans, d'une constitution faible, pâle, d'un tempérament flegmatico-sanguin , était sujet depuis seize ans, chaque printemps et chaque automne , à des affections catarrhales graves avec fièvre. Il avait toujours été traité allopathiquement et n'avait jamais recouvré que très-lentement une santé relativement bonne. Il fut attaqué de nouveau au commencement de mars de l'année passée d'un violent catarrhe avec fièvre. La toux le tourmentait jour et nuit. On lui prescrivit d'abord un élixir pectoral qui ne

____

(1) Archives homœop., vol. III, cah. 2, pag. 84 ; 1824.

le soulagea point; la maladie s'aggrava au contraire. Il s'y joignit bientôt un sentiment de grande faiblesse, symptôme qui engagea à administrer *china* et autres roboratifs. Ce fut pendant l'usage de china que se déclara la maladie dont nous allons bientôt faire connaître les symptômes. Il s'adressa à un autre allopathe qui lui prescrivit une mixtion d'*ammon. mur.*, *digit.*, et quelques autres médicamens dont je n'ai pu apprendre le nom, et qui lui ordonna un onguent de borax et de miel rosat contre des aphthes qui lui étaient venus dans la cavité de la bouche. Ce fut en vain; loin de diminuer, le mal ne fit qu'empirer. L'usage du borax fut continué, mais la mixture fut remplacée par *china*, *senega* et *phellandr. aquat.* Le résultat ne fut pas plus favorable. Le médecin prescrivit donc une seconde mixtion de *china*, *valerian.*, *quassia* et *acid. hall.* à prendre alternativement une cuillerée toutes les deux heures. Le borax fut employé plus souvent. L'état resta le même. Le médecin, craignant, ainsi que la famille, que la maladie ne tournât mal, ordonna en outre *mosch.* Enfin le malade, qui ne se faisait pas d'illusion sur la gravité du cas, demanda à être traité par l'homœopathie. Il était alité depuis dix jours, lorqu'on me fit appeler le 17. Je trouvai les symptômes suivans :

Somnolence avec paupières fermées, ronflement, rêves continuels, surtout de ses affaires; carphologie, tressaillemens des tendons, mouvement presque continuel de la mâchoire inférieure, mastication et lappement, écume autour de la bouche, agitation fréquente de la tête. Si on le secouait un peu ou si l'on parlait à voix basse près de lui, il se réveillait pour un instant et possédait alors toute sa connaissance ; malgré sa faiblesse et quoique la tête fût entreprise, il parlait avec bon sens à chacun. Avec la somnolence disparaissaient tous les symptômes accessoires; mais ils revenaient avec elle, dès qu'on cessait de lui parler. Face défaite, terreuse, yeux ternes avec le blanc teint en jaune. Ouïe extraordinairement fine; dans les jours de santé, il l'avait éue un peu dure. Aphthes sur les lèvres, aux gencives, sur la langue; en un mot dans tout le palais. Manque total d'appétit. Soif modérée. Hoquets, pour peu qu'il mangeât ou bût.

Constipation depuis plusieurs jours. Urine d'un jaune paille, devenant bientôt trouble et déposant un sédiment semblable à de la tuile pilée. Peau molle, douce et moite. Pouls petit, fréquent, inégal, sans force. Oppression de la poitrine. Toux modérée avec expectoration légère de mucosité visqueuse qu'il rejetait avec peine. Moral abattu.

Comme le malade avait pris depuis peu une cuillerée de la mixture prescrite par le médecin allopathe, je commençai par lui donner, comme antidote de *china*, une demi-tasse de café noir, pas trop fort. Il opéra bientôt d'une manière énergique sur son organisme, qui n'y était pas habitué. Je prescrivis ensuite *camphor.*, dont on lui fit respirer une dissolution alcoolique pendant deux heures, après quoi je lui fis prendre *ipecac.* 3 gutt. 1, antidote de *china*. Le résultat répondit à mon attente, et quatre heures après, c'est-à-dire à six heures du matin, les effets de china. ayant été annulés, j'administrai une goutte *bellad.* 30, qui est d'ailleurs aussi un excellent antidote de *china*. Je réglai la diète d'après les principes de l'homœopathie.

Dans les douze heures suivantes, *bellad.* fit sentir ses effets primitifs d'une manière étonnante. Le second jour, on remarqua déjà quelque amélioration qui devint plus sensible de jour en jour. La seconde nuit, le sommeil fut assez paisible; les symptômes qui avaient accompagné jusque-là l'assoupissement, disparurent. L'appétit revint graduellement. Le quatrième jour, il put rester levé quelques heures; il but d'une bière simple, dont il avait grande envie, et mangea du riz, du gruau, du farinage, du sagou cuit dans du bouillon, et des œufs mous. Selle naturelle chaque jour. Les aphthes disparurent peu à peu. L'ouïe redevint un peu dure comme dans les jours de santé. Le septième jour, il resta levé depuis huit heures du matin jusqu'à huit ou neuf heures du soir. Je laissai agir le remède pendant douze jours, après lesquels l'amélioration devint stationnaire.

La maladie présentait alors les symptômes suivans:

Aussitôt après avoir dîné, toux modérée pendant une heure avec crachats muqueux qui ne se détachaient pas encore facilement. Enflure des pieds jusqu'au dessus de la cheville, qui augmentait beaucoup dans la journée, mais diminuait la nuit. Dureté de l'ouïe. Nez toujours sec. Un peu de faiblesse et d'abattement moral, mais beaucoup moins qu'auparavant.

Je lui fis prendre *bryon. alb.* 15 gutt. 1, le lendemain matin, et prescrivis des alimens et des boissons nourrissantes, du bouillon, du lait, du cacao, de la bière simple. Je lui recommandai en outre de se promener un peu dans la chambre, parce que le temps était mauvais et lui aurait fait plus de mal que de bien.

L'enflure disparut en six jours. La toux après le dîner ne durait plus que peu de temps et les crachats se détachaient plus facilement. L'ouïe s'améliora et le nez devint humide. Le malade recouvra peu à peu des forces, son humeur devint plus sereine. Je laissai agir le remède pendant quinze jours, après quoi je lui fis prendre *bellad.* à la même dose. Quinze jours après, lorsque j'allai le revoir, la maladie avait disparu sans laisser de trace. Cet hiver, où presque personne n'a été exempt d'affections catarrhales, il n'a pas éprouvé la moindre incommodité, et à la fin de mars, sa santé était excellente.

1658ᵉ OBSERVATION, PAR LE DOCTEUR WISLICENUS (1).

Une servante d'une vingtaine d'années, bien portante et robuste, après s'être refroidie vraisemblablement en lavant, se sentit mal à son aise un soir, au mois de mars 1824. Appelé le lendemain matin, je trouvai les symptômes suivans :

La veille au soir, grande pesanteur dans les membres, envies de vomir avec afflux d'eau sans vomissemens réels. La nuit, accès subits de toux suffocante, enrouée, avec grandes angoises ; l'air lui manquait, elle ne pouvait parler, et la sueur s'établit enfin. Elle en eut quatre jusqu'au matin. Hors du lit, elle se trouvait mieux, mais éprouvait une grande faiblesse dans les membres. Après s'être levée et avoir eu le dernier accès de toux, vomissemens d'une matière verte ayant un goût amer. Pas de selle de-

(1) Archives homœop., vol. V, cah. 1, pag. 78 ; 1826.

puis deux jours; comme elle était disposée à la constipation, cela lui arrivait souvent. Humeur inquiète, disposée à se chagriner.

Je lui fis prendre sur-le-champ *ipecac.* 3. La toux et les vomissemens ne recommencèrent pas; mais le lendemain, la maladie présentait d'autres symptômes.

Sommeil troublé la nuit par de fréquens soubresauts, rêves interrompus. Tête entreprise, lourde, comme à l'approche du coryza, quelques éternumens. Pesanteur dans les membres, sans douleur. La malade était couchée, faible, immobile, le plus souvent les yeux fermés, s'éveillant lorsqu'on lui parlait, mais retombant bientôt dans son assoupissement; son corps était très-chaud, elle ne se plaignait ni de douleur ni de chaleur. Je lui donnai *opium* 6.

Une heure après, la stupidité commença à disparaître, son humeur devint de plus en plus sereine et elle alla bien jusqu'au soir.

Le lendemain, l'état était le suivant :

La nuit, beaucoup d'anxiété, elle devait souvent changer de place. Violente horripilation le long du dos avec mains froides, pieds chauds; une demi-heure après, sueur froide au visage, au creux de l'estomac et aux mains, avec anxiété, durant une heure. Cet accès se répéta vers le matin avec un peu de soif, symptôme qui n'existait pas d'ailleurs. Toux grasse. Pas encore de selle, pesanteur, pression et gargouillemens dans le bas-ventre. Faiblesse un peu moins grande, elle put se lever.

Je lui fis prendre *acid. phosphor.* 3. Le mieux ne tarda pas à se déclarer, et elle fut parfaitement guérie en quelques jours.

1659e OBSERVATION, PAR LE DOCTEUR GIUSEPPE MAURO (1).

Don Enrigo Alvino, jeune homme de dix-huit ans, d'une constitution forte, instruit, grand ami des sciences, surtout de la peinture, fut attaqué à la suite d'un refroidissement d'une fièvre gastrico-rhumatismale et traité par un médecin allopathe pendant vingt-huit jours. Son état empirant sans cesse, ses parens s'adressèrent au docteur Necher en le priant de le traiter homœo-

(1) Archives homœop., vol. VI, cah. 3, pag. 105; 1827.

pathiquement. Le 15 juin 1826, nous le trouvâmes au lit, sans sentiment, avec une fièvre violente accompagnée d'une sueur abondante et une diarrhée continuelle. Il lâchait sous lui une matière infecte ; yeux secs, pupilles dilatées. Il se jetait de côté et d'autre, levait souvent le bras gauche, comme pour attraper quelque objet. Délire, il parlait de religion, mais d'une manière presque inintelligible. Toux continuelle avec expectoration de mucosité visqueuse, pendant toute la journée. L'agitation augmenta vers le soir, surtout entre dix et onze heures. Mains, pieds et nez froids, puis chaleur. Urine d'un rouge foncé, filamenteuse et trouble, avec grande sécheresse de la langue et soif violente. Tressaillemens continuels des tendons. On lui fit prendre *sulphur*.

Le lendemain, 16 juin, les tressaillemens des tendons étaient beaucoup moins forts, le malade avait plus de connaissance, sa voix était plus intelligible; mais la fièvre, la toux grasse, la sueur, la diarrhée restèrent les mêmes jusqu'au 18. Nous lui donnâmes donc, ce jour-là, une goutte *rhus toxicod.* 30. La nuit suivante, l'exacerbation fut sensible; le malade continuait à lâcher sous lui des matières infectes, l'abattement était très-grand ; délire pendant toute la nuit, toux suffocante. Mais vingt-quatre heures après, le mieux commença à se déclarer. L'humeur devint plus sereine, le malade parlait raisonnablement, accès de toux rares, plus de tressaillemens des tendons, évacuations moins fréquentes, il ne lâchait plus sous lui. Plus de sueur; langue humide; urine plus abondante, transparente, claire; accès de frisson à six heures du matin seulement.

Le 21, on lui donna une très-petite partie d'une goutte *china* 12.

Les accès de frisson cessèrent, la toux diminua encore ; l'appétit reparut, les forces revinrent de jour en jour. On administra une goutte *bryon.* 15 contre la constipation qui s'était déclarée depuis quelques jours. Le 24, le malade eut une évacuation solide précédée de légères coliques. L'état s'améliora dès lors de plus en plus, et ce jeune homme jouit maintenant d'une bonne santé.

1660ᵉ OBSERVATION, PAR LE DOCTEUR KAMMERER (1).

J'ai employé avec succès *merc. solub.* dans des fièvres nerveuses parvenues déjà au degré typhoïde où la dissolution des humeurs se manifestait déjà par le saignement des gencives, par la couleur foncée de l'urine, ainsi que par des selles verdâtres fréquentes. Je ferai remarquer seulement que, dans le cas où tous les symptômes du typhus s'étaient déclarés et où le malade restait couché sur le dos, sans connaissance, la face terreuse, comme dans un songe, *merc. solub.* 12 gr. 1/4 agissait encore trop fortement et provoquait des accidens secondaires qui rendaient la dissolution encore plus évidente, comme par exemple, sang dans les selles et les crachats. Il fallait administrer l'antidote *opium.*

1661ᵉ OBSERVATION, PAR LE DOCTEUR WEBER (2).

Le 9 décembre 1828, je fus appelé auprès d'une petite fille de sept ans, Julie Richter, dont le père me raconta ce qui suit : sa maladie avait commencé par du malaise et des vomissemens des alimens, défaut d'appétit, douleurs de gorge. Le médecin de la maison avait prescrit un vomitif dont la prise avait été suivie trois fois de vomissemens, ainsi que d'une forte diarrhée qui persista plusieurs jours. Pour l'arrêter, le médecin avait eu recours aux clystères de camomille et de valériane; elle avait cessé effectivement : mais l'état de la malade était devenu de jour en jour plus grave. Enfin le médecin avait prescrit une poudre d'oxide d'antimoine. L'enfant était malade depuis trois semaines. Je trouvai les symptômes suivans :

Le sommeil n'était pas profond; mais seulement un assoupissement interrompu par le moindre bruit. Elle ne cessait de s'agiter de côté et d'autre, poussait les hauts cris, se plaignait de douleurs dans le bas-ventre. Son ventre était très-dur, enflé, brûlant au toucher. Maux de tête, front brûlant. Ouïe dure, ce

(1) Archives homœop., vol. VIII, cah. 1, pag. 82; 1829.
(2) *Ibid.*, cah. 2, pag. 58.

qui n'avait jamais été le cas dans ses jours de santé. Face gonflée et pâle, couverte quelque fois d'une légère rougeur. Lèvres sèches, soif ardente, surtout la nuit, moindre le jour. Yeux ternes, regardant le plus souvent fixement un objet. Pupilles dilatées. Manque absolu d'appétit. Respiration rapide et brève. Urine claire, sans sédiment. Mains brûlantes, quoique humides. Pas de selle depuis plusieurs jours. Pouls donnant cent vingt pulsations par minute. Forte sueur par tout le corps, la nuit, chaude cependant et quelquefois seulement froide au front. Humeur capricieuse, tristesse. Je lui donnai, le soir même, une petite goutte *aconit.* 25, et le lendemain, *bellad.* 30. Son état s'améliora tellement que le 14 décembre, elle n'éprouvait plus que de légers accès de douleurs dans le bas-ventre. Selles d'un jaune blanc, précédées de douleurs. Respiration paisible. Tête libre. Pouls encore un peu fréquent le soir, avec un peu de chaleur. Je lui donnai donc une goutte *pulsat.* 9. Le 23, les selles étant encore un peu dures, et l'enfant un peu abattue, je lui fis prendre *nux vomic.* 30. Elle fut guérie, et n'a pas éprouvé de rechute depuis.

1662ᵉ OBSERVATION, PAR LE DOCTEUR WEBER (1).

Le 8 janvier dernier, je reçus une lettre de l'économe Wilkens, de Barum, à trois lieues d'ici, qui me priait d'aller voir en toute hâte son fils aîné, âgé de treize ans. Cet enfant était malade depuis trois semaines. Le traitement allopathique qu'il avait suivi jusque-là n'avait fait qu'empirer son état, et il craignait pour ses jours. Je trouvai les symptômes suivans :

Sommeil profond, yeux constamment fermés, délire. Cet état durait depuis trois jours. Lui parlait-on, il se réveillait ; mais il refermait bientôt les yeux et ne répondait pas, ou répondait de travers. Quelquefois il prononçait quelques mots avec volubilité. Insensible à tout, il ne faisait attention ni à son père ni à sa mère. Lui demandait-on où il souffrait, il ne répondait pas ou disait ne

(1) Archives homœop., vol. VIII, cah. 2, pag. 60 ; 1829.

souffrir nulle part, quoique la volubilité avec laquelle il parlait indiquât assez qu'il n'était pas dans son état naturel. Respiration rapide. Pouls faible, donnant seulement soixante à soixante-dix pulsations par minute. Langue sèche, grise au milieu et d'un jaune sale, chargée sur les bords. Sifflement en parlant. Lèvres sèches, couvertes de croûtes brunes. Sueur froide au front. Gouttes de sueur froide sur la face, qui était pâle, défaite, surtout au dessous des yeux et à côté du nez. Manque total d'appétit. Ventre ni dur ni tendu. Pas de selle depuis plusieurs jours. Urine d'un jaune clair, sans sédiment. Gémissemens avant d'uriner. Mains sèches comme du parchemin. Soif ; il buvait peu cependant à la fois et ne demandait jamais à boire.

Le médecin allopathe lui avait fait prendre d'abord des vermifuges, puis la valériane, etc. Au dire du père, la maladie était peu de chose dans le principe.

Je prescrivis pour le soir une goutte *bellad.* 30. Le 11, le père me manda que bientôt après la prise, son enfant était tombé dans un doux sommeil et avait dormi presque toute la nuit. Pas de délire. Tout le corps couvert d'une sueur chaude. Un peu d'appétit. La constipation persistait. L'humeur était capricieuse, chagrine. Je prescrivis une goutte *nux vomic.* 30. J'allai voir le malade le 17. Je le trouvai levé et rétabli, à l'exception d'un peu de faiblesse, que deux doses *china* 12 firent cesser en peu de temps.

1663e OBSERVATION, PAR LE DOCTEUR HARTMANN (1).

Invité par le docteur S. à traiter homœopathiquement avec lui une maladie déclarée incurable par l'allopathie, j'allai voir le sujet, jeune homme de dix-sept ans, le 9 août 1827, à cinq heures du soir. Il était attaqué d'une fièvre nerveuse stupide, contre laquelle avaient échoué tous les remèdes allopathiques. Pour tout essayer, on avait eu recours le matin même aux douches, qui l'avaient bien tiré de son état léthargique, mais qui n'avaient rien changé du reste aux symptômes. Depuis huit heures, on l'avait laissé sans médicament. Dix minutes seulement avant mon

(1) Archives homœop., vol. IX, cah. 3, pag. 28; 1830.

arrivée, on lui avait fait prendre deux globules *opium* 6. Je trouvai les symptômes suivans :

Tout le côté droit paralysé ; on pouvait donner au bras et au pied telle position qu'on voulait, sans que le malade fût en état d'en changer. En outre, le côté gauche était agité de mouvemens convulsifs continuels. La tête, même quand on la plaçait haut et du côté droit, retombait toujours du côté gauche et sur la poitrine. Tantôt le bras gauche était sur la tête, tantôt il se promenait sur le lit. Le malade attirait sur lui la couverture et la repoussait un instant après. Le pied gauche n'était pas plus tranquille ; tantôt il le retirait, tantôt il l'étendait et il cherchait constamment à le découvrir. Les muscles du côté gauche du visage étaient également agités de mouvemens convulsifs continuels ; les paupières de ce côté étaient contractées et l'angle de la bouche retiré en arrière et relevé. Globes des yeux rouges, pupilles très-dilatées et insensibles. On ne pouvait lui ouvrir la bouche ; mais, en écartant les lèvres, on voyait les dents et le palais couverts de mucosité visqueuse, lèvres toutes sèches. Battemens du cœur pleins et forts, donnant environ de quatre-vingt-deux à quatre-vingt-cinq pulsations par minutes, mais la disharmonie était remarquable entre le pouls des deux bras et le cœur ; ni l'un ni l'autre ne s'accordait ; le nombre des battemens du cœur était normal à peu près, tandis que le pouls du bras droit s'interrompait toutes les huit ou dix minutes, était plein, paresseux, à soixante-dix pulsations à peine, et que celui du bras gauche était petit, contracté (spasmodique), à plus de quatre-vingt-dix pulsations. Après un lavement, selle peu copieuse et involontaire. Pas de connaissance avec les yeux ouverts, insensibilité pour toutes choses. Il ne demandait rien, et ce n'était qu'avec peine qu'on parvenait à lui faire prendre de temps en temps une cuillerée d'eau panée. Rougeur de la face, chaleur brûlante par tout le corps. Sur le côté droit de la poitrine et entre les épaules, une quantité de pustules, épaisses, de la grosseur d'une pièce de cinq francs, dont quelques unes paraissaient guérir déjà ; toutes étaient sur un fond enflammé.

Nous lui donnâmes quelques globules *hyosc.* 9, mais seulement au bout de deux heures, pour laisser à l'opium le temps de s'épuiser. Le résultat ne pouvait être prompt, vu l'épuisement du malade. La lutte entre la maladie et la force vitale réveillée par le médicament, s'établit lentement, mais continua long-temps dans l'intérieur de l'organisme avant que de se manifester extérieurement. L'état n'empira pas, après la prise, mais devint stationnaire, ce qui était déjà un signe d'amélioration. Le malade dormit à plusieurs reprises un quart d'heure, une demi-heure même pendant la nuit ; pendant son sommeil, il était toujours couché sur le côté droit. Les mouvemens spasmodiques du côté gauche furent moins fréquens, et il paraissait plus tranquille, quoiqu'il n'eût pas encore recouvré entièrement la connaissance. Tel était son état lorsque j'allai le revoir le lendemain matin à six heures. J'écrivis à mon ami pour le prévenir de cet heureux changement, et conseillai, s'il n'y avait pas d'exacerbation jusqu'à son arrivée, l'administration de *arnica* 6. Mais le soir, les accidens spasmodiques avaient repris une nouvelle intensité, et le docteur S. jugea à propos de donner plutôt *stram.* 9. Les parens regardaient leur enfant comme perdu. Le 11 août, on m'apprit qu'il était près de mourir, et mon étonnement fut grand lorsque, le 13, on m'invita à l'aller voir de nouveau. Il était en voie de guérison. Mon collègue, qui était présent, m'apprit que *stramon.* avait enlevé les crampes, et qu'il avait administré, le 12, la plus petite partie d'une goutte *bellad.* 30. Le 13, la maladie présentait les symptômes suivans :

De deux à six heures, le malade avait dormi, pour la première fois depuis sa maladie, d'un sommeil paisible et réparateur. En s'éveillant, il regarda d'un air d'étonnement et le sourire sur les lèvres les personnes qui entouraient son lit. Il répondit juste aux questions, mais il réfléchissait encore un peu. Il ne savait rien de ce qui s'était passé. Quelquefois quand il n'y avait près de lui qu'une seule personne, il divaguait encore un peu, mais ses discours roulaient toujours sur ses occupations favorites, etc. Il voulait se lever, s'habiller, aller se promener, etc. L'appétit revenait, la langue était pure ; les lèvres n'étaient

plus sèches , la peau était humide , la rougeur des yeux avait
disparu. Pas encore de selle. Dans la nuit du 13 au 14, il dormit pendant des heures d'un sommeil paisible. Il se réveilla en
pleine possession de sa connaissance et était assez fort pour se
lever et prendre seul le vase de nuit.

La guérison fit des progrès de jour en jour ; il n'eut pas besoin
d'autre remède.

1664ᵉ OBSERVATION , PAR LE DOCTEUR HARTLAUB (1).

Un enfant de sept ans , qui avait été sujet à des tressaillemens
convulsifs des mains et des mâchoires , fut atteint, le 15 novembre 1828 , d'une maladie qui présentait les symptômes suivans.

Vomissemens , chaleur fébrile continuelle , mais plus forte
depuis le soir jusqu'à minuit. Face pâle. Pouls extraordinairement rapide, assez plein , sans être dur , soif excessive. Langue
sèche comme du parchemin , quoiqu'il bût beaucoup , rude et
brune. Tête inondée de sueur. Urine peu copieuse , d'un rouge
foncé , trouble. Engourdissement continuel. Il ouvrait quelquefois les yeux , ne dormait pas , ne se plaignait d'aucune douleur,
cherchait constamment à avoir la tête basse , divaguait les yeux
ouverts , et promenait sans cesse les regards sur son lit. De temps
en temps, violens accès de crampes dans la mâchoire inférieure,
lui fermant la bouche. Pas de selle pendant quatre jours, malgré plusieurs clystères. Manque absolu d'appétit.

On m'appela le troisième jour de la maladie. On ne lui avait fait
prendre jusques-là que des lavemens de camomille dans l'intention
de lui procurer une selle , mais en vain. Son état était encore le
même , seulement les vomissemens avaient cessé.

Convaincu qu'il y avait danger d'inflammation du cerveau ; je
lui administ   d'abord *aconit*. 1/24.

La chaleur diminua un peu ; les crampes devinrent plus rares.
Du reste, pas de changement.

Au bout de douze heures, je lui donnai *nux vomic*. 2/30 pour

(1) Annales homœop., vol. I, pag. 6 ; 1830.

lui procurer une selle surtout. Le seul résultat que j'obtins cependant fut de rendre plus rares encore les crampes de la mâchoire.

Douze heures après, je lui fis prendre *bellad.* 2/30. L'engourdissement diminua un peu, et pour la première fois le malade dormit d'un sommeil assez paisible pendant plusieurs heures. Le danger n'avait pas disparu cependant, et je prescrivis au bout de vingt-quatre heures *opium* 2/6. Trois ou quatre heures après, évacuation copieuse, suivie bientôt d'une seconde et enfin de quelques selles diarrhéiques. Tête plus libre, mais toujours indifférence très-grande et impossibilité de soutenir sa tête. Langue encore dans le même état; soif encore ardente. Chaleur considérable. Délire et carphologie. Mais les crampes de la mâchoire avaient entièrement disparu. Par contre, le malade avait les joues d'un rouge extraordinaire et se plaignait de douleurs passagères, tantôt dans le ventre, tantôt dans le côté droit de la poitrine.

Convaincu par l'expérience que les maladies aiguës sont souvent produites par une évolution d'une psore auparavant latente, et que dans ce cas les remèdes non antipsoriques n'opèrent souvent rien, tandis que les antipsoriques se montrent efficaces, je fis prendre au malade, douze heures déjà après l'administration de *opium*, *spirit. vin. sulphur.* 1. Je ne fus pas trompé dans mon attente. Douze heures ne s'étaient pas écoulées, que son état s'était beaucoup amélioré, et trente-six heures après, tout danger avait disparu. Il lui vint des croûtes autour de la bouche; il eut une selle naturelle; sa langue devint humide et pure; la chaleur et l'engourdissement disparurent peu à peu; en un mot, il était guéri, à l'exception de la faiblesse et de l'impossibilité de marcher. L'appétit lui revint peu à peu, il recouvra des forces, et douze jours après l'invasion de la maladie, on put le porter en plein air.

FIN DU TOME TROISIÈME.

TABLE

DU TOME TROISIÈME.

FIN DE LA TABLE DU TOME TROISIÈME.

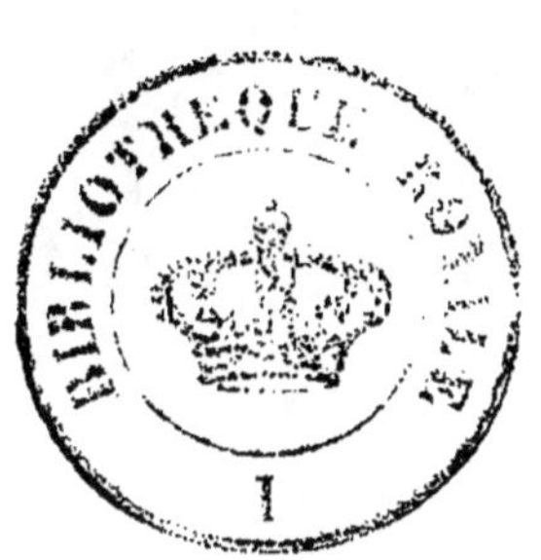

9 782014 111248